Ulfried Geuter
Wege zum Körper

Forum Körperpsychotherapie • Band 16

Ulfried Geuter

Wege zum Körper

Schriften zur Körperpsychotherapie

Psychosozial-Verlag

Bibliografische Information der Deutschen Nationalbibliothek
Die Deutsche Nationalbibliothek verzeichnet diese Publikation
in der Deutschen Nationalbibliografie; detaillierte bibliografische Daten
sind im Internet über http://dnb.d-nb.de abrufbar.

Gesetzlich vertreten durch die persönlich haftende Gesellschaft Wirth GmbH,
Geschäftsführer: Johann Wirth
Walltorstraße 10, 35390 Gießen, Deutschland
06 41 96 99 78 0
info@psychosozial-verlag.de
www.psychosozial-verlag.de

Umschlagabbildung: Mary Schlegel-Werner, *Sommer* (2022)
Umschlaggestaltung und Innenlayout nach Entwürfen von Hanspeter Ludwig, Wetzlar
Druck und Bindung: Druckhaus Bechstein GmbH,
Willy-Bechstein-Straße 4, 35576 Wetzlar, Deutschland
Printed in Germany

ISBN 978-3-8379-3484-7 (Print)
ISBN 978-3-8379-6388-5 (E-Book-PDF)
https://doi.org/10.30820/9783837963885
ISSN 2567-5745 (Print)
ISSN 3053-4771 (Digital)

Inhalt

Einleitung

Die Körperpsychotherapie ist aus dem großen Feld der Psychotherapie nicht mehr wegzudenken. Hatte die Psychologie den Menschen lange als ein psychisches Wesen ohne den Körper betrachtet, wie es noch Anfang 2000 Klaus Grawe in seinen Lehrbüchern tat, ist mittlerweile die Erkenntnis eingesickert, dass psychisches Leben zu Wesen gehört, die einen Körper haben, die dieser Körper sind und die in und mit diesem Körper fühlen, sich orientieren und in der Welt bewegen. Die Embodiment-Forschung hat zahlreiche Belege für diese Sichtweise zusammengetragen und dabei Grundgedanken der Körperpsychotherapie bestätigt. In den Kognitionswissenschaften ist die Theorie des Embodied Mind zu einem leitenden Paradigma geworden. Oft wird aber nicht gesagt, dass nicht nur der Geist verkörpert, sondern auch der Körper beseelt ist: ein Mindful Body.

Körpererleben ist die Basis unseres Selbsterlebens und die Grundlage unserer Subjektivität. In einer Psychotherapie geht es immer um Subjekte und um deren subjektiv empfundenes Leid und nicht um einen objektiv von außen zu diagnostizierenden oder zu studierenden Menschen. Um eine Person, die empfindet, fühlt, sich bewegt und denkt. In der Körperpsychotherapie suchen wir den Zugang zu ihr nicht nur über ihre Gedanken, Überzeugungen, Assoziationen, inneren Bilder und Gefühle, sondern immer auch über ihre körperlichen Empfindungen, motorischen Impulse und Bewegungen. Vielfach erzählen körperlich empfundenes Leid und körperliche Zeichen das, was einem Menschen widerfahren ist oder was ihn bewegt. Vielfach zeigen sie den subjektiven Sinn dessen an, was ein Mensch uns sagt. Vielfach verweisen sie auf mögliche Lösungen von Problemen und auf mögliches Handeln. Das körperliche Erleben und Handeln in einer Psychotherapie nicht zu berücksichtigen, widerspricht daher nicht nur den Hinweisen aus der Forschung, es verfehlt auch den ganzen Menschen und lässt einen wesentlichen Teil seines Seins außer Acht.

In der Körperpsychotherapie möchten wir den Menschen in allen Facetten seines Erlebens und Handelns erreichen. Körperpsychotherapie ist daher nicht eine besondere Technik oder eine Ansammlung von Körpertechniken. In der Praxis ist sie vielmehr ein eigenständiger psychotherapeutischer Ansatz, der versucht, dem Menschen als Ganzen gerecht zu werden. Was die Körperpsychotherapie lehrt, kann aber auch die Arbeit in anderen Verfahren, in der Verhaltenstherapie, der psychodynamischen oder der systemischen Therapie bereichern.

Auch wenn heute die Grundlagenforschung für sie spricht, ist in Deutschland ihr Denken bislang leider nur wenig in die akademische Welt eingedrungen. Ich konnte 1994 mit einem Vortrag über »Körperbilder und Körpertechniken in der Psychotherapie« habilitieren, der als zweites Kapitel in dieses Buch aufgenommen wurde. Damals war ein solches Thema ein Novum an der Universität, wo Klinische Psychologie und Psychotherapie noch immer fest in den Händen der Verhaltenstherapie sind und sich anderen international anerkannten Ansätzen der Psychotherapie gegenüber verschließen, während sie zugleich theoretische Elemente und Behandlungsmethoden von ihnen übernehmen und diese als eigene ausgeben. An den staatlichen Universitäten wird Körperpsychotherapie im deutschsprachigen Raum nur an der Universität Marburg im Masterstudiengang Motologie und Psychomotorik gelehrt. In anderen Ländern kann man sie in eigenen Masterprogrammen an Universitäten studieren. Doch ist sie zunehmend in Lehrbüchern vertreten. In Deutschland schließen auch die Curricula einiger staatlich anerkannter psychotherapeutischer Ausbildungsinstitute Körperpsychotherapie ein. In Österreich und der Schweiz gibt es staatlich akkreditierte körperpsychotherapeutische Aus- und Weiterbildungsinstitute.

Mit diesem Buch möchte ich dazu beitragen, den Ansatz der Körperpsychotherapie weiter zu verbreiten. Es versammelt einige Aufsätze und bisher nicht veröffentlichte Vorträge aus den Jahren 1996 bis 2023.[1] Die Beiträge spiegeln mein eigenes Ringen um eine Theorie der Körperpsychotherapie und eine Konzeption ihrer Praxis wider, die ich später in meinen

1 Die Mehrzahl der Beiträge stammt aus einer Zeit, in der das Gendern noch nicht üblich war. Der besseren Lesbarkeit halber bin ich dabei geblieben, auch in den neueren Texten. Leserinnen und Leser, die auf das Gendern Wert legen, bitte ich um Verständnis dafür, dass das Maskulinum für Therapeutinnen und Therapeuten oder Patientinnen und Patienten generisch gemeint ist.

Büchern *Körperpsychotherapie*, 2015 in erster Auflage erschienen, und *Praxis Körperpsychotherapie*, 2019 erschienen, ausführlich niedergelegt habe. Als ich die Beiträge zur Vorbereitung für die hier vorgelegte Neuveröffentlichung las, war ich erstaunt zu bemerken, dass ich manche Grundgedanken zu meiner 2015 vorgelegten Theorie der Körperpsychotherapie von Anbeginn verfolgt habe.

So stellte ich schon 1996 und 2000 in zwei Aufsätzen, den ersten beiden Kapiteln dieses Buches, einige Überlegungen zum Verhältnis zwischen dem subjektiv erlebten und dem objektiv vorhandenen Körper in kurzer Klarheit an, die ich in der zweiten Auflage meines Grundrisses von 2023 weiter ausgearbeitet habe. In einem Aufsatz von 2006, dem sechsten Kapitel dieses Buches, wies ich darauf hin, dass die Neurowissenschaft nicht die Grundlagen der Empathie erklären kann, was ich später genauer begründet habe. Allerdings war ich damals mehr als heute fasziniert von dem neuen Denken, das aus der Neurowissenschaft kam und so gut zu den Vorstellungen über die Verbindung körperlicher und mentaler Prozesse in der Körperpsychotherapie passte, als dass ich schon diejenigen kritischen Vorbehalte gegenüber der Idee einer neurowissenschaftlichen Fundierung der Psychotherapie so hätte ausformulieren können, wie ich das heute tue.

Seit Mitte der 1990er Jahre entstanden, sind die hier veröffentlichten Beiträge durch ihre Zeit geprägt. In Kapitel 2 spreche ich zum Beispiel davon, dass die neuere Entwicklungspsychologie noch kaum in der Psychotherapie rezipiert wurde. In der Zwischenzeit aber kam es zu einem Boom der Rezeption der Säuglingsforschung. In Kapitel 6, einem Beitrag von 2006, heißt es, dass es Forschungen zur mimischen Interaktion in der Psychotherapie gibt, Studien zur Body-to-Body-Kommunikation aber ausstehen. Auch das hat sich mittlerweile sehr geändert.

Die Originalbeiträge habe ich seinerzeit für unterschiedliche Zielgruppen geschrieben. Soweit sie gedruckt erschienen, wurden sie an unterschiedlichen Orten publiziert. Daher tauchen einige Themen mehrfach auf, insbesondere zur Geschichte der Körperpsychotherapie, einem Gebiet, dem ich mich besonders intensiv gewidmet habe. Ich habe versucht, Dopplungen aus den Texten herauszunehmen. Manche Wiederholungen ließen sich aber nicht vermeiden, weil ich sonst zu sehr in die jeweiligen Texte hätte eingreifen müssen. Allerdings setzen die Beiträge unterschiedliche Akzente. In Kapitel 1 etwa bringe ich die Entwicklung der Körperpsychotherapie in Verbindung mit der Frage, für welche

Krankheiten nach neuen Wegen in der Behandlung gesucht wurde, während ich in Kapitel 3 die Beziehungen zwischen den frühen Strömungen und Schulen und in Kapitel 5 den kulturellen Kontext, vor allem die Verbindung zu literarischen Strömungen darstelle. Querverweise zeigen an, wo etwas in einem anderen Kapitel genauer dargestellt wird. Alle Kapitel sind aber in sich geschlossen und lassen sich unabhängig von den anderen lesen.

Der größere Teil der Beiträge erschien vorher in Fachzeitschriften oder anderen Büchern. Andere gehen auf Vorträge zurück. Drei davon wurden im Südwestrundfunk gehalten, der sie als Manuskript veröffentlichte. Sie folgen daher einem mehr populärwissenschaftlichen Stil. Ich habe ihn für dieses Buch nur leicht modifiziert, sodass der Vortragsduktus noch zu erkennen ist. In einem Vorspann zu jedem Beitrag wird dessen Herkunft benannt. Die Kapitel 9 und 15 wurden, angeregt durch Vorträge, neu für dieses Buch geschrieben.

Alle Beiträge habe ich behutsam aktualisiert. Manche wurden für diese Sammlung nur leicht, andere mehr überarbeitet, gekürzt oder erweitert. Die Beiträge, die auf Rundfunkvorträge zurückgehen, wurden um Referenzen und Literaturlisten ergänzt. An verschiedenen Stellen habe ich neuere Forschungen und neue Referenzen eingefügt. Verweise in den Texten auf die erste Auflage meines Grundrisses der Körperpsychotherapie von 2015 wurden der zweiten Auflage von 2023 angepasst.

Der erste Beitrag »Wege zum Körper« geht auf einen Vortrag beim ersten Kongress der Deutschen Gesellschaft für Körperpsychotherapie 1998 in Berlin zurück. Damals habe ich erstmals versucht, Körperpsychotherapie und Körpertherapie definitorisch voneinander abzugrenzen und historisch die Entstehung der Körperpsychotherapie in den Kontext der Jugend- und Reformbewegungen zu stellen. In diesem Beitrag verfolge ich die verschiedenen Wege zum Körper vor allem anhand der Behandlungsfragen, die ihnen zugrunde liegen, und gehe dabei auf die Klientel und die Behandlungswege von Sigmund Freud, Georg Groddeck, Sándor Ferenczi, Wilhelm Reich, Elsa Gindler, Marianne Fuchs, der ersten Tanztherapeutinnen und Tilmann Moser ein. Ich zeige, dass Männer vielfach den Weg von der Psychoanalyse zum Einbeziehen des Körpers gingen, während Frauen vom Tanz oder einer bewegungsbezogenen Körperarbeit zur Psychotherapie kamen. In einem zweiten Teil dieses Beitrags frage ich nach den Gemeinsamkeiten unterschiedlicher körperpsychotherapeutischer Schulen, diskutiere diese am Beispiel so disparater Schulen wie Biodynamik und Funktioneller Entspannung und stelle einige Gedanken zu den Polaritäten körperpsychotherapeutischer Arbeit und zu einer dialektischen Theorie der Veränderung in der Psychotherapie vor.

Der zweite Beitrag »Körperbilder und Körpertechniken in der Psychotherapie« skizziert drei Grundlinien in der Geschichte der Körperpsychotherapie, die mit bestimmten Körperbildern und bestimmten Wegen der Behandlung verbunden sind, und verweist auf die klinischen Potenziale der Körperpsychotherapie. Die Linie, die ich hier »energetisch-expressiv« genannt habe, geht von einem Modell aus, dass eine unbestimmte Lebensenergie innere Prozesse und den Austausch mit der Umwelt steuert. Die zweite und dritte Linie, hier »Bewegung und Erkundung« und »Berührung und Dialog« genannt, habe ich später in meiner Darstellung von drei Modellen der Theoriebildung in der Körperpsychotherapie einem Modell zugeordnet, das Lebensäußerungen als Zeichen liest (Geuter, 2023, S. 87ff.). Diese beiden Linien gehen von einem semiotischen Körper als Bedeutungsträger aus. In dem Aufsatz habe ich noch den Begriff der Lebensenergie benutzt, den ich heute als zu unbestimmt ansehe, als dass er eine Theorie der Körperpsychotherapie tragen könnte.

Der dritte Beitrag »Gemeinsame Wurzeln, getrennte Jugend, versöhnte Reife« geht auf einen Vortrag bei einer Jahrestagung des Deutschen Arbeitskreises für Konzentrative Bewegungstherapie aus dem Jahr 2017 zurück und widmet sich unter einer familiendynamischen Perspektive den Beziehungen zwischen den körperpsychotherapeutischen Schulen vor dem Hintergrund ihrer jeweiligen Genealogie und ihrer kulturellen und politischen Prägung. Auf diesem Hintergrund wird die Geschichte der Körperpsychotherapie anders betrachtet als in den vorigen Beiträgen: als eine des gemeinsamen und getrennten Aufwachsens, der komplizierten Familienbeziehungen, der geschwisterlichen Rivalitäten ihrer Schulen und der Reifung einer jüngeren Generation.

Im vierten Beitrag »Heroisches Leibsein« widme ich mich dem Wirken von Graf Dürckheim im Nationalsozialismus und dessen Bedeutung für die Initiatische Therapie, ein Thema das ich 1998 in »Wege zum Körper« erstmals angesprochen habe. Die Initiatische Therapie von Graf Dürckheim gilt seit den 1970er Jahren vielen Menschen als ein Weg zu einer leiborientierten Selbsterfahrung. Die von ihm begründete Existential-psychologische Bildungs- und Begegnungsstätte Todtmoos-Rütte wird auch in Teilen der Körperpsychotherapie als Ort der therapeutischen Einkehr angesehen. Dabei werden Dürckheims Engagement im Nationalsozialismus und die Spuren nationalsozialistischen Denkens in seinen therapeutischen Ansichten weitgehend ausgeblendet. Der Artikel stellt seine Tätigkeit in der NS-Zeit dar und wirft die Frage auf, inwieweit Menschenbild und Konzepte der Initiatischen Leibtherapie von Dürckheims NS-Vergangenheit geprägt sind.

Der fünfte Beitrag »Körperpsychotherapie und Erfahrung« von 2004 rückt den Begriff der Erfahrung in den Mittelpunkt und verteidigt das Erfahrungswissen gegen einen dieses Wissen begrenzenden Begriff von Wissenschaft. Zunächst steige ich hier noch einmal in die Geschichte der Körperpsychotherapie ein, stelle aber die zeitgenössische Suche nach Erfahrung in den Vordergrund und bringe diese in Verbindung mit der künstlerischen Strömung des Expressionismus, die in der Frühzeit der Körperpsychotherapie Theater, Literatur und bildende Kunst prägte. Im Weiteren geht der Beitrag auch auf die Geschichte der Körperpsychotherapie in der DDR ein, und zwar auf die Kommunikative Bewegungstherapie und die Analytische Körperpsychotherapie der Gruppe um Hans-Joachim Maaz. Im zweiten Teil widme ich mich der Professionalisierung der Körperpsychotherapie und einer Praxis der wissenschaftlichen Anerkennung von Therapieverfahren in Deutschland, die Erfahrungswissen ausblendet, und erläutere Möglichkeiten, ihre klinische Relevanz zu evaluieren. In diesem Teil schlage ich vor, die Vertiefung des Erlebens als Wirkfaktor der Körperpsychotherapie zu verstehen, worauf ich 15 Jahre später in meinem Praxisbuch ausführlicher eingegangen bin.

Zehn Jahre nach dem zweiten Beitrag über »Körperbilder und Körpertechniken« erschienen, erläutert der sechste Beitrag »Der körperbezogene Ansatz im neueren Diskurs der Psychotherapie« von 2006 die für die damalige Zeit neueren Entwicklungen in der Säuglings- und Bindungsforschung sowie der Hirnforschung, die eine Einbeziehung des Körpers in die Psychotherapie nahelegen. Anhand der Arbeit mit Emotionen wird die Bedeutung dieser Forschung für die klinische Praxis erörtert und diese Praxis an einigen Interventionstechniken und einer klinischen Vignette illustriert. Der Beitrag enthält auch nähere Ausführungen zur Relevanz der körperlichen Selbstwahrnehmung und zur kathartischen Arbeit. Während ich mich hier auf der einen Seite auf die Hirnforschung als möglichen Leumund der Körperpsychotherapie beziehe, entwickle ich zugleich die ersten Ideen dazu, dass naturwissenschaftliche Theorien niemals die Grundlage für psychotherapeutisches Handeln abgeben können.

Der siebte Beitrag zur Embodiment-Forschung ist der erste derjenigen

Beiträge, die auf einem Rundfunkvortrag basieren, und folgt daher einem eher populärwissenschaftlichen Stil. In diesem Vortrag habe ich mich seinerzeit erstmals mit Ergebnissen der Embodiment-Forschung befasst. Diese Forschung zeigt, wie sehr menschliches Denken, auch metaphorisch, vom körperlichen Bezug zur Welt geprägt ist. Bewusstsein ist kein rein geistiges Geschehen, sondern beruht auf der Interaktion lebendiger Organismen mit ihrer Umwelt. Der Beitrag erläutert anhand von psychologischen Experimenten die Zusammenhänge zwischen körperlichen Haltungen und Bewegungen und emotionalen und kognitiven Prozessen und diskutiert die Bedeutung dieser Forschung für die Psychotherapie.

Der achte Beitrag über »Körpererleben und Selbsterleben« beruht auf einem Vortrag von 2014 und wurde kurz vor meinem 2015 erschienenen Grundriss der Körperpsychotherapie veröffentlicht. Damals habe ich zum ersten Mal meine Vorstellungen zu den paradigmatischen Grundlagen der Körperpsychotherapie in Form von vier Thesen vorgestellt. Ich begründe hier die Theorie einer erlebenszentrierten Körperpsychotherapie, in der das Erleben als ein subjektives Wissen von Lebewesen verstanden wird und das Selbsterleben ausgehend vom Körpererleben zu erschließen als Besonderheit, der Enaktivismus als philosophische Grundlage und Selbstregulation als ein Ziel der Körperpsychotherapie vorgestellt werden.

Bis heute halten einige Vertreter neoreichianischer Körperpsychotherapie am sogenannten Energiekonzept oder Energiemodell fest. Dieses Modell sieht das Kennzeichen lebender Organismen nicht darin, dass sie mit ihrer Umwelt in einem Austausch stehen, in dem sie dieser Umwelt Bedeutungen zuweisen, sondern darin, dass sie über eine nicht näher definierte »Lebensenergie« verfügen. Körperpsychotherapie wird dann als eine »energetische« Arbeit an »Ladung« und »Entladung« oder als eine Arbeit an Energiefeldern verstanden. In meinem neunten Beitrag begründe ich, warum sich die Körperpsychotherapie von einem naturwissenschaftlichen Energiekonzept verabschieden und sich einer systemischen Sicht des Lebens zuwenden sollte, nach der Lebewesen als autopoietische Wesen mit ihrer Umwelt in Austausch stehen und dieser eine subjektive Bedeutung zuweisen. In diesem anthropologischen Verständnis kann der Energiebegriff in der Psychotherapie nur phänomenologisch für die Beschreibung von Erlebensprozessen und Empfindungen verwendet werden.

In entwicklungspsychologischer Hinsicht hat sich die Körperpsychotherapie in jüngerer Zeit vielfach dem Modell der Genese des Selbstempfindens von Daniel Stern zugewandt. Ausgehend davon behandelt der zehnte Beitrag »Selbst und Struktur« im Wesentlichen zwei Fragen: erstens, ob eine Entwicklungstheorie des Selbst zu einer neuen Sicht auf die ebenfalls entwicklungspsychologisch begründete Theorie der Charakterstrukturen führen sollte, und zweitens, mit welchen unterschiedlichen klinischen Auffassungen die Charakterstrukturtheorie und die Theorie der Entwicklung des Selbst zusammenhängen. Ausgehend von Überlegungen von Ernst Kern zeige ich auf, wie die Stufen des Selbstempfindens von Stern auf klinisch bedeutsame Brüche der Selbstentwicklung und auf bestimmte klinische Aufgaben bezogen werden können. In dem Beitrag plädiere ich dafür, die menschliche Entwicklung mehr unter dem Aspekt zu betrachten, wie sich Körpererleben und Selbsterleben in den Interaktionen der Kindheit herausbilden.

Nach zwei mit Norbert Schrauth (Geuter & Schrauth, 2001, 2006) zusammen veröffentlichten Beiträgen zum Modell des affektiven Zyklus habe ich in dem 2009 erschienenen elften Beitrag »Emotionsregulation und Emotionserkundung in der Körperpsychotherapie« erstmals einige Grundgedanken zur Bedeutung der Emotionen und zur Praxis der Emotionsregulation in der Psychotherapie skizziert, die ich später hinsichtlich der Theorie (Geuter, 2023, Kapitel 10) und der Praxis (Geuter, 2019, Kapitel 9 und 10) weiter ausgearbeitet habe. Der Beitrag stellt entlang eines Embodied-Appraisal-Modells von Emotionen unterschiedliche Aufgaben der Emotionsregulation und sich darauf beziehende körperpsychotherapeutische Arbeitsweisen vor. Ich greife hier noch mehr auf neurowissenschaftliche Überlegungen zurück, als ich das später getan habe, spreche aber zugleich die notwendige Unterscheidung zwischen der therapeutischen Arbeit mit dem subjektiven, erlebten Körper und dem Verständnis des objektiven, von außen messbaren Körpers an.

Der zwölfte Beitrag »Aufmerksam für die Gegenwart« von 2016 setzt sich mit der Achtsamkeitswelle in der Psychotherapie auseinander. Ich erläutere hier das Konzept der Achtsamkeit und merke kritisch an, dass dessen Hintergründe in der europäischen Philosophie, in der erfahrungsorientierten Leibarbeit und in der körperpsychotherapeutischen Schule des Hakomi meist nicht erwähnt werden. Der Beitrag beleuchtet die klinische Bedeutung einer Arbeit mit der Aufmerksamkeit für den Gegenwartsmoment, illustriert sie an Beispielen und bringt sie in Verbindung mit dem Flow-Konzept von Csíkszentmihályi.

In dem dreizehnten Beitrag »Leben nach dem Trauma« zeige ich, wie sehr Traumafolgen im Körper als Leid erzeugende Reaktionsbereitschaften weiterleben können und wie diese mit traumatogenen Erfahrungen zusammenhängen. Ohne dass ich im Detail auf traumaspezifische körperpsychotherapeutische Behandlungsmethoden eingehe, stelle ich anhand mehrerer Therapiebeispiele dar, wie wir in der Körperpsychotherapie mit den Spannungs- und Erregungszuständen des Körpers und mit seinen autonomen Reaktionen arbeiten können, um traumaassoziierte Erregungszustände zu beruhigen, Lähmung aufzuheben und Wohlbefinden zu fördern, damit Traumata vergangene Ereignisse werden können, die nicht mehr das Erleben und Handeln in der Gegenwart beherrschen.

Der vierzehnte Beitrag »Mehr als Worte« befasst sich mit der Körperkommunikation in der therapeutischen Beziehung. Die weitgehend unbewusste Kommunikation von Körper zu Körper über Haltung, Mimik, Gestik, Stimmklang oder den Blick der Augen scheint die Qualität der therapeutischen Beziehung mehr zu bestimmen als die Kommunikation über das Wort. Dennoch ist dieses Thema in der körperpsychotherapeutischen Literatur und in der Psychotherapie allgemein bis heute nur wenig repräsentiert, auch wenn sich seit 2015, als ich diesen Text für einen Rundfunkvortrag geschrieben habe, verschiedene Forschungsgruppen des Themas mehr angenommen haben. Mit meinem Beitrag möchte ich dazu anregen, in der psychotherapeutischen Praxis und der Ausbildung von Psychotherapeuten mehr Aufmerksamkeit auf körperkommunikative Prozesse zu richten.

In dem fünfzehnten und letzten Beitrag »Prinzipien einer erlebenszentrierten Körperpsychotherapie« skizziere ich in aller Kürze das Modell von zehn Prinzipien des körperpsychotherapeutischen Handelns, das ich in *Praxis Körperpsychotherapie* (2019) ausführlich vorgestellt habe. Körperpsychotherapeutische Handlungsprinzipien sind aus meiner Sicht Prinzipien der Prozesssteuerung. Wir verstehen als Körperpsychotherapeuten die Inhalte, mit denen sich Patienten in ihrem Leid befassen, meist nicht anders als Psychotherapeuten anderer Schulrichtungen. In der Körperpsychotherapie werden sie aufgrund ihrer Geschichte vielfach psychodynamisch verstanden. Aber wir haben mit den körperpsychotherapeutischen Arbeitsweisen und Methoden viele zusätzliche hilfreiche Wege, wie wir die Auseinandersetzung mit den psychischen Inhalten prozessual fruchtbar steuern, vertiefen und regulieren können.

Literatur

Geuter, U. (2019). *Praxis Körperpsychotherapie. 10 Prinzipien der Arbeit im therapeutischen Prozess*. Springer.

Geuter, U. (2023). *Körperpsychotherapie. Grundriss einer Theorie für die klinische Praxis* (2. Aufl.). Springer.

Geuter, U. & Schrauth, N. (2001). Emotionen und Emotionsabwehr als Körperprozess. *Psychotherapie Forum, 9,* 4–19.

Geuter, U. & Schrauth, N. (2006). Die Rolle des Körpers bei seelischen Abwehrprozessen – Körperpsychotherapie und Emotionstheorie. In G. Marlock & H. Weiss (Hrsg.), *Handbuch der Körperpsychotherapie* (S. 554–563). Schattauer.

1 Wege zum Körper

Diesen Beitrag habe ich als Vortrag zur Eröffnung des ersten Kongresses der Deutschen Gesellschaft für Körperpsychotherapie 1998 in Berlin gehalten. Er wurde 2000 in der *Zeitschrift für Physiotherapeuten* veröffentlicht, im gleichen Jahr leicht erweitert in *Energie & Charakter* und erscheint hier mit kleineren Änderungen.

> »Ich bin ich. Aber ich habe mich nicht. Darum werden wir erst. Das Bin ist Innen. Alles Innen ist an sich dunkel. Um sich zu sehen und gar was um es ist, muss es aus sich heraus. Muss sich herausmachen, damit es überhaupt erst etwas sehen kann, sich unter seinesgleichen, wodurch ein Ich bin, als nicht mehr an sich, zu einem Wir wird.«
>
> *Ernst Bloch (1967, S. 11)*

Als junger Student der Philosophie kannte ich diesen Anfang von Ernst Blochs *Tübinger Einleitung in die Philosophie* auswendig. In der Zeit der Studentenbewegung und danach gingen wir aus uns heraus, lebten wir, wie es später im Text bei Bloch heißt, dass das Lernen sich völlig im Außen bewegt und dort das Innere erfahren wird. Nach einigen Jahren hatte ich viel gesehen und viel gelernt, zusammen mit anderen. Aber hatte ich mich? Ganz sicher wusste ich nicht, wer ich bin.

Zaghaft ging ich Ende der 1970er Jahre mit einem Kollegen von der Universität zu einer Frau, bei der wir unspektakuläre Erfahrungen mit unserem Körper machten: wie es ist, zu sitzen, zu gehen oder auf einem Stock zu liegen. In einem Akt der Befreiung warf ich meine Einlagen fort (siehe dazu auch den Anfang von Kapitel 5). Die Frau war eine Schülerin von Sophie Ludwig, die wiederum bei Elsa Gindler gelernt hatte. Die Namen sagten mir damals noch nichts.

Wenig später hatte ich einen Ski-Unfall. Vier Ärzte konnten mir nicht helfen. Der letzte entließ mich mit der Diagnose, er wisse nicht, woher meine Schmerzen im Arm kämen, aber ich hätte nicht das, was die Vorbehandler gesagt hätten. Ich ging zu Frieda Goralewski, ebenfalls eine Gindler-Schülerin und damals schon fast 90 Jahre alt, die im Souterrain einer alten Villa im Berliner Stadtteil Grunewald Gruppen zur Körpererfahrung gab. Sie half mir, meinen Körper von innen zu heilen. Ich war neugierig geworden.

Ein Jahr danach stürzte ich in eine große Lebenskrise, die mich, wie viele andere meiner Generation, in eine körper- und erlebensbezogene psychotherapeutische Gruppe führte. Die Therapeutin hatte die Methode der Core-Energetik von John Pierrakos und die der Biodynamik von Gerda Boyesen gelernt.

Der Zeitgeist der 1970er und 1980er Jahre sprach damals für die Körperpsychotherapien, für Spaß am Leben, Selbstentdeckung, Kreativität. Zu dieser Methode zog es viele von denen, die wie ich noch als Jüngere die Studentenbewegung mit durchlebt hatten, während manche ältere Protagonisten dieser Bewegung sich der Psychoanalyse angeschlossen hatten.

Körpertherapie und Körperpsychotherapie

Meine Erfahrungen waren Erfahrungen mit Körpertherapie und Körperpsychotherapie. Diese beiden Begriffe werden oft missverstanden und nicht klar voneinander getrennt (für eine genauere Erörterung siehe Geuter, 2023, S. 19ff.). In der Medizin wird das Wort »Therapie« entweder in Verbindung mit Krankheiten (zum Beispiel Krebstherapie, Aids-Therapie) oder in Verbindung mit den Mitteln der Behandlung verwendet (zum Beispiel Infusionstherapie, Chemotherapie, Pharmakotherapie). Der Begriff »Körpertherapie« bedeutet demnach nicht Behandlung des Körpers, sondern – der zweiten terminologischen Form entsprechend – Behandlung mit den Mitteln des Körpers, also eine Behandlung ohne fremde Mittel oder Manipulation von außen, die sich der eigenen Wahrnehmung und der eigenen Veränderung des Körpers bedient und bei der auch der Therapeut nur mit seinem Körper arbeitet. Terminologisch Entsprechendes gilt für den Begriff »Psychotherapie« wie für den Begriff »Körperpsychotherapie«. *Psychotherapie* ist die Behandlung von Krankheiten mit seelischen Mitteln (nicht die Behandlung seelischer Krankheiten, auch wenn diese der Schwerpunkt der Indikation von Psychotherapie sind) und *Körperpsychotherapie* folglich eine Behandlung mit den Mitteln des Körpers und der Seele. Der Unterschied zwischen Körpertherapie und Körperpsychotherapie besteht also nicht unbedingt in der Art der Erkrankungen, die beide Methoden behandeln. Hier kann es Überschneidungen geben – Körpertherapie kann genauso gut bei manchem seelischen Leiden helfen wie Psychotherapie bei manchem körperlichen Leiden. Der Unterschied besteht vielmehr in der Art der hinzugezogenen Mittel der Behandlung. Körperpsychotherapeutische Methoden beinhalten im Unterschied zu den Körpertherapien immer auch Theorien und Techniken der Arbeit mit dem Psychischen.

Leibreform

In diesem Beitrag spreche ich über die körperpsychotherapeutischen Methoden, deren Entstehung allerdings eng mit derjenigen der körpertherapeutischen verbunden ist (siehe Abbildung 1). Beide haben eine gemeinsame Quelle in der Jugend- und Reformbewegung, während die Körperpsychotherapie eine weitere Quelle in der Psychoanalyse hat.

Die Hinwendung zum Körper gründet in sozialen Bewegungen, die Ideen einer Geist und Leib verbindenden Lebensweise propagierten. Verfolgt man die Entwicklung der verschiedenen Richtungen der Körperpsychotherapie wie Tanztherapie, Funktionelle Entspannung, Konzentrative Bewegungstherapie und die neoreichianischen Therapien, so kommt man, von wo man auch ausgeht, immer zurück zur Jugendbewegung und zu den Bewegungen der Lebensreform und der Körperkultur vom Beginn des 20. Jahrhunderts (siehe Geuter, 2023, S. 33ff.).

Wilhelm Reich, Freud-Schüler und mit Ferenczi der erste Protagonist körperbezogener Techniken in der Psychoanalyse, gehörte in Wien zum sozialistischen Flügel der Jugendbewegung, zusammen mit Otto Fenichel, der 1919 an der Universität ein »Seminar für Sexuologie« gründete. Dieser Teil der Jugendbewegung griff die damals herrschenden Sexual- und Geschlechternormen an. Man las Nietzsches *Also sprach Zarathustra*, für Reich eines seiner »zehn Bücher« (Laska, 1981, S. 15), in dem es hieß: »Hinter deinen Gedanken und Gefühlen, mein Bruder, steht ein mächtiger Gebieter, ein unbekannter Weiser – der heißt Selbst. In deinem Leib wohnt er, dein Leib ist er« (Nietzsche, 1966, S. 28). Als Reich 1930 nach

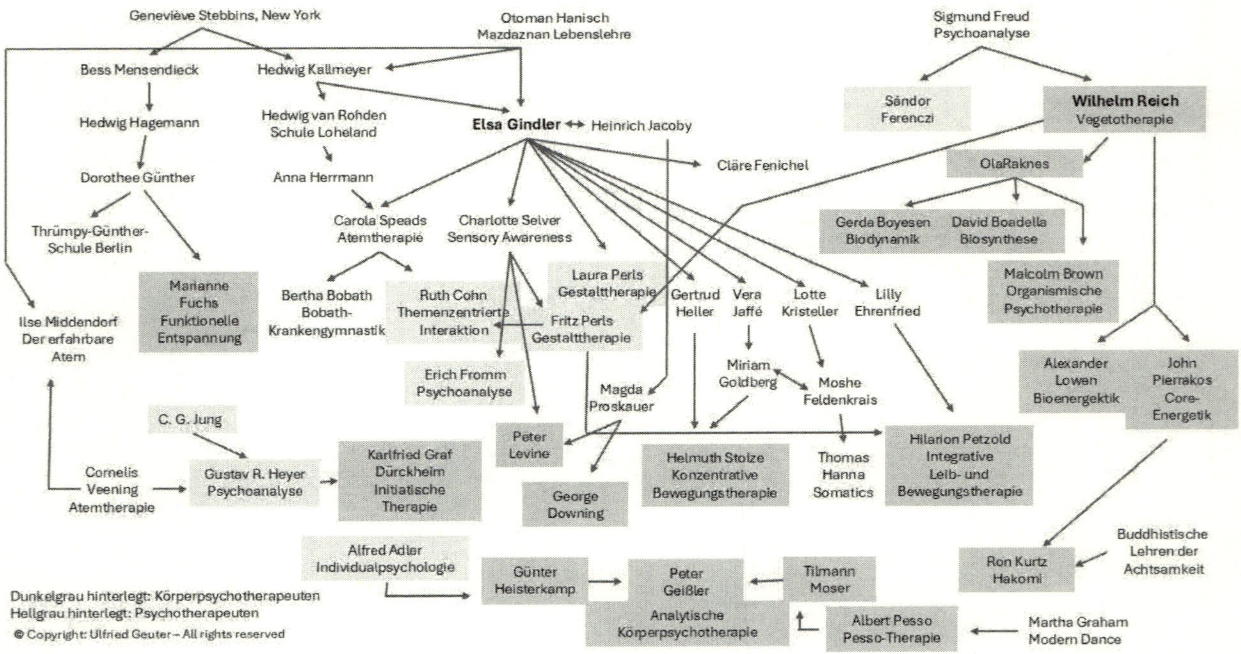

Abbildung 1: Die Entstehungsgeschichte der Körpertherapien und Körperpsychotherapien

Berlin kam, engagierte er sich als Kommunist und gründete 1931 gegen den Widerstand der KPD-Führung den Deutschen Reichsverband für proletarische Sexualpolitik, bekannt als »Sexpol«, in dem er sich für eine sexuelle Aufklärung und Beratung der Jugend engagierte.

Der Leib wurde kultiviert. Er kam zum Beispiel an die Sonne. In Berlin eröffnete 1901 das erste Licht-Luft-Sportbad, heute »FKK« genannt; im gleichen Jahr wurde ebenfalls in Berlin der »Wandervogel« gegründet, die Urzelle der deutschen Jugendbewegung. Um 1900 entstand eine Form des freien künstlerischen Tanzes, der Ausdruckstanz, der sich von den vorgegebenen Tanzformen des Balletts freimachte. Dessen damals bekannteste Vertreterin, die US-amerikanische Tänzerin Isadora Duncan, gründete 1904 eine Rhythmus-Schule im Berliner Stadtteil Grunewald. Ein Jahr später kamen die Reformkleider auf, luftige freie Kleider aus Leinen. Wenig später entstanden Reformschulen und Jugendherbergen. 1911 eröffnete Émile Jaques-Dalcroze in Hellerau bei Dresden eine Rhythmische Bildungsanstalt.

Üben ohne Übungen

Berlin war damals das soziale Laboratorium der Arbeit am Leib (Geuter, 2004). 1910 trat dort die junge Elsa Gindler in das »Seminar für Harmonische Gymnastik« von Hedwig Kallmeyer ein und ließ sich zur Gymnastiklehrerin ausbilden. Bald machte sie eine eigene Schule auf, in der viele Entwicklungen zur Körperpsychotherapie hin begannen. Bei Gindler wurde geübt ohne Übungen (Lechler, 1984, S. 274), erfuhr man sich in Haltung und Bewegung. Gindler hatte keinen körperpsychotherapeutischen Anspruch, aber ihr Ansatz war für Körpertherapie und Körperpsychotherapie prägend (siehe Kapitel 5, Abbildung 7).

Vor allem Frauen lernten bei ihr, Absicht und Körper in Einklang zu bringen und das zu leben, was man tut. So schreibt es Clare Nathanson Fenichel (Zeitler, 1991, S. 29f.), seit 1915 Gindler-Schülerin und später die Frau des weltbekannten Psychoanalytikers Otto Fenichel, der auch zu Gindler ging (siehe Kapitel 5). Das Gleiche taten Laura Perls, die mit ihrem Mann Fritz Perls die Gestalttherapie begründete, Reichs erste Frau Annie und Elsa Lindenberg, seine zweite Lebensgefährtin, nach Auskunft seiner Tochter auch Reich selbst (Boadella, 1990, S. 10), was allerdings nicht verbürgt ist. Die Begründerin der Themenzentrierten Interaktion,

Ruth Cohn, besuchte in Berlin die Gindler-Schule, allerdings ohne Gindler selbst kennenzulernen. Später schrieb sie, dass für ihre Arbeit die Gindler-Methode wesentlich war (Cohn, 1984, S. 248; siehe dazu auch Zundel, 1991, S. 73). Vielleicht stammt daher sogar das Grundprinzip der Themenzentrierten Interaktion vom beweglichen Gleichgewicht. Schließlich lernte Charlotte Selver, die Begründerin des Sensory Awareness, die Gindler-Arbeit (Zeitler, 1991) und vermittelte sie später Erich Fromm, Peter Levine und anderen. Nicht zuletzt war Gertrud Heller bei Gindler, von der Helmuth Stolze ihre Arbeit kennenlernte. Zusammen mit Miriam Goldberg, die in Israel bei der dorthin ausgewanderten Gindler-Schülerin Vera Jaffé gelernt hatte, entwickelte er daraus eine körperpsychotherapeutische Methode, die Konzentrative Bewegungstherapie. Es ist eine verborgene Geschichte der Frauen, die weniger bekannt ist (von Steinaecker, 2000), weil diese Frauen fast nichts darüber schrieben, sondern ihr Wissen – und hier könnte man an den Archetypus der weisen Hexe denken – von einer zur anderen weiterreichten. Gindler lehnte es sogar ab, ihrer Arbeit einen Namen zu geben.

Aus der historischen Tradition von Jugend- und Reformbewegung gingen weitere Richtungen hervor (siehe Abbildung 1). An der Schule der Gymnastiklehrerin Dorothee Günther in München, die diese 1924 zusammen mit Carl Orff gegründet hatte, lernte Marianne Fuchs eine »funktionelle Gymnastik mit musikalisch-rhythmischen Elementen« (von Arnim, 1994, S. 196). Fuchs entwickelte später die Methode der Funktionellen Entspannung. Mary Wigman, die bei Dalcroze rhythmische Gymnastik studiert hatte, entwickelte das Tanzdrama, den Ausdruck des Inneren im Tanz im Unterschied zu einem Tanz der festgelegten Schritte. Bei Wigman, die 1920 eine Schule für modernen Tanz in Dresden gründete, lernten spätere Pionierinnen der Tanztherapie wie Mary Whitehouse oder Liljan Espenak, die in den USA mit dem Tanz in die Psychiatrischen Kliniken gingen (Duggan, 1983; Klein, 1991). Wigman wiederum hatte auch bei Rudolf von Laban in dessen »Schule für Kunst« auf dem Monte Verità in der Schweiz, gelernt, einem ungarischen Choreografen und Tanzpädagogen, der 1930 Ballettdirektor der Berliner Staatsoper wurde und eine Tanzschrift, eine Notation der Bewegung in Kraft, Zeit und Raum entwickelte. Unter von Laban arbeitete an der Berliner Oper die Tänzerin Elsa Lindenberg, Reichs große Liebe, und von ihm, schreibt Downing, übernahm Reich in seiner Berliner Zeit das Ideal, »zu einem natürlichen Bewegungsausdruck zu gelangen« (Downing, 1996, S. 364). So schließt sich auch hier der Kreis. Die so unterschiedlichen körperpsychotherapeutischen Schulen hatten ihre gemeinsamen Anfänge.

Erneut kamen sie in der Zeit des Human Potential Movement in den USA der 1960er Jahre zusammen, dem großen Schmelztiegel in der Geschichte der neueren Psychotherapie. Damals machte Ruth Cohn Bioenergetik und ging zu dem Gestalttherapeuten Fritz Perls. Perls, der vorher bei Reich in Lehranalyse gewesen war, lernte nun Gindler-Arbeit bei Selver. Hilarion Petzold, der Begründer der Integrativen Leib- und Bewegungstherapie, lernte dieselbe Arbeit bei Lilly Ehrenfried und besuchte Perls. Stanislav Grof führte die Technik des Holotropen Atmens ein, um außergewöhnliche Bewusstseinszustände im Rahmen eines psychotherapeutischen Settings herbeizuführen. George Downing und Peter Levine gingen in San Francisco zu der aus Deutschland stammenden, gelernten Physiotherapeutin Magda Proskauer, die ihnen eine Arbeit mit dem bewussten Atem vermittelte (Proskauer, 1994). Es entstand eine wilde Kreativität therapeutischer Schulen.

Gestraffter Leib

Die bis hierher dargestellte Tradition hatte etwas mit Befreiung zu tun, mit dem Verlassen des Korsetts, sei es wörtlich, wie bei den Reformkleidern, oder übertragen, wie in der vitalisierenden reichianischen Arbeit an den Muskelpanzern oder in der stillen erkundenden Arbeit am Körper-Bewusstsein. Aber es gab auch einen anderen Weg zum Körper. Die deutsche Ausdruckspsychologie der 1920er und 1930er Jahre suchte über den körperlichen Ausdruck einen Zugang zum Charakter. Sie tat dies vor allem mit dem praktischen Ziel der psychologischen Auslese von Offizieren der Reichswehr und später der Wehrmacht. Die Psychologen wollten dabei im Körperausdruck den ganzen Menschen erfassen, seine Willenskraft oder seine Zielstrebigkeit – Charaktereigenschaften, die Offiziere brauchten. Die Ausdruckspsychologie sprach vom »Leib« statt vom »Körper«, und sie meinte einen preußisch-militärischen Leib der Selbstbezwingung (Geuter, 1984, S. 159ff.).

Ein Sohn der konservativen Psychologie jener Zeit war Karlfried Graf Dürckheim, der später für seine Initiatische Leibtherapie bekannt wurde. Dürckheim gehörte zu jenen zehn deutschen Psychologen, die im Herbst 1933 das Bekenntnis der Hochschullehrer zu Adolf Hitler und dem NS-Staat unterzeichneten (ebd., S. 507). 1935 schloss er sich dem Außenpolitischen Büro der NSDAP unter von Ribbentrop an, das damals noch eine eigene Außenpolitik der Partei in Konkurrenz zum Außenministerium betrieb. Im Auftrag von Ribbentrops ging Dürckheim nach Japan, wo er den Zen studierte. Vielleicht ließ sich dasjenige Verständnis von Zen, das er im faschistischen Japan gewann, gut mit seiner Vorstellung vereinbaren, dass sich der Einzelne der Gemeinschaft und dem deutschen Volkstum als Glied eines Ganzen einzuordnen habe (Geuter, 1985). Diese autoritäre Idee von Ordnung und Unterordnung scheint bis heute in der Initiatischen Therapie fortzuleben, zum Beispiel wenn es bei Dürckheim heißt: »In dem Maße, als der Mensch in seiner bewussten Lebensordnung ›eigenläufig‹ […] wird […], lebt er *heilswidrig* und ist nicht in Ordnung« (Dürckheim, o.J., S. 129). Oder wenn Dürckheim es als »lebens- und wesenswidrig« bezeichnet, in einer Therapie lediglich Symptome erträglich zu machen (ebd.). Oder wenn er wie in den 1930er Jahren, nur mit anderen Worten, den »ichverhafteten Menschen« angreift (ebd., S. 131). Dürckheim wollte nicht das Schwache und das Weiche, sondern die Überwindung des Ich auf dem Weg disziplinierter Läuterung. Leider gibt es viel zu wenig Diskussionen über dieses Bild vom Menschen, das kaum zu einer emanzipatorischen Körperpsychotherapie passt (siehe Kapitel 4).

Behandlungsfragen I: Freud, Groddeck, Ferenczi, Reich

In der Entwicklung der Körperpsychotherapie habe ich drei Körperbilder unterschieden, denen bestimmte Körpertechniken entsprechen: den energetisch-expressiven Körper der reichianischen Richtungen, den im Körperdialog berührten Körper der analytischen Körperpsychotherapie und den sich erkundenden und sich bewegenden Körper von Konzentrativer Bewegungstherapie, Tanztherapie und Funktioneller Entspannung (siehe Kapitel 2). Die ersten beiden Richtungen entstanden vor allem aus der Psychoanalyse, die dritte aus den Reformbestrebungen in Gymnastik und Tanz.

Abgesehen von dieser Unterscheidung und diesen Ursprüngen gibt es aber einen weiteren Gesichtspunkt, von dem aus man an die Frage herangehen kann, welche Wege in der Geschichte der Psychotherapie zum Körper führten. Es ist der Gesichtspunkt der Behandlungstechnik. Denn

»die Geschichte der Psychotherapie ist in weiten Teilen die Geschichte von Begegnungen zwischen vorhandenen therapeutischen Verfahren und neuen klinischen Populationen« (Stern, 1998, S. 9). Was waren also die Behandlungsfragen, die manche Psychotherapeuten dazu bewogen, sich dem Körper zuzuwenden, oder manche Bewegungs- und Physiotherapeuten, den Schritt in die Psychotherapie zu gehen?

Liest man die 1895 erschienenen *Studien über Hysterie* von Breuer und Freud, das Urbuch der Psychotherapie, so findet man, wie Freud mit einer flexiblen körper-seelischen Behandlungstechnik vorging. Lucy R. beispielsweise war bei ihm wegen chronisch wiederkehrender eitriger Nasenentzündungen in Behandlung. Sie hatte ihre Geruchswahrnehmung eingebüßt, wurde aber von Geruchsempfindungen gequält. Freud wollte die Situation finden, unter der die subjektiv erlebten Gerüche objektiv gewesen waren, aber Lucy R. wollte nichts einfallen. Freud schreibt: »Ich beschloss von der Voraussetzung auszugehen, dass meine Patienten alles, was irgend von pathogener Bedeutung war, auch wussten und dass es sich nur darum handle, sie zum Mitteilen zu nötigen.« Und dabei ging Freud so vor: »Ich legte der Kranken die Hand auf die Stirne oder nahm ihren Kopf zwischen meine beiden Hände und sagte: ›Es wird Ihnen jetzt einfallen, unter dem Druck meiner Hand‹« (Breuer & Freud, 1991, S. 129). Jedes Mal, so Freud in seinem Bericht, kam bei dieser Technik die Erinnerung. Freud nutzte also Berührung und Suggestion, um Erinnerungen bei Patientinnen hervorzurufen, die an einer Hysterie litten. Eine andere Patientin massierte er mit der gleichen Absicht. Aber er gab die Massage auf, möglicherweise unter dem Eindruck der heftigen Übertragungskrise, in die Breuer mit seiner Patientin Anna O. gekommen war.

Georg Groddeck, ein Arzt, der 1900 ein Privatsanatorium in Baden-Baden eröffnet hatte und mit Freud in engem Kontakt stand, dagegen blieb bei dem Leitsatz: »Massage und Psychotherapie gehören zusammen« (Groddeck, 1931, S. 55). Groddeck behandelte wahrscheinlich vor allem Menschen mit funktionellen und psychosomatischen Beschwerden. Er praktizierte bei ihnen eine Art tiefer Bindegewebsmassage, mit deren Hilfe er chronisch verspannte Muskeln lockern und die eingeschränkte Atmung erweitern wollte, um gleichzeitig mit den Assoziationen und Träumen der Patienten zu arbeiten. Tastend, sehend, hörend und riechend wollte er in Kontakt mit dem Kranken kommen. Groddeck hatte auch ein Konzept der Körperabwehr. Downing (1996, S. 346) bezeichnet ihn daher als den ersten Körperpsychotherapeuten.

Mit Groddeck wiederum setzte sich Sándor Ferenczi seit 1920 auseinander, der in den 1920er Jahren in der Psychoanalyse »als Spezialist für so genannte ›hoffnungslose Fälle‹« galt (Dahmer, 1982, S. 163). Ferenczi arbeitete mit Patienten, die in der Kindheit traumatische Erfahrungen wie Demütigung, Gewalt oder Missbrauch durchlebt hatten. Anders als Freud, der die sexuelle Verführung in die ödipale Fantasie verlagerte, beharrte Ferenczi auf der Wichtigkeit der Realität traumatischer Erfahrungen (von Polenz, 1994). Im Unterschied zu diesem sprach er wie Groddeck und Reich das Problem der sogenannten präödipalen Störungen an, die Defiziten oder Konflikten der ersten Lebensjahre entstammen. In behandlungstechnischer Hinsicht förderte Ferenczi in den letzten Jahren seiner Tätigkeit die Regression als eine Möglichkeit, um in der Therapie zu frühen Seeleninhalten zurückzufinden. Dazu ermunterte er die Patienten zu körperlichem Ausdruck und berührte sie (siehe Kapitel 2). Wegen dieser von der Orthodoxie abweichenden Behandlungstechnik wurde er nach seinem Tod in der Psychoanalyse totgeschwiegen.

Ferenczis Schüler Michael Balint (1973, S. 201) plädierte später dafür, dass Patienten mit einer von ihm als »Grundstörung« *(basic fault)* bezeichneten strukturellen Ich-Schwäche neue Erfahrungen in einer regressiven Beziehung machen dürften. Daher hielt er seinen Patienten zuweilen den Kopf oder die Hand. Balint schrieb, es müsse dem Patienten erlaubt sein, »mit primitiver Intensität zu sagen, was er denkt und fühlt«, und es müsse möglich sein, den Reifungsprozess hin zur Sprache »bis zu einem gewissen Grade rückläufig« zu machen. Dass Balint so körperpsychotherapeutischen Überlegungen nahe kommt, hat vielleicht auch damit zu tun, dass er in London als analytischer Berater der Gindler-Schülerin Lily Pincus arbeitete (Zeitler, 1991, S. 89).

Auch Reich arbeitete mit einer anderen Klientel als den sexualgehemmten Neurotikern des Bürgertums, die auf den Couchen der ersten Psychoanalytiker lagen. Am Wiener Psychoanalytischen Ambulatorium sah er viele Patienten, die an multiplen neurotischen Symptomen litten und ein Störungsbild zeigten, das wir heute als »Borderline-Pathologie« bezeichnen würden. In seinem Buch *Der triebhafte Charakter* hat Reich 1925 als erster diese Pathologie beschrieben (Reich, 1977). Er sah deren Ursache in Fehlentwicklungen bei der Ich-Bildung in den ersten beiden Lebensjahren und betonte die Bedeutung frühkindlicher Traumatisierungen. Diese wird durch die neuere Forschung bestätigt, während in der psychoanalytischen Theorie der Borderline-Störung bei Kernberg (1975) anfangs Traumatisierungen nicht vorkamen – ähnlich Freuds späterer Leugnung der Bedeutung des realen Inzestes (siehe Kapitel 13). Behandlungstechnisch wies Reich darauf hin, dass bei diesen Patienten die Wünsche auf sofortige Abfuhr drängten und die Fähigkeit zur Symbolisierung eingeschränkt sei. Daher könnten sie die analytische Assoziationsarbeit nicht leisten. Man kann sich also vorstellen, dass *ein* Grund für Reichs Weg zum Körper – neben seinen späteren Überlegungen zur Sexualökonomie der Neurose und zum Verhältnis von »Charakterpanzer« und »Körperpanzer« (siehe Kapitel 2) – darin lag, einen neuen Zugang zu einer ganz bestimmten Klientel zu finden (Geuter & Schrauth, 2002). Gleiches galt später für Reichs Behandlung masochistischer Charakterpathologien, für die Freud keine Behandlungsmöglichkeit sah. Die frühe Domäne der Vegetotherapie, wie Reich (1989) sie in seiner *Charakteranalyse* darstellte, waren die Charakterpathologien oder, wie man heute sagen würde, die Persönlichkeitsstörungen.

Es ist hilfreich, dies im Auge zu behalten. Denn die unterschiedlichen Ansätze in der Körperpsychotherapie sind nicht nur vom kulturellen Umfeld, dem professionellen Hintergrund und der theoretischen Position ihrer Begründer geprägt, sondern auch von den besonderen Behandlungsproblemen, von denen der jeweilige Ansatz ausging. Auffallend ist, dass die Gründer und Vorläufer der körperpsychotherapeutischen Richtungen am Beginn ihrer Arbeit immer mit Patienten zu tun hatten, deren Krankheiten oder Probleme nicht allein in einem durch eine klärungsorientierte Psychoanalyse zu bearbeitenden seelischen Binnenraum lagen.

Behandlungsfragen II: Gindler, Fuchs, Chace

Diese These mag deutlicher werden, wenn wir uns denjenigen zuwenden, auf die die Ansätze der Körpererfahrung zurückgehen. Gindler litt an einer langen und schweren TBC und konnte sich einen Sanatoriumsaufenthalt nicht leisten (Franzen, 1995). Wie Selver berichtet, versuchte sie den kranken Lungenflügel ruhig zu stellen, während sie behutsame Veränderungen der Atmung in dem gesunden Flügel erlaubte (Zeitler, 1991, S. 73). So entdeckte sie die Fähigkeit des Organismus, sich selbst zu erneuern: Veränderung, indem man nicht etwas tut, um etwas zu verändern, sondern spürt, was ist, und von da aus Veränderungen entstehen lässt. Dieses Prinzip wurde in der Erfahrung mit einer Krankheit geboren.

Funktionelle Beschwerden standen im Vordergrund von Gindlers Behandlungen: Kopfschmerzen, Schlaflosigkeit oder Kreuzschmerzen. Chirurgen und Orthopäden schickten ihr Patienten (Cohn, 1984, S. 250). Ihr Ansatz war ein leibpädagogischer, kein aufdeckend-analytischer wie bei den Psychoanalytikern Ferenczi und Reich. Sie blieb Pädagogin und wurde niemals Therapeutin. Den Schritt von ihrer Arbeit zur Psychotherapie gingen erst spätere Schüler.

Ein gerader Weg von der Leibpädagogik zur Körperpsychotherapie lässt sich dagegen bei Marianne Fuchs und der von ihr begründeten Funktionellen Entspannung feststellen. Auch dieser Weg begann sehr persönlich, als ihr einjähriger Sohn infolge einer schweren Entzündung an einer spastischen Bronchitis litt und Atemkrämpfe hatte. Mit feinen Berührungen seines Brustkorbs und Tönen, die sich dem erschwerten Ausatmen des Jungen anpassten, konnte Fuchs seinen Atemrhythmus beeinflussen und asthmatische Anfälle auflösen oder abfangen (von Arnim, 1993). Fuchs arbeitete in Marburg als freie Mitarbeiterin an der Psychiatrischen Universitätsklinik bei Ernst Kretschmer, nach dem Krieg in Heidelberg an der Universitätsklinik mit Viktor von Weizsäcker, einem der Begründer der Psychosomatik. Bei ihrer Methode geht es mehr um eine »›Umstimmung‹ von unwillkürlichen und willkürlichen körperlichen Abläufen« als um ein Auslösen von Emotionen oder Erinnerungen (Müller-Braunschweig, 1996, S. 469). Ein Grund, warum im Vordergrund der Behandlung Krankheiten aus der Inneren Medizin und der Psychosomatik stehen.

Schaut man sich die störungsspezifischen Veröffentlichungen der verschiedenen körperpsychotherapeutischen Schulen an, so ist Asthma eine Domäne der Funktionellen Entspannung, während die Konzentrative Bewegungstherapie in der Psychosomatik reüssiert, aber auch bei den sogenannten frühen Störungen und den Psychosen. Die Neoreichianer wiederum findet man mehr bei den narzisstischen Störungen, bei schweren Ich-Störungen, Traumata, sexuellem Missbrauch und Krebs, während Alexander Lowen die Linie der Charakterpathologien von Reich fortschreibt. In Tilmann Mosers Fallgeschichten dominieren Persönlichkeitsstörungen. Bei der Integrativen Therapie von Hilarion Petzold sind solche deutlichen Schwerpunkte nicht zu erkennen. Bei der Tanztherapie hingegen fällt neben der Psychosomatik eine Konzentration auf Psychosenbehandlung auf (Geuter, 1998).

Das hat zu tun mit dem Ursprung dieser Richtung der Körperpsychotherapie. In den 1940er Jahren gingen in den USA erstmals Tänzerinnen wie Trudi Schoop und Marian Chace in psychiatrische Kliniken, um mit

Patienten tänzerisch zu arbeiten (Duggan, 1983). Bevor nämlich in den 1950er Jahren die ersten Neuroleptika aufkamen, gab es in der Psychiatrie das Problem, wie man psychotische Menschen behandelt und erreicht. Die ersten Tanztherapeutinnen versuchten, über Haltung und Bewegung einen Zugang zu ihnen zu bekommen und ihren Bezug zu ihrem Körper und zur Realität zu fördern. Chace und andere Pionierinnen der Tanztherapie wie Liljan Espenak oder Mary Whitehouse waren Frauen, die vom Ausdruckstanz und vom Modern Dance her kamen. Als sich in den 1960er Jahren die American Dance Therapy Association gründete, waren von den 73 Gründungsmitgliedern 70 Frauen. Die Mehrzahl von ihnen arbeitete im psychiatrischen Bereich (Schmais & White, 1996). Die bewegungsorientierten Ansätze in der Körperpsychotherapie waren von Anbeginn eine Domäne der Frauen (von Steinaecker, 2000; Trautmann-Voigt, 1998/1999).

Weibliche Wege, männliche Wege

Man könnte die Wege zum Körper in der Geschichte der Körperpsychotherapie geradezu als die unterschiedlichen Wege von Männern und Frauen beschreiben, die sich erst in der zweiten Generation kreuzten oder ineinander verschlangen. Oder als den Weg des klärenden Vaters und den Weg der nährenden Mutter, um es einmal plakativ zu sagen. Männer kamen von der Psychoanalyse zum Körper, Frauen vom Körper zur Psychotherapie. Reich und seine Schüler wie Ola Raknes in Norwegen oder Alexander Lowen und John Pierrakos in den USA, die die Bioenergetik begründeten (siehe Abbildung 1), wollten gestaute, blockierte Energien freisetzen, den Ausdruck fördern, durch die Schicht der Maske, durch den Muskelpanzer der Abwehr zu den abgewehrten Gefühlen vordringen. Ihre Dynamik hieß von außen hinein, zu etwas vor, auf etwas hin: Erinnerung, Klärung, und von innen heraus: Ausdruck, Befreiung, Triebenergie, Lebenslust. Die therapeutische Haltung von Reich oder Lowen (aber nicht aller Körperpsychotherapeuten, die aus dieser Richtung kommen) entspricht der eines Arztes, der am Kranken einen methodisch geleiteten Eingriff unternimmt. Zu ihnen passt der Gott der Heilkunde Asklepios, der mit dem Blut der Gorgo Verstorbene erweckte und als dessen Jünger sich die Ärzte sehen, mit seinem Attribut, dem Äskulapstab, um den sich die heilige Schlange des Gottes windet.

Asklepios aber hatte eine Tochter, Hygieia, die in der Antike auch »Hygieia mit den sanften Händen« hieß und als Göttin der Gesundheit verehrt wurde. Sie wurde als Jungfrau mit einer Schale dargestellt, die eine Schlange tränkt. Gindler, Selver, Heller, Fuchs, Chace, Whitehouse – diese Frauen zielten darauf, dass der Körper sich von innen reorganisiert, dass er seine eigenen Rhythmen wiederfindet und seine authentischen Bewegungen entdeckt, dass durch ein wenig Trunk sich die Schlange stärkt und von selber wächst. Der Begriff des *sensory awareness* von Selver zeigt, dass es ihnen um ein Erwachen der Sinne ging. Über die Funktionelle Entspannung, schreibt Fuchs, sie »sucht – wo möglich – nach der *›guten Mutter‹* in sich selbst, nach Selbstheilungskräften« (Fuchs, 1994, S. 28). Indem man im Ausatmen muskuläre Spannungen loslässt und in den Körper bewusst hineinspürt, wollte Fuchs autonome körperliche Veränderungen anstoßen. Die Patienten sollten nicht durch stärkeres Atmen unterdrückte Gefühle aktivieren, sondern ihren absichtslosen Atemrhythmus finden.

Das Bild von der männlichen und der weiblichen Linie stimmt natürlich doch nicht ganz; es wäre zu einfach und zu schön. Ferenczi zum Beispiel wollte zunächst über die Sprache des Körpers zur Erinnerung vordringen. Aber als er immer wieder Leerstellen frühkindlichen Mangels fand, hatte er den Anspruch, diese als Therapeut zu füllen. Freud und andere Psychoanalytiker warfen ihm daher mütterliche Verzärtelung vor. Ferenczi (1989, S. 284) nahm 1931 diesen Vorwurf an und entgegnete, dass er seinen Analysanden »wie eine zärtliche Mutter« begegne, die abends nicht schlafen geht, solange nicht alle Sorgen und Ängste des Kindes »in beruhigendem Sinne erledigt« sind. Aber das Bild von den beiden Linien stimmt doch wieder: Denn Ferenczi wollte das, was fehlt, von außen geben – und scheiterte daran. Er hatte kein Konzept zur Aktivierung der Kräfte der Selbstheilung.

Ob das Bild nun stimmt oder nicht: In den Folgegenerationen kreuzten sich Geschlechter und Herangehensweisen. Zuweilen schrieben Männer der zweiten oder dritten Generation auf, was Frauen ihnen vermittelten, wie Helmuth Stolze (1984) und Hans Becker (1989) für die Konzentrative Bewegungstherapie. Hilarion Petzold (2003) arbeitete die funktionale Körpertherapie in seine Integrative Leib- und Bewegungstherapie ein und beerbte – auf dem Weg über Vladimir Iljine – Ferenczi (siehe Abbildung 2). Eine Reichianerin der dritten Generation, Gerda Boyesen (1987), Schülerin von Raknes, entwickelte in der Biodynamik einen Ansatz, der die autonome, organismische Regulation betont. Vielleicht ist es kein Zufall, dass sie als Psychologin zunächst Physiotherapie lernte, wo

Fuchs herkam, bevor sie sich der Psychotherapie zuwandte. Zusammen mit David Boadella (1991), dem Begründer der Biosynthese, machte sie in den 1970er Jahren London zu einem neuen Zentrum der Körperpsychotherapie in Europa.

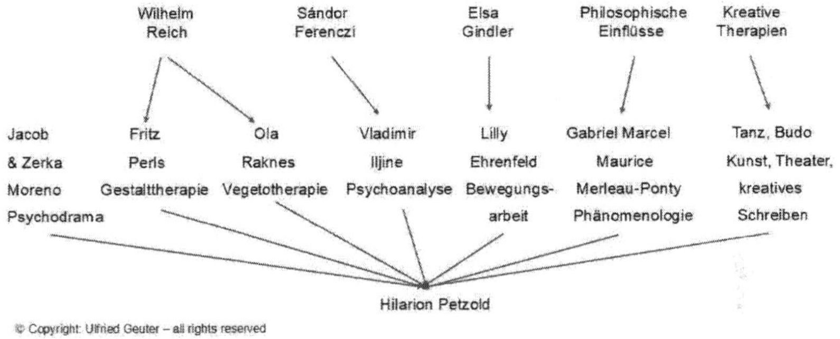

Abbildung 2: Integrative Leib- und Bewegungstherapie – Einflüsse auf Hilarion Petzold

Konvergenzen

Die Biodynamik von Boyesen und die Funktionelle Entspannung von Fuchs entspringen den zwei unterschiedlichen Quellen der Körperpsychotherapie, der Psychoanalyse und ihrer Abwandlung durch Reich und der leibpädagogischen Arbeit. Dennoch lassen sich in beiden Richtungen auffallende Gemeinsamkeiten feststellen, die kaum bekannt sind. Denn Körperpsychotherapeuten verschiedener Provenienz nehmen sich bislang wenig gegenseitig zur Kenntnis.[1] Sie betrachten vielfach die Psychotherapie allein durch den Blickwinkel ihrer Schulen und bekommen dadurch nicht mit, was sie alles übersehen. Doch kann man auf unterschiedlichen Wegen zu ähnlichen Schlussfolgerungen kommen, zumal sich Boyesen der Physiotherapie zuwandte und Fuchs der Psychoanalyse.

Fuchs (1994, S. 30) schreibt, dass sie in der Körperarbeit die »Es-Seite« stärken möchte, den autonomen Antrieb. Sie meint, dass durch neue Erfahrungen mit dem leiblichen Unbewussten mehr Ich-Stärke gewonnen

1 Das ist heute teilweise noch so, hat sich aber seit dem erstmaligen Erscheinen dieses Textes im Jahr 2000 verbessert.

werde. Boyesen (1987) spricht davon, dass sich der Bereich des »Es« erweitern und dass der Therapeut durch die Körperarbeit einen »dynamischen Auftrieb« fördern soll, bei dem unbewusste Impulse von selbst in das Bewusstsein steigen. Fuchs spricht von der Anregung der Selbstheilungskräfte, Boyesen von der autonomen Selbstregulation, die eine vom Loslassen im Ausatmen, die andere davon, mit Massagen den natürlichen, spontanen Atem freizusetzen. Fuchs glaubte, mit ihrer Methode einen »Einschlupf ins vegetative Unbewusste« gefunden zu haben (von Arnim, 1994, S. 197); Boyesen (1987, S. 36) spricht davon, dass eine Neurose nur dann ausheilen kann, wenn ein Konflikt auch auf der vegetativen Ebene gelöst werde und sich ein unabgeschlossener emotional-vegetativer Zyklus vollende.

Ähnlichkeiten gibt es auch bei den Modellen des Therapieprozesses. Für die Funktionelle Entspannung hat eine Studiengruppe um von Uexküll und Fuchs das Modell erarbeitet, Therapie sei eine Entfaltung des Wunderknäuels verschiedener, lebensgeschichtlich gewachsener Regel-, Funktions- und Situationskreise, die drei Ebenen entsprechen: der »vegetativen Ebene«, deren Wahrnehmung hauptsächlich »viszerozeptiv« ist, das heißt bezogen auf Darmbewegungen und -geräusche oder allgemeine Bauch-Befindlichkeiten; der »animalischen Ebene«, die Ebene des Bezugs eines Organismus zur Umwelt, deren Wahrnehmung propriozeptiv ist, also bezogen auf Spannung und Lage und Bewegung im Raum; und der »humanen Ebene«, die durch die Fähigkeit des Benennens mit der Sprache ausgezeichnet ist (von Arnim, Lahmann & Johnen, 2022). Boyesen spricht von einem emotional-vasomotorischen Kreis der Prozesse des Erlebens und Verhaltens, der drei Ebenen einschließt: die vegetative Ebene, die muskulär-motorische Ebene und die psychische Ebene (Southwell, 1990; Geuter & Schrauth, 2023). Ähnlich ist auch das Modell der Biosynthese von David Boadella (1991). Ausgehend von den drei Keimschichten des Embryos unterscheidet er das vegetative System des Endoderms, das Muskel- und Skelettsystem des Mesoderms und das Nerven- und Sinnessystem des Ektoderms. Psychotherapie sollte allen drei Richtungen zufolge auf diesen drei Ebenen stattfinden, und alle haben dafür ihre besonderen Methoden.

Neuere Ansätze aus Psychoanalyse und Säuglingsforschung

Einen anderen Weg zum Körper hat Tilmann Moser eingeschlagen, der seit den späten 1980er Jahren im deutschsprachigen Raum neben Günter Heisterkamp am meisten dazu beigetragen hat, das körperpsychotherapeutische Denken in die Psychoanalyse hineinzutragen. Moser scheint den Gedanken von Heinz Kohut verbunden zu sein, der in die Psychoanalyse den Aspekt der Entwicklung des Selbst als einer eigenständigen Entwicklung neben der psychosexuellen einführte. Denn Moser arbeitet in seinen körperpsychotherapeutischen Schriften heraus, wie er als Psychoanalytiker körperbezogene Strategien zur Reparatur des beschädigten Selbst benutzt (Moser, 1989, 1992, 1993, 1994). Er betont das Stützen, das Halten und das elementare Erkunden in einem körperlichen Dialog. In diesem Dialog will er die Affekte in ihrer frühkindlichen Wucht und die vorsprachlich konstituierten Seeleninhalte des frühen Eltern-Kind-Dialoges wieder erfahrbar machen. Sein Ziel heißt dabei analytisches Klären und Verstehen, nicht Befreiung des Atems, Auflösung einer Charakterstruktur oder organismische Selbstregulation. Behandlungstechnisch plädiert er dafür, die Analyse der Übertragung um die körpersprachliche Inszenierung unbewusster Seeleninhalte zu ergänzen. Ähnlich will Heisterkamp (1993) die »leibliche Dimension« im Beziehungsgeschehen zwischen Patient und Therapeut einbeziehen.

Findet man bei Moser die Spuren von Kohuts Selbstpsychologie, hat George Downing (1996) die Objektbeziehungstheorie für die Körperpsychotherapie fruchtbar gemacht. Beide lehnen Freuds und damit Reichs klassische Triebtheorie ab. Downing baut seine Theorie auf der Säuglingsforschung auf. In der körperlichen Interaktion mit Erwachsenen lerne das Kind »motorische Überzeugungen«. Diese gehen, so seine Theorie, zusammen mit affektiven Tönungen und kognitiven Einschätzungen in affektmotorische Schemata ein, zum Beispiel ein Schema, wie man sich mit einem Menschen verbindet, oder ein anderes, wie man sich von ihm unterscheidet. Solche Schemata strukturieren Downing zufolge das zwischenmenschliche Feld (siehe Kapitel 6). Da ihr Ausgangspunkt in Körpererfahrungen liegt, helfen körperliche Techniken, dieses Feld neu zu strukturieren, gehemmte und fehlende Schemata zu beleben oder hinderliche zu überwinden. Weil die Schemata kognitive Einschätzungen und Affekte einschließen, bedarf die Neustrukturierung Downing zufolge auch der analytischen Arbeit an der Übertragung.[2]

2 Downing (2023) ist in jüngerer Zeit von dem Konzept abgerückt. Er benutzt jetzt den Begriff des *Body-organizating* und der wechselseitigen Körperorganisierung. Ich finde den Begriff der affektmotorischen Schemata nach wir vor sehr hilfreich, weil er Körpererleben, Verhalten, Gefühle und auch Kognitionen einschließt (Geuter, 2023, S. 277ff.).

Polaritäten

Was macht bei den verschiedenen genannten Ansätzen das Gemeinsame in der Körperpsychotherapie aus? Alle Ansätze beziehen sich in ihrem Denken und in ihrer Behandlungsmethodik auf Psyche und Körper zugleich. Aber alle bringen Unterschiedliches in das Gebiet ein. Wir können das Feld der Körperpsychotherapie geradezu als ein Feld betrachten, das zwischen verschiedenen Polen aufgespannt ist.

Zum Beispiel haben wir die beiden Pole Arbeit an der Übertragung und Arbeit am physischen Körper mit Techniken der Massage oder der Atmung. Den einen Pol könnte man als den der Regulation des Selbst mit dem Anderen bezeichnen, den anderen als den der organismischen Selbstregulation. Geißler (1996) hat die Arbeit mit dem Körper in der Beziehung und Körpererfahrung als Arbeit am Selbst voneinander unterschieden. So unterschiedlich sie sind, beeinflussen beide das Ganze. Außerdem kommen sie in der Realität nur zusammen vor, denn in der Therapie geschieht jede Berührung oder jeder Hinweis auf den Atem in einer Beziehung, und wenn mich jemand in einer Beziehung mit Worten berührt, durchströmt dies den Körper.

Eine andere Polarität wäre die zwischen Konzentration und Expansion, oder anders gesagt zwischen Inwendung und Auswendung (siehe Kapitel 5). In der Konzentrativen Bewegungstherapie finden wir die Inwendung auf die Mitte betont, die Verbindung mit dem, was ich in mir spüre und empfinde, die Konzentration (Lechler, 1984). In der Bioenergetik ist es mehr die Auswendung, der Ausdruck der Gefühle, des Inneren nach Außen, das In-die-Welt-Bringen, die Expansion. Oder der eine Pol: die Abwehr lockern, das Verdrängte erschließen, das Unbewusste öffnen – die affektorientierte und aufdeckende Arbeit. Der Gegenpol dazu wäre: das System schließen, das Unbewusste seine Ruhe finden lassen, die funktionale Reorganisation erlauben – die Arbeit am eigenen Rhythmus oder der vegetativen Harmonisierung. Boadella (1996) hat diese beiden Pole in Verbindung mit dem Drei-Schichten-Modell des Charakters von Reich gebracht, als er die Arbeit auf dem ersten Pol als eine beschrieb, die durch die Schicht der Maske zu den abgewehrten Gefühlen geht, und die auf dem zweiten Pol als eine, die, jenseits der Abwehr, den Menschen wieder an seine »primären organismischen Rhythmen« anschließt. In der therapeutischen Arbeit brauchen wir beides, je nach dem Patienten und seiner Störung. Vielleicht ist Körperpsychotherapie eine Kunst, die Bewegung zwischen solchen Polen zu gestalten.

Auch in der körperpsychotherapeutischen Theorie finden wir das Denken in Polaritäten. Reich kannte die Pulsation zwischen Ladung und Entladung, Spannung und Entspannung, Einatmen und Ausatmen, Verschmelzung und Trennung. Spannung und Entspannung sind auch die entscheidenden Polaritäten der Rhythmusbildung bei Fuchs. In der Tanztherapie kennen wir die auf von Labans System zurückgehenden polaren Erfahrungsqualitäten von Bewegung und Ruhe, Kraft-Anwenden und Loslassen, In-den-Raum-Greifen und Sich-Zurückziehen.

Die psychologische Persönlichkeitstheorie kennt ebenfalls Modelle von Polaritäten, wenn etwa die Person zwischen Extraversion und Introversion oder hohem und niedrigem Neurotizismus aufgespannt wird. Aber ihr Begriff der Polarität ist linear und statisch: Die Enden berühren sich nie, sondern sind Extreme auf einer Achse. Die Körperpsychotherapie braucht dagegen ein dialektisches Verständnis der Polarität: Auf dem Höhepunkt der chronischen Anspannung kann der Kollaps kommen, die starke Aktivität kippt in die Depression, und wenn die Entspannung eine Ebene unterhalb der Abwehr erreicht – Boyesen spricht hier von einer »Ebene 2«, kann der dynamische Auftrieb kommen, bei dem aus emotionaler Entspannung Aktivität erwächst (Geuter & Schrauth, 2001).

Ich will damit nicht sagen, dass Körperprozesse dialektisch ablaufen. Aber Prozesse der Veränderung lassen sich dialektisch verstehen. Es gäbe zahlreiche praktische Beispiele dafür. Wir verstärken die Spannung, damit sie sich löst, aber wir können sie auch lösen, indem wir sie gerade nicht verstärken, sondern sie belassen, je nach Fall und Situation. Wir verstärken eine spontane Ausdrucksbewegung, damit ihr emotionaler Gehalt klarer wird. Oder wir fordern auf, eine spontan starke Ausdrucksbewegung schwächer auszuführen, damit vielleicht ein durch Expressivität abgewehrter Affekt gefühlt werden kann. Es gibt nicht nur einen Weg, und die Leitlinie des einen wie des anderen ist das Werden, die Entwicklung.

Dialektik der Veränderung

Ich bin überzeugt davon, dass wir eine dialektische Theorie brauchen, um Prozesse der Veränderung in der Psychotherapie beschreiben zu können. Erstaunlicherweise hat dies, soweit ich die Literatur kenne, bisher niemand in der Körperpsychotherapie getan, obwohl es auf diesem Gebiet im Unterschied zu anderen psychotherapeutischen Richtungen viel dialektisches

Denken gibt. Zum Beispiel habe ich in meiner Ausbildung in Integrativer Biodynamik durch einen meiner Lehrer, Kenneth Lee Speyer, einen ehemaligen Sanskrit-Lehrer, immer wieder die Anwendung des dialektischen Denkens der östlichen Philosophie auf die Therapie erfahren; allerdings gab es kein theoretisches Konzept dafür.

Gottfried Fischer (1996) hat in seinem Buch *Dialektik der Veränderung in Psychoanalyse und Psychotherapie* einen Schritt auf ein solches Konzept hin getan. Er versteht die Psychoanalyse weniger als eine Arbeit an den Strukturen, wie sie die Bioenergetik auch in der Körperpsychotherapie betont, und mehr als einen dynamischen Prozess zwischen den Kräften des Patienten, die beharren, und denen, die verändern wollen, Kräften, zwischen denen der Patient sozusagen festhängt und die der Therapeut in Bewegung bringen soll.

Weiter als Fischer geht Marsha Linehan (1996) in ihrem Buch *Dialektisch-Behaviorale Therapie der Borderline-Persönlichkeitsstörung*, in dem sie das dialektische Denken auf die Theorie der Behandlung und auf die Theorie der Störung bezieht. Linehan ist Verhaltenstherapeutin und Zen-Schülerin. Sie denkt in dialektischen Spannungen. »Jede Dysfunktionalität enthält auch eine Funktionalität; jede Verzerrung enthält Wahrheit; und in jeder Zerstörung findet sich ein Aufbau«, schreibt sie zum Beispiel (Linehan, 1996, S. 25). Linehan kritisiert das Menschenbild der Humanistischen Psychologie, nach dessen Verständnis das Wesen des Lebens in der Entfaltung von etwas gesehen werde, das einfach angelegt sei, einem Kern oder einer »primären Persönlichkeit«: »In dem Begriff ›entfalten‹ ist die Spannung nicht enthalten, von der bei dialektischem Wachstum ausgegangen wird« (ebd., S. 26). Das wesentliche Prinzip der Therapie, das Linehans Buch durchzieht, ist die Veränderung im Rahmen der Akzeptanz des Bestehenden. Wenn zum Beispiel eine Borderline-Patientin aufhören kann, etwas verändern zu wollen, und erst einmal akzeptiert, wie sie – unverändert – ist, hat sie sich bereits verändert (da sie ja nichts annehmen kann, wie es ist) (ebd., S. 152).

Linehan schildert die Bewegung in der therapeutischen Beziehung als einen Tanz zwischen Akzeptanz und Veränderung, Kontrolle und Loslassen, Konfrontation und Unterstützung. Aber sie kommt nicht auf die Idee, diesen Tanz auch leibhaftig in Szene zu setzen. Sie wendet ihren therapeutischen Stil auf die Arbeit mit Denkmustern, Gefühlen und Verhalten an, aber nicht auf den Körper. Wenn ich aber jemanden auffordere, die Spannung in der Schulter einmal zu lassen und nur sie zu spüren – eine Strategie der Akzeptanz, dann kann sie sich verändern. Im nächsten Moment aber muss ich vielleicht in die verspannten Muskeln drücken, um die Spannung zu konfrontieren und über einen Schmerz zu lösen. Das ist, körperpsychotherapeutisch gesehen, der von Linehan beschriebene Tanz zwischen Strategien der Akzeptanz und Strategien der Veränderung, für den ich auf beiden Seiten unterschiedliche therapeutische Techniken benötige.

Ähnliche Gedanken wie Linehan hat Werner Eberwein (1990) in seinem schon früher erschienenen Buch *Impulse von Innen*, das unter dem Titel *Biodynamik. Zen in der Kunst der Körperpsychotherapie* neu aufgelegt wurde, in einfacher und klarer Sprache formuliert. Eberwein (ebd., S. 51) spricht von der »Dialektik von Gewähren, Strukturieren und Konfrontation«. Bei ihm steht der bemerkenswerte Satz: »Erst wenn der Therapeut dem Klienten seine Neurose aus vollem Herzen *lassen* kann, kann dieser sie aufgeben. Das ist der Kern des therapeutischen Gegenparadoxons« (ebd., S. 66). Was nicht heißt, dass der Therapeut nicht an der Veränderung arbeitet. Er tut und lässt, und eines geht in das andere über, und beides ist eines. Bemerkenswert ist auch die Parallele zwischen Linehan und Eberwein in der dialektischen Konzeption der therapeutischen Situation. Eberwein verweist darauf, dass jede Wirkung in der Therapie zu einer Ursache wird; Therapie sei ein »selbstrückbezügliches System«. Und er schlussfolgert: »Ein paradoxes Problem erfordert eine paradoxe Lösung, ein *dialektisches* Paradigma, ein Gegen-Paradoxon. Eine therapeutische Zen-Methode muss her« (ebd., S. 50). Bei Linehan heißt es:

> »Bei der DBT [Dialektisch-Behaviorale Therapie; U.G.] versucht der Therapeut, in der Patientin eine Veränderung hervorzurufen, behält dabei aber im Auge, dass die hervorgerufene Veränderung auch die Therapie und ihn selbst verändert. Innerhalb der Therapie selbst besteht demnach eine ständige dialektische Spannung zwischen dem Vorgang der Veränderung und deren Folgen« (Linehan, 1996, S. 26).

Reich hatte schon 1929 geschrieben: »Jede Ursache einer Wirkung ist gleichzeitig Wirkung dieser Wirkung als Ursache« (Reich, 1970, S. 161).

Hegel hat in seiner *Wissenschaft der Logik* von 1812 die dialektische Bewegung der allgemeinen Kategorien des Denkens beschrieben. Zu seiner Methode führte er damals unter anderem aus:

> »Das Einzige, um den wissenschaftlichen Fortgang zu gewinnen, [...] ist die Erkenntnis des logischen Satzes, dass das Negative ebensosehr positiv

> ist, oder dass das sich Widersprechende sich nicht in Null, in das abstrakte Nichts auflöst, sondern wesentlich nur in die Negation seines besonderen Inhalts. [...] Indem das Resultierende, die Negation, bestimmte Negation ist, hat sie einen Inhalt. Sie ist ein neuer Begriff, aber der höhere, reichere Begriff als der vorhergehende; denn sie ist um dessen Negation oder Entgegengesetztes reicher geworden, enthält ihn also, aber auch mehr als ihn, und ist die Einheit seiner und seines Entgegengesetzten« (Hegel, 1967, S. 36).

Hier haben wir das Prinzip des dialektischen Denkens in seiner philosophischen Reinform, zugleich als wunderbaren Satz für eine Theorie der therapeutischen Veränderung.

Vom Kopf auf die Füße – einfache und doppelte Negation

In einem berühmten Satz hat Marx einmal gesagt, er habe Hegel vom Kopf auf die Füße gestellt, vom Kopf der Spekulation auf den Boden der ökonomisch-gesellschaftlichen Realität. Stellen wir Hegel einmal anders vom Kopf auf die Füße, dann befinden wir uns auf dem Holzboden eines Studios in der Berliner Kurfürstenstraße, wo eine Gymnastiklehrerin namens Elsa Gindler lehrt, dass wir umso leichter werden, je schwerer wir werden. Dass wir umso leichter wie eine Katze über den Boden gleiten können, je mehr wir unser Gewicht an den Boden abgeben. Die einfache Negation. Aber auch die doppelte: Nur wenn wir unsere Leichtigkeit wahrnehmen, können wir auch die Schwerkraft spüren. Und Leichtigkeit und Schwerkraft machen Anmut und Bewegung aus. Beide zusammen erzeugen einen Prozess, in dem das eine in das andere übergeht und jeder neue Zustand kein Zustand ist, obwohl er es doch ist, aber kein bleibender Zustand ist, weil er ja nur die Basis für eine neue Veränderung abgibt. »Denn alles, was entsteht, ist wert, dass es zugrunde geht«, sagt Mephisto im *Faust* – ein vielzitierter Ausspruch zur angewandten Dialektik.

In seinem Aufsatz »Dialektischer Materialismus und Psychoanalyse« hat Reich (1970) einige Gedanken der Dialektik auf die Psychotherapie angewandt. Er erläutert die Dialektik unter anderem an Freuds Konzeption der Symptombildung. Nicht die Verdrängung einer Triebregung erzeugt Freud zufolge ein Symptom, also die einfache Negation, sondern ein Symptom entsteht, wenn der verdrängte Trieb die Verdrängung wieder durchbricht – die Negation der Negation – und dann in verstellter Form wieder in Erscheinung tritt als etwas Neues, das aus der dialektischen Bewegung entstand. Im Symptom ist also Abwehr und Abgewehrtes enthalten, und es kann selbst zum Ausgangspunkt neuer Verdrängung werden. Nach einem dialektischen Verständnis von Impuls und Abwehr kann eine Fantasie oder eine Handlung das eine Mal Impuls, das andere Mal Abwehr sein. Am Verhältnis von Lust und Angst zeigte Reich, wie sich dieselbe Energie in ihr Gegenteil verwandeln kann, wie sie etwas Neues erzeugt, aber zugleich den alten Wunsch in sich verbirgt. In der Sexualität schließlich führt nur Entspannung zu höchster Spannung, und in der höchsten Spannung löst sich diese auf, eine Identität der Gegensätze, wie Reich (ebd., S. 165) schreibt.

Theorie der Heilung

Übertragen wir das dialektische Denken noch einmal auf den therapeutischen Prozess. Manche Körperpsychotherapeuten wie Lowen und Keleman betonen gerne – wie die frühen Atem- und Leibpädagoginnen – die Tendenz der Natur zur Ordnung. Das bringt ein konservatives Element in die Körperpsychotherapie hinein, sich nach Idealen zu richten, wobei Keleman allerdings die persönliche Ordnung betont und sich gegen einen »psychologischen Faschismus« der Ideale wendet (Keleman, 1994, S. 97). Aber wir wissen heute, dass natürliche Prozesse oft sprunghaft, ungeordnet, chaotisch verlaufen. Die Natur kennt nicht nur Ordnung, sondern auch Chaos. Oft wissen wir nicht, *wie* sich Psychisches verändert, wenn es sich verändert. Ob es in der Therapie das ist, was wir getan haben, oder das ist, was wir nicht getan haben – und weil wir es nicht getan haben, das unseren Patienten geholfen hat.

Betrachten wir einmal den Körper als organismischen Körper. Ist ein Knochen gebrochen, muss er gerichtet werden. Haben wir eine Entzündung, stellt sich der Körper im Fieber äußerlich ruhig und fährt alle möglichen Funktionen wie Denken und Bewegung zurück. Im ersten Fall wird Heilung von außen durch ein Tun angestoßen, wenn sie auch innerlich geschieht, im zweiten Fall geschieht sie allein von innen durch äußeres Nicht-Tun. Ähnliches hat auf psychotherapeutischem Gebiet Gendlin (2018) für das Focusing beschrieben: Wenn wir tiefere Aufmerksamkeit in den Körper hineingeben und aus ihm selbst sozusagen das Geschehende abhorchen, kann Wandlung geschehen. Schließlich gibt es auch einen Prozess des emotional-vegetativen Verdauens, eine Art Ausheilen wie beim Fieber, in dem körperlich und seelisch »es« geschieht. Das wären Gedanken zu einer Theorie der Heilung, die es ja für die Psychotherapie kaum gibt.

Prozesse des Umschlagens, wie sie die dialektische Theorie betont, finden wir ständig in der Psychotherapie. Hier gibt es keine lineare Beziehung zwischen einer Ursache oder einer therapeutischen Dosis und deren Wirkung. So kann Großes kleine Wirkungen und Kleines große Wirkungen haben (Kriz, 2014); eine richtige Intervention zum richtigen Zeitpunkt, nachdem sich vielleicht vorher lange etwas allmählich vorbereitet hat, und plötzlich kippt ein System. Oder nehmen wir die Bewegung zwischen Komplexität und Einfachheit. Oft müssen wir in der Psychotherapie etwas, das ein Mensch als einfach ansieht, differenzieren, oft dagegen komplexe Gefühle auf die grundlegenden zurückführen: Trauer, Schmerz, Wut, Hass, Freude. Auch hier stoßen wir auf einen Tanz, in dem sich Gegensätze durchdringen.

Dialektische Einheit

Auch in der körperpsychotherapeutischen Theorie ist dialektisches Denken hilfreich. Thielen (1994) hat zum Beispiel an Boyesen und am späten Reich kritisiert, den Menschen mehr als »Röhrentierchen« denn als »Bewusstseinswesen« zu sehen. Auch erfahrungsorientierte Körpertherapien sehen oft nur den natürlichen Organismus und nicht den Menschen in seinen Beziehungen zu anderen und in der Beziehung zum Behandler. Thielen plädiert dagegen für eine dialektische Sicht des Menschen in seiner Natürlichkeit und Gesellschaftlichkeit. Der Leib ist historisch geformter Leib.

Die dialektische Theorie gibt auch einige Hinweise, wie wir das Verhältnis von Körperlichem und Seelischem in der Körperpsychotherapie besser verstehen können. Ich sage mit Absicht nicht das Verhältnis von Körper und Seele, da ich nicht die philosophische Dimension des Themas behandeln möchte, wozu ich auch nicht kompetent genug wäre. Der Gedanke von der »Einheit des Unterschieden- und des Nichtunterschiedenseins« oder von »der Identität der Identität und Nicht-Identität«, wie Hegel (1967, S. 59) formuliert, aber scheint mir einige Verwirrung in der Konzeptualisierung dieses Verhältnisses auflösen zu können. Reich in seinem Spätwerk und mit ihm Lowen setzte Emotionales mit Physischem identisch, wenn er zum Beispiel die Emotion als Plasmabewegung bezeichnete und in dieser allein erklärt sah. Heisterkamp hat dies zu Recht kritisiert. In seiner Kritik schreibt er, »das Erleben von Gefühlen und das Strömen von Plasma« seien »zwei völlig verschiedene Seinsqualitäten« (Heisterkamp, 1993, S. 27). Seelisches habe eine Eigenqualität und sei eigener Gegenstand der Psychologie. Diese Formulierung läuft Gefahr, den einseitigen Standpunkt des Nicht-Identischen zu beziehen. Sie wäre richtig, wenn damit auf unterschiedliche Weise wahrgenommene Aspekte desselben Seienden gemeint wären, das heißt phänomenale Eigenqualitäten. Denn der Psychologe mag es mit dem Seelischen und der Mediziner mit dem Physischen zu tun haben, aber nicht weil sie zwei unterscheidbare natürliche Gegenstände untersuchen, sondern weil sie einen Gegenstand, zum Beispiel ein affektives Geschehen, unter unterschiedlichen Perspektiven wahrnehmen und mit unterschiedlichen Fragestellungen untersuchen. Bei Wut schießen Gedanken und Bilder ein, aber es schießt auch Blut in die Peripherie des Körpers. In der Gesamtreaktion des Menschen haben wir Identität, das Gleiche eines ganzen Prozesses, und zugleich Nicht-Identität zum Beispiel von Gedanken und Blutzufuhr, die aber nur so in dieser Gemeinsamkeit in Erscheinung treten. Als Einheit des Unterschieden- *und* des Nichtunterschiedenseins können wir diesen Prozess denken, ohne das eine auf das andere zurückführen oder die Eigenständigkeit des einen gegenüber dem anderen behaupten zu müssen. Der für mich erfahrbare Körper, der »zuhandene« Körper, um es mit einem Begriff von Heidegger (1967) zu sagen, ist zwar der erlebte Körper, der Leib, wie viele dafür sagen, aber er ist immer auch »vorhandener« Körper, der physische Körper. Und er kann nicht da sein für mich, wenn er in seinem Vorhandensein verletzt ist.[3]

In seinem wunderbaren Buch *Der Tag, an dem mein Bein fortging* macht der Neurologe Oliver Sacks das deutlich. Sacks führt aus, dass das Gefühl für sich selbst auf der physischen Grundlage der Propriozeption beruht: »Man besitzt sich selbst, man *ist* man selbst, weil sich der Körper durch diesen sechsten Sinn immer und jederzeit erkennt und bestätigt« (Sacks, 1989, S. 68). Sacks kannte sein Bein nicht mehr, es war ihm fremd, ein äu-

3 Ich habe diese Gedanken an anderer Stelle weiter ausgeführt (Geuter, 2023, S. 25ff.).

ßeres Objekt geworden, weil durch einen Unfall der Quadriceps von der Kniescheibe abgerissen und der Nerv verletzt war. Was Sacks auch zeigt: Nur der Körper in Bewegung, in Veränderung vermittelt uns das Gefühl, wir selbst zu sein.

Ruth Cohn hat das hier Ausgeführte auf schöne Weise kurz so ausgedrückt:

> »Alle Formulierungen, denen die Vorstellung zugrunde liegt, dass psychische Erfahrungen organische Leiden *erzeugen* oder dass körperliche Ereignisse psychische Störungen *verursachen*, sind nicht wirklich ganzheitlich. Die psychische Seite [...] und die physiologische Seite [...] sind zwei Perspektiven, die wir von einem Menschen haben; sie sind aber nicht zwei verschiedene Vorgänge« (Cohn, 1984, S. 252).

Sie sind eins und nicht eins und in ihrer Nicht-Identität eins. Das macht die Körperpsychotherapie auch so spannend. Man kann den Patienten von verschiedenen Perspektiven aus sehen und ihn auf unterschiedlichen Wegen abholen: eine Traurigkeit als Bild, als Erinnerung, als Gefühl in der Brust, als Fluss der Tränen, als Zittern der Beine – und sie ist immer alles.

Literatur

Arnim, A. von (1993). Die Entstehungsgeschichte der subjektiven Anatomie. *Fundamenta Psychiatrica, 7,* 64–71.

Arnim, A. von (1994). Funktionelle Entspannung. *Fundamenta Psychiatrica, 8,* 196–203.

Arnim, A. von, Lahmann, C. & Johnen, R. (Hrsg.). (2022). *Subjektive Anatomie. Theorie und Praxis körperbezogener Psychotherapie* (3. aktual. Aufl.). Schattauer.

Balint, M. (1973). *Therapeutische Aspekte der Regression.* Rowohlt.

Becker, H. (1989). *Konzentrative Bewegungstherapie. Integrationsversuch von Körperlichkeit und Handeln in den psychoanalytischen Prozess.* Thieme.

Bloch, E. (1967). *Tübinger Einleitung in die Philosophie I.* Suhrkamp.

Boadella, D. (1990). Die somatische Psychotherapie. Ihre Wurzeln und Traditionen. *Energie & Charakter, 21*(1), 3–41.

Boadella, D. (1991). *Befreite Lebensenergie. Einführung in die Biosynthese.* Kösel.

Boadella, D. (1996). Emotionen in der Körperpsychotherapie. Ihre Bedeutung und Handhabung im therapeutischen Prozeß. *Energie & Charakter, 26*(13), 2–25.

Boyesen, G. (1987). *Über den Körper die Seele heilen. Biodynamische Psychologie und Psychotherapie. Eine Einführung.* Kösel.

Breuer, J. & Freud, S. (1991). *Studien über Hysterie.* S. Fischer.

Cohn, R. (1984). Ein Ansatz zur Psychosomatischen Analyse. In H. Stolze (Hrsg.), *Die Konzentrative Bewegungstherapie. Grundlagen und Erfahrungen* (S. 248–259). Mensch und Leben.

Dahmer, H. (1982). Sándor Ferenczi – Sein Beitrag zur Psychoanalyse. In D. Eicke (Hrsg.), *Tiefenpsychologie. Band 1: Sigmund Freud – Leben und Werk* (*Kindlers Psychologie des 20. Jahrhunderts*) (S. 161–190). Beltz.

Downing, G. (1996). *Körper und Wort in der Psychotherapie*. Kösel.

Downing, G. (2023). Frühe Interaktion und der Körper: Folgerungen für die therapeutische Arbeit. In G. Marlock, H. Weiss, D. Rellensmann & L. Grell-Kamutzki (Hrsg.), *Handbuch Körperpsychotherapie* (S. 367–388). Schattauer.

Duggan, D. (1983). Tanztherapie. In R. Corsini (Hrsg.), *Handbuch der Psychotherapie* (S. 1256–1269). Beltz.

Dürckheim, K. Graf von (o. J.). *Erlebnis und Wandlung. Grundfragen der Selbstfindung* (erw. Neuausg.). Barth.

Eberwein, W. (1990). *Impulse von innen. Biodynamik – Körperpsychotherapie zur Heilung und Selbstfindung*. Transform [Neuauflage 1996, *Biodynamik. Zen in der Kunst der Körperpsychotherapie*. Junfermann].

Ferenczi, S. (1989 [1931]). Kinderanalysen mit Erwachsenen. In ders., *Schriften zur Psychoanalyse. Band II* (S. 274–289). S. Fischer.

Fischer, G. (1996). *Dialektik der Veränderung in Psychoanalyse und Psychotherapie. Modell, Theorie und systematische Fallstudie*. Asanger.

Franzen, G. M. (1995). Werden Sie wieder reagierbereit! Elsa Gindler (1885–1961) und ihre Arbeit. *Gestalttherapie, 9*(2), 3–19.

Fuchs, M. (1994). *Funktionelle Entspannung. Theorie und Praxis einer organismischen Entspannung über den rhythmisierten Atem*. Hippokrates.

Geißler, P. (1996) *Neue Entwicklungen in der Bioenergetischen Analyse. Materialien zur analytischen körperbezogenen Psychotherapie*. Peter Lang.

Gendlin, E. T. (2018). *Focusing-orientierte Psychotherapie. Ein Handbuch der erlebensbezogenen Methode* (4. Aufl.). Klett-Cotta.

Geuter, U. (1984). *Die Professionalisierung der deutschen Psychologie im Nationalsozialismus*. Suhrkamp.

Geuter, U. (1985). Das Ganze und die Gemeinschaft. Wissenschaftliches und politisches Denken in der Ganzheitspsychologie Felix Kruegers. In C. F. Graumann (Hrsg.), *Psychologie im Nationalsozialismus* (S. 55–87). Springer.

Geuter, U. (1998). *Bibliographie – Deutschsprachige Literatur zur Körperpsychotherapie*. Simon + Leutner.

Geuter, U. (2004). Die Anfänge der Körperpsychotherapie in Berlin. In T. Müller (Hrsg.), *Psychotherapie und Körperarbeit in Berlin. Geschichte und Praktiken der Etablierung* (S. 167–181). Matthiesen.

Geuter, U. (2023). *Körperpsychotherapie. Grundriss einer Theorie für die klinische Praxis* (2. Aufl.). Springer.

Geuter, U. & Schrauth, N. (2001). Emotionen und Emotionsabwehr als Körperprozess. *Psychotherapie Forum, 9*(1), 4–19.

Geuter, U. & Schrauth, N. (2002). Wilhelm Reich, der Körper und die Psychotherapie. In K. Fallend & B. Nitzschke (Hrsg.), *Der »Fall« Wilhelm Reich. Beiträge zum Verhältnis von Psychoanalyse und Politik* (überarb. Neuaufl., S. 197–227). Psychosozial-Verlag.

Geuter, U. & Schrauth, N. (2023). Die Rolle des Körpers bei seelischen Abwehrprozessen – Körperpsychotherapie und Emotionstheorie. In G. Marlock, H. Weiss, D. Rellensmann & L. Grell-Kamutzki (Hrsg.), *Handbuch Körperpsychotherapie* (S. 566–580). Schattauer.

Groddeck, G. (1931). Massage. In E. Kretschmer & W. Cimbal (Hrsg.), *Bericht über den VI. Allgemeinen Ärztlichen Kongreß für Psychotherapie in Dresden* (S. 51–55). Hirzel.

Hegel, G.W.F. (1967). *Wissenschaft der Logik. Erster Teil.* Felix Meiner.

Heidegger, M. (1967). *Sein und Zeit.* Niemeyer.

Heisterkamp, G. (1993). *Heilsame Berührungen. Praxis leibfundierter analytischer Psychotherapie.* Pfeiffer.

Keleman, S. (1994). *Forme Dein Selbst. Wie wir Erfahrungen verkörpern und umgestalten.* Kösel.

Kernberg, O. (1975). *Borderline-Störungen und pathologischer Narzissmus.* Suhrkamp.

Klein, P. (1991). *Tanztherapie.* Eres Edition.

Kriz, J. (2014). Systemtheorie und systemisch-humanistische Psychotherapie – eine Herausforderung für unsere Gesellschaft? In E. Meyerhof, T. Bernges, M. Block, M. Niehoff & C. Schultz (Hrsg.), *Menschenbilder in der Psychologie* (S. 80–113). Argument.

Laska, B. (1981). *Wilhelm Reich in Selbstzeugnissen und Bilddokumenten.* Rowohlt.

Lechler, H. (1984). Die Fundierung der Konzentrativen Bewegungstherapie in der »Bewegungsarbeit« Elsa Gindlers und ihre Weiterentwicklung. In H. Stolze (Hrsg.), *Die Konzentrative Bewegungstherapie. Grundlagen und Erfahrungen* (S. 260–277). Mensch und Leben.

Linehan, M. (1996). *Dialektisch-Behaviorale Therapie der Borderline-Persönlichkeitsstörung.* CIP-Medien.

Moser, T. (1989). *Körpertherapeutische Phantasien. Psychoanalytische Fallgeschichten neu betrachtet.* Suhrkamp.

Moser, T. (1992). *Stundenbuch. Protokolle aus der Körperpsychotherapie.* Suhrkamp.

Moser, T. (1993). *Der Erlöser der Mutter auf dem Weg zu sich selbst. Eine Körperpsychotherapie.* Suhrkamp.

Moser, T. (1994). *Ödipus in Panik und Triumph. Eine Körperpsychotherapie.* Suhrkamp.

Müller-Braunschweig, H. (1996). Körperorientierte Psychotherapie. In R.H. Adler, J.M. Herrmann, K. Köhle, O.W. Schonecke, T. von Uexküll & W. Wesiack (Hrsg.), *Psychosomatische Medizin* (5. Aufl., S. 464–476). Urban & Schwarzenberg.

Nietzsche, F. (1966). *Also sprach Zarathustra.* Goldmann.

Petzold, H. (2003). *Integrative Therapie. Band 1–3* (2. Aufl.). Junfermann.

Polenz, S. von (1994). *Und er bewegt sich doch. Ketzerisches zur Körperabstinenz der Psychoanalyse.* Suhrkamp.

Proskauer, M. (1994). Breathing Therapy. In B.H. Timmons & R. Ley (Hrsg.), *Behavioral and psychological approaches to breathing disorders* (S. 253–259). Springer. https://doi.org/10.1007/978-1-4757-9383-3_19

Reich, W. (1970). Dialektischer Materialismus und Psychoanalyse. In S. Bernfeld (Hrsg.), *Psychoanalyse und Marxismus. Dokumentation einer Kontroverse* (S. 137–188). Suhrkamp.

Reich, W. (1977). Der triebhafte Charakter. In ders., *Frühe Schriften. Band 1* (S. 246–340). Kiepenheuer & Witsch.

Reich, W. (1989 [1933]). *Charakteranalyse.* Kiepenheuer & Witsch.

Sacks, O. (1989). *Der Tag, an dem mein Bein fortging.* Rowohlt.

Schmais, C. & White, E. Q. (1996). Where, when and how it all began. *American Journal of Dance Therapy, 18*(March), 5–20. https://doi.org/10.1007/BF02360218

Southwell, C. (1990). Biodynamische Psychologie. In J. Rowan & W. Dryden (Hrsg.), *Neue Entwicklungen der Psychotherapie* (S. 198–221). Transform.

Steinaecker, K. von (2000). *Luftsprünge. Anfänge moderner Körpertherapien*. Urban & Fischer.

Stern, D. (1998). *Die Mutterschaftskonstellation*. Klett-Cotta.

Stolze, H. (Hrsg.). (1984). *Die Konzentrative Bewegungstherapie. Grundlagen und Erfahrungen* (3. Aufl.). Springer.

Thielen, M. (1994). Zwischen Röhrentierchen und Bewusstseinswesen – das Menschenbild in der Körperpsychotherapie. In Verein für integrative Biodynamik (Hrsg.), *Körperpsychotherapie zwischen Lust- und Realitätsprinzip* (S. 10–27). Transform.

Trautmann-Voigt, S. (1998/1999). Tanztherapie – Frauensache? – oder: Anmerkungen zum Zeitgeist der »goldenen 20er Jahre« und zur Zweischneidigkeit von Sonderwelten. *Zeitschrift für Tanztherapie – Körperpsychotherapie, 6*(9), 20–25.

Zeitler, P. (Hrsg.). (1991). *Erinnerungen an Elsa Gindler. Berichte, Briefe, Gespräche mit Schülern*. Uni-Druck München.

Zundel, E. (1991). Ruth Cohn: Themenzentrierte Interaktion. In E. Zundel & R. Zundel (Hrsg.), *Leitfiguren der Psychotherapie. Leben und Werk* (S. 66–82). dtv.

2 Körperbilder und Körpertechniken in der Psychotherapie

Dieser Beitrag geht auf einen Vortrag an der Freien Universität 1994 zurück. Er erschien 1996 in der Zeitschrift *Psychotherapeut* und ist somit der älteste in diesem Buch. Für die Veröffentlichung hier wurde er geringfügig überarbeitet.

Der Körper wird mehr beachtet, während er zunehmend verschwindet. Im öffentlichen Diskurs gehört ein trainierter, gesunder Körper geradezu zur Pflicht. Gleichzeitig wird die Bewältigung des Lebensalltags von Körperkraft oder Körpergeschick immer unabhängiger. Körperaufwertung und Körperverdrängung gehen Hand in Hand, Bette (1989) zufolge eine Paradoxie der Moderne. Diese Paradoxie wurde mit der Industrialisierung am Ende des 19. Jahrhunderts erstmals deutlich. Zur selben Zeit, als Eisenbahn und Straßenbahn körperliche Fortbewegung wie Reiten und Laufen verdrängten und die Telegrafie eine Kommunikation bei körperlicher Distanz ermöglichte, begann eine Lebensreform- und Körperkulturbewegung, natürliche Schönheit und natürlichen Rhythmus des Körpers zu entdecken.

Die widersprüchlichen Tendenzen dem Körper gegenüber zeigten sich auch bei Freud. Während er in der Theorie der Hysterie wie kein anderer seiner Zeit auf die symbolische Sprache des Körpers aufmerksam machte, rückte er in der Behandlung immer mehr vom Körper des Patienten ab. In seiner ersten Triebtheorie postulierte er eine körperliche Reizquelle als wesentlichen Antrieb menschlichen Handelns, doch in der Behandlung wollte er alle motorischen Impulse auf psychisches Gebiet lenken (Freud, 1914g, S. 213). Hier sollte die denkende Betrachtung über die Motorik der Gefühlsregungen siegen. Freuds Zugang zum Körper erfolgte über die Fernsinne Hören und Sehen, die mit der Industrialisierung die Nahsinne besiegt hatten. Der Patient sollte seine Körperlichkeit auf dem Weg der inneren Betrachtung wahrnehmen. Der von Freud anfangs noch mit den Händen behandelte Körper war zum Objekt eines Be-Hörens und Be-Sehens geworden.

Vielleicht ist es kein Zufall, dass sich die Geschichte der Psychoanalyse parallel zu der des Films entwickelte. Als 1895 die *Studien über Hysterie* erschienen, entstanden gerade die ersten Filme. Auch C. G. Jung erklärte es ausdrücklich als sein Anliegen, »Emotionen in Bilder zu übersetzen« (Jung, 1992, S. 181).

Schon in den 1920er und 1930er Jahren begannen allerdings die ersten Diskussionen um die Einbeziehung des Körpers in die psychotherapeutische Behandlung. In diesen Diskussionen wurden zwei Grundlinien sichtbar, die im Weiteren die Geschichte der Körperpsychotherapie prägten (siehe Kapitel 1). Die eine geht auf Wilhelm Reich zurück und führte zu den vielen neoreichianischen Schulen, unter denen die Bioenergetik heute die bekannteste ist; sie könnte man als die »energetische« Linie bezeichnen. Eine zweite, die ich die »funktionale« oder »bewegungsorientierte« Linie nennen möchte, geht zurück auf Gymnastik und Tanz, vor allem auf das Wirken von Elsa Gindler in Berlin. Zu ihr gehören die Konzentrative Bewegungstherapie und die Tanztherapie. Ein Ansatz, den in jüngerer Zeit Tilmann Moser in der analytischen Körperpsychotherapie vertritt, die Arbeit mit der Berührung in der Übertragung, lässt sich zurückbeziehen auf Sándor Ferenczi, dessen Gedanken seinerzeit nach seinem frühen Tod 1933 nicht weiter verfolgt und von Hilarion Petzold in der Integrativen Therapie wieder aufgegriffen wurden. In den drei Grundrichtungen sind drei Körperbilder zu erkennen: der expressive und energetische Körper, der sich bewegende und sich erkundende Körper und der berührte, dialogische Körper.

Ausdruck und Energie

In den 1920er Jahren waren Psychoanalytiker mit dem Problem konfrontiert, dass viele Patienten nicht assoziieren konnten, weil Widerstände dies behinderten. Auf die Frage, ob daher die Methode diesem Problem entsprechend geändert werden sollte, kam die systematischste Antwort von Reich, der seit 1924 das Technische Seminar der Wiener Psychoanalytischen Vereinigung leitete. In seiner *Charakteranalyse* von 1933 stellte er dar, dass es Muster der Abwehr von Affekten gibt, die er als Charakterwiderstand bezeichnete, zum Beispiel eine chronische Melancholie oder eine durchgehende Zwanghaftigkeit. Reich meinte, dass eine Analyse dieser Widerstandsmuster einer Deutung der verdrängten Inhalte des Unbewussten vorangehen solle. In den 1930er Jahren stellte er darüber hinaus fest, dass den charakterlichen Haltungen muskuläre Haltungen und Spannungen entsprechen, weil sich Verdrängung körperlich auf dem Weg der Anspannung der quergestreiften Muskulatur vollziehe. Charakterpanzer und Muskelpanzer seien, wie Reich sagte, funktionell identisch, das heißt, sie erfüllen beide die Funktion, den Menschen vor schmerzlichen Gefühlen abzuschirmen. Die körperliche Verkrampfung helfe die psychische Verdrängung aufrechtzuerhalten (Reich, 1987, S. 228). Daher lasse sich der Charakter auch an Haltung, Bewegung, Mimik oder Tonus diagnostizieren.

Reich folgte Freuds frühem Konzept einer in der psychischen Krankheit gestauten affektiven Energie sowie dessen erster Libido-Konzeption. Daher meinte er, dass die Energie eines Menschen, an neurotischen Widerstandsmustern festzuhalten, nur aus gestauter Sexualenergie stammen könne. Libido, die nicht nach außen abgeführt werde, wie es in der hydraulischen Sprache der frühen Psychoanalyse hieß, staue sich nach innen. Werde dagegen in der Sexualität alle überschüssige Energie entladen, stehe für die Neurose keine mehr zur Verfügung. Aus dieser Fixierung auf die Triebenergie folgte auch, dass Reich die orgastische Potenz, die Fähigkeit zur Hingabe an das Strömen der biologischen Sexualenergie, als Ziel der psychotherapeutischen Heilung ansah (ebd., S. 81). Wenige Jahre vor seinem Tod sagte er in einem Interview mit Kurt Eissler: »Es ist der quantitative Faktor, das Energieprinzip, das ich Freud verdanke, und das ist es auch, was mich von den übrigen Psychoanalytikern trennt« (Reich, 1952, S. 114).

Nachdem Reich seine Charakteranalyse und seine Sexualtheorie entwickelt hatte, ging er in den 1930er Jahren zur Vegetotherapie über. Wenn »neurotischer Charakter und muskulärer Dystonus« eine »funktionelle Einheit« bildeten (Reich, 1989, S. 458), dann musste sich die psychische Störung auch über die muskuläre Verkrampfung angehen lassen. Daher drückte und massierte Reich die festgehaltenen Muskeln und ermutigte seine Patienten zu Ausdrucksbewegungen. Weil er die respiratorische Hemmung als eine wesentliche organismische Form der Abwehr verstand, arbeitete er viel mit der Befreiung des Atmens. Er sprach von »Vegetotherapie«, weil die Behandlung darauf zielte, die vegetative

Lebendigkeit des Patienten freizusetzen, ihn lustvoller und sexuell beweglicher werden zu lassen.

Die energetische Sexualtheorie der Neurose verschaffte Reich zwar in der Studentenbewegung eine Renaissance, doch in der Körperpsychotherapie verlor sie nach ihm an Bedeutung. Alexander Lowen, Reichs bedeutendster Schüler, weicht gerade hinsichtlich des Energiebegriffs von Reich ab. Lowens Verständnis von Libido entspricht eher dem von Jung: eine allgemeine psychische Energie, ein Kraftstoff aller Lebensfunktionen, der sich somatisch als Vitalität, Pulsation, Ladung und Entladung, Expansion und Kontraktion äußert (Geuter, 2023, S. 174ff.). Lowen meint, der neurotische Mensch wahre dadurch sein Gleichgewicht, dass er diese Lebensenergie in der Muskelpanzerung binde. In den verschiedenen neoreichianischen Schulen wie Bioenergetik, Biodynamik oder Core-Energetik gilt daher die Freisetzung von Lebensenergie als Ziel der Therapie (siehe Kapitel 9). Statt von »orgastischer Potenz« spricht Lowen von »Freude am Leben«.

Am Konzept der Lebensenergie verläuft heute eine theoretische Scheidelinie zwischen der neoreichianischen und der psychoanalytischen Körperpsychotherapie. Da Neoreichianer den Körper auch als Ort und Organ der Affektabwehr verstehen, versuchen sie, über eine strukturierte Arbeit mit dem Körper Widerstände aufzulösen oder aufzuweichen. Darin liegt eine der Funktionen bioenergetischer Übungen, die die Muskulatur unter Stress setzen, oder biodynamischer Massagen, die den Gewebepanzer schmelzen, um darüber abgespaltene Affekte zugänglich zu machen und die körperliche Abwehr aus ihrem neurotischen Dienst zu entlassen. Die psychoanalytische Körperarbeit, wie sie Moser vertritt, arbeitet dagegen mit der Bedeutung des Körpers in der Übertragung.

Bewegung und Erkundung

Die zweite Linie der Entwicklung der Körperpsychotherapie hat ihre Wurzeln in Reformbestrebungen innerhalb der Gymnastik. Sie ist geradezu eine verborgene und wenig bekannte Geschichte von Frauen in diesem Feld (siehe Kapitel 1). Als Teil eines Gegenentwurfs gegen das Programm der Moderne entstanden im ersten Viertel dieses Jahrhunderts die ersten Nacktbadeanstalten, begründete Rudolf Steiner die Eurhythmie, führten Rudolf von Laban, Mary Wigman und andere die freie Bewegung in den

Tanz ein und wollte Émile Jaques-Dalcroze in einer rhythmischen Gymnastik den inneren Rhythmus des Menschen fördern. In einer Zeit des zunehmenden Körperverlustes versuchten Tanz-, Bewegungs- und Leibesreformer so den Körper und seine Bewegung zu einem neuen Referenzpunkt der Sinnstiftung zu erheben.

Aus der Reformgymnastik kam Elsa Gindler, von der die nachhaltigsten Impulse für die zweite Entwicklungslinie der Körperpsychotherapie ausgingen. Bei Gindler lernten die Frauen berühmter Psychotherapeuten (siehe Kapitel 5, Abbildung 7): Laura Perls, die Frau von Fritz Perls, Annie Reich und Elsa Lindenberg, die erste und die zweite Frau von Wilhelm Reich, und Clare Nathanson Fenichel, die 1915 bei Gindler anfing und später ihren Mann Otto Fenichel, der 1922 nach Berlin kam, mit zu den Gindler-Kursen nahm (Zeitler, 1991, S. 29; siehe Kapitel 3). Ich habe das noch in keiner Geschichte der Psychoanalyse erwähnt gefunden.

Es wäre eine spannende Frage an die Forschung, ob manche Psychoanalytiker die Körperlichkeit an die Frauen delegierten. So arbeitete der jungianische Analytiker Gustav Heyer mit seiner ersten Frau Lucy zusammen, einer Gymnastiklehrerin, die in München eine Rhythmikschule leitete, und plädierte auf dem sechsten Ärztlichen Kongress für Psychotherapie in Dresden 1931 dafür, »eine der Psychoanalyse entsprechende physiologische Theorie und Therapie« (G.R. Heyer, 1931, S. 2) zu entwickeln und den Körper durch »Gymnastik und Sport, Atembehandlung, Massage« einzubeziehen (ebd., S. 6). Beide gingen 1939 nach Berlin, wo Heyer am Deutschen Institut für psychologische Forschung und Psychotherapie, der zentralisierten Ausbildungsstätte für Psychotherapeuten in der NS-Zeit, Kurse in Atemtherapie gab (Geuter, 2004, S. 176; siehe Kapitel 1, Abbildung 1).

Gindler lehnte es ab, ihre Arbeit schriftlich zu systematisieren, ja selbst ihr einen Namen zu geben, weil sie dann zum starren Kanon werden könne. Sie wollte Erfahrbereitschaft vermitteln, zum Erleben öffnen, über Gewahrwerden das Bewusstsein für den eigenen Körper wecken. Jeder sollte seine eigenen Übungen finden, zum Beispiel was man tun muss, um den Schultergürtel so zu lösen, dass er seine anatomische Funktion erfüllen kann.

In einem Aufsatz von 1926 beschreibt Gindler präzise das schreckhafte Anhalten des Atems. Ein solches im Körper sitzendes Schreckmuster behandelte sie, indem sie jemanden spüren ließ, wie er sich zu atmen hindert und die Atmung lösen kann. Gindler ging es wie Reich um das »Wie« der

Verspannung, aber das »Was« der Verdrängung und die Bedeutung der Verspannung waren nicht ihr Thema. Ihre Arbeit diente allein der Sensibilisierung der Wahrnehmung.

Dennoch hatte diese Arbeit psychologische Wirkungen.

> »In dem Maße, wie der einzelne empfindungsfähiger wird und lernt, sich mit dem allmählich Aufgedeckten zu befreunden, öffnet sich ihm langsam der Weg zu umfassenderem Erleben und tieferer Beziehung zu sich selbst, seinen Mitmenschen und allen Tätigkeiten im täglichen Leben«,

schrieb ihre Schülerin Charlotte Selver (1988, S. 61) über Gindlers Arbeit. Es war insofern eine ganzheitliche, somatopsychische Arbeit, als Gindler die Qualität einer Bewegung in Abhängigkeit vom Kontakt zu sich selbst ansah. Der Mensch bewege sich, nicht der Körper. Nur was man tun wolle, könne man auch verkörpern.

Selver brachte Gindlers Arbeitsweise 1938 in die USA. Sie wurde Mitglied des Lehrkörpers der von deutschen Emigranten geprägten und berühmten New School for Social Research in New York, an der Hanns Eisler, Wilhelm Reich, Karen Horney und Erich Fromm lehrten, und gründete in New York eine Privatpraxis. Einer ihrer Privatpatienten war in den 1940er Jahren Fritz Perls, der Begründer der Gestalttherapie. Von Selver, die um 1950 den Begriff des *sensory awareness* prägte (Brooks, 1982, S. 229), übernahm Perls offensichtlich sein Konzept des bewussten Erspürens des Körpers *(awareness)*, das zu einer zentralen Körpermethode seiner Gestalttherapie wurde, so wie er als ehemaliger Analysand von Reich dessen Gedanken über Panzer oder Atmung übernommen hatte. Erich Fromm arbeitete eng mit Selver zusammen, war mit ihr befreundet und schickte ihr Patienten. Später schrieb er, dass er selbst »jahrelang Elsa Gindlers Methode praktiziert« habe (Fromm, 1991, S. 204).

Selver ging 1963 an das Esalen Institute in Kalifornien, das in den 1960er Jahren das Mekka der wiederentstehenden Körperpsychotherapie war (siehe Kapitel 3). Darüber fand Gindlers Arbeit Eingang in die heutige Körperpsychotherapie. Ihre Arbeit wurde also hauptsächlich von Frauen auf dem Weg der Selbsterfahrung und in einem Verhältnis von Meisterin zu Schülerin weitergegeben, ohne dass sich eine verschriftete Tradition herausbildete. Erst später hat Heinrich Jacoby (1983) sie systematisch beschrieben.

Während Gindler keine psychotherapeutischen Ambitionen hatte, wurde auf dem schon erwähnten sechsten Allgemeinen Ärztlichen Kongress für Psychotherapie in Dresden 1931 erstmals fachöffentlich über die Verbindung von Bewegungsarbeit und Psychotherapie diskutiert. In einem Referat über »Gymnastik bei Neurosen und Psychosen« führte Lucy Heyer aus, Gymnastik könne psychisch Kranken helfen, eine ausgewogene Regulation zwischen Spannung und Entladung zu finden und ihre »Lebensenergie [...] dem Körper wieder zuzuwenden« (L. Heyer, 1931, S. 41). Sie bezog sich dabei nicht auf Gindler, wohl aber auf den Bewegungstheoretiker Rudolf von Laban, dessen Lehre allerdings nichts mit traditioneller Sportgymnastik zu tun hatte, auch wenn Heyer von »Gymnastik« spricht. Ähnlich plädierte M. Steger in Dresden für die Einbeziehung der Bewegungsarbeit in die psychiatrische Klinik, da sich aus der Bewegung die psychische Eigenart eines Menschen erkennen lasse und der Kranke in der Bewegung den Ausdruck seines Unbewussten unmittelbar erleben könne.

Der Schritt von der Bewegungsarbeit zu einer bewegungsbezogenen Körperpsychotherapie, in der die psychologischen Begleiterscheinungen körperlicher Veränderungen auch verbalisiert und bewusst gemacht werden, wurde jedoch in der zweiten Generation nach Gindler – auch von einem Mann – getan. Helmuth Stolze (1989), der den Ansatz über ihre emigrierte Schülerin Gertrud Falke Heller (1983) kennengelernt hatte, entwickelte aus ihm die Konzentrative Bewegungstherapie, die mit Angeboten von Erfahrung in der Bewegung arbeitet.

Sichtbarer als in der Tradition der Gindler-Arbeit ist die Geschichte der Frauen in einem anderen Zweig der bewegungsorientierten Richtung der Körperpsychotherapie, in der Tanztherapie. Sie wurde während der 1940er Jahre in der US-amerikanischen Psychiatrie von Ausdruckstänzerinnen wie Trudi Schoop, Mary Whitehouse, Marian Chace und Liljan Espenak entwickelt. Wie im Ausdruckstanz jeder Tänzer seinen Tanz finden sollte, so wollte die Tanztherapie jedem Patienten seinen Bewegungsausdruck ermöglichen. In den folgenden Jahrzehnten fasste die Tanztherapie vor allem in den psychiatrischen Kliniken Fuß, zunehmend aber auch im ambulanten Bereich.

Berührung und Dialog

Über den Einzug bewegungsorientierter Arbeit in die Kliniken wurde der Körper von außen wieder an die klassische Psychoanalyse herangetragen.

Dabei hätte auch in ihren eigenen Reihen eine weitere körperbezogene Richtung entstehen können, wenn nicht der Konflikt zwischen Ferenczi und Freud dazu geführt hätte, dass Ferenczi genauso wie Reich mehr außerhalb als innerhalb der Psychoanalyse rezipiert wurde (Janus, 1990, S. 71). Ferenczi hatte sich mit dem Freud'schen Fatalismus, dass manche Patienten nicht zu behandeln seien, nicht zufriedengegeben. Er plädierte 1928 für eine elastische Anpassung der Behandlungstechnik (Ferenczi, 1989a). Zum Beispiel bot er Patienten körperlichen Halt, wenn sie infantilen traumatischen Erschütterungen ausgesetzt waren.

Ferenczi sprach als erster das Problem der sogenannten präödipalen Störungen an (von Polenz, 1994). Das Leid mancher Patienten resultiere nicht allein aus Konflikten, die in der Triebhaftigkeit des Kindes begründet sind, sondern auch aus der Sprachverwirrung, die die Missachtung der kindlichen Bedürfnisse erzeuge. Auch Defizite in der frühen Mutter-Kind-Beziehung könnten die Ursache einer psychischen Störung sein. Das gilt heute als selbstverständlich, entsprach aber nicht der damaligen Orthodoxie. Ferenczi war in seiner Theorie mehr auf die zwischenmenschliche Beziehung orientiert als Freud. Während Freud die Ursituation für autoerotisch hielt, betonte Ferenczi, dass das Kind vom ersten Tag an auf seine Umgebung angewiesen ist und es daher eine frühe Verletzlichkeit gibt, was in der frühen Psychoanalyse kaum beachtet wurde. Wenn in dieser Zeit mütterliche Zuwendung gefehlt habe, müsse der Analytiker dem Patienten mit »mütterlicher Zärtlichkeit« begegnen und ihm emotional geben, was mangelte: die Wärme, die Geduld und das Verständnis, die der Patient als Kind nicht bekam. Der Grund dafür ist nicht, in unbewusster Übernahme elterlicher Schuldgefühle etwas wiedergutzumachen, sondern dem Patienten den Wiederholungszwang zu ersparen (Petzold, 1991).

Freud sah in der Regression einen Abwehrmechanismus oder einen Rückfall in die Zeit der Partialtriebe. Ferenczi förderte dagegen die Regression als eine Rückkehr zu vorsprachlich konstituierten Seeleninhalten. Innerhalb der Analyse sollte sich ein Erleben wiederholen können, das noch nicht in Worte zu fassen war. Wie ein »unbeherrschtes Kind«, schrieb er 1931, dürfe sich der Erwachsene in der Analyse benehmen (1989b, S. 279). Ferenczi griff spielerische Elemente aus der Kinderanalyse auf, wenn zum Beispiel der Patient beim Bekennen einer Schuld die Hand des Analytikers fassen und ihn bitten durfte, ihn doch nicht zu schlagen. So aktivierte sich die Übertragung in Ansätzen eines Körperdialogs.

Der Ansatz von Ferenczi wurde erst wiederbelebt, nachdem die Psychoanalyse ihre Behandlungen auf strukturelle Ich-Schwächen ausgedehnt hatte. Michael Balint, ein Schüler Ferenczis, sprach davon, dass bei einer solchen »Grundstörung« ein Ausheilen nur über die therapeutische Beziehung zu erreichen sei. Es müsse dem Patienten erlaubt sein, eine regressive Beziehung einzugehen und diese solange aufrechtzuerhalten, bis er eine neue Form der Objektbeziehung entdecken kann (Balint, 1973, S. 201). Auch dieser heute weitgehend anerkannte, von Carl Rogers eingeführte Gedanke, dass Psychotherapie über die emotionale Beziehung wirkt, war damals neu.

Balint hielt seinen Patienten zuweilen den Kopf oder die Hand (siehe Kapitel 1). Er kommt der Körperpsychotherapie nahe, wenn er schreibt, dass die analytische Situation den Reifungsprozess des Ausdrucks hin zur Sprache »bis zu einem gewissen Grade rückläufig« mache. »Statt zurückhaltend anzudeuten oder nur einfließen zu lassen, lernt der Patient ausdrücklich und oft mit primitiver Intensität zu sagen, was er denkt und fühlt« (Balint, 1973, S. 97f.).

Wiederentdeckungen

Auch wenn sich in der psychoanalytischen Diskussion schon früh Ansatzpunkte für eine Einbeziehung des Körpers in das Setting zeigten, schob sich die Körperpsychotherapie erst auf eine Weise in den Brennpunkt der Aufmerksamkeit, die mit dieser klinischen Diskussion zunächst einmal nichts zu tun hatte. Mit der sexuellen Revolution der späten 1960er Jahre wurde Reich wieder gelesen. Der Körper war zu dieser Zeit nicht mehr wie zu Freuds Zeiten Ort einer erschreckend einbrechenden Triebgewalt der Sexualität, sondern auch hinsichtlich der Sexualität Gegenstand öffentlicher Wahrnehmung und expressiver Inszenierung geworden. Nach der Studentenbewegung, als das Projekt einer Radikalisierung der Gesellschaft gescheitert war, vollzog sich in Selbsterfahrungs- und Encountergruppen eine Radikalisierung der Kreatürlichkeit, ein Versuch der Bemächtigung verloren geglaubter Natur. Der Körper erschien als Quelle einer Rebellion gegen die instrumentelle Vernunft. In den 1970er und 1980er Jahren war Körperarbeit Identitätsarbeit, Suche nach sich selbst. Es begann die Zeit, in der eine Generation ihre Wut auf Kissen drosch und ihre Einsamkeit in den Armen anderer beweinte.

Da der Körper für Bedürfnis und der Kopf für Kontrolle stand, entwickelte sich dabei die Illusion, dass der Körper im Unterschied zum Kopf die Wahrheit kundtue (Geuter, 2023, S. 324f.). Darin lag die Kehrseite seiner Verdrängung: die Projektion einer Sehnsucht, wenigstens dort das Ursprüngliche zu finden. Als sei am Leib, anders als am Geist, eine gesellschaftlich ungeformte Natur zu gewinnen. Erst Jahre später wurde gesehen, dass es nicht nur ein falsches Selbst, sondern auch ein falsches Körper-Selbst geben kann, zum Beispiel eine körperliche Inszenierung als Abwehrprozess (Hirsch, 1994, S. 155; von Steinaecker, 1994).

Dass die gesellschaftliche Wirklichkeit auch die Leiblichkeit prägt, wird nicht zuletzt an der Veränderung der Störungsbilder wie der Zunahme von Identitätsstörungen und psychosomatischen Erkrankungen oder der Entstehung einer zeittypischen Krankheit wie der Bulimie deutlich. Die aufkommenden Diskussionen über die Bedeutung des Körpers in der Psychotherapie reagierten sowohl auf diese Veränderungen wie auch auf die vielfache Erfahrung von Stagnation und Ausweglosigkeit von psychoanalytischen Behandlungen im klassischen Setting bei psychischen Problemen, die Folge sehr früher, traumatisch erlebter Kindheitserfahrungen sind. Moser (1989, 1993) und Schellenbaum (1992) begründen unter anderem damit ihre Plädoyers, den Körper in die analytische Behandlung einzubeziehen. Moser meint, dass Beziehung körperlich erfahren werden müsse, damit sich die frühen Affekte des Kindes in ihrer ursprünglichen Dynamik wiederbeleben können. Durch Berührung und Bewegung wird die Körperarbeit zu einem erweiterten Dialog in der Übertragung, bei dem es darum geht, den latenten Sinn des Körpersprachlichen bewusst zu machen. Die Auseinandersetzung mit dem Körper setzt nicht erst an, wenn er sich durch Schmerzen oder Beschwerden kundtut. Vielmehr wird der Körper als ein Ort von Erfahrung, Gedächtnis, Erleben und Kommunikation des Patienten angesprochen.

Säuglingsforschung

Der Körperdialog in der Psychotherapie findet wie bei einem Kind im vorsprachlichen Alter, bei dem das Erleben noch eine alle Sinnesgebiete umfassende Einheit ist, oft in einem amodalen Raum statt. Daher verwundert es nicht, dass theoretische Anstöße zu seinem Verständnis in der Entwicklungspsychologie zu finden sind, die seit den 1990er Jahren in der Körperpsychotherapie rezipiert werden. Sie können hier nur kurz angesprochen werden (siehe dazu ausführlich Geuter, 2023, S. 245ff.). Zum einen bietet die Bindungsforschung vielfältige Ergebnisse dazu, wie sich schon im vorsprachlichen Bereich körperliche Bindungsmuster herausbilden, die für das Verhalten und die soziale Kompetenz im weiteren Leben prägend sind (Fremmer-Bombik & Grossmann, 1993). Die Kenntnis dieser Bindungsmuster eröffnet Möglichkeiten zur Diagnostik des nonverbalen Dialogs. Zum zweiten bietet die Säuglingsforschung einen großen Fundus von Kenntnissen dazu, wie sich das Selbstempfinden des Säuglings in der präsymbolischen Interaktion herausbildet. Stern (1992) spricht davon, dass interaktive Erfahrungen sensomotorische Erwartensmuster bilden. Sie formen sich aus generalisierten Erinnerungen an verschiedene Episoden, in denen der Säugling unterschiedliche Handlungs-, Wahrnehmungs- und Affektattribute zu einem Kern-Selbst verbindet. Defizite und Beschädigungen dieser affektiven Muster dringen nur schwer in den sprachsymbolischen Raum einer Therapie, werden aber im Körperdialog leichter erkennbar (siehe Kapitel 10).

Lichtenberg fragt daher, ob der Zwang zur sprachlichen Kommunikation in der Analyse nicht »die Mitteilungen verstümmelt, die uns einige Patienten über ihre früheren Erfahrungen machen könnten und müssten« (1991, S. 183). Dornes spricht von Erfahrungen, die sensomotorisch aufgezeichnet seien, »aber keine spätere symbolische Repräsentierung erfahren haben« (1993, S. 225). Es ist nur ein kleiner Schritt von solchen Überlegungen zu der klinischen Konsequenz, den Körper in die Behandlung einzubeziehen.

Vielleicht kann in der Entwicklungspsychologie auch eine Erklärung dafür gefunden werden, warum eine neue Erfahrung in einer therapeutischen Beziehung heilend wirken kann. Man könnte sich vorstellen, dass sich unabhängig von jeder Einsicht neue sensomotorische Erwartensmuster bilden. Dann würde der Organismus etwas verstehen, ohne dass es im Bereich der Sprache verstanden wird. Dies erweitert das Verständnis von Heilung und spricht dafür, das in der Psychoanalyse lange verfemte Konzept der korrigierenden emotionalen Erfahrung mit einem neuen Verständnis wiederzubeleben.

Klinische Potenziale und Grenzen

Die klinische Bedeutung der Körperpsychotherapie erstreckt sich nicht allein auf die in den 1990er Jahren unter Psychoanalytikern diskutierten präverbalen Störungen. Ihre Bedeutung wird vielmehr auch für die Behandlung von Körpersymptomatiken wie Essstörungen oder chronischen Rückenschmerzen gesehen (zum Beispiel Probst, van Coppenolle & Vandereycken, 1995; Canzler, 1991; siehe neuerdings Lucas et al., 2025). Heisterkamp (1993) nennt als ihre allgemeinen, über eine rein verbale Arbeit hinausgehenden therapeutischen Chancen, dass sich neue Dimensionen des Wahrnehmens und Verstehens eröffnen und vertiefen, seelisches Geschehen sich anschaulich darstellt, frühkindliche Beziehungsmuster in der handelnden Re-Inszenierung wiederbelebt oder Widerstände sowie Entwicklungsmöglichkeiten leibhaftig spürbar werden. Veränderungen der Muskelspannung, der Haltung, des Bewegungspotenzials oder der Fähigkeit zur somatopsychischen Selbstregulation wirken dem Wiederholungszwang entgegen. Wer durch eine Behandlung dahin gekommen ist, mit beweglicher statt mit starrer Brust zu atmen, wird sich nicht mehr chronisch beklemmen können.

Um alle klinischen Potenziale zu nutzen, sollte sich die Körperpsychotherapie der in allen drei genannten Grundrichtungen erarbeiten Konzepte und Techniken bedienen. Denn die drei Körperbilder des expressiv-energetischen, des sich erkundenden und bewegenden und des dialogischen Körpers beinhalten nicht nur spezifische Potenziale, sondern, wenn man ihnen einseitig anhängt, auch spezifische Grenzen.

Wie schon im Spätwerk von Reich besteht unter Neoreichianern ein Hang zum Biologismus und zu einer Ein-Personen-Psychologie, die nur den Organismus mit seinen Blockaden sieht und den Therapeuten in die Rolle eines wissenden Arztes bringt, aber das Übertragungsgeschehen übersieht. In ihr bleibt die Auflehnung gegen die Trennung von Körper und Seele dem Abgelehnten negativ verhaftet. Das scheint nach meinen Beobachtungen allerdings in der Praxis weniger der Fall zu sein als in der Theorie des späten Reich und in den Schriften von Lowen oder Boyesen. Viele neoreichianische Körperpsychotherapeuten begreifen heute jede Körperarbeit, selbst eine Massage, auch als einen Dialog, der Übertragungsdynamiken einschließt. Der Bioenergetiker Stanley Keleman (1990) hat durch das Aufgreifen der Bindungstheorie das Konzept der Übertragung um das des Dialogs in der somatischen Resonanz erweitert. Eine der Stärken der neoreichianischen Richtung der Körperpsychotherapie kann man darin sehen, dass sie über Konzepte und Techniken verfügt, um unmittelbar mit den motorischen und vegetativen Lebensäußerungen einer Person zu arbeiten. Auch hat sie den Raum der freien Assoziation auf Körperempfindungen und Handlungsimpulse ausgedehnt. Als einzige der drei Richtungen hat sie zudem schon früh eine die psychodynamische Theorie erweiternde Theorie der psychischen Störungen vorgelegt.

Bei der bewegungsorientierten Richtung handelte es sich zunächst einmal um eine Erweiterung der Behandlungstechnik auf Grundlage der psychoanalytischen Theorie. Durch die Steigerung von Wachheit und Wahrnehmung gegenüber dem Körper wird der Bereich des Bewussten erweitert. Sie bereichert die Behandlung auch dadurch, dass sie die Symbolik der Bewegung für den therapeutischen Prozess nutzt. Denn körperliche Haltungen und Bewegungsmuster lassen sich als Ausdruck einer Person diagnostizieren, zum Beispiel wie jemand im Leben steht, ob im wahrsten Sinne »da« oder abgewandt, zurückgehalten, zu weit vorgewagt. Außerdem lässt sich aus der unmittelbaren Arbeit an der Spannung zwischen Defiziten und Potenzialen in der Bewegung ein kreativer Entwicklungsprozess im Sinne einer Reifung eröffnen. In jüngerer Zeit sind auch aus dieser Richtung elaborierte Konzepte zu einer auch entwicklungspsychologisch begründeten Theorie psychischer Störungen vorgelegt worden (von Arnim, Lahmann & Johnen, 2022).

Bei der dialogischen, psychoanalytischen Richtung liegt die Bereicherung darin, die Bedeutung der Berührung durch den Therapeuten und des körperlichen Handlungsdialogs mit ihm in der Übertragung zu erschließen. Der Körper wird als Kommunikator des Unbewussten in gleicher Weise genutzt wie Träume oder Fantasien. In szenischer Arbeit zum Beispiel, bei der Moser (1994) zufolge der Therapeut nicht nur Übertragungsperson, sondern auch Regisseur des Unbewussten ist, lassen sich die im frühen Dialog zwischen dem verletzten Kind und seinen Bezugspersonen abgespaltenen Affekte aufsuchen. Bei der allein dialogischen Arbeit besteht allerdings eine den neoreichianischen Richtungen entgegengesetzte Gefahr, nämlich die, den Körper zu psychologisieren, ihn allein als einen Ort anzusehen, an dem sich Seelisches äußert und daher in der Behandlung abgeholt werden kann und nicht auch als den Ort einer physischen Vitalität, in der die Störung genauso Platz greift wie im Erleben und Verhalten. Ein Beispiel für eine solche Psychologisierung des Körperlichen ist ein Aufsatz von da Silva (1990) über das Bauchgrummeln in der Psychoanalyse. Da Silva rekurriert allein auf mögliche symbolische Mitteilungen via Bauchgrummeln, wie diejenige, dass der Patient so eine Fantasie, den Analytiker verschlingen zu wollen, kommuniziert, bedenkt aber nicht, dass Bauchgrummeln in der Therapie als Folge von organismischer

Entspannung eintreten kann, da die glatten Muskeln der Darmwand parasympathisch aktiviert werden.

Es ist eine herausfordernde Aufgabe, in der Körperpsychotherapie zu Konzepten zu kommen, die Körperzentrismus oder Psychologismus vermeiden. Heisterkamp versucht es mit dem Begriff der »Selbstbewegung«, in den er seelisches und leibliches Erleben einschließt. Die psychische Störung bezeichnet er als »notgeborene Selbstbehinderung«. Diese Terminologie ist mehr der Humanistischen Psychologie verwandt als der Psychoanalyse. Denn trotz ihrer weitgehend psychoanalytischen Wurzeln herrscht in der neueren Körperpsychotherapie das Menschenbild der Humanistischen Psychologie vor. Der Gedanke von Reich, dass der gesunde Mensch die Fähigkeit zur Selbststeuerung aus einem inneren Kern besitzt, findet sich als psychologischer Grundansatz auch bei Carl Rogers.

Über die Arbeit mit dem neurotischen Leid hinaus richtet sich die Orientierung der Körperpsychotherapie vielfach auf die kreativen, ungenutzten Potenziale der Selbstverwirklichung (Büntig, 1992, S. 178). Die Haltung des Therapeuten entspricht mehr dem, was Rogers als Wärme, Echtheit und Kongruenz beschreibt, als der affektlosen Distanz eines Chirurgen, die Freud empfahl. In der Sprache der Körperpsychotherapie sind es Resonanz, emotionale Berührung, »verstehende Mitbewegung« (Heisterkamp) oder offenes Herz.

Lange Zeit hat die Körperpsychotherapie weitgehend ein Außenseiterdasein geführt. Das hat ihr eine wilde Kreativität ermöglicht, sie aber von der Fachwelt abgetrennt. Das hat sich in neuerer Zeit geändert. In der Praxis werden körperbezogene Methoden nicht nur in die psychodynamische, sondern auch in die verhaltensorientierte Therapie zunehmend integriert. Für diese Integration wäre es förderlich, wenn die Angst vor der Berührung der Schulen untereinander in gleicher Weise abnähme wie die Angst vor der Berührung der Patienten.

Literatur

Arnim, A. von, Lahmann, C. & Johnen, R. (Hrsg.). (2022). *Subjektive Anatomie. Theorie und Praxis körperbezogener Psychotherapie.* Schattauer.

Balint, M. (1973). *Therapeutische Aspekte der Regression.* Rowohlt.

Bette, K. H. (1989). *Körperspuren. Zur Semantik und Paradoxie moderner Körperlichkeit.* de Gruyter

Brooks, C. (1982). *Sensory awareness. The rediscovery of experiencing.* Ross-Erikson Inc.

Büntig, W. (1992). Die Entfaltung der Beziehung in der Körperpsychotherapie. In P. Buchheim, M. Cierpka & T. Seifert (Hrsg.), *Liebe und Psychotherapie. Der Körper in der Psychotherapie. Weiterbildungsforschung* (S. 174–188). Springer.
Canzler, P. (1991). Über die Notwendigkeit der Ergänzung psychoanalytischer Therapie durch Körpererfahrung bei Patienten mit chronischen Rückenschmerzen. In W. Eich (Hrsg.), *Psychosomatische Rheumatologie* (S. 158–174). Springer.
da Silva, G. (1990). Borborygmi as markers of psychic work during the analytic session. *International Journal of Psychoanalysis, 71*(4), 641–659.
Dornes, M. (1993). *Der kompetente Säugling.* S. Fischer.
Falke Heller, G. (1983). From dance to psychotherapy. *The Charlotte Selver Foundation Bulletin, 11,* 3–8.
Ferenczi, S. (1989a [1928]). Die Elastizität der psychoanalytischen Technik. In ders., *Schriften zur Psychoanalyse. Band II* (S. 237–250). S. Fischer.
Ferenczi, S. (1989b [1931]). Kinderanalysen mit Erwachsenen. In ders., *Schriften zur Psychoanalyse. Band II* (S. 274–289). S. Fischer.
Fremmer-Bombik, E. & Grossmann, K. E. (1993). Über die lebenslange Bedeutung früher Bindungserfahrungen. In H. Petzold (Hrsg.), *Frühe Schädigungen – späte Folgen* (S. 83–110). Junfermann.
Freud, S. (1914g). Erinnern, Wiederholen und Durcharbeiten. *SA Ergänzungsband,* S. 205–215.
Fromm, E. (1991). Die *Kunst des Zuhörens. 5. Nachlassband.* Beltz.
Geuter, U. (2004). Die Anfänge der Körperpsychotherapie in Berlin. In T. Müller (Hrsg.), *Psychotherapie und Körperarbeit in Berlin. Geschichte und Praktiken der Etablierung* (S. 167–181). Matthiesen.
Geuter, U. (2023). *Körperpsychotherapie. Grundriss einer Theorie für die klinische Praxis* (2. Aufl.). Springer.
Gindler, E. (1926). Die Gymnastik des Berufsmenschen. *Gymnastik, 1,* 82–89. [Wiederabgedruckt in: Ludwig, S. (2002). *Elsa Gindler – von ihrem Leben und Wirken. Wahrnehmen, was wir empfinden* (S. 83–93). Hans Christians].
Heisterkamp, G. (1993). *Heilsame Berührungen. Praxis leibfundierter analytischer Psychotherapie.* Pfeiffer.
Heyer, G. R. (1931). Die Behandlung des Seelischen vom Körper aus. In E. Kretschmer & W. Cimbal (Hrsg.), *Bericht über den VI. Allgemeinen Ärztlichen Kongress für Psychotherapie in Dresden* (S. 1–9). Hirzel.
Heyer, L. (1931). Gymnastik bei Neurosen und Psychosen. In E. Kretschmer & W. Cimbal (Hrsg.), *Bericht über den VI. Allgemeinen Ärztlichen Kongress für Psychotherapie in Dresden* (S. 37–42). Hirzel.
Hirsch, M. (1994). Der Körper des Patienten in der psychoanalytischen Psychotherapie. *Psychotherapeut, 39,* 153–157.
Jacoby, H. (1983). Jenseits von »Begabt« und »Unbegabt«. Hans Christians.
Janus, L. (1990). Implikationen und Wirkfaktoren der Tiefenregression in der Psychoanalyse. In H. Lang (Hrsg.), *Wirkfaktoren der Psychotherapie* (S. 69–85). Springer.
Jung, C. G. (1992). *Erinnerungen, Träume, Gedanken.* Walter.
Keleman, S. (1990). *Körperlicher Dialog in der therapeutischen Beziehung.* Kösel.
Lichtenberg, J. D. (1991). *Psychoanalyse und Säuglingsforschung.* Springer.
Lucas, G., Sin, J., Cini, E. & Röhricht, F. (2025). Body-oriented therapies for the treatment

of eating disorders: A systematic review. *Complementary Therapies in Clinical Practice, 60*(Aug), 101997. https://doi.org/10.1016/j.ctcp.2025.101997

Moser, T. (1989). *Körpertherapeutische Phantasien.* Suhrkamp.

Moser, T. (1993). *Der Erlöser der Mutter auf dem Weg zu sich selbst.* Suhrkamp.

Moser, T. (1994). *Ödipus in Panik und Triumph. Eine Körperpsychotherapie.* Suhrkamp.

Petzold, H. (1991). Zur Theorie und Praxis integrativer Leib- und Bewegungstherapie. Teil I. *Energie & Charakter, 22*(4), 136–158.

Polenz, S. von (1994). ... *Und er bewegt sich doch. Ketzerisches zur Körperabstinenz der Psychoanalyse.* Suhrkamp.

Probst, M., van Coppenolle, H. & Vandereycken, W. (1995). Body experience in anorexia nervosa patients: An overview of therapeutic approaches. *Eating Disorders. The Journal of Treatment and Prevention, 3*(2), 145–157.

Reich, W. (1952). *Von der Psychoanalyse zur Orgonomie. Das Interview über Sigmund Freud im Auftrag des S. Freud-Archivs 1952.* Edition Freiheit und Glück [Raubdruck].

Reich, W. (1987 [1942]). *Die Funktion des Orgasmus. Sexualökonomische Grundprobleme der biologischen Energie.* Kiepenheuer & Witsch.

Reich, W. (1989 [1933]). *Charakteranalyse.* Kiepenheuer & Witsch.

Schellenbaum, P. (1992). *Nimm Deine Couch und geh!* Kösel.

Selver, C. (1988). Sensory awareness. In H. Petzold (Hrsg.), *Psychotherapie und Körperdynamik. Verfahren psychophysischer Bewegungs- und Körpertherapie* (S. 59–78). Junfermann.

Steinaecker, K. von (Hrsg.). (1994). *Der eigene und der fremde Körper. Übertragungsphänomene in der Atem- und Leibpädagogik.* Edition Lit. Europe.

Stern, D. (1992). *Die Lebenserfahrung des Säuglings.* Klett Cotta.

Stolze, H. (1989). Geleitwort. In H. Becker, *Konzentrative Bewegungstherapie* (S. V–VIII). Thieme.

Zeitler, P. (Hrsg.). (1991). *Erinnerungen an Elsa Gindler. Berichte, Briefe, Gespräche mit Schülern.* Uni-Druck München.

3 Gemeinsame Wurzeln, getrennte Jugend, versöhnte Reife?

Die Beziehungen der Schulen und die Entwicklung der Körperpsychotherapie

Dieser Beitrag ist der erste von drei Teilen eines Vortrags bei der Jahrestagung des Deutschen Arbeitskreises für Konzentrative Bewegungstherapie (DAKBT) 2017 in Wiesbaden. Um den einheitlichen Stil des Textes zu wahren, habe ich den Vortragscharakter weitgehend beibehalten. Gegenüber der Erstveröffentlichung in der *Zeitschrift Konzentrative Bewegungstherapie* 2019 wurde der Text leicht verändert und um einige Fakten erweitert.

Vom Deutschen Arbeitskreis für Konzentrative Bewegungstherapie wurde ich gebeten, etwas über »Geschwistermethoden« der Körperpsychotherapie zu sagen. Man fragte mich, ob ein Titel denkbar wäre wie »Haben die Körperpsychotherapien gemeinsame Gene?« Ich fühlte mich angestoßen, ein wenig herumzualbern, und schrieb, wie es wäre mit »Gemeinsames Zanken, gemeinsame Feste – Geschwisterliche Beziehungen in der Körperpsychotherapie« oder mit »Gemeinsame Wurzeln, getrennte Jugend, versöhnte Reife? Die Beziehungen der Schulen und die Entwicklung der Körperpsychotherapie«.

Als Antwort kam, die Vorbereitungsgruppe der Tagung finde meinen zweiten, von mir nicht ganz ernst gemeinten, Vorschlag »richtig gut«. Vielleicht ist dieser Titel auch gar nicht so schlecht. Denn er fragt nach einer möglichen Entwicklung, die viele als Wunsch verspüren: wegzukommen von den Schulen und hin zu einer sich als etwas Gemeinsames verstehenden Körperpsychotherapie. Daran zu arbeiten, ist seit Jahrzehnten mein Interesse.

Wo stehen wir heute? Sind wir noch Kinder, die sich nur bei Mama und Papa wohlfühlen? Oder sind wir noch in der Jugend der Körperpsychotherapie, dem Sturm und Drang des Besserwissens, dem typisch früh-erwachsenen Kampf um die richtige Lehre? Oder werden wir reif, vernünftig, versöhnt?

Ich fange einmal bei den Wurzeln an und setze dazu meinen eigenen Stammbaum auf Anfang (siehe Abbildung 3). Elsa Gindler, geboren 1885, zwei Jahre nach meinem väterlichen Großvater, ein Jahr nach der Großmutter; Wilhelm Reich geboren 1897, drei Jahre nach meinen mütterlichen Großeltern. Für mich vom Alter her gesehen die Großelterngeneration. Bei Gindler und Reich begann in Deutschland die Entwicklung der Körperpsychotherapie. Sie müssen sich gekannt und geschätzt haben. Gindler empfahl ihren Schülerinnen, sich einer Psychoanalyse zu unterziehen, wenn sie ihre Arbeit mit dem Körper unterrichten wollten. Reichs große Liebe und zweite Lebensgefährtin Elsa Lindenberg ging zu Gindler, und Otto Fenichel, der beste Freund von Reich, der schon vor ihm von Wien nach Berlin gezogen war, nahm über fünf Jahre hinweg regelmäßig an Gindlers Kursen teil. Erst um seine Migräne loszuwerden und dann um seinen Körper mehr kennenzulernen. Seine Frau Clare war Gindler-Schülerin und lehrte deren Methode bis ins hohe Alter. Über Gindlers Arbeit schrieb Fenichel (2015, S. 28), sie bestehe »in einer Lenkung der bewussten Aufmerksamkeit auf Muskelzustand und Bewegungsausführung und in einer zweckmäßigeren Umgewöhnung des unzweckmäßigen motorischen Ablaufs auf dem Wege der bewussten und reflektierten Einflussnahme auf ihn«.

Das Zitat stammt aus einem Vortrag, den Fenichel 1927 in der Berliner Psychoanalytischen Gesellschaft hielt und der 2015 von Johannes Reichmayr zum ersten Mal veröffentlicht wurde. Auch Fenichel meinte wie Gindler, man solle beides machen, Psychoanalyse und Körper-Arbeit, die er »Gymnastik« nannte, so wie sich Gindler und andere selbst als »Reformgymnastiker« bezeichneten: »Die Psychoanalyse kann die körperliche Gehemmtheit nur bis zu einem gewissen Grade beseitigen […]. Eine nachfolgende gymnastische Betätigung [kann] real machen, was die Analyse […] ermöglicht hat« (ebd., S. 66).

Das Modell einer parallelen oder konsekutiven Arbeit, hier die Psychotherapie, da die Körpertherapie, kennen wir aus der stationären Therapie bis heute: der Körper im Gymnastikraum der Klinik, im Parterre, im Souterrain, die Seele oben bei den Psychotherapeuten. Anita Wilda-Kiesel, Anette Tögel und Uwe Wutzler vertreten dieses Modell für die Kommunikative Bewegungstherapie, die in der DDR aufgewachsene Schwester der Konzentrativen Bewegungstherapie (KBT), »eine Trennung zwischen Bewegungs- und Gesprächstherapie« (Wilda-Kiesel, Tögel & Wutzler, 2011, S. 21; siehe Kapitel 5, Abschnitt »Kommunikative Bewegungstherapie«). Für letztere seien die Psychologen und Ärzte zuständig. Weil die Bewegungstherapeutinnen, meist sind es Frauen, nicht den Anspruch erheben würden, »die Konflikte, Frustrationen und Störungen der Persönlichkeit, die während ihrer Therapie offengelegt wurden, zu bearbeiten« (ebd., S. 27).

Das ist das Modell Fenichel: Die Arbeit mit der Körperaufmerksamkeit und Bewegung und die Psychotherapie sollen getrennt voneinander erfolgen. Fenichel meinte, niemals dürfe beides in einer Behandlung zusammen geschehen. Wenn nämlich ein Psychoanalytiker mit Patienten Atemübungen mache, sei das gleichbedeutend mit »realer Sexualbefriedigung« (Fenichel, 2015, S. 60). Solche Vorbehalte treffen wir in der Psychoanalyse bis heute an.

Anders Wilhelm Reich. Er vertrat kein Nacheinander und kein Nebeneinander, sondern ein Miteinander in einem therapeutischen Prozess. Und er hatte eine andere Theorie: dass psychische und körperliche Vorgänge oft dieselbe Funktion hätten. Eine mentale Verdrängung und eine muskuläre Verspannung könnten unerwünschte Triebregungen gleichermaßen aus dem Inneren fernhalten. Der Charakterpanzer entspreche einem Körperpanzer. Also arbeitete er seit den 1930er Jahren in ein und derselben Behandlung an beiden Aspekten. Reich wollte immer Psychotherapeut sein, wenn er mit dem Körper arbeitete, Gindler hingegen Körperlehrerin. Wenn wir die Entwicklung der KBT betrachten, folgt auch sie in dieser Hinsicht mittlerweile dem Modell Reich: Körper-Psycho-Therapie in einem Prozess.

Gindler und Reich – sind sie die Großeltern der Körperpsychotherapie? Ihre Einflüsse auf die Großfamilie möchte ich an meinem eigenen Bei-

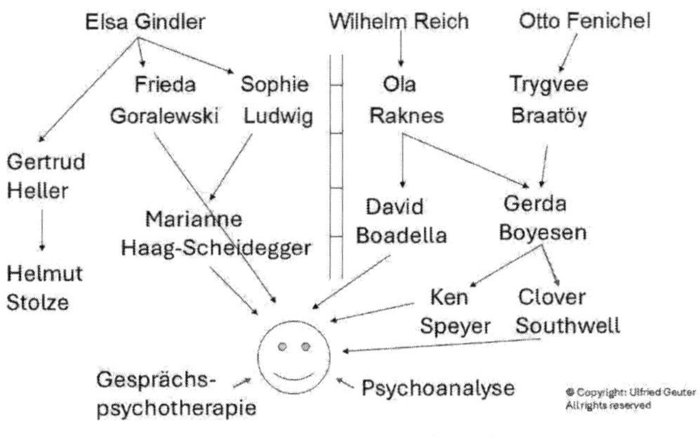

Abbildung 3: Familiäre Einflüsse – ein Beispiel

spiel illustrieren (siehe Abbildung 3). Ich komme von meiner Ausbildung her gesehen aus der neoreichianischen Richtung. Dort waren meine Lehrerinnen und Lehrer selbst schon Urenkel. Ich lernte bei Ken Speyer und Clover Southwell, die bei Gerda Boyesen gelernt hatten, und Boyesen hatte bei Fenichels Schüler Trygve Braatöy gearbeitet und war bei Ola Raknes in Psychoanalyse gewesen, der wiederum bei Reich gewesen war. Auch gehörte David Boadella zu meinen Lehrern, der sich bei Ola Raknes in charakteranalytischer Vegetotherapie ausgebildet hatte. Aber vor meiner ersten reichianischen Therapiegruppe hatte ich bei Marianne Haag-Scheidegger, einer Schülerin von Gindlers Partnerin Sophie Ludwig, in ihrer Küche in Berlin auf Besenstielen gelegen, auf den Sitzhöckern gesessen und beim Gehen meine Füße zu spüren gelernt. Auch hatte ich schon an Gruppen bei Frieda Goralewski teilgenommen, einer unmittelbaren Gindler-Schülerin, bevor ich den Namen Elsa Gindler jemals gehört hatte. Zwischen diesen beiden Traditionen der Körperpsychotherapie war im Westen lange ein Eiserner Vorhang. Es dauerte viele Jahre, beide in meinem Kopf und meinem Verständnis der körperpsychotherapeutischen Arbeit zusammenzubringen.

Ich bin also ein körperpsychotherapeutischer Bastard, der ein paar Gene von beiden Seiten abbekommen hat. Im Sinne der eingangs genannten Titelidee der Vorbereitungsgruppe möchte ich an dieser Stelle sagen: nicht gemeinsame Gene, sondern unterschiedliche Gene von beiden Seiten.

Sie fragen sich jetzt sicher, oder soll ich sagen: ihr fragt euch? – denn unter Geschwistern duzt man sich ja –, wo hier die KBT zu finden ist. KBTler kennen die Linie von Gindler über Heller zu Helmuth Stolze. Stolze ist, obwohl 33 Jahre älter als ich, in gewisser Weise über die Linie Goralewski ein Cousin und über die Linie Haag-Scheidegger ein Onkel zweiten Grades von mir, während die 28 Jahre ältere Gerda Boyesen von der Genealogie der Ausbildung her gesehen meine Großmutter ist und der 19 Jahre ältere David Boadella zu meinen Vätern gehört. Komplizierte Verhältnisse, wie in vielen Großfamilien.

Gindler und Reich kann man aber eigentlich nicht als »Groß- oder Urgroßeltern« bezeichnen. Denn sie scheinen nie zusammengekommen zu sein. Es ist nicht überliefert, dass die beiden sich jemals trafen, obwohl sie voneinander wussten. Ich habe auch nie gefunden, dass Reich Gindler erwähnte oder Gindler Reich. Und beide hatten ihre jeweils eigenen Schülerkreise: Gindler nur Schülerinnen aus unterschiedlichen Berufsgruppen, Reich nur Ärzte und meist Männer.

In Berlin waren es nur ein paar Blocks, die trotz verschiedener Umzüge in den 1920er Jahren das Seminar für Harmonische Körperausbildung von Elsa Gindler vom Psychoanalytischen Institut trennten, von der Kurfürstenstraße bis zur heutigen Wichmannstraße, der fraulichen Eizelle und der männlichen Samenzelle der Körperpsychotherapie. Die Kinder der Leibpädagogik und der Psychoanalyse hatten es nicht weit, wenn sie ihre so voneinander getrennten Eltern besuchen wollten. Das Psychoanalytische Institut war von 1920 bis 1928 im vierten Stock der Potsdamerstraße 29 (heute Nr. 74) untergebracht und zog 1928 in die Wichmannstraße 10. Gindler war erst mit Louise Bialonski in der Maassenstraße, unterhalb des Nollendorfplatzes, später in der Kurfürstenstraße, alles nicht weit voneinander entfernt in den heutigen Bezirken Tiergarten und Schöneberg.

Tabelle 1: Lebensreformbewegung

1892	Gründung des Deutschen Vegetarierbundes
1893	Gründung der Obstbaukolonie Eden
1894	Gründung des Kneipp-Bundes in Nürnberg
1900	Gründung der Reformhaus Genossenschaft in Berlin
um 1900	M.O. Bircher-Brenner, Erfinder des Müslis, propagiert die Sonnenkost
1901	Gründung des »Wandervogel – Ausschuss für Schülerfahrten« in Steglitz bei Berlin
1901	Erstes deutsches FKK-Bad in Berlin, genannt Licht-Luft-Sportbad
1902	Gründung des Vereins für Körperkultur in Berlin
1902	O. Z. A. Hanish, Begründer der Mazdaznan-Lebenslehre, veröffentlicht *The Power of Breath*
1903	In Berlin stellt die »Vereinigung zur Verbesserung der Frauenkleidung« korsettfreie Kleider aus Leinen, Wolle und Baumwolle vor
1904	Isadora Duncan, Ausdruckstänzerin, gründet in Berlin eine Schule für Tanz; ihre Schwester Elisabeth Duncan unterrichtet rhythmischen Atem und Bewegung
1905	In einer Ausstellung für Gesundheitspflege, Soziale Fürsorge und Leibesübungen werden in Dresden Leinenkleider ohne Korsett und Sportkleidung gezeigt
1905	Gründung des »Bund der Wanderschwestern« in Berlin – Organisation von Wanderfahrten und naturheilkundlicher Körperpflege
ab 1907	Erste Vorträge in Deutschland zur Mazdaznan-Lehre, die Atemübungen, vegetarische Ernährung, Darmreinigung und Sexualkontrolle propagiert
1909	Hedwig Kallmeyer, Berlin: Schule für künstlerische Gymnastik
1910	Émile Jaques-Dalcroze gründet in Dresden-Hellerau eine Schule für Rhythmische Gymnastik
1910	Elsa Gindler wird eine Schülerin von Kallmeyer

Doch trotz der Distanz in ihrem Kontakt hatten Gindler und Reich eine gemeinsame Wurzel, und zwar in der Lebensreformbewegung (siehe Tabelle 1). In dieser Bewegung kamen Anfang des 20. Jahrhunderts sehr unterschiedliche Impulse zusammen (siehe Kapitel 5): Anstöße zu einer naturbelassenen Landwirtschaft in einer Zeit, als der Kunstdünger gerade erfunden wurde; beengende Kleidung ablegen und luftige Reformkleider tragen; in Gruppen aus den Städten hinaus in die Natur ziehen, wie es die Wandervögel taten; den Körper auf ästhetische Weise pflegen und ihn der Sonne und dem Licht aussetzen; im Tanz die Strenge des Balletts hinter sich lassen und den Ausdruck auf die Bühne bringen (siehe Abbildung 4). In den 1920er Jahren taten die Psychoanalyse, die Rezeption östlichen Denkens wie des Buddhismus oder des Yoga und der Expressionismus in Literatur, Theater und Malerei ein Übriges. 1924 gründete der Arzt Paul Dahlke in Berlin ein Buddhistisches Haus. Johannes Heinrich Schultz lernte Yoga, bevor er das Autogene Training entwickelte, das er anfangs »Konzentrative Selbstentspannung« nannte (Geuter, 2004).

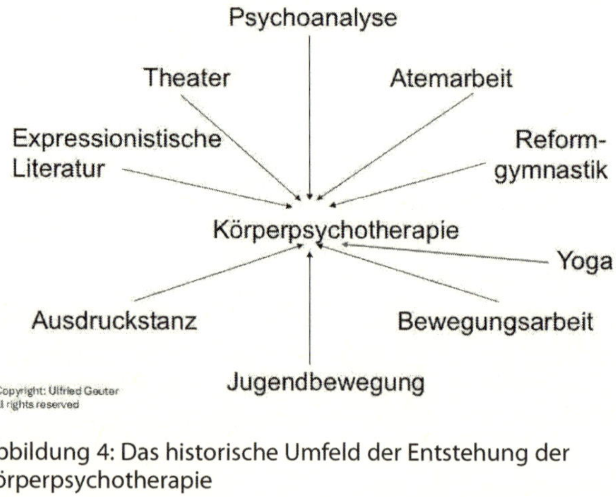

Abbildung 4: Das historische Umfeld der Entstehung der Körperpsychotherapie

Wenige Reichianer wissen, dass Reich sich selbst als Bergsonianer sah, als Anhänger der Lebensphilosophie von Henry Bergson, der in seinem 1907 erschienenen Buch *L'évolution créatrice* den Begriff des *élan vital*, der Lebenskraft vorstellte. Reich wollte immer verstehen, was das Leben ist. Mit 40 Jahren notierte er in sein Tagebuch:

»Leben – Leben.
[...] Wahr ist: der Rhythmus – die Ekstase – die Liebe.
Im Grunde will alles Schenkel spüren« (Reich, 1997, S. 161).

Mit den Schenkeln hatte es der mütterliche Zweig nicht so sehr. Hier begann abwärts des Bauchnabels der »untere Raum«, wie das bar aller Sünde genannt wurde. Dieser Raum und die anderen Körperräume sollten eher mit Askese gepflegt, denn mit Lust gefüllt werden (Geuter, 2023, S. 62f.). In der mütterlichen Großfamilie der Gindlers und Fuchs, der Begründerin der Funktionellen Entspannung, hingen einige, wie auch die Atemlehrerin Ilse Middendorf, der Mazdaznan-Lehre an, die Darm und Scheide reinigen wollte, um die Leidenschaft zu zügeln (ebd., S. 47; siehe Kapitel 1, Abbildung 1). Die Atemtherapeutinnen Schlaffhorst und Andersen wollten zudem den Deutschen zur höchsten Leistungsfähigkeit bringen. Diese Familie wollte die Sexualität eher bändigen und auf den Körper lauschen, ihn aber nicht zu wild werden lassen. In Familie Reich hingegen führte man Diskussionen über Erregungskurven und wollte die Sexualität befreien. Später übten die einen den Rhythmus der Atmung ein, die anderen den des Orgasmusreflexes. Auf der einen Seite redete man von Empfindungen, die der Verhaltenskontrolle dienen sollten (Fuchs, 1989, S. 46f.), auf der anderen davon, Gefühle herauszulassen und zu befreien (Lowen, 1979, S. 32).

Im Verhältnis zur Familie des wilden Vaters Reich war die Familie der spürenden Frauen daher eher etwas konservativ-deutsch. Viele wussten hier nichts von der anderen Großfamilie und umgekehrt. Beide lebten in unterschiedlichen Kulturen. Insbesondere, als die Hippie- und Studentenbewegung Reich wiederentdeckte und in Übereinstimmung mit seiner Theorie Hemmungen ablegen, die Lust strömen lassen und in die Welt hinein verströmen wollte. KBTler wussten nicht, was Core Energetics ist, und umgekehrt. Man lebte von der jeweils anderen Familie getrennt, kannte sie nicht, nahm sie kaum zur Kenntnis, trotz der gemeinsamen Wurzeln. Obwohl die Gindler-Schülerin Charlotte Selver zu den ersten Kursleiterinnen am Esalen Institute gehörte, wo sie seit 1962 mit der Crème de la Crème der humanistischen Psychotherapie, der Körperpsychotherapie, der Gestalttherapie und Künstlern, Wortführern der New-Age-Bewegung, Wissenschaftlern und Philosophen zusammentraf. Hierhin an die US-amerikanische Westküste hatte sich in den 1960er Jahren das Zentrum der Körperpsychotherapie verlagert, das anfangs Berlin gewesen war. Und hier blühte die neue Kultur einer vom Human Potential Movement und einer Weltanschauung der Befreiung geprägten Körperpsychotherapie (siehe Tabelle 2). Zahlreiche Workshops widmeten sich der Esalen-Massage (Downing, 1973), dem Sensory Awareness, Yoga und Fragen der Psychotherapie, Spiritualität und des *personal growth*. Encounter-Gruppen blühten auf (Schutz, 1973).

Tabelle 2: Lehrende und Besucher am Esalen Institute

Körperpsychotherapeuten, Tanztherapeuten und Körperlehrer	**Andere Psychotherapeuten**	**Wissenschaftler und Mediziner**	**Spirituelle Lehrer**	**Künstler und Autoren**
George Downing	Gregory Bateson	Joseph Campbell	Deepak Chopra	Joan Baez
Moshe Feldenkrais	James Hillman	Fritjof Capra	David Steindl-Rast	Carlos Castaneda
Stanislav Grof	Ronald D. Laing	Richard Feynman		Creedence Clearwater Revival
Anna Halprin	Rollo May	Albert Hofmann		Crosby, Stills, Nash and Young
Don Hanlon Johnson	Fritz Perls	Aldous Huxley		Donovan
Stanley Keleman	Carl Rogers	Timothy Leary		Bob Dylan
Peter Levine	Virignia Satir	John Lilly		George Harrison
Alexander Lowen	Will Schutz	Abraham Maslow		Paul Horn
Dick Price		Michael Murphy		Henry Miller
Paul Rebillot		Dean Ornish		Ravi Shankar
Ida Rolf		Linus Pauling		Simon & Garfunkel
Jack Lee Rosenberg		Burrhus F. Skinner		Susan Sontag
Charlotte Selver		Paul Tillich		Ringo Starr
		Arnold Toynbee		Alan Watts

In Deutschland war von beiden Familien durch den Nationalsozialismus ohnehin nicht viel übrig geblieben. Die erzwungene Emigration ließ Entwicklungen in Skandinavien, England, USA und Frankreich weitergehen, die in Deutschland begonnen hatten. Helmuth Stolze und Hilarion Petzold lernten die Gindler-Arbeit über emigrierte Schülerinnen kennen, Gertrud Heller und Lily Ehrenfried. Alle berühmten Schülerinnen Gindlers (siehe Kapitel 5, Abbildung 7) gingen in die Emigration. Clare Fenichel, Elsa Lindenberg und Laura Perls emigrierten mit ihren Männern. Fritz Perls bekam die Gindler-Arbeit erst in New York von Charlotte Selver so vermittelt, dass er sie in sein Konzept des Gewahrseins einbaute. Auch Erich Fromm ging hier zu Selver.

Reich war mit Elsa Lindenberg über Dänemark nach Norwegen und ohne sie von dort 1939 in die USA emigriert und hatte in diesen Ländern Gruppen von Schülern hinterlassen, von denen einige wie Malcolm Brown, David Boadella, Gerda Boyesen, Alexander Lowen und John Pierrakos neoreichianische Schulen begründeten. So lernte Gerda Boyesen in Norwegen, teilweise auch David Boadella. Beide wirkten später in Deutschland. In den USA waren Lowen und Pierrakos, die zusammen die Bioenergetik entwickelten, Schüler von Reich.

Während sich die KBT in Deutschland nach dem Krieg entfalten konnte und sich auch die Funktionelle Entspannung von Marianne Fuchs im Bereich einer klinischen Psychosomatik und Psychotherapie verbreitete, kam die reichianische Körperpsychotherapie erst als Re-Import mit der humanistischen Psychotherapie seit den 1970er Jahren nach Deutschland. Von den beiden Hauptlehrern meiner körperpsychotherapeutischen Ausbildung war der eine ein US-Amerikaner, die andere eine Engländerin.

So entwickelten sich in Deutschland seitdem zwei Kulturen, zwei Familien der Körperpsychotherapie. Die meisten Körperpsychotherapeuten meiner Generation wuchsen allein in ihrer jeweiligen Familie auf. Der einen Familie war der Mensch-Welt-Bezug wichtig, sie nutzte Bälle, Seile oder Stöcke in der Therapie, die andere bevorzugte eine Arbeit mit emotionalem Ausdruck und Kontakt im Mensch-zu-Mensch-Bezug. Sehen wir es einmal entwicklungspsychologisch, lebten beide Gruppen in ihrem Verhältnis zueinander im Grundkonflikt »Angst vor Nähe und Überwältigung«. Selbstverständlich hielten sich die KBTler für die seriöseren Körperpsychotherapeuten, selbstverständlich hielten sich die Reichianer für die besseren, weil sie mit den Emotionen arbeiteten.

Beide Seiten lebten außerdem in dem Konflikt, ob man in Abgrenzung zu den anderen die Autonomie wahren kann. Man legte Wert darauf, sich eigenständig zu entwickeln und den eigenen Selbstwert zu nähren. Beide gingen in Deutschland im Wesentlichen getrennte Wege. Später arbeitete

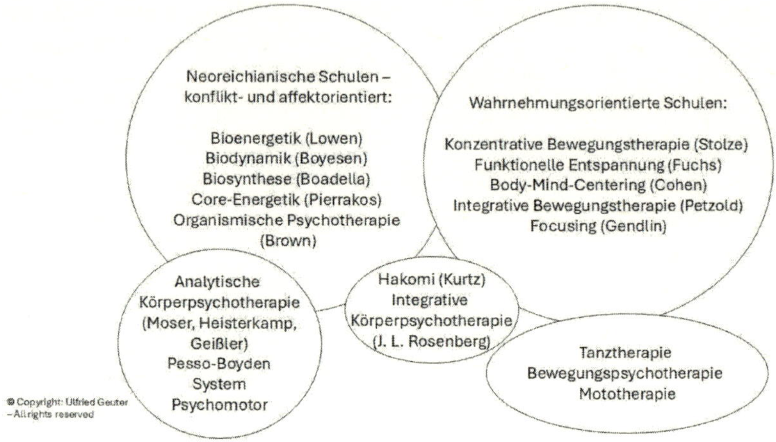

Abbildung 5: Gruppen körperpsychotherapeutischer Schulen

man sich durch die ödipalen Konflikte mit seinen Ausbildern hindurch, um Aufmerksamkeit zu gewinnen und sich selbst als unabhängige männliche und weibliche Wesen und Psychotherapeuten zu finden.

Diese Zeit könnte man die Zeit der Jugend der Körperpsychotherapie nennen. Es war die Zeit der Blüte der Schulen (siehe Abbildung 5), die Zeit der Geschwisterrivalität. Hier die neoreichianischen Schulen, dort die wahrnehmungsorientierten Schulen, dazwischen und nicht eindeutig einer der beiden Hauptrichtungen zuzuordnen das Hakomi und die von der humanistischen Psychotherapie inspirierte Integrative Körperpsychotherapie nach Rosenberg, später noch die Analytische Körperpsychotherapie, und daneben die Tanz- und Bewegungstherapie. In jener Zeit verheiligte man die Unterschiede. Manchmal auch das Banale. Kollegen meiner Generation erinnern sich sicher an Zeiten, in denen man so etwas hören konnte wie: »Du Thomas, ich kann das gut verstehen, dass sich die Pia in ihren Grenzen verletzt gefühlt hat, als du ihr neulich über die Schulter geschaut hast, da musst du ja respektieren, dass jeder so für sich selbst schaut, was sein Raum ist«. Was war nicht alles wichtig! Psychosprache war »in«.

Und jeder machte seines. Wenn man ein bisschen Jacques Lacan zur Biodynamik hinzumischte, hatte man die Psychoorganische Analyse, wenn man Übungen zum Orgasmus- und Geburtsreflex in den Mittelpunkt rückte, die Erogenetik. So wurden neue Namen erfunden wie »Lomi-Arbeit«, »Feeling Therapie«, »Radix«, »Maitrise Corporelle«,

»Emotionale Reintegration«, »Transformative Energiearbeit« oder »Organismische Psychotherapie«, vielfach in der neoreichianischen Körperpsychotherapie, wo nicht wenige etwas Besonderes sein wollten. Heute setzt sich das fort, wobei die Namen auch noch marken- oder patentrechtlich geschützt werden wie »Orgodynamik®«, »Limbic Psychotherapy®«, »NeuroAffective Touch®«, Pohltherapie®, »The Rubenfeld Synergy Method®«, »Organic Intelligence®«, »Therapeutic Body Stimulation (TICE)®«, »Transsystemik®«, »Essencia® Bewusstseinsarbeit«, »Soul's Body® Center« oder »Idiopraxie®«, von denen manche wie das »NeuroAffective Touch®« schon, andere aber kaum bis gar nicht in besonderer Weise theoretisch unterfüttert sind.

Während man es heute so eher der Pharmaindustrie nachmacht und die eigenen Schulen markenrechtlich schützt, wie es auch Vertreter der marktbeherrschenden Verhaltenstherapie mit »LOVT® (lösungsorientiertes Verhaltenstraining)« oder »TeBa® – Therapie zum elementaren Bindungsaufbau« tun, machte man es seinerzeit noch den Psychoanalytikern nach, die sich in Trieb-, Objektbeziehungs- oder Selbsttheoretiker, in Psycho- und Existenzanalytiker, in Adlerianer, Jungianer, Freudianer, Kleinianer, Kohutianer, Lacanianer und wer weiß welche ianer-Stämme aufteilten. Man pflegte die feinen Unterschiede, um sich einer Gruppierung kenntlich zuzuordnen. Bis die Deutsche Gesellschaft für Körperpsychotherapie seit den 1990er Jahren auf die Gemeinsamkeiten hinarbeitete und mit ihrem ersten Kongress 1998 in Berlin das erste Treffen der ganzen Großfamilie veranstaltete.

Die KBT hatte dabei eine Sonderstellung. Sie war ein älteres, etabliertes Geschwister, solide abgefedert von einer Familie, der Familie Stolze, deren einer Teil über ein Hotel mit Lindau verbunden war und deren anderer Teil der KBT durch die Lindauer Psychotherapiewochen eine gute Grundlage dafür bot, im System der Gesundheitsversorgung einen Platz zu finden, während die jüngeren Geschwister um diesen Platz erst streiten mussten.

Von ihnen gründeten einige körperpsychotherapeutische Schulen als Geschäftsmodelle, mit denen sie sich zunächst einmal auf dem Markt der Ausbildung außerhalb der etablierten Strukturen zu behaupten versuchten. Aus ihrer Sicht gehörte die KBT zu den Etablierten, sie selbst waren eher die Rebellen. Und ich glaube, in den Herzen mancher Körperpsychotherapeuten, die die rote Fahne von Reich schwenken, fühlt sich das noch immer so an. Und denjenigen, die mit den weißen Fähnchen von Fuchs oder Gindler winken, sind vielleicht die Aufsässigen von einst noch immer suspekt. Oder so: Den wilden Brüdern waren die Schwestern zu sanft, den sanften Schwestern die Brüder zu wild.

Aber ich wurde für diesen Vortrag zu einer KBT-Tagung eingeladen, weil das auch nicht mehr so ist. Vielleicht nähern wir uns der versöhnten Reife. Die Ahnen sind jedenfalls tot, ihr Erbe liegt vor uns, wir können es teilen. Sie sind Geschichte. Ein Wilhelm Reich, dessen Glaube an die eigene Grandiosität bis in die Paranoia reichte. Eine Elsa Gindler, die keine Ambitionen auf psychotherapeutisches Arbeiten hatte. Und die Zeit von Stolze, Lowen, Pierrakos, Boyesen, Brown oder Fuchs, die ich alle noch persönlich kennenlernen durfte, liegt auch hinter uns. Wir haben es in der Hand, von ihrem Erbe ausgehend eine Körperpsychotherapie zu entwickeln, die all das aufgreift, was sie uns gegeben haben, ohne in den engen Bahnen der Schulen weiterzugehen.

Literatur

Downing, G. (1973). *The massage book*. Wildwood House.

Fenichel, O. (2015). *Psychoanalyse und Gymnastik*. Psychosozial-Verlag.

Fuchs, M. (1989). *Funktionelle Entspannung. Theorie und Praxis einer organismischen Entspannung über den rhythmisierten Atem*. Hippokrates.

Geuter, U. (2004). Die Anfänge der Körperpsychotherapie in Berlin. In T. Müller (Hrsg.), *Psychotherapie und Körperarbeit in Berlin. Geschichte und Praktiken der Etablierung* (S. 167–181). Matthiesen.

Geuter, U. (2019). *Praxis Körperpsychotherapie. 10 Prinzipien der Arbeit im therapeutischen Prozess*. Springer.

Geuter, U. (2023). *Körperpsychotherapie. Grundriss einer Theorie für die klinische Praxis* (2. Aufl.). Springer.

Lowen, A. (1979). *Bioenergetik. Therapie der Seele durch Arbeit mit dem Körper*. Rowohlt.

Reich, W. (1997). *Jenseits der Psychologie. Briefe und Tagebücher 1934–1939*. Kiepenheuer & Witsch.

Schutz, W. (1973). *Elements of encounter. A bodymind approach*. Joy Press.

Wilda-Kiesel, A., Tögel, A. & Wutzler, U. (2011). *Kommunikative Bewegungstherapie. Brücke zwischen Psychotherapie und Körpertherapie*. Huber.

4 Heroisches Leibsein

Graf Dürckheim, die Initiatische Therapie und der Nationalsozialismus

Dieser Beitrag erschien erstmals 2024 in der Zeitschrift *körper – tanz – bewegung*. Er bezieht sich am Anfang auf eine in dieser Zeitschrift angestoßene Diskussion zur Geschichte der körperorientierten Therapien, die nach seiner Veröffentlichung weiterging (Cordes, 2024; Geuter, 2025; Pfäfflin, 2025). Der Beitrag erscheint hier mit leichten Ergänzungen.

Nicole Hartmann (2024) hat in einem Beitrag zu den tänzerischen Wurzeln der Tanztherapie die Frage aufgeworfen, welche tradierten Ideologien der Tanztherapie inhärent sind. Diese Frage wurde auch in der Körperpsychotherapie noch wenig bearbeitet. So treffen wir das von Hartmann behandelte Konzept des natürlichen Körpers nicht nur in der Tanztherapie, sondern auch in den Anfängen der Körperpsychotherapie an (Geuter, 2023, S. 51). Und nicht nur in ihren Anfängen. Bis heute findet Reichs neoromatisches Konzept der unverstellten Natur eines liebevollen Kerns des Menschen bei manchen Körperpsychotherapeuten Anklang (ebd., S. 86), auch wenn es diesen Körper, wie Hartmann (2024, S. 51) schreibt, aus konstruktivistischer Sicht nicht geben kann.

Hartmann (ebd., S. 55) geht auch darauf ein, dass Rudolf von Laban als Vorläufer der Tanztherapie »sehenden Auges« mit dem NS-Regime zusammengearbeitet hat, und untersucht, inwieweit Konzepte des Ausdruckstanzes in der NS-Zeit anschlussfähig waren.

In der Körperpsychotherapie fehlt bisher eine Auseinandersetzung zu der Frage, ob die nationalsozialistische Ideologie über den Krieg hinaus in manchen Konzepten körperpsychotherapeutischer Schulen überleben konnte. In diesem Beitrag möchte ich einige Anstöße dazu geben zu reflektieren, inwieweit die Initiatische Leibtherapie von Karlfried Graf Dürckheim und Maria Hippius durch die NS-Vergangenheit ihrer Protagonisten geprägt war.

Als ich in den 1980er Jahren meine körperpsychotherapeutische Ausbildung absolvierte, galt die von beiden geleitete Existential-psychologische Bildungs- und Begegnungsstätte Todtmoos-Rütte im Schwarzwald als Pilgerstätte für spirituelle Körperpsychotherapie (Schoeller, 1983). In der Körperpsychotherapie wurde Dürckheim bekannt als Propagandist einer »Arbeit am Leib« (Dürckheim, 1978a, S. 5), der Selbstwahrnehmung als »Innesein seiner selbst als Leib« verstand (Dürckheim, 1988, S. 12). Er lehrte Übungen zur Präsenz, zur »rechten« Haltung beim Sitzen oder Gehen, zur Sammlung in der Ki-Kraft der Körpermitte und zur stillen Meditation (Dürckheim, 1978a). Die Grande Dame der humanistischen Psychotherapie Charlotte Bühler zählte ihn 1974 zu den »Pionieren« der neuen Körper-, Bewegungs- und Atemtherapien (Bühler, 1988, S. 8). In der Wochenzeitung *DIE ZEIT* bezeichnete ihn Rolf Zundel (1989) als Vorboten der New-Age-Bewegung, modernen Mystiker und »Neuerer [...] in der Therapie«, der die »Leibhaftigkeit der Menschen« wahrgenommen habe. Bei Dürckheim habe man »kosmische Gefühle« gehabt, und er habe »niemanden erlebt, der durch die Therapie im Schwarzwalddorf Rütte ging und nicht angerührt wurde« (Zundel, 1991, S. 172, 161).

Nach eigener Darstellung zielte die Initiatische Therapie »auf die Aktivierung und Ausdifferenzierung der transzendenten Kernkraft des Menschen und damit auf die Durchstrukturierung zum ›wahren Selbst‹« und auf eine »›Dual-Union‹ von Geist und Stoff« (Rütte, o.J.). Mit dem Begriff des Initiatischen bezog sich Hippius (1966, S. 82) ausdrücklich auf den Aufsatz »Über das Initiatische« von Julius Evola von 1964, der von Bieber (2020, S. 40) als einer der »intellektuellen Lieblinge der Neofaschisten in Italien und der Rechtsradikalen in Deutschland« bezeichnet wird und sich im italienischen Faschismus als antisemitischer spiritueller Rassentheoretiker hervortat (Evola, 1943; Heller & Maegerle, 2007).

Ganzheit

Müller (2020, S. 61) schreibt, Dürckheim sei »für unzählige Menschen [...] spiritueller Ratgeber, Lehrer und kundiger Begleiter auf dem Individuationsweg« gewesen. Wie über einen Guru heißt es: »Unzählige Menschen wurden durch seine Aussagen, sein Schweigen, seine Präsenz, seinen Blick, seine Gesten in ihrem Innersten getroffen und befreit« (ebd., S. 145). Niemand von ihnen schien sich seinerzeit daran zu stören, dass

Dürckheim zu den nur zehn Psychologen gehört hatte, die im Herbst 1933 das »Bekenntnis der Professoren an den deutschen Universitäten und Hochschulen zu Adolf Hitler und dem nationalsozialistischen Staat« unterzeichnet hatten (Geuter, 1984, S. 507). Und niemand störte, dass er als Mitglied der Leipziger Schule der Ganzheitspsychologie um Felix Krueger 1935 von der »unabweisliche[n] Tatsache überindividueller seelischer Ganzheit« sprach und deren »höchsten Gegenstand in der Lebensganzheit ›Volk« sah (Dürckheim-Montmartin, 1935, S. 196f.). Als Dürckheim am Beginn der NS-Zeit schrieb, Grundlage jeder Erziehung sei die Wehrerziehung (Wehr, 1996, S. 74), und jedes Glied einer Gemeinschaft habe gerade in der Gefahr eine Verpflichtung gegenüber dem Ganzen (Geuter, 1985, 64), war er schon der SA beigetreten (Wolfradt, Billmann-Mahecha & Stock, 2015, S. 93). Im Unterschied zu Felix Krueger, der 1933 offen die Machtübernahme der NSDAP begrüßte, sich später aber von den Nazis abwandte (Geuter, 1985), blieb Dürckheim dem NS-System bis zum Ende treu. 1934 notierte er in sein Tagebuch: »Um halb acht sitze ich an meinem Schreibtisch und lese erstmal mindestens eine halbe Stunde im ›*Mein Kampf*‹; das gibt die Einstellung für den Tag« (Wehr, 1996, S. 78).

Heroisches Zen

Bis heute wird Dürckheim »als bedeutender Vermittler der meditativen Praxis des japanischen Zen« gepriesen (Auditorium, o. J.). Ohne ein kritisches Wort vertreibt Auditorium seine Vorträge zusammen mit denen seines Neffen Wolf Büntig. An der genannten Stelle heißt es:

> »Mit der von Dürckheim entwickelten ›Initiatischen Therapie‹ (initiare = das Tor zum Geheimen öffnen) zeigt er, wie sich der ›innere Weg‹ erschließen lässt und wie man dadurch die Möglichkeit hat, eine Antwort auf die Frage der aktuellen Lebenskonstellation zu finden.«

Das Tor zu seinen eigenen Lebensgeheimnissen aber sollte die Initiatische Therapie nicht öffnen. Als ich Dürckheim 1979 zu seiner Geschichte in der NS-Zeit interviewte, ging ihm kein einziges selbstkritisches Wort von der Zunge (Geuter, o. J., S. 226). Von 39 zeitgenössischen Psychologen, mit denen ich damals über die NS-Zeit sprach, war er einer von nur zweien, die mir selbstgerecht und ohne jede Distanz zu sich selbst in die Feder diktierten, was sie alles richtig gemacht hatten. Auch Müller (2020, S. 139) attestiert ihm eine »blendende Aura der Unangreifbarkeit«, die viele von denen, die zu ihm kamen, als »Präsenz« verstanden: »Wenn sie nicht in Gefühlen der Verehrung schwelgten, waren sie auf seltsame Weise sprachlos« (Zundel, 1991, S. 161).

Dürckheim lehrte nach dem Krieg als Meister in Rütte, und seine Schüler bemerkten nicht, wie in seiner Meisterpose der alte Herrenmensch weiterlebte. Seine überhebliche Entrücktheit verwechselten sie mit Würde. Nie fragten sie sich, ob nicht die Initiatische Theorie den heroischen Geist noch in sich trägt, den Dürckheim in seinen Schriften während der NS-Zeit kundtat. Wie andere Zen-Meister, die sich als Propagandisten des Kriegs und des Militarismus hervorgetan hatten und nach dem Krieg als Künder des Friedens auftraten (Victoria, 2006), trat er als Künder eines Weges nach innen auf. Aber er lehrte dabei weiter ein Verständnis des Zen als »Noblesse einer Kriegerkaste« (Weis, 2020b, S. 226) und pries seine Erfahrungen als Soldat in der Schlacht von Verdun als eine, in der Leben ihm in seiner Fülle aufgegangen sei (Dürckheim, 1978b, S. 28). Mit Bloch (1979, S. 99) kann man das als »Romantik des heldischen Heidentums« bezeichnen. In seinen hochtrabenden Worten ging er der Konfrontation mit dem Schmerz aus dem Weg, die er in seiner Art einer Körperpsychotherapie, in der vom Spüren der Gefühle nicht die Rede ist, womöglich in emotionale Taubheit wegmeditierte.

Ende der Verleugnung?

Lange Zeit verleugneten seine Schüler die NS-Geschichte von Dürckheim und auch die von Maria Hippius. Als ich in einem Vortrag auf dem Kongress der Deutschen Gesellschaft für Körperpsychotherapie 1998 darauf verwies, dass Dürckheim für das Außenpolitische Büro der NSDAP nach Japan gegangen war und das Verständnis von Zen, das er im faschistischen Japan gewann, in den Ideen über Ordnung und Unordnung in der Initiatischen Therapie, in seinem Begriff vom »heilswidrigen« Leben oder in seiner Vorstellung der Überwindung des Ich auf dem Weg disziplinierter Läuterung fortzuleben scheine (siehe Kapitel 1), sprang einer seiner Schüler empört auf und drohte, als Referent den Kongress zu verlassen, wenn solche Ungeheuerlichkeiten über Dürckheim gesagt würden.

Erst als der Historiker Hans-Joachim Bieber (2014) in seinem Buch

SS und Samurai Dürckheim als einen Überzeugungstäter bezeichnete, geriet dessen Bild bei seinen Schülern ins Wanken. Auch wenn schon 30 Jahre vorher Belege zu seinem Engagement im Nationalsozialismus publiziert worden waren, zeigten sie sich jetzt erschüttert. Im Gefolge einer Tagung über »Licht und Schatten der Meister« legte Pieter Loomans, der das Rütte-Forum leitete, 2020 ein Buch zu Dürckheims Tätigkeit in der NS-Zeit vor, mit dem er zur Aufklärung beitragen wollte. Das Buch liest sich allerdings zur Hälfte, in einem langen Beitrag von Müller (2020), als der Versuch, die Idealisierung Dürckheims aufrechtzuerhalten, indem das Bild einer widersprüchlichen Persönlichkeit entworfen und die Frage nach einer möglichen Kontinuität in seinem Denken gar nicht erst gestellt wird.

Wie schon Wehr (1996) Dürckheims »Leben im Zeichen der Wandlung« sah, spricht Müller (2020, S. 71) von einer »Wandlung zum geläuterten und in hohem Maße anerkannten Pionier, Meditationslehrer und Leiter der Initiatischen Therapie«. Doch nirgendwo wird bei Dürckheim der »harte Weg der Läuterung« (Zundel, 1991, S. 163) erkennbar, den er die anderen lehrte. Wie selbstverständlich geht Müller (2020, S. 75) davon aus, Dürckheim habe »aus seiner Vergangenheit ... den dunklen Anteil immer wieder abspalten« können, zu dem dieser sich zumindest im Gespräch mit mir freimütig als eines nicht-dunklen bekannte. Indem Müller den Topos einer gefahrvollen Heldenreise bemüht, kann er das Wunschbild von einem Menschen entwerfen, der nach dem Krieg in der Haft in Japan zur Einkehr gekommen und »die unterdrückte Seite seines Wesens« vernommen habe (2020, S. 77).

Kamikaze als Ichlosigkeit

Dürckheims Lehre vom »Loslassen von den Verhaftungen des kleinen Welt-Ichs« (ebd., S. 66) stellt sich allerdings in einem anderen Licht dar, wenn wir den Beitrag des Historikers Hans-Joachim Bieber (2020) in dem Buch lesen. Er lässt uns wissen, dass für Dürckheim Kamikaze-Flieger das leuchtende Beispiel für Ichlosigkeit waren, also Menschen, die wie die Attentäter von 9/11 für politische Ziele bei militärischen Aktionen ihr Leben opfern. »Denk nicht an Dich, denk an Dein Vaterland, dem weihe Dein Leben« schrieb Dürckheim 1940 aus Japan (ebd., S. 25). Er sprach auch von der »heiligen Pflicht«, die »rassische Substanz zu wahren«, und feierte den Nationalsozialismus als »Revolution des Ganzen gegen die eigensüchtigen Ansprüche der Teile« (ebd., S. 27). Bieber stellt auch klar, dass Dürckheim in Japan das Zen nicht in einer inneren Einkehr studierte, sondern sich maßgeblich von einem Anhänger der extremen japanischen Rechten und Befürworter des japanischen Expansionskrieges in Ostasien darin einführen ließ (ebd., S. 28). Anders als seine unkritischen Schüler kommt Bieber zu dem Schluss, dass Dürckheims nationalsozialistisches Denken mit Antirationalismus und Führerkult nach dem Krieg im Wesentlichen unverändert blieb, wenn er die westliche Moderne kritisierte und den Vorrang der Gemeinschaft vor dem Individuum lehrte.

Außenpolitiker der NSDAP

Ende der 1980er Jahre freuten sich viele in meinem körperpsychotherapeutischen Umfeld, dass *DIE ZEIT* eine auf Gesprächen beruhende Serie zu Leitfiguren der Psychotherapie brachte, die nicht alle zum anerkannten Mainstream gehörten. In dieser Serie kolportierte der *ZEIT*-Redakteur Rolf Zundel (1991, S. 162) Dürckheims Legende, er sei »nach Japan abgeschoben« worden. Seine eigentliche Funktion wurde verschwiegen. Dürckheim war seit 1935 Mitarbeiter des außenpolitischen Amts der NSDAP, der sogenannten Dienststelle Ribbentrop, die die NSDAP als außenpolitischen Think Tank geschaffen hatte, parallel zu dem von Konstantin von Neurath geführten Außenministerium, der erst 1937 der NSDAP beitrat (Bieber, 2020, S. 20; Geuter, 1984, S. 567; Lemo, o.J.). Um diese Tätigkeit aufzunehmen, ließ sich Dürckheim von seiner Hochschullehrertätigkeit in Kiel beurlauben. Er wurde zunächst Referent für Kolonialfragen und reiste nach Deutsch-Südwestafrika; später, als Ribbentrop als Botschafter nach England ging, wurde er Referent für England und Übersee (Bieber, 2020, S. 20; Geuter, o.J., S. 142). Nach eigener Darstellung schickte ihn 1938 das Kultusministerium auf Antrag Ribbentrops nach Japan (Geuter, o.J., S. 142). Rolf Zundel (1991, S. 162) fütterte er dazu mit der Legende, ihm sei gesagt worden, »aus Ihnen wird nie ein Nazi«. In seinem Buch *Erlebnis und Wandlung* stellt er es so dar, als sei er aus dem Büro Ribbentrop als politisch untragbar entlassen worden und die Versetzung nach dem Motto »möglichst weit weg« erfolgt (Dürckheim, 1978b, S. 42). Am 10. August 1937 aber schrieb er selbst dem zuständigen Dekan der Leipziger Universität, er sei in der Dienststelle Ribbentropp »noch als Hauptreferent tätig« (Universitätsarchiv Leipzig, o.J.). Die Entlassung hat Dürckheim für seine Leser frei erfunden (Bieber, 2020, S. 21). Auch solche Lügen halten Müller (2020, 117) nicht davon ab, ihn als einen »Ergriffenen« zu bezeichnen, der ein »Opfer« einer mangelnden Eigenregulierung überwertiger Energien geworden sei.

Sein Aufenthalt in Japan war auch nicht dazu gedacht, das Zen zu studieren. Vielmehr betätigte er sich vor allem in der nationalsozialistischen Propaganda-Arbeit (Bieber, 2020, S. 24). Er sah das Gemeinsame zwischen Japan und Deutschland darin, dass hier wie dort »das Fremde bekämpft und das Eigene entfaltet« werde (ebd., S. 25), und bezeichnete es als »heilige Pflicht«, dass die »rassische Substanz« gewahrt werde (ebd., S. 27). »Er verrührte Zen-Buddhismus und völkische Mystik, Ganzheitspsychologie und Antirationalismus, Rassismus und Führerkult, Versatzstücke geopolitischen Denkens und imperiale Machtansprüche zu einem Amalgam, das selbst in der nationalsozialistischen Japan-Publizistik seinesgleichen sucht« (ebd., S. 29). Nach dem Krieg pries er Japan als Land einer Kultur der Stille (Dürckheim, 1949) und vermittelte seinen Schülern die Erhabenheit jener großen Erfahrungen, die in seinem Leben für ihn mit seiner Teilnahme als Soldat an den Schlachten des Ersten Weltkriegs und mit seiner Tätigkeit als Propagandist der Nazis in Japan verbunden gewesen waren.

Maria Hippius

Dürckheims erste Frau war 1939 gestorben (Dürckheim, 1978b, S. 42). Nach dem Krieg traf er Maria Hippius wieder, die er vom Psychologischen Institut der Universität Leipzig her kannte und die mit ihm zusammen Rütte leitete und seine zweite Frau wurde. Auch Hippius hat ihre eigene NS-Geschichte. Sie war 1932 bei Felix Krueger in Leipzig promoviert worden und lernte dort ihren ersten Ehemann Rudolf Hippius kennen, der 1932 Hilfsassistent bei Krueger wurde (Geuter, 1986, S. 177). Mit ihm zusammen arbeitete sie an der Gründung psychologischer Institute 1934 im estnischen Dorpat, 1941 in Posen und 1943 im okkupierten Prag und assistierte ihm bei seinen Forschungen zur »Umvolkung« (Wolfradt, Billmann-Mahecha & Stock, 2015, S. 185). In Dorpat meldete sich Rudolf Hippius 1933 freiwillig zur »Nationalsozialistischen Erneuerungsbewegung« (Bieber, 2020, S. 32; Universitätsarchiv Poznan, o.J.). 1939 wurde er von Estland an das Seminar für Psychologie der neuen Reichsuniversität Posen im besetzten Polen beordert (Geuter, 1986, S. 177). Dort trat er sogleich in die SA ein (Universitätsarchiv Poznan, o.J.). Noch im Dezember desselben Jahres trug er an einen Mitarbeiter der SS die Idee heran, psychologische Studien zur »Bevölkerungsplanung« durchzuführen. Das Rasse- und Siedlungshauptamt der SS stimmte dem zu und finanzierte sie (Klautke, 2007, S. 30). Wie kein anderer wirkte Rudolf Hippius als Psychologe während der NS-Zeit so »im Herzen des wissenschaftlichen Netzwerks, das die SS in den besetzten Gebieten aufgebaut hatte« (ebd., S. 34). Maria Hippius arbeitete an seinen Studien mit (Bieber, 2020, S. 34). 1942 begann Rudolf Hippius, für das Ministerium für die besetzten Ostgebiete zu arbeiten und leitete den Arbeitskreis für Eignungsforschung in der Arbeitsgemeinschaft für Ostsiedlungen (Bieber, 2020, S. 32; Geuter, 1986, S. 177). Ziel war eine forschungsbasierte »völkische Flurbereinigung«.

Hippius hatte die Vorstellung, dass mentale Eigenschaften rassisch bedingt seien und an physischen Eigenschaften abgelesen werden könnten. Die Fragestellung der SS war dabei, wie man bei der Politik von Vertreibung und Ansiedlung zwischen dort lebenden ethnischen Deutschen und Polen unterscheiden und wen man »eindeutschen« könne. Eine Bildung von vier Kategorien des Deutschtums durch den Sicherheitsdienst des Reichsführers SS, des für zahlreiche Kriegsverbrechen verantwortlichen Geheimdienstes der NSDAP, stützte sich auf die Forschungen von Hippius (Klautke, 2007). Die Psychologie von Hippius entsprach zwar nicht den kruden populärwissenschaftlichen Rassenlehren der NS-Zeit, aber sie war eine empirisch vorgehende Rassenpsychologie, die als »Instrument nationalsozialistischer Bevölkerungsplanung« gedacht war (Geuter, 1984, S. 423).

Zum 1. Dezember 1942 wurde Hippius mit der Wahrnehmung des Lehrstuhls für Sozial- und Völkerpsychologie an der Universität Prag betraut, dessen Direktor er später wurde; als Co-Direktor leitete er dort auch das Institut für europäische Völkerkunde und Völkerpsychologie der nach dem ermordeten früheren Leiter des Reichssicherheitshauptamts der SS und Reichsprotektors der besetzten tschechischen Gebiete benannten Reinhard-Heydrich-Stiftung (Geuter, 1986, S. 177). 1943 sprach er auf einer Tagung zum Kriegseinsatz der Psychologie in Weimar über seine Forschungen über osteuropäische Völker (Geuter, 1984, S. 422).

Maria Hippius bezeichnete sich für die Prager Zeit als Assistentin ihres Mannes (Bieber, 2020, S. 34). Als ich sie 1979 zur Biografie von Rudolf Hippius in der NS-Zeit interviewte, trug sie allerdings nichts als rechtfertigende, schönfärbende Geschichten vor (Geuter, o.J., S. 82f.). Nach ihrer Auskunft wurde ihr Mann im Mai 1945 von kommunistischen Tschechen gefangen genommen und dann nach Russland gebracht, wo er ermordet worden sei. Nach anderen Angaben starb er in russischer Kriegsgefangenschaft (Bieber, 2020, S. 34).

»Ich stehe für die Schattenbegegnung« in der Initiatischen Therapie, die im Zen zu kurz komme, sagte Maria Hippius zu Rolf Zundel (1991, S. 165). Mystifizierend verdeckte sie so, dass sie dem Schatten der eigenen Geschichte nicht begegnete. Zundel nährte auch das Bild eines weisen Ehepaares Hippius, indem er Rudolf Hippius schlicht als »bekannten Psychologen und Erkenntnistheoretiker« bezeichnete (ebd., S. 162), als dessen Tätigkeit für die SS schon bekannt war.

Die Unfähigkeit zu zweifeln

Nach dem Krieg suchten sich sowohl Karlfried Graf Dürckheim als auch Maria Hippius in München Gustav Richard Heyer als Lehranalytiker aus, der zu Beginn der NS-Zeit noch ein Gegner der Nationalsozialisten gewesen war, dann aber konvertierte, der Partei beitrat, rassistische Ansichten vertrat und »Zur Psychologie des Ostraumes« publizierte (Heyer, 1942; Lockot, 1985, S. 161ff.). Heyer hatte sich schon vor der NS-Zeit mit einer Verbindung von Psychotherapie und Gymnastik beschäftigt und eine leibseelische Theorie der Psychotherapie sowie eine Theorie der »Lebenskreise« entworfen, die sich in den »Funktionskreisen« der Gestaltkreislehre Viktor von Weizsäckers wiederfindet (Geuter, 2023, S. 47ff.). Nach dem Krieg soll Heyer »sehr betroffen über sein eigenes nationalsozialistisches Engagement« gewesen sein (Lockot,1985, S. 166).

Davon ist bei Dürckheim und Maria Hippius nichts zu merken. Dürckheims Schriften durchziehen auch nach dem Krieg Ordnungsvorstellungen dazu, wann ein Mensch »in Ordnung ist« und wann er »nicht in Ordnung ist« und »heilswidrig« lebt (Dürckheim, 1978b, S. 127ff.). »Fehlhaltung, Fehlspannung und Fehlatmung« verweisen ihm auf den »wesenswidrigen Versuch des ichverhafteten Menschen«, sich der Mittel des rationalen Ichs zu bedienen (ebd., S. 131). Leibtherapie sollte dazu dienen, die richtige Haltung zu finden. Wie in seiner Gemeinschaftslehre aus den 1930er Jahren sah er den »Wesensgrund« des Menschen darin, an etwas Größerem, am »Großen Leben« teilzuhaben (ebd., S. 128), das Dürckheim selbst in seinen Fronterlebnissen und im kriegerischen Zen erfahren hatte. Dürckheim machte das »autoritäre und aristokratisch-feudale Gepräge der Zen-Tradition« (Weis, 2020b, S. 220) zum durchgängigen Inhalt seines Werks und seiner therapeutischen Leitvorstellungen. Die Initiatische Therapie lehrt, so zu werden, wie Dürckheim und Hippius mit ihrer Geschichte umgingen: Für sie selbst sollte es keine Bedeutung haben, was sie in der NS-Zeit geschrieben und getan hatten, um einem inneren Wesen zu begegnen, zu dem niemand von außen vordringen kann, weil es von aller Welt entleert ist, bei ihnen beiden vielleicht auch vom Gewissen. Über das Innewerden des Wesens und die Hinwendung zur Buddha-Natur zu philosophieren, war für Dürckheim womöglich auch ein Versuch, die eigene NS-Vergangenheit hinter sich zu lassen, indem er den Fokus auf etwas richtete, dem man nicht mit Fragen, sondern mit Staunen begegnete.

Wie Marcuse (1968) kritisiert, hat sich im totalitären Denken nur das Individuum vor dem Ganzen auszuweisen, aber nicht das Ganze vor den Individuen. Insofern blieb Dürckheims Denkweise lebenslang totalitär, und mit ihr das Menschenbild der Initiatischen Therapie. Das herrische Menschenbild von einem geordneten Leben legte er nie ab. Das in der NS-Zeit völkisch verstandene Ganze hielt er immer gegenüber dem Einzelnen für übergeordnet. Vielleicht machte das ihn in den eher esoterischen Szenen der Körperpsychotherapie beliebt. Denn er kam dem Wunsch entgegen, einzutauchen in die wogenden Fluten einer Gemeinschaft, die vom Denken des Individuums nicht viel hielt und den »ichverhafteten« Menschen hinter sich lassen wollte. Indem er rationales Denken entwertete, erreichte er Sinnsuchende, die sich der Rationalität der kapitalistischen Gesellschaft entfremdet hatten. Im Unterschied zur humanistischen Psychotherapie wollte Dürckheim (1978b, S. 136) aber nicht an einer Bewusstwerdung für die eigenen Gefühle und Bedürfnisse arbeiten, sondern an der »Läuterung vom Ich«. Der Weg der Initiatischen Leibtherapie führte nicht in eine Verbundenheit mit der Welt und den anderen, sondern in eine »grundsätzliche Überlegenheit gegenüber der Welt«, wie Dürckheim (ebd.) sich ausdrückte.

Die Körperpsychotherapie kann auf ein großes Erbe emanzipatorischen Denkens zurückblicken. Die Initiatische Leibtherapie von Dürckheim und Hippius gehört dazu nicht. Beide lebten ein Leben in der Lebenslüge vor. Damit die Methoden der meditativen Übung, die sie vermittelten, Bestand haben können, müssen sie von den Ideologien getrennt werden, aus denen sie sich bei Dürckheim speisten. Die »erfahrungshungrige[n] Psycho- und Esoterikszene« (Weis, 2020a, S. 191) wollte immer nur das Licht seines meditativen Übungswegs sehen. Den Schatten, der über Rütte lag und liegt, sah sie nicht.

Literatur

Auditorium (o. J.). Büntig, Wolf/Graf Dürckheim, Karlfried: Set aller Aufnahmen. *Auditorium Netzwerk*. https://www.auditorium-netzwerk.de/ar/set-aller-aufnahmen-usb-stick-wolf-buentig-100007502/

Bieber, H.-J. (2014). *SS und Samurai. Deutsch-japanische Kulturbeziehungen 1933–1945*. Iudicium.

Bieber, H.-J. (2020). Dichtung und Wahrheit. Dürckheims Bemerkungen über seinen Weg nach Japan und seine dortige Tätigkeit im Lichte historischer Forschung. In P. Loomans (Hrsg.), *Licht und Schatten der Meister. Karlfried Graf Dürckheims Propagandatätigkeit und C. G. Jungs Thesen in der NS-Zeit* (S. 15–45). Psychosozial-Verlag.

Bloch, E. (1979). *Erbschaft dieser Zeit*. Suhrkamp.

Bühler, C. (1988). Vorwort. In H. Petzold (Hrsg.), *Psychotherapie & Körperdynamik. Verfahren psycho-physischer Bewegungs- und Körpertherapie* (S. 8–9). Junfermann.

Cordes, C. (2024). Leserbrief. *körper – tanz – bewegung, 12*(4), 178.

Dürckheim, K. Graf (1949). *Japan und die Kultur der Stille*. O. W. Barth.

Dürckheim, K. Graf (1978a). *Übung des Leibes*. Lurz.

Dürckheim, K. Graf (1978b). *Erlebnis und Wandlung. Grundlagen der Selbstfindung*. O. W. Barth.

Dürckheim, K. Graf (1988). Vom Leib, der man ist in pragmatischer und initiatischer Hinsicht. In H. Petzold (Hrsg.), *Psychotherapie & Körperdynamik. Verfahren psycho-physischer Bewegungs- und Körpertherapie* (S. 11–27). Junfermann.

Dürckheim-Montmartin, K. Graf (1935). Gemeinschaft. *Neue psychologische Studien, 12*, 195–214.

Evola, J. (1943). *Grundrisse der faschistischen Rassenlehre*. Edwin Runge.

Geuter, U. (o. J.). Gespräche mit Zeitzeugen zur Psychologie im Nationalsozialismus. Institut für Zeitgeschichte, München, ZS/A37.

Geuter, U. (1984). *Die Professionalisierung der deutschen Psychologie im Nationalsozialismus*. Suhrkamp.

Geuter, U. (1985). Das Ganze und die Gemeinschaft. Wissenschaftliches und politisches Denken in der Ganzheitspsychologie Felix Kruegers. In C. F. Graumann (Hrsg.), *Psychologie im Nationalsozialismus* (S. 55–87). Springer. https://doi.org/10.1007/978-3-642-70064-4_3

Geuter, U. (1986). *Daten zur Geschichte der deutschen Psychologie. Band 1. Psychologische Institute, Fachgesellschaften, Fachzeitschriften und Serien, Biographien, Emigranten 1879–1945*. Hogrefe.

Geuter, U. (2023). *Körperpsychotherapie. Grundriss einer Theorie für die klinische Praxis* (2. Aufl.). Springer.

Geuter, U. (2025). Dürckheim taugt nicht als Namensgeber eines Therapiezentrums. Stellungnahme zu den Leserbriefen von Doris Cordes und Andreas Pfäfflin. *körper – tanz – bewegung, 13*(1), 49–51.

Hartmann, N. (2024). Das Haus Tanztherapie: Abriss und Erhalt, Reparatur und Anbau. Eine kritische Auseinander mit den tänzerischen Wurzeln der Tanztherapie. *körper – tanz – bewegung, 12*(2), 46--58. https://doi.org/10.2378/ktb2024arto9d

Heller, F. P. & Maegerle, A. (2007). *Thule. Von den völkischen Mythologien zur Symbolsprache heutiger Rechtsextremisten* (3. Aufl.). Schmetterling-Verlag.

Heyer, G. R. (1942). Zur Psychologie des Ostraumes. *Zeitschrift für Geopolitik, 19,* 309–315.

Hippius, M. (1966). Beitrag aus der Werkstatt. In dies. (Hrsg.), *Transzendenz als Erfahrung – Beitrag und Widerhall. Festschrift zum 70. Geburtstag von Graf Dürckheim* (S. 67–83). O. W. Barth.

Klautke, E. (2007). German »race psychology« and its implementation in Central Europe: Egon von Eickstedt and Rudolf Hippius. In M. Turda & P. J. Weindling (Hrsg.), *Eugenics and racial nationalism in Central and Southeast Europe 1900–1940* (S. 23–40). Central European Press. https://doi.org/10.1515/9786155211041-004

Lemo [Lebendiges Museum online] (o. J.). Konstantin Freiherr von Neurath 1873–1956. *Lemo* [Lebendiges Museum online]. www.dhm.de/lemo/biografie/konstantin-freiherr-von-neurath.html

Lockot, R. (1985). *Erinnern und Durcharbeiten. Zur Geschichte der Psychoanalyse und Psychotherapie im Nationalsozialismus.* S. Fischer.

Loomans, P. (Hrsg.). (2020). *Licht und Schatten der Meister. Karlfried Graf Dürckheims Propagandatätigkeit und C. G. Jungs Thesen in der NS-Zeit.* Psychosozial-Verlag.

Marcuse, H. (1968). *Der eindimensionale Mensch* (5./6. Aufl.). Luchterhand.

Müller, R. (2020). Dürckheims Schatten in dunklen Zeiten (1933–1947). In P. Loomans (Hrsg.), *Licht und Schatten der Meister. Karlfried Graf Dürckheims Propagandatätigkeit und C. G. Jungs Thesen in der NS-Zeit* (S. 61–157). Psychosozial-Verlag.

Pfäfflin, A. (2024). Leserbrief. *körper – tanz – bewegung, 12*(4), 178–180.

Rütte (o. J.). Existential-Psychologische Bildungs- und Begegnungsstätte. Schule für Initiatische Therapie [Broschüre zur Selbstdarstellung aus den 1980er Jahren]. Selbstverlag, Todtmoos-Rütte.

Schoeller, G. (1983). *Heilung aus dem Ursprung. Praxis der Initiatischen Therapie nach Karlfried Graf Dürckheim und Maria Hippius.* Kösel.

Universitätsarchiv Leipzig (o. J.). PA 424 – Dürckheim.

Universitätsarchiv Poznan (o. J.). Akte Reichsuniversität Posen. Syg 78/318.

Victoria, B. (2006). *Zen at war* (2. Aufl.). Weatherhill [dt. 1999 *Zen, Nationalismus und Krieg. Eine unheimliche Allianz.* Theseus].

Wehr, G. (1996). *Karlfried Graf Dürckheim. Leben im Zeichen der Wandlung.* Herder.

Weis, H.-W. (2020a). Graf Dürckheims Werdegang zum Theoretiker und Praktiker des Transpersonalen. Zum 100. Geburtstag Dürckheims (1996). In P. Loomans (Hrsg.), *Licht und Schatten der Meister. Karlfried Graf Dürckheims Propagandatätigkeit und C. G. Jungs Thesen in der NS-Zeit* (S. 187–205). Psychosozial-Verlag.

Weis, H.-W. (2020b). Aktuelle Nachbetrachtung Herbst 2017. In P. Loomans (Hrsg.), *Licht und Schatten der Meister. Karlfried Graf Dürckheims Propagandatätigkeit und C. G. Jungs Thesen in der NS-Zeit* (S. 207–240). Psychosozial-Verlag.

Wolfradt, U., Billmann-Mahecha, E. & Stock, A. (Hrsg.). (2015). *Deutschsprachige Psychologinnen und Psychologen 1933–1945.* Springer. https://doi.org/10.1007/978-3-658-01481-0

Zundel, R. (1989, 6. Januar). Tod des »Meisters«. *DIE ZEIT.* https://www.zeit.de/1989/02/tod-des-meisters

Zundel, R. (1991). Karlfried Graf Dürckheim, Maria Hippius Gräfin Dürckheim: Initiatische Therapie. In E. Zundel & R. Zundel., *Leitfiguren der Psychotherapie: Leben und Werk* (S. 159–173). dtv.

5 Körperpsychotherapie und Erfahrung

Zur Geschichte, wissenschaftlichen Fundierung und Anerkennung einer psychotherapeutischen Methode

Dieser Beitrag geht zurück auf einen Vortrag bei der Internationalen Arbeitstagung des Deutschen Arbeitskreises für Konzentrative Bewegungstherapie 2002 in Berlin und erschien 2004 in der Zeitschrift *Report Psychologie*. Für die Veröffentlichung hier wurde er überarbeitet. Vor allem den letzten Teil, in dem ich mich auf die damaligen Diskussionen um die Anerkennung von psychotherapeutischen Ansätzen bezogen hatte, habe ich gestrafft und deutlich gekürzt.

Zusammen mit einem Kollegen aus der Klinischen Psychologie der Freien Universität Berlin machte ich Ende der 1970er Jahre die erste Erfahrung mit Körperarbeit. Meine wichtigste Erinnerung an die erste Begegnung mit einer Körperlehrerin ist, dass ich auf dem Boden lag und mich zu entspannen versuchte, während sie irgendetwas Minimales an meinem Schulterblatt tat. Daraufhin entkrampften sich meine Füße. Die Körperlehrerin schlug mir vor, meine Metalleinlagen wegzuwerfen, die ich damals noch trug. Wenige Tage später war ich wegen der Einlagen bei einem Orthopädieprofessor und berichtete ihm. Er sagte sinngemäß: »Das kann nicht sein. Etwas, das oben im Rücken ist, kann keine Wirkung auf die Füße haben, allenfalls umgekehrt.« Oft saßen wir im Arbeitsraum dieser Frau auf Holzhockern, entdeckten unsere Sitzhöcker, lagen auf Besenstielen und ließen uns auf die Wirbelsäule sinken, gingen umher und spürten in die Fußsohlen. Erst später wurde mir bewusst, dass ich die Arbeit nach Elsa Gindler kennengelernt hatte.

Damals war eine Zeit der Offenheit für alles Neue. In der Psychotherapie nahmen viele das wissenschaftstheoretische Motto des *anything goes* von Paul Feyerabend so wörtlich wie Bill Gates in seinem Feld die Losung der Studentenbewegung »Kreativität an die Macht«. Zunächst sah es auch hier so aus, als wäre Kreativität gefragt: Das *Handbuch der Psychotherapie* von Corsini verzeichnete 1981 70 Therapieansätze. Ein Buch, das Klaus

Grawe und andere Professoren der Klinischen Psychologie 1982 herausgaben, nannte 28 Therapieverfahren – das war als Begrenzung gedacht, weil das Buch dem Wildwuchs entgegentreten wollte (Kriz, 2000, S. 44).

Wir durften unsere Erfahrungen machen. Ich machte in der kleinen Szene eine Erfahrung mit dem Sich-Erfahren selbst und mit dem Denken über Erfahrungen. Der Orthopäde nämlich hatte mir einen bestimmten Begriff von Wissenschaft demonstriert. Diese Wissenschaft versucht nicht zu erklären, was erfahren wird, sondern mithilfe ihrer Erkenntnisse vorzuschreiben, was als Wirklichkeit angesehen werden darf. Um ihr zu glauben, hätte ich denken müssen, ich hätte mir etwas eingebildet. Nur so hätte ich der medizinischen »Erkenntnis« folgen können, es sei richtig, Einlagen zu tragen. Meine Füße danken es mir bis heute, dass ich dieser Auffassung von Wissenschaft nicht gefolgt bin, sondern meiner Körpererfahrung. Einlagen habe ich nie mehr getragen.

Ich gehe davon aus, dass die Grundüberzeugungen aller Psychotherapeuten von erfahrener Wirklichkeit geprägt sind und dass vorwissenschaftliche Erfahrungen ausschlaggebend sind für das, was Praktiker und auch Wissenschaftler für eine wirksame, hilfreiche Psychotherapie halten und was sie grundsätzlich als Wissenschaft ansehen, auch wenn ihre jeweiligen Überzeugungen mit rationalen Argumenten vorgetragen werden. Wie diese Erfahrungen zu Entscheidungen darüber führen, womit sich jemand zum Beispiel in der Forschung befasst und womit nicht, wird aus dem wissenschaftlichen Diskurs ausgeblendet und bleibt daher unhinterfragt.

In der Entwicklung der Körperpsychotherapie spielt der Begriff der Erfahrung eine zentrale Rolle. Hingegen verbreitet sich in einer Zeit von Evaluation und Effizienz, in der die »McKinseyisierung der Gesellschaft« auch die Psychotherapie erreicht hat, ein Begriff von Wissenschaft, der den Begriff der Erfahrung selbst angreift. Ich möchte in diesem Beitrag dafür plädieren, die Tradition des Erfahrungswissens gegen diesen Begriff von Wissenschaft zu verteidigen. Dazu werde ich zunächst einen Blick in die Geschichte der Körperpsychotherapie werfen, um dann die Frage zu diskutieren, ob die Körperpsychotherapie als »wissenschaftlich anerkanntes Psychotherapieverfahren« gelten kann, wie es in Deutschland verlangt wird.

Hungern nach Erfahrung

Zur Körperpsychotherapie gehören im Wesentlichen drei große Strömungen: die konfliktorientierten, aufdeckend arbeitenden neoreichianischen Therapieansätze, die bewegungs- und erfahrungsorientierten Ansätze wie die Konzentrative Bewegungstherapie (KBT) und die Tanztherapie, und schließlich die analytische Körperpsychotherapie (siehe Kapitel 2). Die drei Strömungen haben ihre Quellen in der Psychoanalyse und in den leibreformerischen Ansätzen innerhalb der Gymnastik und des Tanzes (Abbildung 6). Letztere begründeten seit Ende des 19. Jahrhunderts eine Tradition, in der die individuelle Erfahrung betont und dazu ermuntert wurde, dem zu trauen, was wir mit unserem Körper spüren, bemerken, ertasten und erkunden.

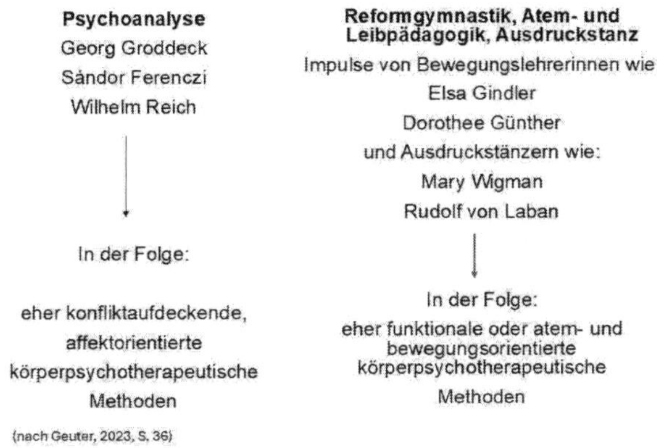

Abbildung 6: Zwei Quellen der Körperpsychotherapie

Diese Tradition entstammt einer Zeit, die ähnlich bewegt war wie die Zeit, aus der mein Eingangsbeispiel stammt. Es ist die Zeit zahlreicher Reformbewegungen in Landwirtschaft, Ernährung, Lebenskultur und Kunst, die vor allem in Berlin am Anfang des 20. Jahrhunderts zusammenkamen (Geuter, 2004). 1901 wurde in Steglitz, damals ein Vorort, heute ein Stadtteil von Berlin, die Urzelle der Wandervogelbewegung, der deutschen Jugendbewegung, gegründet: hinaus in die Wälder, mit kurzen Hosen, die Hemden mit offenen Schillerkragen statt Stehkragen, die Klampfe auf den Schultern – das war auch ein neues Körpererleben und Selbsterleben. Ebenfalls 1901 öffnete am Halensee das erste deutsche Nacktbad, ein paar Jahre später am Wannsee ein großes Strandbad – öffentlich zu baden, war damals ein Akt der Freiheit. Um 1903 kamen die Reformkleider der Frauen auf, eine leichte, luftige und vom Schnürkorsett befreite Kleidung. 1904 eröffnete die Tänzerin Isadora Duncan im Stadtteil Grunewald eine Rhythmus-Schule (siehe Kapitel 3, Tabelle 1). 1906 brachte Max Reinhardt das

15 Jahre nicht aufgeführte Skandalstück *Frühlings Erwachen* von Frank Wedekind, das von den Nöten jugendlicher Sexualität handelt, erstmals in Berlin auf die Bühne. Ab 1916 trat die Ausdruckstänzerin Valeska Gert in Berlin auf, von der der wunderbare Satz überliefert ist: »Der Körper ist nicht dazu da, dass man mit ihm quasselt. Wer nichts Wesentliches zu sagen hat, soll lieber den Körper halten.«

1910 begann die Gymnastiklehrerin Elsa Gindler im Seminar für Harmonische Gymnastik von Hedwig Kallmeyer zu arbeiten, einer Atem- und Gymnastiklehrerin in Berlin-Steglitz (siehe Kapitel 1). 1917 gründete sie ihr eigenes Seminar für Harmonische Körperausbildung. In ihrer Arbeit ging es darum, dass Menschen sich individuell in Haltung und Bewegung von innen her ihres Körpers gewahr werden mit dem Ziel, dass der Körper seine natürlichen Funktionen erfüllen kann. In den 1920er Jahren trat die Ausdruckstänzerin Mary Wigman öfter in Berlin auf, die 1914 hier den ersten Ausdruckstanz in der Öffentlichkeit vorgeführt hatte, während sie noch in Dresden lebte. 1927 gründete sie in Berlin ihre eigene Tanzschule. 1930 kam Reich nach Berlin.

Berlin war auch ein frühes Zentrum der Rezeption buddhistischer Ideen in Deutschland. 1924 gründete hier der Arzt Paul Dahlke ein buddhistisches Zentrum, das noch heute in Berlin-Frohnau existiert. Möglicherweise wurde Reich von der Chakrenlehre inspiriert, als er sein Modell von sieben horizontal angelegten Segmenten einer »Muskelpanzerung« entwarf (Geuter, 2004, S. 172, 2023, S. 298ff.).

Die Atmosphäre dieser Zeit, in der die Anfänge der Körperpsychotherapie entstanden, lässt uns ihre besondere Tradition besser verstehen. Die 1920er Jahre waren eine Zeit des Hungerns nach Erfahrung. Das wird deutlich an den Werken der Literatur. In der Literatur des Naturalismus und Impressionismus war um die Wende zum 20. Jahrhundert das Scheitern ein großes Thema geworden: Scheitern an der Entwicklung, an der Reifung, an sich selbst – anders als noch beim Werther, der an Standesschranken scheiterte, die der Liebe gesetzt wurden (Geuter, 1986). Während im Bildungsroman der Goethezeit der Mensch an seinen Erfahrungen reifen konnte, verzweifelte er nun am Leben. Die Menschen kreisten um ihr jugendliches Ich auf der Suche nach Orientierung. Reifes Alter war kein Lebensziel mehr. Wir finden das bei Hauptmann, Wedekind, Halbe, Zweig, Musil oder Hesse. 1922 aber schrieb Hesse *Siddharta. Eine indische Dichtung*: Sinneslust führt hier zur Verwandlung, die Kurtisane lehrt zu lieben und der Protagonist bleibt auf der Suche.

1893 hatte Edvard Munch die erste Version seines expressionistischen Bildes *Der Schrei* gemalt, dem bis 1910 weitere Versionen folgten. 1911 prägte der Schriftsteller Kurt Hiller, Mitglied des »Wissenschaftlich-humanitären Komitees«, das sich der Aufklärung auf dem Gebiet der Homo- und Transsexualität widmete, den Begriff des Expressionismus. 1910 war *Der Sturm*, die erste expressionistische Zeitschrift, gegründet worden. Die expressionistische Literatur von Gottfried Benn, Alfred Döblin oder Georg Kaiser, die in oder bei Berlin lebten, zeigte seit dem Ersten Weltkrieg ein Individuum, das zwar leidet, aber seine Fesseln abstreift. Dieser Mensch rebellierte, forderte Wahrhaftigkeit, fand Wahrheit in seinem inneren Erleben, in seinen Trieben. »Gib mich dem Leben«, rief in einem damaligen Kultstück der Jugendlichen, *Der Sohn* von Walter Hasenclever aus dem Jahr 1914, ein Sohn auf der Bühne seinem Vater zu. In den Protagonisten glühte und brodelte es.

Psychotherapie ist zwar eine wissenschaftlich begründete, aber dennoch kulturelle Praktik (Jaeggi, 1995). Daher spiegelt sie die Kultur wider, in der sie geschaffen wird. Als Stefan Zweig, Frank Wedekind und andere literarisch die Bigotterie der bürgerlichen Gesellschaft schilderten, die seelische Not, die eine unterdrückte Sexualität in einer sich befreienden Jugend erzeugt, erledigte Sigmund Freud mit wissenschaftlichem Denken den Puritanismus. Auf der Couch von Wilhelm Reich, der die Arbeit mit dem Körper in die Psychoanalyse einführte, fand später der Schrei des Expressionismus seinen Ausdruck, der auf den Theaterbühnen zu hören war. Als würde hier wie dort geglaubt, dass sprachlose Kommunikation mehr zu sagen hat als Sprache. Sein Lehranalysand Fritz Perls, dessen Gestalttherapie den expressiven und kreativen Ausdruck als Mittel ansah, um Erleben zu aktivieren und Affektblockaden zu lösen, spielte als Student am Deutschen Theater in Berlin unter dem expressionistischen Regisseur und Intendanten Max Reinhardt.

Wie in der Kunst des Expressionismus Ausdrucksstärke in formaler Hinsicht den Wert eines Kunstwerkes ausmachte, so sah man im Ausdruck nun einen Weg der Heilung. Ausdruckstanz galt als Selbstreinigung der Seele. Rudolf von Laban, der Theoretiker des Ausdruckstanzes, wollte mithilfe des Tanzes »die Schleusen innerer Bewegtheit öffnen« (Laban, 1926, S. 132). Reformgymnasten ließen in Bewegungschören Gefühle in Szene setzen. Reich forderte seine Patienten auf, ihre Gefühle körperlich auszudrücken.

Der Expressionismus vertrat auch die Ansicht, dass Kunstwerke Rhythmus haben sollten. Die Bühnensprache war damals von rhythmischer Kraft.

Johannes Itten, der im Bauhaus die Malklasse leitete, ließ zu Beginn seiner Klasse die Schüler Atemübungen machen, damit sie ihren inneren Rhythmus fanden (von Steinaecker, 2000, S. 98f.). Rhythmus lehrte neben den damaligen Atemschulen auch die rhythmische Gymnastik, eine dem traditionellen Turnen sich entgegenstellende Bewegung, die die individuelle »Eigenrhythmik« des Körpers einem von außen vorgegebenen »Takt« entgegenstellte. Johannes Heinrich Schultz, der Begründer des Autogenen Trainings, prägte damals den Satz: »Es atmet mich.« Den Atem im eigenen Rhythmus geschehen zu lassen, war in vielen Körperschulen eine Leitvorstellung und ist es bis heute. Schultz hatte 1924 in Berlin eine Praxis eröffnet. Als er 1932 seine Methode erstmals in einem Buch vorstellte, hieß dessen Untertitel »Konzentrative Selbstentspannung«: »Diese Bezeichnung nahm in ihrem ersten Wort den Begriff der ›Konzentrativen Bewegungstherapie‹ vorweg und verdeutlicht [...], dass Schultz ähnlich wie Gindler und andere an die bewusste Wendung der Aufmerksamkeit nach innen auf das subjektive Erleben des Körpers dachte« (Geuter, 2004, S. 175).

Erfahren, Üben, Erleben

Dennoch lässt sich gerade am Unterschied zum Autogenen Training veranschaulichen, was in den reformgymnastischen Ansätzen unter einer erfahrungsorientierten Körper- und Bewegungsarbeit verstanden wurde. Das Autogene Training versucht mithilfe von Autosuggestionen Wahrnehmungen von Schwere und Wärme herbeizuführen. Mit anderen Entspannungsverfahren gemeinsam hat es das Ziel, Spannungen zu mildern, das allgemeine Erregungsniveau zu senken und eine psychophysiologische Entspannungsreaktion herbeizuführen (Stetter, 1998). Wie auch die Progressive Muskelrelaxation wirkt das Autogene Training dazu direktiv auf den Körper ein, um die gewünschten Empfindungen zu erzeugen. Treten nicht erwünschte Wirkungen auf, zum Beispiel dass es jemandem kalt wird statt warm, dann wird in der Regel dazu geraten, mit dem Autogenen Training aufzuhören (Merle, 1998). Denn im klassischen Autogenen Training geht es um ein Üben hin auf das vorgegebene Ziel, nicht um Erfahrung. In der Gindler-Arbeit aber gibt es keine vorgegebenen Ziele, sondern nur Angebote von Erfahrung. In der Körperpsychotherapie wiederum wird jede individuelle Reaktion auf ein Angebot, das auch – wie beim Autogenen

Training – eine Suggestion sein kann, als Erfahrung angenommen, deren seelische Bedeutung reflektiert wird oder auch sich aus sich selbst heraus versteht. Merle (ebd.) berichtet das Beispiel einer Patientin, die beim Autogenen Training Schmerzen in den Beinen bekam und mit dem Kurs aufhören wollte. Eine aufmerksame Beachtung der Schmerzen führte dazu, diese als Zeichen einer unterdrückten Wut auf ihren neuen Chef zu verstehen.

An diesem Beispiel zeigt sich zugleich die Trennungslinie zwischen der Körperpsychotherapie und der Gindler-Arbeit. Bei der Patientin ging die Entspannung seelisch tiefer als eine rekreative Entspannung, die der psychovegetativen Selbstregulation dient. Die Körperpsychotherapeutin Gerda Boyesen spricht in solchen Fällen von einer zweiten Schicht »dynamischer Entspannung«. Damit ist gemeint, dass Entspannung eine Tiefe erreichen kann, aus der heraus sich unbewusstes dynamisches Material an die Oberfläche bewegt (Geuter & Schrauth, 2001, S. 17). In der Körperpsychotherapie sind wir an diesem Material interessiert. In den reinen Entspannungsverfahren sind solche dynamischen Prozesse eine Störung; in der Gindler-Arbeit werden sie auf der Ebene der Körpererfahrung belassen. Die Körperpsychotherapie ist aber weder ein übendes Verfahren noch reine Körperarbeit. Sie arbeitet immer auch mit psychologischen Mitteln an seelischen Prozessen (siehe Kapitel 1). Der Begriff der Erfahrung beinhaltet hier immer auch seelische Bedeutung. Beides zusammen wird in der deutschen Sprache mit dem Begriff des Erlebens erfasst (zur genaueren Erörterung der Begriffe siehe Geuter, 2019, S. 59ff.).

In den 1920er Jahren bildeten sich bestimmte Leitvorstellungen der Körperpsychotherapie heraus, die mit der Zeit zu tun haben, in der sie entstand. Die Ausdruckstänzer zum Beispiel wollten formalisierte Tanzschritte durch expressive Bewegungen ersetzen, die im jeweiligen Moment des Auftritts auf der Bühne neu geschaffen werden konnten, modern gesagt: aus dem inneren Erleben im Hier und Jetzt. Der Gedanke, über den Körper Unterdrücktes auszudrücken, über die körperlich gehaltene Verspannung seelisch Verdrängtes zugänglich zu machen und gestaute libidinöse Energie wieder in Fluss zu bringen, steht am Anfang von Reichs Versuchen, die Psychoanalyse zu einer körperbezogenen Vegetotherapie weiterzuentwickeln. Diese Orientierung auf die Expression, auf die Bewegung des Inneren ins Außen, kennzeichnet weitgehend die auf Reich zurückgehenden Ansätze der Körperpsychotherapie. Die auf die Gymnastikbewegung, die Atemlehren und auf Gindler zurückgehenden erfahrungsorientierten Ansätze sind dagegen gekennzeichnet durch die Wendung der Aufmerksamkeit von außen auf das Körperinnere, durch Innenwahrnehmung, durch ein Denken, das sich auf eine Wiedergewinnung des eigenen Leibes richtet, den man glaubt, verloren zu haben. Gindler kannte keine Befreiung der Triebe. Sie wollte natürliche Bewegungen ermöglichen. Beide Richtungen aber zielten auf Freiheit: Freiheit der Sexualität, der Lebensenergie und auch der politischen Verhältnisse, wie Reich es wollte, oder innere Freiheit durch Freiheit der Atmung, der Bewegung und dadurch auch des Geistes. Freiheit des Orgasmus und Freiheit des Organismus waren, pointiert gesagt, die Wünsche (siehe Kapitel 3; Geuter, 2023, S. 62f.). Dies sollte man erinnern, da heute kaum noch darüber gesprochen wird, ob Psychotherapie zur Freiheit oder zur Humanität beitragen soll (Petzold, 2002).

Gindler und die Folgen

Die Bewegungsarbeit von Gindler gab bekannten Psychotherapeuten wenig bekannte Impulse (siehe Abbildung 7). Mehrere Psychotherapeuten und vor allem deren Frauen lernten bei ihr und ihren Schülerinnen. Laura Perls, die Frau von Fritz Perls, und Elsa Lindenberg, die damalige Lebensgefährtin von Wilhelm Reich, gingen zu Gindler. Ruth Cohn, die Begründerin der Themenzentrierten Interaktion, lernte bei Gindlers Schülerin Carola Spitz. Vom Nationalsozialismus gezwungen, gingen die bekannten Schülerinnen von Gindler alle in die Emigration und trugen vor allem in den USA ihre Arbeit in die Welt. Charlotte Selver vermittelte in New York die Gindler-Arbeit an Erich Fromm und dessen Frau und an Fritz Perls, der von dort das Konzept der *awareness* übernahm. Am 1962 gegründeten Esalen Institute, dem damaligen Mekka einer erfahrungsorientierten humanistischen Psychotherapie, führte Selver 1963 den *experiential workshop* als Neuigkeit ein und unterrichtete Jahr für Jahr Sensory Awareness (Brooks, 1986; siehe Kapitel 3). In San Francisco und am Esalen Institute wurde auch Peter Levine (2024) mit ihrer Arbeit vertraut.

Bei Lily Ehrenfried in Paris lernte Hilarion Petzold, der Begründer der Integrativen Therapie. Gertrud Falke Heller war Tanzschülerin bei Mary Wigman und nahm seit den 1930er Jahren zunächst an Kursen von Gindlers Schülerin Elfriede Hengstenberg, später bei Gindler selbst teil (Falke Heller, 1991; Wintel, 1998). Sie ging nach Schottland in die Emigration.

Von ihr führt der Weg zu Helmuth Stolze, der die Konzentrative Bewegungstherapie begründete. Clare Fenichel, die Frau des berühmten Psychoanalytikers Otto Fenchel, lehrte bis ins hohe Alter die Gindler-Arbeit in den USA. In all diesen Richtungen spielte und spielt der Begriff der Erfahrung und die Arbeit mit Angeboten der Erfahrung eine große Rolle. Darüber hinaus ging Gindlers Arbeit in die Bobath-Krankengymnastik und in die Lehre von Moshé Feldenkrais ein (siehe Abbildung 1, Kapitel 1).

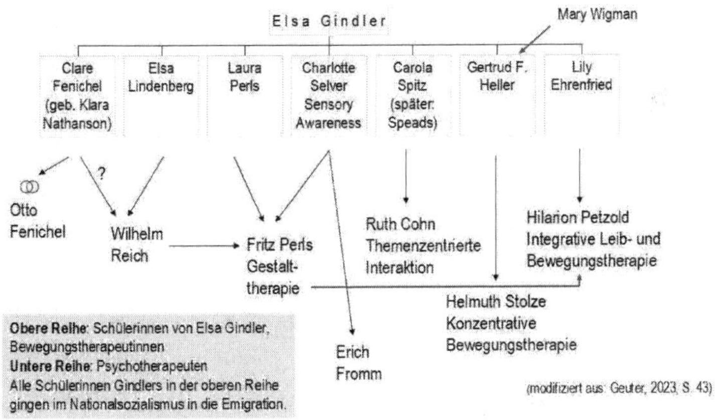

Abbildung 7: Der Einfluss von Elsa Gindler auf die Psychotherapie

Andere Ansätze der Körperpsychotherapie wie etwa die Funktionelle Entspannung entwickelten sich parallel. Sándor Ferenczi experimentierte seit den 1920er Jahren in der Psychoanalyse mit körperlicher Interaktion, und zwar damit, in körperlichen Dialogen szenische Erinnerungen an frühe Beziehungserfahrungen wachzurufen. Erfahrungen mit Bewegung, Sport oder Massage in die Psychotherapie einzubeziehen, wurde auf dem sechsten Kongress der Allgemeinen Ärztlichen Gesellschaft für Psychotherapie in Dresden 1931 diskutiert, der sich dem Thema »Die Behandlung des Seelischen vom Körper aus« widmete (siehe Kapitel 2). In der NS-Zeit waren am Reichsinstitut für psychologische Forschung und Psychotherapie, der zentralen psychotherapeutischen Ausbildungsstätte in Berlin, in der die analytischen Richtungen zwangsvereinigt waren, Atemübungen, Bewegung und Musik fester Bestandteil der Psychotherapeuten-Ausbildung (Geuter, 2000).

Kommunikative Bewegungstherapie

Ein weiterer Strang der Entwicklung der Körperpsychotherapie wurde westlich der alten Mauerlinie kaum bekannt. 1960 begann die Krankengymnastin Anita Wilda-Kiesel an der Abteilung für Psychotherapie der Psychiatrischen Klinik an der Karl-Marx-Universität in Leipzig zu arbeiten. Zunächst sollte sie Patienten aktivieren, die nach der Pavlow'schen Schlaftherapie behandelt wurden. Bald aber wurde sie Teil eines jungen therapeutischen Teams, das ihr die Aufgabe zuwies, Übungen für Patienten zu finden, die Gleichgewicht, Körperwahrnehmung oder Raumgefühl förderten. Daraus entwickelte sich mehr: Übungen in der Gruppe, die die Fähigkeiten, sich auseinanderzusetzen, zu vertrauen, Mut zu haben oder sich in die Gruppe zu integrieren, zum Thema machten oder dem Beobachten und Kennenlernen des Körpers dienten. Wilda-Kiesel, die vor dem Mauerbau die Atemlehrerin Alice Schaarschuch kennengelernt und Artikel zur Gindler-Arbeit gelesen hatte, bezeichnete den Ansatz als »Kommunikative Bewegungstherapie«. Später wurde die Methode von der dynamischen Gruppenpsychotherapie der DDR geprägt, von der sie das Modell eines Gruppenprozesses übernahm, an dem sich die Übungen ausrichten (Wilda-Kiesel, Tögel & Wutzler, 2011). Die Kommunikative Bewegungstherapie sollte über nonverbale Arbeit von außen psychodynamische Prozesse der Patienten in den therapeutischen Gruppen anstoßen. Sie war also keine übende Bewegungstherapie im traditionellen Sinne, sondern eine Methode mit psychotherapeutischer Zielsetzung.

In der Psychotherapie der DDR war die Methode anerkannt und wurde 1967 Gegenstand eines wissenschaftlichen Symposiums, an dem aus dem Westen Helmuth Stolze und Marianne Fuchs teilnahmen. Weiterbildungen und Fachveröffentlichungen führten in den 1970er Jahren zur staatlichen Einrichtung eines Fachphysiotherapeuten für funktionelle Störungen und Neurosen (später: und psychische Erkrankungen) (Wilda-Kiesel, 1998, 2002). 1977 entstand eine Arbeitsgruppe Kommunikative Bewegungstherapie in der Gesellschaft für ärztliche Psychotherapie der DDR. Anfang der 2000er Jahre gab es in den Neuen Bundesländern etwa 500 Kommunikative Bewegungstherapeuten. Die Methode wurde in nahezu allen psychosomatisch-psychotherapeutischen und in vielen psychiatrischen Kliniken und Krankenhäusern angewandt, vielfach bis heute. Sie machte dennoch wenig von sich reden. Vielleicht wirken dabei Systemunterschiede nach. Die Kommunikative Bewegungstherapie, die nahezu ausschließlich stationär angewandt wird, scheint bis heute von dem Gedanken eines Kollektivs geprägt zu sein, in dem der spezialisierte Physiotherapeut die Bewegungserfahrungen ermöglicht und der Psychologe oder Arzt sie im Gespräch aufarbeitet. Im Unterschied dazu wird in der Körperpsychotherapie die Integration in einem Prozess gesucht.

Bewegungstherapie war auch ein Thema der »Erfurter Gruppe« von Psychotherapeuten in der DDR, der neben anderen Hans-Joachim Maaz angehörte. Maaz nahm später an einer von mehreren Gruppen in der DDR teil, die von reichianischen Therapeuten aus dem Westen betreut wurden, vor allem von Volker Knapp-Diederichs aus Berlin. Auch David Boadella und Wolf Büntig kamen als Ausbilder. Eva Reich, die Tochter von Wilhelm Reich, reiste damals nach Dresden und Leipzig, wo sie in einer Runde von Psychotherapeuten über Körperpsychotherapie und Psychoanalyse referierte. In Workshops unterwies sie an einem Leipziger Krankenhaus Kinder- und Jugendpsychiater in Methoden der Babymassage (Israel, 1997; Koraus, 1999). Maaz führte Mitte der 1980er Jahre in einem Krankenhaus der Evangelischen Kirche in Halle eine körperpsychotherapeutische Gruppe als dritte Stufe der Gruppentherapie ein, deren zweite Stufe die intendiert-dynamische Gruppentherapie nach Höck war. Deswegen drohte damals das Krankenhaus geschlossen zu werden. Später wurde Maaz der führende Repräsentant der Sektion Analytische Körperpsychotherapie in der Deutschen Gesellschaft für analytische Psychotherapie und Tiefenpsychologie.

Von der Selbsterfahrung zur Professionalisierung

Im Westen arbeiteten Körperpsychotherapeuten in dieser Zeit am experimentellen Rand einer in Bewegung geratenen Gesellschaft. In den von der Studentenbewegung geprägten Kreisen griff man zurück auf Reich, weil man in seinen Schriften die erhoffte Verbindung von individueller und gesellschaftlicher Befreiung zu finden schien. Als sich in den späten 1970er und frühen 1980er Jahren die politische Bewegung zu individualisieren begann, hatten Selbsterfahrungsgruppen Konjunktur. Das Projekt der Selbstbefreiung, 1968 noch genital gedacht, griff nun über auf den ganzen Leib. So wie die Gesellschaft extrovertierter und expressiver wurde, wurde es auch die Psychotherapie. Und so wie Kreativität gegen Verkrustung gefragt war, blühten zahlreiche Therapierichtungen auf neben einer in

Deutschland monolithischen Psychoanalyse, die vielen zu konservativ war, um sich ihr anschließen zu können. Die Generation der heutigen Psychotherapeuten lernte für damalige Zeiten Unkonventionelles wie Verhaltenstherapie oder Gesprächstherapie. Sie hing dem Leitsatz von Fritz Perls an, den Gefühlen und nicht dem Verstand zu folgen, ging in Selbsterfahrungsgruppen oder probte das Encounter. Manche fuhren zu Bhagwan nach Indien, zu Basaglia nach Triest oder zu Grof nach Kalifornien.

Doch wenn man älter wird und mit dem, was man gelernt hat, offiziell sein Geld verdienen will, muss man nachweisen, dass das, was man tut, professionell ist. Mit dem Eindringen der alternativen Psychotherapiekultur in die krankenkassenfinanzierte Psychotherapie begann folgerichtig ein Prozess, in dem sich einstmals Alternatives etablieren musste. Die langanhaltenden Auseinandersetzungen mit dem Wissenschaftlichen Beirat Psychotherapie in Deutschland um die Anerkennung zuerst der Klientenzentrierten Psychotherapie und später der humanistischen Psychotherapie und mit ihr der Körperpsychotherapie und deren Ablehnung als »wissenschaftlich nicht anerkannt« sind auch auf dem Hintergrund dieser historischen Entwicklung zu verstehen.

Für das Verständnis dieses Konfliktes ist es hilfreich, historisch die Struktur der Professionalisierung in Deutschland nachzuvollziehen. Seit dem Preußischen Landrecht von 1794 gibt es akademische Prüfungen zur Berufszulassung, zunächst bei Theologen und Juristen, später bei Medizinern, Technikern und Gymnasiallehrern. Die Psychologen folgten erst in der NS-Zeit, als 1941 erstmals eine Diplom-Prüfungsordnung erlassen wurde (Geuter, 1984). Wollte sich die Psychotherapie in Deutschland professionalisieren, musste sie sich in die Struktur eines staatlich geregelten Ausbildungs- und Lizenzierungswesens einpassen. Sie hatte aber eine Besonderheit: Im Unterschied zu Jurisprudenz, Theologie oder Psychologie gab es Psychotherapie nicht als akademisches Fach, sondern nur als angewandte Spezialisierung im Rahmen der Medizin und Psychologie. Während sonst für akademische Professionen fachbezogene Examina in Hochschulstudiengängen vorgesehen sind, war das in der Psychotherapie aufgrund ihrer gewachsenen Ausbildungsstruktur nicht möglich. Diese Struktur tastete der Gesetzgeber 1999 nicht an. So entstand das Problem, zu garantieren, dass die Professionellen ohne eine Hochschulausbildung in Psychotherapie eine wissenschaftliche Qualifikation für ihre Tätigkeit besitzen. Der Gesetzgeber löste es damals so, dass er Psychotherapieverfahren – und damit die in diesen Verfahren ausbildenden Stätten – der Prüfung ihrer wissenschaftlichen Anerkennung unterwarf. Das war eine einmalige Sonderkonstruktion. Denn normalerweise wird die Qualität professioneller Tätigkeit darüber garantiert, dass über Studien- und Prüfungsordnungen die wissenschaftliche Qualifikation der Angehörigen eines Berufes gewährleistet wird.[1]

Eine zweite juristische Konstruktion hat die Probleme mit der wissenschaftlichen Anerkennung von Psychotherapieverfahren erzeugt: die verfehlte Definition des Psychotherapeutengesetzes, dass Psychotherapie eine »mittels wissenschaftlich anerkannter Psychotherapieverfahren vorgenommene Tätigkeit« sei. Über diese Definition knüpfte das Gesetz Professionalität an die Anerkennung von Therapieverfahren. Dadurch kamen Verbandsinteressen in die Definition der Psychotherapie selbst hinein.[2] Aus diesem Grund können wir eine Entwicklung beobachten, die den Trend zur Integration in der Psychotherapie konterkariert: Psychotherapeutische Verfahren versuchen, ihre Eigenständigkeit und den wissenschaftlichen Wert des eigenen Verfahrens zu betonen, obwohl es für die praktische Arbeit unbedeutend ist, ob zum Beispiel Körperpsychotherapie, Verhaltenstherapie oder Psychoanalyse eigenständige Verfahren sind oder nicht.

Wissenschaftliche Anerkennung: Zur Evaluation der Körperpsychotherapie

Einmalig in der Geschichte des demokratischen Deutschland ist dabei, dass der Wissenschaftliche Beirat sich anmaßt, wie ein Zentralkomitee festzulegen, welches Wissen in einem wissenschaftlichen Bereich gelehrt und angewendet werden soll. Der Beirat legt selbst die Kriterien fest, was Wissenschaft ist und was nicht. Zum zentralen Kriterium der Anerkennung von Psychotherapieverfahren hat er erhoben, dass sie ihre störungsspezifische Wirksamkeit in Studien nachzuweisen hätten, die unter anderem die therapeutische Intervention eindeutig benennen und eine Kontrollbedingung

1 Mit der Novellierung des Psychotherapeutengesetzes von 2020 wurde die Ausbildung von Psychotherapeuten an die Hochschulen verlagert. Nun legen Studien- und Prüfungsordnungen die Standards wissenschaftlicher Qualifikation fest.

2 Das ist bis heute so geblieben, weil auch nach dem neuen Gesetz die Anerkennung von postgradualen Weiterbildungsstätten und die Kassenfinanzierung der Psychotherapie an eine Anerkennung von »Verfahren« durch einen Wissenschaftlichen Beirat gebunden bleibt, der mit dem neuen Gesetz beim Bundesministerium für Gesundheit angesiedelt wurde.

beinhalten. Nach dieser Vorstellung wird Psychotherapie wissenschaftlich so zugelassen wie Medikamente zur Behandlung (Eckert, 2002). Denn es geht bei den Entscheidungen des Beirats nicht darum, für eine Finanzierung von Psychotherapie durch die Krankenkassen Methoden festzulegen, deren Wirksamkeit nachgewiesen ist. Es geht vielmehr um die Etablierung eines Maßstabs, welche Art der Psychotherapie als wissenschaftlich begründet gelten soll.[3] Der dabei zugrunde gelegte Begriff von Wissenschaft macht sich fest an der Einhaltung von Prozeduren der Laborforschung zur Generierung von Wissen. Das Modell, dass ein Trial im Verhältnis zu einer kontrollierten Nicht-Experimental-Bedingung zu einer signifikanten Wirkung führen muss, soll die Bewertung psychotherapeutischer Erkenntnis beherrschen.

Ich gehe hier darauf ein, weil dieser Begriff von Wissenschaft das Erfahrungswissen und die konzeptionellen Beiträge der Verfahren entwertet. Es ist ein Begriff von Wissenschaft wie der eingangs genannte des Orthopäden: Er will vorschreiben, was als Wirklichkeit angesehen werden darf.

Es gibt andere Wege, wissenschaftliche Erkenntnisse oder die klinische Bedeutung von Behandlungsverfahren zu evaluieren. Die Bewertung einer Theorie in der Wissenschaft orientiert sich zum Beispiel daran, ob sie die Tatsachen erklärt, die sie zu erklären beansprucht, ob sie in sich kohärent, nachvollziehbar und nachprüfbar ist. Das entscheidet sich in einer Demokratie im diskursiven wissenschaftlichen Streit, nicht durch die Festlegung von Institutionen. Eine klinische Evaluation könnte andere Kriterien heranziehen wie jahrelange Erfahrungen damit, welche Wirkungen einer bestimmten Behandlungsmethode klinisch beobachtet werden. Auf diesem Weg haben die Psychotherapie und auch die Körperpsychotherapie jahrzehntelang ihre Erkenntnisse erzeugt und sich weiterentwickelt. Wie aber steht die Körperpsychotherapie da, wenn man sie in dieser Weise evaluieren würde?

Körperpsychotherapeutische Konzepte haben in vielfacher Weise das Gebiet der Psychotherapie befruchtet. Ich möchte hier nur kursorisch einige frühe Beiträge benennen. Der Psychosomatiker Georg Groddeck, von dem Freud den Begriff des Es übernahm, entwickelte das Konzept

3 Was Wissenschaftler in einer jeweiligen Zeit als Beweis für Wirkungen ansehen, wird vorwissenschaftlich festgelegt. Heute glauben wir zum Beispiel, dass epidemiologische Daten ausreichen, um die Gefahren des Rauchens zu beweisen. In den 1940er und 1950er Jahren wurden diese als Beweis abgelehnt (Nathanielsz, 1999, S. 22). Epidemiologen wiederum kritisierten in den 1950er Jahren in den USA Pathologen, dass der Nachweis von Asbest in den Lungen von an Lungenkrebs verstorbenen Asbestarbeitern nicht zum Nachweis der Schädlichkeit von Asbest ausreiche (Proctor, 2002, S. 134).

der Körperabwehr, demzufolge Gefühle und Handlungsimpulse durch Anspannung, Festhalten und Atemreduktion unterbunden werden. Der Psychoanalytiker Sándor Ferenczi schloss vom körperlichen Agieren in der analytischen Situation auf präverbale und präödipale Ursachen von seelischen Störungen, die in der Psychoanalyse bis dahin kein Thema gewesen waren. Er förderte die Regression im körperlichen Dialog, um zu vorsprachlichen Seeleninhalten zurückzufinden, wie nach ihm Balint und Winnicott. Wilhelm Reich erarbeitete die Theorie vom Charakter als Abwehrformation, die in der Psychoanalyse breit rezipiert wurde, oft allerdings ohne Nennung der Quelle. Er entwickelte die Vorstellung, dass den Charakterstrukturen Körperstrukturen entsprechen, was Alexander Lowen weiter ausgearbeitet hat (Geuter & Schrauth, 2002). Auf Arthur Janov (1976) geht das Konzept der Schlüssel- oder Primärszene zurück. Nach diesem Konzept verdichtet sich eine Ansammlung von Verletzungen in einer Szene, in der ein Kind an einen Punkt kommt, an dem es Erfahrungen verleugnet und das Denken vom Fühlen und vom Körper abspaltet. Körperliche Mobilisierungen sollen Janov zufolge helfen, dieses Erleben wieder zugänglich zu machen.

Reich und Janov betteten ihre therapeutischen Konzepte in Konzepte revolutionärer Veränderungen ein und gingen später sektiererische Wege. Dies war dem Zeitgeist der späten 1920er und der frühen 1970er Jahre geschuldet und hat sie für den Mainstream der Psychotherapie obsolet gemacht, schmälert aber nicht die Bedeutung ihrer Erkenntnisse.

Von George Downing (1996) stammt die Theorie der affektmotorischen Schemata, in der eine Verbindung zwischen der Entwicklungstheorie von Piaget, der Säuglingsforschung und den Erkenntnissen der Körperpsychotherapie gesucht wird (siehe Kapitel 1, Fußnote 2). Diese Theorie beinhaltet, dass in körperlichen Handlungen motorische Überzeugungen sichtbar werden, die ein Kind in Verbindung mit affektiven Tönungen und kognitiven Einschätzungen zu einem Schema verbindet, das in Körperstrategien Erwachsener im zwischenmenschlichen Umgang erkennbar wird. Die Körperpsychotherapie ist die einzige Richtung in der Psychotherapie, bei der sich aus einem solchen theoretischen Ansatz heraus therapeutische Strategien ableiten.[4]

4 In jüngerer Zeit kommen eine Reihe elaborierter konzeptioneller Ansätze hinzu (zum Beispiel von Arnim, Lahmann & Johnen, 2022; Fogel, 2013; Heller, 2012; Rolef Ben-Shahar, 2014; Totton, 2015; Westland, 2015).

Der wohl wichtigste Beitrag der Körperpsychotherapie zur gesamten Psychotherapie ist die Entwicklung einer Vielfalt von Behandlungsansätzen. Vor allem dieser Beitrag wird klinisch geschätzt. Auch hier kann ich nur kursorisch auflisten, was auf einer Evaluationsliste stehen müsste: Methoden zur Förderung und Vertiefung der Körperwahrnehmung und des Körpererlebens oder zur Erkundung von Körperschema und Körperbild; die Sondierung körperlicher Empfindungen zur Vertiefung und Aufschließung des Erlebens; das Aktivieren von Bildern über propriozeptive Wahrnehmungen; die Förderung der emotionalen Selbstregulation durch körperliches Identifizieren von Affekten; die szenische Arbeit mit Körperdialogen und Vieles andere mehr. Auch gibt es in der Körperpsychotherapie eine andere Art des therapeutischen Sprechens, das in der Biodynamik *rooted talking* (Southwell, 2013) und von Fogel (2013) »wachrufende Sprache« genannt wird. Sprachliche Äußerungen werden rückbezogen auf ein im Körper gegründetes Erleben. Auch diese Rückkoppelung zwischen Erleben, Körpererleben und Sprache zeichnet die Körperpsychotherapie aus.

In der Körperpsychotherapie gibt es auch differenzierte Vorstellungen zu prozessbezogenen und störungsspezifischen Interventionen (Röhricht, 2000, S. 123–147; siehe dazu neuerdings Geuter, 2019; Röhricht, 2011). Die verschiedenen Schulen und Methoden haben dabei unterschiedliche Schwerpunkte. Zu den Stärken der Methoden der Konzentrativen Bewegungstherapie gehört es, an der gestörten oder der nicht vorhandenen Wahrnehmung von Affekten zu arbeiten, was insbesondere bei Menschen mit Störungen frühkindlicher Genese hilfreich und klinisch bei psychosomatischen Patienten von Bedeutung ist. Ein Schwerpunkt bioenergetischer Techniken liegt im Aufbau affektiver Spannungen, was hilfreich ist, wenn man zum Beispiel latente verdrängte Wut oder andere verdrängte Gefühle aktivieren möchte. Halt und Begrenzung durch körperliche Berührung kann dabei helfen, Affektstürme auszuhalten und Gefühle auszudrücken, vor deren Folgen sich ein Patient ängstigt. Das betont Moser in seiner Verbindung von Körperpsychotherapie und Psychoanalyse (siehe Kapitel 1). Ein chronischer pseudokathartischer Ausdruck dagegen bedarf der Entdramatisierung, der Arbeit am Realitätsbezug und des Klärens. Methoden wie die Funktionelle Entspannung wiederum unterstützen die psychovegetative Selbstregulation und fördern die Umstimmung bei psychophysiologischen Spannungen. Übungen zur Körperwahrnehmung helfen dem psychotischen Menschen bei Coenästhesien, Körpergrenzen zurückzugewinnen.

Als Behandlungsmethode hat die Körperpsychotherapie Vieles zum großen Feld der Psychotherapie beizutragen. Die aktive Arbeit mit der Körpererfahrung, die Arbeit mit der »heilsamen Berührung« (Heisterkamp, 1993), die Vertiefung des Körpererlebens oder die szenische Arbeit mit der körperlichen Resonanz gibt es so in keinem anderen Ansatz. Auch können körperpsychotherapeutische Methoden in einen Bereich vordringen, in dem prozedural gespeicherte Bindungsmuster über körperliche Erfahrungen und körperliches Handeln abgerufen werden können, wenn sie dem Bewusstsein nicht zur Verfügung stehen. Das erweitert den Raum des bewussten Erlebens.

Gehen wir weiter in unserer Evaluation, so ist als nächstes die klinische Relevanz der Körperpsychotherapie in der Versorgung zu nennen. Schon 1995 boten 66 Krankenhäuser und Kliniken in Deutschland Konzentrative Bewegungstherapie (KBT) an (Budjuhn, Carl & Lechler, 1995). Zu diesem Zeitpunkt bereits forderten zahlreiche Klinikchefs ihre Anerkennung durch den Bundesausschuss Ärzte und Krankenkassen, während Grawe, Donati und Bernauer (1994) zur gleichen Zeit die Methode in ihrer Übersichtsarbeit zur Evaluation der Psychotherapie nicht einmal erwähnten – im Unterschied zur »Naikan-Therapie« oder »Aqua-Energetik«, die diesen Autoren eher aufgefallen waren. In Kliniken mit psychodynamischer Grundorientierung war um die Jahrtausendwende die Körperpsychotherapie das am häufigsten angewandte Zweitverfahren (Geuter, 2002). Andritzky (1999) fand bei einer Erhebung unter ambulant psychotherapeutisch tätigen Psychologen und Ärzten in Düsseldorf, Wuppertal und Remscheid vor dem Psychotherapeutengesetz heraus, dass 14,4 Prozent der Psychologen und 11,5 Prozent der Ärzte körperpsychotherapeutische Methoden anwenden. Seitdem dürfte die Zahl zugenommen haben.

Psychotherapeuten fragen schon lange nach Weiterbildung in Körperpsychotherapie. Bei den Lindauer Psychotherapiewochen war die Körperpsychotherapie seit den 1980er Jahren ein begehrtes Fortbildungsthema (Cierpka et al., 1993, S. 216).

Die Körperpsychotherapie ist auf wissenschaftlichen Kongressen präsent, sie wird in den meisten Standardlehrbüchern der Psychotherapie aufgeführt und an Universitäten gelehrt. In den USA gibt es universitäre Studiengänge in Somatic Psychology und Tanztherapie. In der Schweiz sind verschiedene körperpsychotherapeutische Ausbildungsgänge staatlich anerkannt, in Österreich die KBT. In Italien kann man mit einer entsprechenden Ausbildung die Berufszulassung erreichen. All das ist Ausdruck einer Anerkennung innerhalb der Wissenschaft und der psychotherapeutischen Versorgung. Nur der Wissenschaftliche Beirat will davon nichts wissen. Er macht Deutschland aus berufspolitischen Gründen zu einer psychotherapeutischen Provinz, an deren Grenzen, wie Jürgen Kriz (1999, S. 22) treffend bemerkt hat, der Bildungsgrenzschutz steht.

Selbst wenn man allein dem Kriterium folgt, dass nur empirische Studien für die Anerkennung eines Psychotherapieverfahrens maßgeblich sind, steht die Körperpsychotherapie nicht schlecht da. In jüngerer Zeit wird zunehmend über ihre Wirksamkeit geforscht.[5] Leider aber gab es in manchen Teilen der Körperpsychotherapie lange Zeit eine Distanz gegenüber der wissenschaftlichen Forschung oder auch eine Selbstüberschätzung, aus der heraus man sich von der Forschung fernhielt (Sztenc, 1999, S. 198). Vielfach wurde mit dem Hinweis auf die Erfahrung wissenschaftliche Forschung übergangen. Das beinhaltet eine Gefahr: Erfahrung muss sich nicht legitimieren. Verweise ich auf »meine Erfahrung«, kann ich mich der Aufgabe entziehen, etwas nachzuweisen, das ich für richtig halte. »Die Arbeit« nennen zum Beispiel Eingeweihte die Gindler-Arbeit. Dieser Arbeit selbst den Begriff zu entziehen, umgibt sie mit einer Aura von Mysterium und Magie. Die Körperpsychotherapie aber sollte die Verbindung zur Forschung suchen. Reich hat dies getan, da er seine Gedanken aufgrund von experimentellen und klinischen Forschungen als bessere Theorie in der Psychoanalyse verankern wollte.

Vertiefung des Erlebens als allgemeiner Wirkfaktor der Psychotherapie

Die Frage danach, wie Therapie in der Praxis wirksamer gemacht werden kann, hat die Geschichte der Körperpsychotherapie immer begleitet (Geißler, 2000, S. 383; siehe Kapitel 1). Bei Fuchs (1989) stand am Anfang

5 In der ursprünglichen Veröffentlichung habe ich an dieser Stelle ausführlich die damals vorliegenden Wirksamkeitsstudien zusammengefasst. Zur Wirksamkeitsforschung siehe Andersen et al. (2024); Bandealy et al. (2021); Deleemans et al. (2023); Geuter (2019, S. 439ff.); Khadrani et al. (2025); Koemeda-Lutz et al. (2003, 2006); Loew et al. (2001); Lucas et al. (2025): K. Monsen & J. Monsen (2000); Priebe et al. (2016); Röhricht (2015); Röhricht, Papadopoulos & Priebe (2013); Röhricht et al. (2019) sowie Rosendahl, Sattel & Lahmann (2021).

die Frage, wie man mit nicht-medizinischen Mitteln eine spastische Bronchitis behandeln kann. Reich ging es darum, schwere Charakterneurosen behandeln zu können, die wir heute »Persönlichkeitsstörungen« nennen und für deren Behandlung die Psychoanalyse damals noch keine Mittel hatte. Die KBT verdankt ihre Verbreitung der Suche nach Wegen, psychosomatisch Kranke zu erreichen, deren seelische Erlebniswelt in ihren Körpersymptomen eingeschlossen ist. Die Tanztherapie hatte ihren Ausgangspunkt in der Frage, wie man psychotische Menschen erreichen und in Bewegung bringen kann. Die analytische Körperpsychotherapie von Heisterkamp (2002), Moser und anderen nahm ihren Ausgang von der Erfahrung, dass manchen Patienten auch mit langanhaltenden Analysen nicht zu helfen war, wenn sie unter sehr frühen Entbehrungen und Verletzungen gelitten hatten. Seit ihren Anfängen sind die Methoden immer wieder erweitert und verändert worden, um bessere therapeutische Erfolge zu erzielen.

Schreiber-Willnow (2000) hat die Frage gestellt, ob sich für die KBT ein methodenspezifischer Wirkfaktor ausmachen lässt. Die Ergebnisse ihrer empirischen Forschungen zeigten, dass sich der Zustand von Patienten dann besserte, wenn sich deren Körpererleben besserte. Sie zog daraus den Schluss, das Körpererleben als »methodenspezifischen Wirkfaktor« der KBT zu bezeichnen. Schreiber-Willnow meint aber auch, dass sich die Psychotherapieforschung schwer tue, spezifische Wirkfaktoren für einzelne psychotherapeutische Methoden zu finden. Ich möchte daher den Vorschlag unterbreiten, die *Vertiefung des Erlebens* als einen *grundlegenden Wirkfaktor von Psychotherapie* in ein allgemeines Modell der Wirkfaktoren einzuführen und das Körpererleben als einen Aspekt davon zu betrachten.[6] Grawe (2000) hat in unterschiedlichen Nuancierungen die Aktualisierung von Problemen, ihre Klärung, ihre handelnde Bewältigung und das Mobilisieren von Ressourcen als die vier grundlegenden Wirkfaktoren von Psychotherapie beschrieben. Ich glaube, dass die Vertiefung des Erlebens ein fünfter gleichrangiger Faktor ist, der insbesondere in den humanistischen und körperpsychotherapeutischen Methoden akzentuiert wird. Hierzu gehört, dass körperpsychotherapeutische Methoden über körperliche Wahrnehmung, körperlichen Ausdruck und Bewegungen, nonverbales

6 Diesen Vorschlag habe ich erstmals in dem hier abgedruckten Aufsatz von 2004 unterbreitet. In meinem Buch *Praxis Körperpsychotherapie* habe ich ihn genauer ausgearbeitet (Geuter, 2019, S. 424ff.).

Symbolisieren, körperliche Berührung und körperlichen Dialog dieses Erleben fördern. Wie und auf welcher Grundlage das geschehen kann, dazu gäbe es weiteren Forschungsbedarf. Förderlich könnte es dabei sein, die empirische Forschung zu Körperbewegungen, Körperhaltungen und Emotionen für die Körperpsychotherapie fruchtbar zu machen.

Verfahren – ein verfahrener Begriff

Ich hätte in meinen Ausführungen über die Anerkennung der Körperpsychotherapie gerne den Begriff des »Verfahrens« weitgehend vermieden. Doch ist er derart eingeführt, dass dies kaum möglich ist. Denn ich halte ihn für einen Begriff, der in manche Verirrung führt, obwohl ständig mit ihm operiert wird, und möchte daher etwas zu ihm selbst anmerken. In den deutschen Psychotherapierichtlinien sind Hypnose, Progressive Muskelrelaxation und Autogenes Training als Behandlungsmethoden anerkannt, aber sie sind keine vom Wissenschaftlichen Beirat anerkannten Verfahren – obwohl die Hypnose zu einigen Behandlungsbereichen sehr gute Outcome-Studien vorlegen kann (Bongartz, Flammer & Schwonke, 2002).[7] Die Psychoanalyse ist eine Theorie und eine Behandlungsmethode, die Tiefenpsychologisch fundierte Psychotherapie ursprünglich eine besondere deutsche kassentechnische Bezeichnung für eine kürzere Form psychodynamischer Behandlung, aber qua Gesetz zu einem »Verfahren« geworden, das aus berufspolitischen Gründen seine Eigenständigkeit behauptet. Und was in Deutschland »Verfahren« heißt, sind nach dem österreichischen Psychotherapeutengesetz »Methoden«.

In der Wissenschaft bezeichnet man mit dem Begriff »Verfahren« technische oder prozedurale Abfolgen, zum Beispiel Herstellungsverfahren oder statistische Verfahren. Verfahren in diesem Sinne sind in der Psychotherapie Behandlungsmethoden oder -techniken. Der Begriff »Psychotherapieverfahren«, so wie er gemeinhin verwendet wird, beinhaltet dagegen die Vorstellung, es gäbe nebeneinander mehrere Psychotherapien,

---

7 Das gilt heute noch viel mehr als 2004. 2006 hat der Wissenschaftliche Beirat Hypnotherapie als eine »wissenschaftlich begründete psychotherapeutische Methode« anerkannt, die sich gut mit anderen Psychotherapieverfahren kombinieren lasse, aber nicht als eigenständiges Verfahren für eine Ausbildung zum Psychotherapeuten empfohlen werden könne (Wissenschaftlicher Beirat Psychotherapie, 2006).

die jede eine eigene Krankheitslehre und sich daraus ableitende konsistente Behandlungskonzepte besitzen. Das ist nicht einmal bei den klassischen »Verfahren« der Fall. So wurde die Verhaltenstherapie vor dem Psychotherapeutengesetz von Fliegel in Anlehnung an ihre Pioniere Eysenck, Rachman, Wolpe und Lazarus definiert »als *Sammelbezeichnung für eine Reihe von Verfahren*, deren Gemeinsamkeit in ihrer lerntheoretischen Fundierung« liegt (Fliegel, 1994, S. 9; Kursivierung U. G.). Damit sind Methoden gemeint, und der Titel des Buches lautet entsprechend in der Pluralform *Verhaltenstherapeutische Standardmethoden*. Im Englischen spricht man von *psychotherapeutic approaches* oder *methods*. Ansätze kann man vertreten, Methoden kann man anwenden. Aber man kann in der deutschen Sprache keine »Verfahren ausüben«, sondern sie nur anwenden oder durchführen. Dennoch wird oft mit dieser Formulierung die Sprache verballhornt, weil es berufspolitisch passt, auch ohne wissenschaftlich klaren Sinn zu ergeben. Die Begriffe »Theorie« und »Technik« oder »Methode« oder den Begriff des Ansatzes zu verwenden, würde mehr Klarheit bringen. Das Wort »Verfahren« stammt übrigens vom mittelhochdeutschen »vervarn«. Das bedeutet »vorüberziehen«, »weggehen«, »sterben«, »verderben«, »irrefahren«. Das beste wäre, der verfahrene Begriff des Verfahrens würde an uns vorüberziehen und sterben.

Vorwissenschaftliche Entscheidungen und Menschenbild

Debatten über grundlegende Fragen wie über den Begriff des Verfahrens oder darüber, ob die Psychotherapie in das Paradigma einer über Forschungsmethoden definierten Wissenschaft gezwängt werden soll, kommen in der Psychotherapie zu kurz. Wie eingangs gesagt, täte es Not, die vorwissenschaftlichen Entscheidungen zu bedenken, denen Wissenschaftler in ihrem Denken und Forschen folgen. Ich möchte dazu noch ein Beispiel geben. In einem Aufsatz über Entspannungsverfahren lässt Stetter (1998) nur solche Verfahren als wissenschaftlich fundiert zu, die einem Modell folgen, in dem Veränderungen als Wirkungen äußerer Ursachen angesehen werden, zum Beispiel dass eine Entspannungsinduktion zu einer bestimmten Entspannung führt. Das ist eine nicht explizierte vorwissenschaftliche Entscheidung, die das Modell der Veränderung durch Selbstorganisation von innen her ausschließt. Meditationstechniken, die nach der Studie von Grawe, Donati und Bernauer (1994) nachweislich therapeutische Effekte haben, schlägt Stetter kurzerhand fernöstlichen »Denk- und Glaubensmodellen« zu. Das eigene, nicht explizierte Modell gilt so als Wissenschaft, das andere als Glaube, nur weil die westliche Wissenschaft für die nachweisliche Wirkung von Meditation – wie bei der Akupunktur – keine ursächlichen Erklärungen hat. Statt die Aufgabe der Wissenschaft darin zu sehen, das Noch-nicht-Erklärliche zu erklären und dafür vielleicht die eigenen Modelle zu verabschieden, wird das Noch-nicht-Erklärliche aus dem Bereich des Wissenschaftlichen herausdefiniert.

Weite Teile der Psychotherapieforschung und mancher psychotherapeutischer Methoden betrachten den Menschen mit einem inadäquaten Menschenbild: als ein offenes System, auf das man einwirkt und dadurch eine vorhersagbare Wirkung erzeugt, während man andere Parameter der Effekte als »Störvariablen« kontrolliert. Dieses Modell trifft bei Lebewesen aber nur für grobe Tatsachen zu. Wenn ich eine Mücke erschlage, kann ich die Wirkung auf sie vorhersagen. Wenn ich sie aber leicht anpuste, kann ich kaum vorhersagen, wohin sie fliegt. Wenn ich jemanden im Konfrontationstraining der Steigerung seiner Angst aussetze, kann ich relativ gut vorhersagen, was passiert. Was aber ist mit feinen Dingen wie der Berührung eines Menschen durch ein Wort oder eine Hand? Dann reagiert das gesamte hyperkomplexe System. In der Psychotherapie ist es fast immer so: Wenn ich A tue, kann B geschehen oder C oder D oder alles davon oder gar nichts oder etwas, das ich niemals erwartet hätte, und das ist dann oft etwas Bedeutsames (Kriz, 1999). Geschlossene Systeme wie Lebewesen haben die Eigenschaft, unwägbar zu reagieren (auch wenn die Reaktionen determiniert sind), weil es zu viele unvorhersagbare Faktoren gibt. Die menschliche Seele ist sicher nicht weniger kompliziert als das Wetter, und daher dürfte es hier keine genaueren Aussagen zu Ursache-Wirkungs-Zusammenhängen geben als dort. Ein Modell, das Ursachen, aus ihnen resultierende Störungen und Verfahren zu deren Beseitigung mit vorhersagbaren Wirkungen verlangt, passt auch nicht zum weitgehend salutogenetischen Denken in der Psychotherapie, von den gesunden Anteilen ausgehend eine seelische Störung zu überwinden, indem sich der Mensch verändert. Es passt auch nicht zu der Erkenntnis, dass lebende Systeme durch Chaos und Struktur gekennzeichnet sind. Psychotherapie braucht Struktur, Richtlinien, wie man bei welcher Störung vorgehen sollte, aber auch das Chaos, die Offenheit für das Unvorhergesehene und die Überraschung.

Einer der Pioniere empirischer Psychotherapieforschung, Irvin Yalom, schreibt: »Sofern Therapie eine tief persönliche Erfahrung ist, wird eine empirische Studie der Psychotherapie jedweder ideologischen Ausrichtung Irrtümer enthalten und von begrenztem Wert sein« (Yalom, 2000, S. 36). Und: »Wehe dem Forscher, der versucht, die bedeutenden Faktoren zu messen wie die Fähigkeit zu lieben oder die Sorge für jemand anderen, die Lust am Leben, Zweckhaftigkeit, Großzügigkeit, Überschwang, Autonomie, Spontaneität, Humor, Mut oder Engagement im Leben« (ebd., S. 38). Auch andere Pioniere der empirischen Psychotherapieforschung wie Carl Rogers und Eugene Gendlin sind von ihrer Art der Forschung abgerückt. Sie werden ähnliche Gründe gehabt haben.

> In den ersten Jahren meiner psychotherapeutischen Tätigkeit, als ich noch nicht an das Prokrustesbett der Richtlinienpsychotherapie gefesselt war, saß ich einmal einem Patienten gegenüber, der über seine Befindlichkeit sprach. Ich hatte nicht das Gefühl, dass er mir irgendetwas verschwieg. Aber je mehr ich ihn auf mich einwirken ließ, desto mehr erfasste mich eine Körperempfindung, als würde mein Hals von einer Schnur stranguliert. Schließlich fragte ich ihn unmittelbar: »Hast du dich« – es war noch die Zeit des »du« in der Psychotherapie – »einmal versucht aufzuhängen?« Er schaute mich an und sagte: »Das hat mich noch nie jemand gefragt.« Er hatte einige Monate Gespräche in einer Krisenberatungsstelle geführt und mit anderen Therapeuten gesprochen. Und er hatte vorher mehrere Male mit einer Schlinge um den Hals auf einem Stuhl gestanden und sich überlegt, ob er ihn wegstößt. Von diesem Moment an hatten wir eine Beziehung, die von Vertrauen getragen war.

Das war der Mut meiner frühen Jahre. Heute erinnere ich mich manchmal an diese Szene, wenn ich im Sessel sitze und überlege, ob ich es mit einer anaklitischen Depression, einem Grundkonflikt zwischen Nah-Sein-Wollen und Zerstören oder einem Selbstwertkonflikt zwischen Ich-Ideal und entwertetem Selbstbild zu tun habe. Es ist gut, so etwas zu wissen, aber es tut auch gut, mich an jenes Wissen zu erinnern, das ich schon hatte, bevor ich ein richtiger Professioneller wurde. Und an den Mut, dem zu trauen, was ich gerade erfahre.

Es spricht Vieles dafür, den Begriff der Erfahrung in der wissenschaftlichen Psychotherapie zu verteidigen. Erfahrungsbereitschaft des Therapeuten, die Bereitschaft, den Patienten und sich selbst in der Beziehung zum Patienten zu erfahren, sollte als ein Qualitätskriterium psychotherapeutischer Arbeit gelten. In dieser Hinsicht haben die erfahrungs- und erlebensbezogenen Methoden der Psychotherapie wie die Körperpsychotherapie der gesamten Psychotherapie etwas zu geben.

Literatur

Andersen, S., Andersen, H.S., Ahrensberg, H., Lazar, I., Tjørnhøj-Thomsen, T. & Ahlmark, N.G. (2024). Effects of hands-on mind-body therapy on posttraumatic stress disorder among Danish military veterans: A randomized clinical trial. *Mental Health Science, 2*(2). https://doi.org/10.1002/mhs2.52

Andritzky, W. (1999). Zur Psychotherapiepraxis von Klinischen Diplom-Psychologen und ärztlichen Psychotherapeuten. *Integrative Therapie, 25,* 418–433.

Arnim, A. von, Lahmann, C. & Johnen, R. (Hrsg.). (2022). *Subjektive Anatomie. Theorie und Praxis körperbezogener Psychotherapie.* Schattauer.

Bandealy, S.S., Sheth, N.C., Matuella, S.K., Chaikind, J.R., Oliva, I.A., Philip, S.R., Jones, P.M. & Hoge, E.A. (2021). Mind-body interventions for anxiety disorders: A review of the evidence base for mental health practitioners. *Focus. The Journal of Lifelong Learning in Psychiatry, 19*(2), 173–183. https://doi.org/10.1176/appi.focus.20200042

Bongartz, W., Flammer, E. & Schwonke, R.S. (2002) Die Effektivität der Hypnose. Eine meta-analytische Studie. *Psychotherapeut, 47*(2), 67–76. https://doi.org/10.1007/s00278-002-0207-z

Brooks, C.V.W. (1986). *Sensory awareness. The rediscovery of experiencing.* Felix Morrow Pub.

Budjuhn, A., Carl, A. & Lechler, H. (Hrsg.). (1995). *Konzentrative Bewegungstherapie. Fallbeispiele aus klinischer und ambulanter Praxis.* DAKBT, Reutlingen, Eigendruck.

Cierpka, M., Buchheim, P., Gitzinger, I., Seifert, T. & Orlinsky, D. (1993). Persönliche und berufliche Entwicklungen von Psychotherapeuten. In P. Buchheim, M. Cierpka & T. Seifert (Hrsg.), *Beziehung im Fokus – Weiterbildungsforschung* (S. 202–222). Springer.

Deleemans, J.M., Mather, H., Spiropoulos, A., Toivonen, K., Baydoun, M. & Carlson, L.E. (2023). Recent progress in mind-body therapies in cancer care. *Current Oncology Reports, 25*(4), 293–307. https://doi.org/10.1007/s11912-023-01373-w

Downing, G. (1996). *Körper und Wort in der Psychotherapie.* Kösel.

Eckert, J. (2002). Gesprächspsychotherapie – Zulassung als Schwerpunktverfahren in der Ausbildung zum Psychologischen Psychotherapeuten. *Psychotherapeut, 47*(5), 331–332.

Falke Heller, G. (1991). Vom Tanz zur Psychotherapie. In P. Zeitler (Hrsg.), *Erinnerungen an Elsa Gindler* (S. 80–86). Uni-Druck München.

Fliegel, S. (1994). *Verhaltenstherapeutische Standardmethoden. Ein Übungsbuch* (3. Aufl.). Beltz – PsychologieVerlagsUnion.

Fogel, A. (2013). *Selbstwahrnehmung und Embodiment in der Körperpsychotherapie.* Schattauer.

Fuchs, M. (1989 [1974]). *Funktionelle Entspannung. Theorie und Praxis einer organismischen Entspannung über den rhythmisierten Atem.* Hippokrates.

Geißler, P. (2000). Therapeutische Wirkfaktoren aus der Sicht Analytischer Körperpsychotherapie. In M. Hochgerner & E. Wildberger (Hrsg.), *Was heilt in der Psychotherapie?* (S. 382–423). Facultas.

Geuter, U. (1984). *Die Professionalisierung der deutschen Psychologie im Nationalsozialismus*. Suhrkamp.

Geuter, U. (1986). Zeit der Krisen. Die Jugend in der deutschen Literatur um 1900. In G. Jüttemann (Hrsg.), *Die Geschichtlichkeit des Seelischen* (S. 209–236). Beltz – PsychologieVerlagsUnion.

Geuter, U. (2000). Historischer Abriss zur Entwicklung der körperorientierten Psychotherapie. In F. Röhricht, *Körperorientierte Psychotherapie psychischer Störungen* (S. 53–74). Hogrefe.

Geuter, U. (2002). Körperpsychotherapie als Behandlungsmethode in der stationären psychodynamischen Psychotherapie psychosomatischer Patienten. *Psychotherapeuten Forum, 9*(3), 5–8.

Geuter, U. (2004). Die Anfänge der Körperpsychotherapie in Berlin. In T. Müller (Hrsg.), *Psychotherapie und Körperarbeit in Berlin. Geschichte und Praktiken der Etablierung* (S. 167–181). Matthiesen.

Geuter, U. (2019). *Praxis Körperpsychotherapie. 10 Prinzipien der Arbeit im therapeutischen Prozess*. Springer.

Geuter, U. (2023). *Körperpsychotherapie. Grundriss einer Theorie für die klinische Praxis* (2. Aufl.). Springer.

Geuter, U. & Schrauth, N. (2001). Emotionen und Emotionsabwehr als Körperprozess. *Psychotherapie Forum, 9*(1), 4–19.

Geuter, U. & Schrauth, N. (2002). Wilhelm Reich, der Körper und die Psychotherapie. In K. Fallend & B. Nitzschke (Hrsg.), *Der »Fall« Wilhelm Reich. Beiträge zum Verhältnis von Psychoanalyse und Politik* (S. 197–227). Psychosozial-Verlag.

Grawe, K. (2000). *Psychologische Therapie* (2. Aufl.). Hogrefe.

Grawe, K., Donati, R. & Bernauer, F. (1994). *Psychotherapie im Wandel. Von der Konfession zur Profession*. Hogrefe.

Heisterkamp, G. (1993). *Heilsame Berührungen. Praxis leibfundierter analytischer Psychotherapie*. Pfeiffer.

Heisterkamp, G. (2002). *Basales Verstehen. Handlungsdialoge in Psychotherapie und Psychoanalyse*. Pfeiffer/Klett-Cotta.

Heller, M. (2012). *Body psychotherapy. History, concepts, and methods*. W.W. Norton & Company [dt. 2017, *Körperpsychotherapie. Geschichte – Konzepte – Methoden*. Psychosozial-Verlag].

Israel, A. (1997). Die Sanfte Bioenergetik in der klinischen Arbeit & Eva Reichs Besuche im Osten. In E. Reich & E. Zornànszky, *Lebensenergie durch Sanfte Bioenergetik* (S. 191–196). Kösel.

Jaeggi, E. (1995). *Zu heilen die zerstoßnen Herzen. Die Hauptrichtungen der Psychotherapie und ihre Menschenbilder*. Rowohlt.

Janov, A. (1976). *Anatomie der Neurose. Die wissenschaftliche Grundlegung der Urschrei-Therapie*. S. Fischer.

Khadhrani, S., Touhemi, I., Hammami, A., Goumni, C., Khalfoun, J., Omar, M., Haithem, R. & Abderrahman, A.B. (2025). The impact of Reich's vegetotherapy on emotional regulation and postural balance in military personnel: A non-

pharmacological approach to combat stress. *American Journal of Mens Health, 19*(1), 15579883241309041. https://doi.org/10.1177/15579883241309041
Koemeda-Lutz, M., Kaschke, M., Revenstorf, D., Scherrmann, T., Weiss, H. & Soeder, U. (2003). Zwischenergebnisse zur Wirksamkeit von ambulanten Körperpsychotherapien. *Psychotherapie Forum, 11*(2), 70–79.
Koemeda-Lutz, M., Kaschke, M., Revenstorf, D., Scherrmann, T., Weiss, H. & Soeder, U. (2006). Evaluation der Wirksamkeit von ambulanten Körperpsychotherapien – EWAK. Eine Multicenterstudie in Deutschland und der Schweiz. *Psychotherapie, Psychosomatik, medizinische Psychologie, 56*(12), 480–487.
Koraus, J. (1999). Von der heimlichen Infiltration zur öffentlichen Integration: Der Weg Freuds vor und nach der Wende nach Osten. Vortrag auf dem Kongress »Eigenes und Fremdes – Psychotherapie in Zeiten der Veränderung«, Weimar.
Kriz, J. (1999). Von der »science-fiction« zur »science«. Methodologische und methodische Bemerkungen zur Frage der »Wissenschaftlichkeit von Psychotherapieverfahren«. *Report Psychologie, 24*(1), 21–30.
Kriz, J. (2000). Perspektiven zur »Wissenschaftlichkeit« von Psychotherapie. In M. Hermer (Hrsg.), *Psychotherapeutische Perspektiven am Beginn des 20. Jahrhunderts* (S. 43–66). dgvt-Verlag.
Laban, R. von (1926). *Gymnastik und Tanz.* Stalling.
Levine, P. (2024). *Lernen, den Tiger zu reiten. Die Autobiographie des wegweisenden Trauma-Experten.* Kösel.
Loew, T.H., Tritt, K., Siegfried, W., Bohmann, H., Martus, P. & Hahn, E. (2001). Efficacy of »functional relaxation« in comparison to terbutalin and a »placebo relaxation« method in patients with acute asthma. A randomised, prospective, controlled, crossover experimental investigation. *Psychotherapy and Psychosomatics, 70*(3), 151–157.
Lucas, G., Sin, J., Cini, E. & Röhricht, F. (2025). Body-oriented therapies for the treatment of eating disorders: A systematic review. *Complementary Therapies in Clinical Practice.* https://doi.org/10.1016/j.ctcp.2025.101997
Merle, D. (1998). Autogenes Training auf der Grundlage körperorientierter Psychotherapie. Vortrag auf dem ersten Kongress der Deutschen Gesellschaft für Körperpsychotherapie, Berlin.
Monsen, K. & Monsen, J. (2000). Chronic pain and psychodynamic body therapy: A controlled outcome study. *Psychotherapy: Theory, Research, Practice, Training, 37*(3), 257–269. https://doi.org/10.1037/h0087658
Nathanielsz, P. (1999) *Life in the womb. The origin of health and disease.* Promethean Press.
Petzold, H. (2002). Plädoyer für eine andere Psychoanalyse. *Psychologie heute, 29*(6), 80–81.
Priebe, S., Savill, M., Wykes, T., Bentall, R., Lauber, C., Reininghaus, U., McCrone, P., Mosweu, P., Bremner, S., Eldridge, S. & Röhricht, F. (2016). Clinical effectiveness and cost-effectiveness of body psychotherapy in the treatment of negative symptoms of schizophrenia: A multicentre randomised controlled trial. *Health Technology Assessment, 20*(11), 1–100.
Proctor, R. (2002). *Blitzkrieg gegen den Krebs.* Klett-Cotta.
Röhricht, F. (2000). *Körperorientierte Psychotherapie psychischer Störungen.* Hogrefe.
Röhricht, F. (Hrsg.). (2011). *Störungsspezifische Konzepte in der Körperpsychotherapie.* Psychosozial-Verlag.

Röhricht, F. (2015). Body psychotherapy for the treatment of severe mental disorder – an overview. *Body, Movement and Dance in Psychotherapy, 10*(1), 51–67. https://doi.org/10.1080/17432979.2014.962093
Röhricht, F., Papadopoulos, N. & Priebe, S. (2013). An explanatory randomized controlled trial of body psychotherapy for patients with chronic depression. *Journal of Affective Disorders, 151*(1), 85–91.
Röhricht, F., Sattel, H., Kuhn, C. & Lahmann, C. (2019). Group body psychotherapy for the treatment of somatoform disorder – a partly randomised-controlled feasibility study. *BMC Psychiatry, 19*(1), 120. https://doi.org/10.1186/s12888-019-2095-6
Rolef Ben-Shahar, A. (2014). *Touching the relational edge. Body psychotherapy.* Karnac.
Rosendahl, S., Sattel, H. & Lahmann, C. (2021). Effectiveness of body psychotherapy. A systematic review and meta-analysis. *Frontiers in Psychiatry, 12,* 709798. https://doi.org/10.3389/fpsyt.2021.709798
Schreiber-Willnow, K. (2000). Das Körpererleben als methodenspezifischer Wirkfaktor in der Konzentrativen Bewegungstherapie. *Gruppenpsychotherapie und Gruppendynamik, 36,* 133–155.
Schreiber-Willnow, K. (2001). Leibhaftiges Erleben. Konzentrative Bewegungstherapie in der psychotherapeutischen Klinik. *Psychotherapie Forum, 9,* 86–96.
Southwell, C. (2013). Gespräch mit dem Unbewussten. In Gesellschaft für Biodynamische Psychologie/Körperpsychotherapie (Hrsg.), *Lust am Heilen – Lust am Leben. Zum 90. Geburtstag von Gerda Boyesen. Beiträge zur 15. GBP-Fachtagung* (S. 73–80). Books on Demand.
Steinaecker, K. von (2000). *Luftsprünge. Anfänge moderner Körpertherapien.* Urban & Fischer.
Stetter, F. (1998). Was geschieht, ist gut. Entspannungsverfahren in der Psychotherapie. *Psychotherapeut, 43,* 209–220.
Sztenc, M. (1999). Evaluation in der körperorientierten Psychotherapie. *Energie & Charakter, 19,* 180–199.
Totton, N. (2015). *Embodied relating. The ground of psychotherapy.* Karnac.
Westland, G. (2015). *Verbal and non-verbal communication in psychotherapy.* W.W. Norton & Company.
Wilda-Kiesel, A. (1998). Die Kommunikative Bewegungstherapie – eine bewegungstherapeutische Methode bei psychischen und psychosomatischen Erkrankungen. *Krankengymnastik – Zeitschrift für Physiotherapeuten, 50,* 34–40.
Wilda-Kiesel, A. (2002). Unter welchen Bedingungen entstand die Kommunikative Bewegungstherapie, welche Entwicklungen nahm sie? Vortrag zum fünfundzwanzigjährigen Jubiläum der Arbeitsgruppe Kommunikative Bewegungstherapie in der Gesellschaft für Psychotherapie der DDR, seit 1990 in der Gesellschaft für Psychotherapie, Psychosomatik und Medizinische Psychologie, Leipzig.
Wilda-Kiesel, A., Tögel, A. & Wutzler, U. (2011). *Kommunikative Bewegungstherapie. Brücke zwischen Psychotherapie und Körpertherapie.* Hans Huber.
Wintel, I. (1998). Ein lebendiger Impuls. Eine Skizze zur Geschichte der Arbeit. In J. Ehrhardt (Hrsg.), *Spüren – Experimentieren – Gestalten* (S. 9–10). CCR – Cale-Papers Nr. 9.
Wissenschaftlicher Beirat Psychotherapie (2006). Gutachten zur wissenschaftlichen Anerkennung der Hypnotherapie. *Deutsches Ärzteblatt PP, 5*(6), 285–287.
Yalom, I. (2000). *Existentielle Psychotherapie.* Edition Humanistische Psychologie.

6 Der körperbezogene Ansatz im neueren wissenschaftlichen Diskurs der Psychotherapie

Dieser Beitrag erschien 2006 in zwei Teilen im *Psychotherapeutenjournal*. Für die Wiederveröffentlichung wurde er nur leicht redaktionell überarbeitet. Einiges sehe ich heute anders als damals. Das habe ich in Fußnoten angemerkt.

Die Körperpsychotherapie wurde von der psychologischen akademischen Forschung lange Zeit wenig beachtet. In jüngerer Zeit aber mehren sich von verschiedenen Seiten die Argumente und Aufforderungen dafür, den Körper mehr in die Psychotherapie einzubeziehen.[1] Das hat in Deutschland bereits einen Niederschlag in zahlreichen körperpsychotherapeutischen, tiefenpsychologischen und verhaltenstherapeutischen Fachtagungen zu diesem Thema gefunden.[2] Im angloamerikanischen

1 Seit der Veröffentlichung dieses Beitrags im Jahr 2006 haben die Plädoyers dafür deutlich zugenommen.

2 Die Lindauer Psychotherapiewochen 2006 haben als Leitthemen »Berühren und berührt werden« sowie »Bewegen und sich bewegen lassen«. 2004 tagte in Weimar die Sektion Analytische Körperpsychotherapie der DGAPT (Deutsche Gesellschaft für analytische Psychotherapie und Tiefenpsychologie) zum Thema »Der Körper in der tiefenpsychologisch fundierten und analytischen Psychotherapie«. 2001 fand in Bad Dürkheim die Fachtagung des IFKV (Institut für Fort- und Weiterbildung in klinischer Verhaltenstherapie) zum Thema »Die Verhaltenstherapie und der Körper – eine Beziehung mit Zukunft?« statt, 2004 in München eine vom Centrum für Integrative Psychotherapie, der Bayerischen Akademie für Psychotherapie, der Deutschen Ärztlichen Gesellschaft für Verhaltenstherapie (DÄVT) und der Deutschen Fachgesellschaft für tiefenpsychologisch fundierte Psychotherapie (DFT) gemeinsam veranstaltete Tagung zum Thema »Die Psychotherapie entdeckt den Körper«. Seit Jahren finden in Berlin und Bonn Fachtagungen der Deutschen Gesellschaft für Körperpsychotherapie (DGK) und des Deutschen Instituts für tiefenpsychologische Ausdrucks- und Tanztherapie (DITAT) sowie in Wien die Symposien »Psychoanalyse und Körper« statt.

Sprachraum findet sich eine ähnliche Entwicklung. Schon seit Längerem gibt es dort auch eine Diskussion über Berührung in der Psychotherapie, die hierzulande noch kaum rezipiert wird (Fosshage, 1994, 2002; Goodman & Teicher, 1988; Horton et al., 1995; Kertay & Reviere, 1993; Moser, 2002; Smith, Clance & Imes, 1998).

In der Psychoanalyse wird seit einiger Zeit diskutiert, inwieweit sogenannte Enactments therapeutisch genutzt werden können. Dabei geht es um die Tatsache, dass sich Patient und Psychotherapeut »in ein bestimmtes, körperlich-gestisch dargestelltes Verhältnis zueinander [setzen], ohne dass sie das in diesem Moment selbst bemerken müssten« (Streeck, 2004, S. 44). In solchen flüchtigen szenischen Darstellungen werden körperkommunikative Hinweise auf den psychodynamischen Hintergrund der Störung eines Patienten gesehen (Streeck, 2005, S. 47). Insbesondere Patienten mit »basalen Entwicklungsstörungen« stellen Streeck (2004, S. 13, 49) zufolge ihre Schwierigkeiten in nicht-sprachlicher Interaktion dar und lassen sich über die symbolische Bedeutung von Worten nicht erreichen. Heisterkamp (2002, 2004) hat diesen Ansatz ausgearbeitet und betrachtet die Arbeit mit Enactments als ein drittes mögliches analytisches Behandlungsprinzip neben der Deutung und der Arbeit mit der Beziehung. Die in einer Inszenierung zum Ausdruck gebrachten unbewussten Bedeutungen sollten in der Therapie erfahren und bearbeitet werden. Das führe oft zu einem Verstehen aus dem Moment heraus (»präsentisches Verstehen« anstelle des klassischen repräsentischen Verstehens). Heisterkamp (2004, S. 156ff.) ermutigt die Patienten auch, ihr körperliches Erleben ohne Worte zu erkunden. Der Ansatz wird durch die neuen Überlegungen von Daniel Stern (2005) zur Bedeutung des Gegenwartsmomentes für psychotherapeutische Veränderungen unterstützt. Stern argumentiert, dass es nicht nur Bedeutung im Sinne eines Verstehens gibt, das Erklärungen ermöglicht, sondern auch »Bedeutung im Sinne eines sich stetig vertiefenden Erlebens« (ebd., S. 148).

Nicht allein aus der psychoanalytischen Diskussion, auch aus anderen Forschungsbereichen bezieht die Körperpsychotherapie heute eine unerwartete Unterstützung. In der Soziologie zum Beispiel wird bereits von einem *somatic turn* gesprochen (Schroer, 2005). In der Postmoderne gewinnt Shilling (1993) zufolge der Körper mehr Bedeutung für die Identität. Gugutzer (2002) vertritt für die soziologische Theorie der Identität gegenüber narrativen Konzepten die Ansicht, dass die Selbstnarration als Basis biografischer Kontinuität nur dann identitätsstiftend sein kann, wenn diese an eine leiblich spürbare Gewissheit gebunden werde. Erst im Zusammenspiel von körperlichem Spüren und sprachlicher Reflexion entstehe das Gefühl der Gewissheit seiner selbst als Grundlage der Identität. Eine behandlungsleitende Annahme der Körperpsychotherapie taucht hier auf dem Gebiet sozialwissenschaftlicher Grundlagenforschung auf.

Insbesondere aber aus der Säuglingsforschung, der Emotionsforschung und der Hirnforschung mehren sich die Befunde dafür, dass eine Psychotherapie ohne Bezug auf den Körper einem Menschenbild folgt, das dem Stand der heutigen wissenschaftlichen Forschung nicht entspricht. Dies erklärt die neuere Rezeption schon seit langer Zeit bekannter körperbezogener Techniken in anderen Richtungen der Psychotherapie. Serge K. D. Sulz, Präsident der Ärztlichen Gesellschaft für Verhaltenstherapie, schreibt zum Beispiel, die heutige neurobiologische Forschung sei »auf eine erstaunliche Weise exakt die wissenschaftliche Basis der Körpertherapie geworden«[3]; der Körpertherapie werde daher künftig gegenüber anderen Therapieansätzen ein größeres Gewicht zukommen (Sulz, 2005, S. 21f.).

Ich möchte in diesem Aufsatz einige Gedanken aus dieser neueren Forschung in ihrer Bedeutung für die Körperpsychotherapie und deren klinische Implikationen diskutieren. Zuvor werde ich auf einem historischen Hintergrund kurz den Ort der Körperpsychotherapie im paradigmatischen Feld der Psychotherapie skizzieren.

Körperpsychotherapie als Zweig der psychodynamischen Psychotherapie

Zur Körperpsychotherapie zähle ich nur solche Ansätze, die über ein explizites Verständnis seelischer Veränderungsprozesse verfügen und solche Prozesse mit körperlichen und mit seelischen, das heißt sprachlichen Mitteln beeinflussen. Reine Körpertherapien, die ausschließlich mit Mitteln der Massage, Bewegung, Energiearbeit oder anderen arbeiten, gehören nach diesem Verständnis nicht zur Körperpsychotherapie als Richtung der Psychotherapie (siehe Kapitel 1).

3 Diese Aussage von Sulz sehe ich mittlerweile sehr kritisch, da naturwissenschaftliche Forschung nicht die Basis für die Praxis der Psychotherapie bilden kann (Geuter, 2023, S. 168ff.).

Historisch gesehen, handelt es sich bei der Körperpsychotherapie um die zweitälteste Grundrichtung der Psychotherapie. Wilhelm Reich begründete sie nach den Abspaltungen von Adler und Jung als erste Abspaltung von der Psychoanalyse, die behandlungsmethodisch vollkommen neue Wege ging (Boadella, 1983; Geuter, 2000; Geuter & Schrauth, 2002), ehe Gestalttherapie, Gesprächstherapie und Verhaltenstherapie entstanden. Schon vorher hatte der Arzt Georg Groddeck in seinem Sanatorium eine Behandlungsweise praktiziert, in der er psychotherapeutische Gespräche mit Massagen verband. Der Psychoanalytiker Sándor Ferenczi hatte das körperliche Agieren von Patienten nicht als Abwehr gegen das Bewusstwerden unbewusster Seeleninhalte gedeutet, wie Freud es tat, sondern als Ausdruck präverbaler oder präödipaler Konflikte, Defizite und Traumatisierungen verstanden und der analytischen Arbeit zugänglich zu machen versucht (siehe Kapitel 2).

Reich (1989) arbeitete seine eigene charakteranalytische Theorie der Abwehr zu einer Theorie aus, die den Körper in die Diagnostik wie in die Behandlung einbezog. So stellte er fest, dass Mustern der seelischen Abwehr, die er »Charakterpanzer« nannte, körperliche Spannungen und Verpanzerungen entsprechen, ein »Körperpanzer«. Man könnte diese als Formen eines in den Muskeln »eingefleischten«, aber emotional aus den lebensgeschichtlichen Konflikten geprägten und verstehbaren körperlichen Habitus bezeichnen, der der Abwehr tiefer liegender negativer Emotionen und positiver Bedürfnisse dient.[4] Reich ging davon aus, dass körperliche Verspannungen funktionell identisch mit seelischen Verdrängungen sind, insofern beide dazu dienen, unerwünschte Triebbedürfnisse abzuwehren. Schon Kinder würden lernen, ihre emotionalen Ausdrucksimpulse zu unterdrücken, indem sie Muskeln anspannen, beispielsweise die Lippen zusammenbeißen, die Gesäßbacken zusammendrücken und den Atem anhalten. Praxeologisch folgerte Reich, dass es für die Arbeit am Widerstand förderlich sei, Patienten zu einer Vertiefung des Atmens und zum körperlichen Ausdruck zu ermutigen, weil dadurch eine Tür zur Erinnerung der einstmals unterdrückten Impulse geöffnet werde. Insbesondere ermutigte er die Patienten, auch aggressive und ängstliche Gefühle der negativen Übertragung auszudrücken. Die von ihm im norwegischen Exil entwickelte körperbezogene Psychotherapiepraxis nannte er »Vegetotherapie«,

4 Zu einem von energietheoretischer Metaphorik und Pathologisierung entschlackten Verständnis der Charakterstrukturen siehe Geuter (2023, S. 301ff.).

weil er die Patienten zu vegetativer Lebendigkeit führen wollte. Bis heute ist »Vegetotherapeut« in Norwegen ein gängiger Fachbegriff.

Reich wollte Freuds erste Libido-Theorie fortschreiben. Die Stauung der Sexualenergie war für ihn die energetische Quelle der Neurose, deren inhaltliche Bestimmtheit er mit Freud in Konflikten der frühkindlichen Entwicklung sah. Daher glaubte er, dass der Neurose die energetische Quelle entzogen werden könnte, wenn ein Mensch fähig wäre, sich dem unwillkürlichen Fluss der vegetativen Erregung im sexuellen Akt völlig hinzugeben (Reich, 1985). Diese Betonung des befreienden Potenzials erfüllter Sexualität führte zu einer Renaissance von Reichs Schriften in der Hippie- und Studentenbewegung.

Wie Henry Bergson mit der Theorie des *élan vital* – sein Buch *Die seelische Energie* erschien 1928 in Deutschland – suchte Reich nach einer allgemeinen schöpferischen Lebenskraft (Mannhart & Backhaus, 1993), die er später im US-amerikanischen Exil in einer noch nicht erklärbaren »Orgonenergie« zu finden glaubte. Das Konzept einer Energie des Lebens kennzeichnete später zahlreiche neuere neoreichianische Schulen, unter denen Alexander Lowens Bioenergetik die bekannteste wurde (siehe Kapitel 9).

Während Reich in der offiziellen Psychoanalyse geächtet wurde (Fallend & Nitzschke, 2002), wirkte sein Denken vor allem auf dem Umweg über die humanistische Psychotherapiebewegung in die Psychotherapie hinein. »Die Bedeutung Reichs für die Gestalttherapie [...] kann nicht hoch genug eingeschätzt werden«, schreibt Sreckovic (1999, S. 53). Perls übernahm Sreckovic zufolge von Reich unter anderem die Betonung der gesunden Aggression, die aktive Technik, die Achtsamkeit für Körperprozesse und das Konzept der organismischen Selbstregulation, das meines Wissens nach von Reich unter dem Begriff der Selbststeuerung erstmals in die Psychotherapie eingeführt wurde und heute in systemtheoretischen Sichtweisen eine prominente Rolle spielt. In den 1970er Jahren wurden die Gedanken von Reich in den vielen Ansätzen einer erlebensaktivierenden Psychotherapie in den USA rezipiert. Über den norwegischen Reich-Schüler Ola Raknes verbreiteten sie sich ferner in England, vor allem in der Biosynthese von David Boadella (1991) und in der Biodynamik von Gerda Boyesen (1987; siehe dazu auch Eberwein, 1996).

Zwei weitere Stränge der Körperpsychotherapie bildeten sich aus Reformgymnastik und Ausdruckstanz heraus (Trautmann-Voigt, 2003, S. 220ff.; siehe Kapitel 1). Zum einen handelt es sich hier um Richtungen, die mit der »konzentrativen« körperlichen Erfahrung in der Bewegung und der organismischen Entspannung arbeiten, wie die im Gefolge der Arbeit von Elsa Gindler entstandene Konzentrative Bewegungstherapie und die Funktionelle Entspannung, zum anderen um die Tanztherapie. Diese Richtungen sehen ihre theoretischen Grundlagen wesentlich in der psychoanalytischen Entwicklungspsychologie und der Gestaltkreislehre Viktor von Weizsäckers (Becker, 2001; von Arnim, Lahmann & Johnen, 2022), die Tanztherapie darüber hinaus in Bewegungslehren, die aus dem Tanz selbst entstammen (Voigt & Trautmann-Voigt, 2001). Sie sind in Deutschland im stationären Bereich von Psychosomatik (Geuter, 2002) und Psychiatrie etablierte Methoden.

In ihrer langen Geschichte behielten die verschiedenen Richtungen der Körperpsychotherapie weitgehend eine theoretische Anbindung an die psychoanalytische Theoriebildung bei. Man kann daher die Körperpsychotherapie zum Bereich der Tiefenpsychologischen Psychotherapie zählen, sofern man darunter im Sinne der Psychotherapierichtlinien solche Psychotherapieformen versteht, »mit welchen die unbewusste Psychodynamik aktuell wirksamer neurotischer Konflikte unter Beachtung von Übertragung, Gegenübertragung und Widerstand behandelt« wird; aber auch der dortigen Definition von Analytischer Psychotherapie, dass neben der Symptomatik auch der »neurotische Konfliktstoff und die zugrunde liegende neurotische Struktur« unter Nutzung regressiver Prozesse behandelt werden (zit. n. Rudolf, 2001, S. 15), können sich viele Richtungen der Körperpsychotherapie anschließen. In der analytischen Körperpsychotherapie, für die im deutschsprachigen Raum Geißler (1998), Moser (2001) und Maaz (Maaz & Krüger, 2001) bekannt sind, werden körperbezogene Vorgehensweisen als hilfreiche methodische Erweiterungen im analytischen Vorgehen verstanden.

Neben den psychoanalytischen Theorien gingen in die Körperpsychotherapie vor allem Ideen der humanistischen Psychotherapie ein, insbesondere die auf Abraham Maslow und Carl Rogers zurückgehende Orientierung an der Entwicklung des Selbst, an Wachstum statt an Defiziten und die von Rogers begründete akzeptierende, wertschätzende und empathische Haltung des Psychotherapeuten. Seit den 1970er Jahren kam es zu vielen Querverbindungen zwischen der humanistischen Psychotherapie und der Körperpsychotherapie, die sich zum Beispiel in Gendlins Focusing niederschlagen (Gendlin, 1995).

Betrachtet man mit Kriz (2023) die Psychotherapie paradigmatisch als ein Feld, das zwischen den vier theoretischen Grundorientierungen psychodynamisch, humanistisch, kognitiv-behavioral und systemisch aufgespannt ist, so findet die Körperpsychotherapie ihren Platz vor allem in der psychodynamischen Grundorientierung, aber an der Schnittstelle zur humanistischen.[5] Sie fügt dieser Grundorientierung die Sichtweise hinzu, seelische Erkrankungen immer in einer Einheit von seelischen und körperlichen Erfahrungen und Prozessen zu betrachten. Von Uexküll und Wesiack (1990) folgend, kann man sagen, dass menschliche Lebensprozesse in der Körperpsychotherapie auf verschiedenen Systemebenen betrachtet werden: einer vegetativen, einer animalischen und einer humanen.[6] Da die Körperpsychotherapie mit ihren Arbeitsweisen darauf zielt, neue emotionale Lernerfahrungen spürend und handelnd zu erschließen (und insofern immer am Konzept der korrigierenden emotionalen Erfahrung festhielt)[7], lässt sie sich nach der »emotionalen Wende« in der Verhaltenstherapie auch gut mit einem verhaltenstherapeutischen Vorgehen kombinieren (Görlitz, 2000). Die Effizienz dieser Verbindung haben Forster (2002) sowie Huber und Kollegen (2005) nachgewiesen. Vonseiten systemischer Psychotherapeuten werden ebenfalls Brückenschläge zur Körperpsychotherapie gesucht (von Ploetz, 1999; Sparrer & Varga von Kibéd, 1998; Wienands, 2014).

Körperpsychotherapie als vielfältige Therapietechnik

Bei aller Vielfalt der in ihr vertretenen Schulen kennzeichnet die Körperpsychotherapie als Ganze der methodische Bezug auf den Körper in Diag-

5 Heute gehe ich davon aus, dass die Körperpsychotherapie sowohl die psychodynamische als auch die humanistische Psychotherapie beerbt hat und als eigenständiger Ansatz einen eigenen Beitrag zur Integration der Verfahren in der Psychotherapie leisten kann (Geuter, 2023, S. 390f.).

6 Die Begriffe berücksichtigen allerdings zu wenig, dass wir in der Psychotherapie immer mit dem erlebenden und handelnden Subjekt arbeiten. Im Hinblick auf das Erleben haben wir es mit den Ebenen der interozeptiven (vielfach vegetativen) Wahrnehmung, der propriozeptiven Wahrnehmung sowie der exterozeptiven Wahrnehmung und Gedanken zu tun, die von Emotionen und Intentionen durchzogen werden (siehe Kapitel 8; Geuter, 2023, S. 115).

7 Der Gedanke, dass emotionale Erfahrungen das Agens therapeutischer Veränderungen sind, geht auf Rank und Ferenczi zurück und wurde 1946 von Franz Alexander und Thomas French ausgearbeitet. In der Psychoanalyse lange Zeit abgelehnt, wird er in jüngerer Zeit dort neu gewürdigt.

nostik und Behandlung. Auf dem Boden der genannten Grundorientierung sticht die Körperpsychotherapie praxeologisch als eigenständiger psychotherapeutischer Ansatz durch zwei Merkmale hervor. Zum einen wurden in der Körperpsychotherapie Konzepte einer prozess- wie strukturbezogenen Diagnostik auf der Körperebene entwickelt, wie die Analyse von chronifizierten Spannungszuständen, muskulären Haltungen, Bewegungsfiguren oder Merkmalen des Körpererlebens (Röhricht, 2009). Zum anderen – und dies kann als ihr bislang wichtigster Beitrag zum gesamten Feld der Psychotherapie angesehen werden – zeichnet sie eine Vielfalt von Behandlungswegen und eine daraus resultierende klinische Praxis aus. Diese umfassen Methoden der Körperwahrnehmung, der Exploration der Bedeutungen von Gesten oder von körpersprachlichen Interaktionen, der Berührung, Massage und Entspannung, der Arbeit mit Stresspositionen, Bewegungssequenzen, Stimme und Atem und andere. Körperbezogene Interventionsformen können helfen bei der funktionalen Reorganisation organismischer Prozesse, der psychophysiologischen Stressregulation, der Verbesserung der Körperwahrnehmung, der Erkundung körpersprachlicher Äußerungen, der produktiven Verstörung gebahnter Erregungsbereitschaften, der Regulation problematischer Affekte und der Bahnung von Alternativen des Erlebens und Handelns. Erlebensaktivierende Techniken und die gezielte Mobilisierung sensomotorischer Erregungsmuster eröffnen einen Zugang zum Erleben noch nicht zugänglicher Intentionen, Emotionen und Gefühle und unbewusster Interaktionsmuster.

Downing nennt drei weitere Gründe dafür, Körperinterventionen in die Psychotherapie einzubeziehen: der leichtere Zugang zu Kindheitserinnerungen, das Erschließen der präverbalen Vergangenheit und die Möglichkeit zur Neuorganisation vieler Körperschemata und zu einer »Neustrukturierung der Beziehung, die der Patient zu seinem Körper hat« (Downing, 1996, S. 73). Aus letzterem Grund greifen Psychotherapeuten auch anderer Therapierichtungen seit Längerem bei Körperbildstörungen, zum Beispiel bei Essstörungen, auf den Einsatz körperbezogener Methoden zurück (Forster, 2002). Vandereycken, Depreitere und Probst (1987) berichten, dass sie im Rahmen eines verhaltenstherapeutischen Konzeptes neben der progressiven Relaxation auch Tanztherapie, Sensory Awareness und bioenergetische Übungen benutzen, um Magersüchtigen zu helfen, ihre Hyperaktivität zu zügeln, ein realistisches Selbstkonzept aufzubauen, ihren Körper wieder zu genießen und soziale Fähigkeiten zu entwickeln.

Röhricht nennt folgende Gemeinsamkeiten klinischer Körperpsychotherapie:

> »1. Der Körper und sein Erleben wird als wichtiges diagnostisches Medium zur Identifikation von z. B. Selbst-Potenzialen oder konflikthaftem Material erachtet. […]
> 2. Der Körperausdruck, die körperliche Spontaneität und der Bewegungsfluss werden als Kommunikationsmedium […] therapeutisch ausgenutzt.
> 3. Die Bedeutung der gesunden Persönlichkeitsanteile/Ressourcen wird betont und im Körpererleben zu identifizieren gesucht.
> 4. Häufig wird mit Spannungsbögen gearbeitet, bei denen Stimulation, Spannungsaufbau, Abfuhr und Ausgleich aufeinander folgen« (Röhricht, 2002, S. 186).

Aufgrund ihrer klinisch-praktischen Relevanz und Akzeptanz sowie ihrer weitflächigen Verfügbarkeit bezeichnet Röhricht die Körperpsychotherapie neben tiefenpsychologischen, verhaltenstherapeutischen und gesprächstherapeutischen Verfahren als »vierte große Säule des methodischen Spektrums« der Psychotherapie (ebd., S. 184).

Traditionell werden die körperpsychotherapeutischen Richtungen eingeteilt in die eher funktional-übungsorientierten oder wahrnehmungsorientierten Richtungen der Atem-, Entspannungs- und Bewegungstherapie und die eher konflikt- und affektorientierten, aufdeckenden Methoden der neoreichianischen Richtungen, der Tanztherapie und heute weitgehend auch der Konzentrativen Bewegungstherapie (siehe Kapitel 3, Abbildung 5). Diese Einteilung geht auf Petzold (1977) zurück und wurde von Röhricht (2000) genauer ausgearbeitet.[8] Aufgrund der relativ eigenständigen Entwicklung einer analytischen Körperpsychotherapie, die an einer dialogischen Arbeit mit der Körpersprache in der Übertragung interessiert ist, kann man diese Zweiteilung auch zu einer Dreiteilung erweitern (siehe Kapitel 2). Sowohl die wahrnehmungsbezogenen wie die affekt- und übertragungsorientierten Ansätze finden in den Ergebnissen der neueren Säuglingsforschung und Hirnforschung eine wissenschaftliche Bestätigung.

8 In Anlehnung an Röhricht unterscheide ich die wahrnehmungs-, affekt-, beziehungs- und bewegungsorientierte Richtung (Geuter, 2023, S. 72).

Säuglingsforschung: Der Körper in der frühkindlichen und therapeutischen Interaktion

Die Bedeutung früher Entwicklungserfahrungen für die Entstehung seelischer Störungen findet mittlerweile breite Anerkennung. Grawe schreibt, die empirische Forschung lasse »keinen Zweifel« daran, dass die Grundlagen für Störungen »bereits in der allerfrühesten Kindheit gelegt werden, in einem Lebensabschnitt, an den sich kein Mensch später erinnern kann« (Grawe, 2004, S. 356). Auch Roth (2004, S. 67) betont als Hirnforscher die Bedeutung insbesondere vorgeburtlicher und früher nachgeburtlicher Einflüsse als prägende Umwelterfahrungen. Die Langzeitwirkung selbst von pränatalem Stress auf die kindliche Entwicklung und auf die spätere Mutter-Kind-Bindung ist mittlerweile gut belegt (Huizink, 2000; Nathanielsz, 1999; van den Bergh, 2000; siehe dazu auch Geuter, 2023, S. 245ff.).

Psychoanalytische Säuglingsforscher wie Lichtenberg (1991) und Stern (1992) trugen schon vor Jahren eine Fülle von Forschungsergebnissen zusammen, die das Kind als interagierendes Wesen zeigen und dazu beitrugen, dass die moderne Psychoanalyse einem interaktionellen Paradigma folgt (Altmeyer & Thomä, 2006).[9] Sie wurden in der Körperpsychotherapie breit rezipiert (zum Beispiel Downing, 2006; Trautmann-Voigt & Voigt, 1998). Mit Bezug auf diese Forschung wird betont, dass in der therapeutischen Interaktion parallel zum expliziten verbalen Narrativ immer ein impliziter nonverbaler Prozess der Interaktion abläuft (Beebe & Lachmann, 2004, S. 12). Das ist kompatibel zu Schlussfolgerungen, die sich aus neueren Thesen der Neurobiologie ergeben. Auf Grundlage der Säuglingsforschung haben Lichtenberg, Lachmann und Fosshage (2000) ein grundlagentheoretisches Modell von fünf motivationalen Systemen vorgeschlagen, das Thielen (2003) als bedeutsam für die Körperpsychotherapie bezeichnet. Ohne auf Lichtenberg zu rekurrieren, begründet Grawe (2004) ein ähnliches Modell von vier motivational leitenden Grundbedürfnissen.

Daniel Stern (1992) zeigte, dass der Säugling in frühen körperlich-affektiven Dialogen erste generalisierte Erinnerungen ausbildet, sogenannte RIGs *(Representations of Interactions that have been Generalized)*, die »die

9 In der psychoanalytischen Theorie wird allerdings vor allem die primäre Intersubjektivität des Seelischen betont statt eine Intersubjektivität von Subjekten, deren Interaktionen immer auch ein körperlicher und körpersprachlicher Austausch ist.

unterschiedlichen Handlungs-, Wahrnehmungs- und Affekt-Attribute des Kern-Selbst zu einem Ganzen« integrieren (ebd., S. 143f.). Diese frühe Ausbildung von Repräsentanzen erfolgt averbal in körpersprachlichen und lautlichen Dialogen und wird Teil eines prozeduralen Unbewussten. Stern beschreibt Interaktionen in den Konturen von sogenannten Vitalitätsaffekten, das sind die Qualitäten von Intensität, Gestalt und Zeitmuster affektabstimmenden Verhaltens. Prozesse der Affektabstimmung verlaufen weitgehend unbewusst und können fehlschlagen oder entgleisen. Zum Beispiel fand man heraus, dass Babys depressiver Mütter »den verlangsamten affektmotorischen Interaktionsstil« der Mütter übernehmen und so deren Depression »auf der Verhaltens- und Körperebene« introjizieren (Dornes, 1997, S. 68). Säuglinge übertragen diesen Interaktionsstil später auf nicht-depressive Erwachsene und induzieren bei ihnen Niedergeschlagenheit. »Die Kommunikation solcher Gefühlszustände findet also im Medium nicht-sprachlicher Affektsignale (Körperhaltung, Vokalisierung, Bewegungstempo, Gesichtsausdruck) statt«, schreibt Dornes (ebd., S. 69). In der Körperpsychotherapie können alle von Dornes genannten Affektsignale wie Körperhaltung, stimmlicher Ausdruck, die Art der Bewegung oder die geäußerte Mimik zum Ausgangspunkt therapeutischer Interventionen und Veränderungen gewählt werden.

Kinder lernen in einer Art *social biofeedback* anhand der Affektäußerungen des Erwachsenen über dessen Spiegeln oder Markieren ihrer Äußerungen, in welchem Gefühlszustand sie selbst sind (Dornes, 2000, S. 192ff.). Auch ahmt der Säugling Affektäußerungen nach und kommt über deren körperliche Äußerung physiologisch in einen Affektzustand; diese Affektansteckung kann man als eine Form der primären Identifizierung ansehen. In der Körperpsychotherapie macht man sich diese Zusammenhänge zunutze. In einer regressiven Arbeit können unter hoher affektiver Beteiligung des Patienten frühe Affekte geweckt, markiert und referenziell durch den Therapeuten verankert werden.

Zum Beispiel erinnert sich eine Patientin an einen frühen Missbrauch. Sie spricht erregt davon und verzieht dabei ihren Mund als Ausdruck des Ekels, ohne dies bewusst zu empfinden. Nun könnte der Therapeut neben ihr sitzen und einfach feststellen: »Und das ist eklig.« Er könnte das Gefühl des Ekels aber auch ohne Worte durch eine lautsprachliche Äußerung artikulieren und bestätigen und darüber zugleich die Patientin anregen, selbst ihren Ekel zum Ausdruck zu bringen. Ziel einer solchen Sequenz wäre nicht, den einstmals empfundenen Ekel nur erneut zu durchleben. Vielmehr dient die Rückkehr zu der ursprünglichen Erregung dazu, wie Thielen (2003) konstatiert, neue generalisierte Interaktionsrepräsentanzen aufzubauen. Man könnte auch von »neuen Bahnungen« sprechen, die aus der Erschütterung des bestehenden Systems erwachsen können, in dem Fall zum Beispiel die Erfahrung, einen Ekel ausdrücken zu können, ohne zu dissoziieren. Trautmann-Voigt merkt an, dass tänzerische Bewegung ein Mittel ist, RIGs in einer Übertragungs-/Gegenübertragungsszene wiederzubeleben und »zu ihrer Neuorientierung in therapeutischen Modellszenen beizutragen« (Trautmann-Voigt, 2003, S. 225). Ich werde später unter dem Stichwort »Katharsis« auf diesen Gedanken zurückkommen.

Auch in der psychotherapeutischen Situation findet die von den Säuglingsforschern beschriebene nonverbale affektive Kommunikation statt und unterliegt dort einer »unbemerkten wechselseitigen Feinsynchronisierung« (Krause, 1997, S. 58). Nach einer Studie von Beutel, Ademmer und Rasting (2005) ist sie für den Therapieerfolg »mindestens ebenso relevant [...] wie eher bewusst formulierte Interventionen« (ebd., S. 105; siehe dazu auch Kapitel 14). In der empirischen Forschung wurde allerdings bislang nur über die mimische Face-to-Face-Interaktion gearbeitet (Beutel, Ademmer und Rasting, 2005; Beebe & Lachmann, 2004; Geißler, 2005; Steimer-Krause, 1994). Entsprechende Studien zur Body-to-Body-Interaktion in der Psychotherapie stehen noch aus.[10]

Affektmotorische Schemata

Downing (1996) hat seine Theorie der affektmotorischen Schemata auf der Säuglingsforschung aufgebaut. Affektmotorische Schemata, die in der frühkindlichen Interaktion gebildet werden, lassen sich beim Erwachsenen als Körperstrategien erkennen, die nicht nur kognitive Überzeugungen und Affekte einschließen, sondern auch motorische Überzeugungen. Eine Mutter reagiert zum Beispiel auf die spontanen Äußerungen eines Säuglings immer eine Spur zu intensiv; der Säugling weicht zunächst aus, aber da die Mutter dies nicht bemerkt und ihr Verhalten nicht – wie es normalerweise erfolgt – auf die Reaktion des Säuglings abstimmt, erstarrt

10 Das hat sich seit der ersten Veröffentlichung dieses Beitrags 2006 sehr geändert (siehe dazu Geuter, 2023, S. 313ff.).

der Säugling schließlich nach einiger Zeit, was die Mutter zu noch stärkeren Aktionen veranlasst, um den Säugling aus seiner Erstarrung herauszuholen. Wird diese Erfahrung vielfach wiederholt, bildet sich ein affektmotorisches Schema zur Regulierung von Nähe und Distanz, mit dem dieser Mensch später als Erwachsener seiner Welt begegnet. Das körpersprachlich kommunizierte und encodierte Schema könnte lauten, Bindung lieber zu vermeiden, weil Kontakt mit einem anderen Menschen als invasiv erlebt wird. Wie man ein solches Schema erkunden kann, wird später an einer Fallvignette erläutert.

Dysfunktionale Schemata sind nicht nur an Gedanken und Gefühlen zu erkennen, sondern auch an Körperabwehrmechanismen, mit deren Hilfe sich Menschen vor Dingen schützen, die sie nicht wahrhaben, fühlen oder tun wollen (ebd., S. 191).[11] In dem, was der Körper des Klienten in Reaktion auf eine Objektbeziehung oder Situation als erstes tun wolle, äußern sich Downing zufolge die motorischen Impulse der affektmotorischen Schemata. Er zeigt in seinem Buch umfassend auf, wie mithilfe vielfältiger Techniken in der Körperpsychotherapie versucht wird, alte Schemata wiederzubeleben, um neue und produktive Schemata an ihre Stelle zu setzen.

Grawe hat es als ein Paradox bezeichnet, dass psychische Störungen zwar in der frühesten Kindheit entstehen, eine Veränderung aber nur durch reale Erfahrungen in der Gegenwart und nicht durch den »Blick in die Vergangenheit« erreicht werden könne (Grawe, 2004, S. 359). Solange man lediglich »blickt« und somit auf einer rein kognitiven Ebene bleibt, mag diese Aussage zutreffen, nicht aber, wenn man die im impliziten Gedächtnissystem niedergelegten Erregungsbereitschaften mithilfe körperbezogener Diagnostik und Behandlung ansteuert und abruft. Auch die Mitglieder der Boston Change Process Study Group geben zu bedenken, dass implizite, prozedural gespeicherte Beziehungsstrategien wesentlich für therapeutische Veränderungen sind (Stern et al., 1998). Sie sind in der Gegenwart zu beobachten und zu verändern. Dazu aber ist es hilfreich, sie in ihrer aus der Vergangenheit resultierenden affektiven Ladung aufzusuchen und zu verstehen.

Hüther (2005a, S. 61f.) gibt aus Sicht der Hirnforschung zu bedenken,

11 In der Prozess-Erlebnisorientierten Psychotherapie wird zwar betont, dass emotionale Schemata auch körperliche Empfindungen und den Ausdruck von Emotionen beinhalten, aber die Körperabwehrmechanismen werden nicht angesprochen (Elliott, 1999, S. 204f.).

dass unter Umständen über Körperempfindungen früh, und das heißt schon während der ersten drei Lebensjahre entstandene innere Bilder abgerufen werden können. Die Körperpsychotherapie bedient sich dabei wie die kreativen Therapien (Kunst- oder Musiktherapie) der transmodalen Kommunikation psychischer Inhalte, die von einem Bild in eine Bewegung oder einer Bewegung in eine Zeichnung, einen Ton oder eine Verbalisierung übersetzt werden können – und umgekehrt (siehe dazu auch Trautmann-Voigt, 2003, S. 17). Milch und Berliner (2005, S. 147) sehen in den transmodalen Formen der Kommunikation eine mögliche Ursache für die »Wirksamkeit dieser Verfahren für psychotische, persönlichkeitsgestörte oder auch psychosomatische Patienten«.

Körpersprache der Bindung und Berührung

Auch die Bindungsforschung unterstützt die Auffassung, dass interaktionelle Schemata, deren sich Menschen bedienen, tief in averbalen Mustern des Erlebens und Verhaltens verankert sind. Bindungsmuster entstehen in einem emotionalen Austausch zwischen Mutter und Kind, der körpersprachlich kommuniziert wird. »Most of what occurs between parent and infant is body-with-body«, schreibt Downing (2004, S. 443). Beebe konnte zeigen, dass negative Qualitäten mütterlicher Berührung des Kindes im Alter von vier Monaten eine unsichere Bindung im Alter von zwölf Monaten voraussagen (Downing, 2004, S. 446). Beim Aufbau einer sicheren Bindung hingegen wird das Bedürfnis nach seelischem Vertrauen und körperlicher Nähe gestillt und mit dem Bedürfnis nach Exploration (die ein körperlich-räumliches Sich-Entfernen beinhaltet) in Einklang gebracht (Strauß, 2006, S. 6). Experimente von Bindungsforschern zeigen auch, dass Kinder den Umgang mit Belastungen affektmotorisch einüben. Unsicher gebundene Kinder, die ihr Verhalten hemmen, also Gefühlsreaktionen unterdrücken, haben von allen Kindern die höchsten Werte des Stresshormons Cortisol (Spangler, Grossmann & Schieche, 2002).

In der Rezeption der Bindungstheorie, die in der klinischen Forschung zunehmend Beachtung findet, wird die Bedeutung dieser Tatsachen für die psychotherapeutische Praxis wenig diskutiert. Grawe (2004), der die Relevanz der Bindungsforschung für die Psychotherapie hervorhebt und das Bindungsbedürfnis als »das empirisch am besten abgesicherte Grundbedürfnis« bezeichnet (Grawe, 2004, S. 192), beschreibt zum

Beispiel Bindungsschemata als »motivationale Schemata«, ohne die in ihnen enthaltene körperliche Kommunikation zu erwähnen. In der klinischen Bindungsforschung wird zwar hervorgehoben, welche Bedeutung Bindungsmuster für die Entstehung von psychischen Störungen und ihre Behandlung bei Erwachsenen und Kindern haben (Brisch, 1999; Brisch et al., 2002); aber alle von den Bindungsforschern bei kleinen Kindern in der »fremden Situation« erhobenen Befunde beruhen auf der Auswertung weitgehend nonverbaler körpersprachlicher Interaktionen – erst im späteren Alter werden sprachlich kodierte Bindungsrepräsentanzen auch mit verbalen Methoden wie dem Adult Attachment Interview erhoben. Daher stellt sich die Frage, ob nicht aus dieser Forschung Hinweise für motorische oder affektmotorische Zugänge zur Erkundung und Veränderung von Bindungsrepräsentanzen und Bindungsmustern im klinischen Kontext gewonnen werden können. Dass diese Frage nicht behandelt wird, ist angesichts der durchweg körperlichen Codierungen dieser Muster in der Forschung erstaunlich.

Auf der John Bowlby Memorial Conference 2003 wurde allerdings darüber diskutiert, inwieweit die Bindungstheorie nahelegt, mit körperlicher Berührung in der Psychotherapie zu arbeiten. So stellte White in ihrer Eröffnungsrede fest, dass die interaktionellen Ansätze innerhalb der Psychoanalyse womöglich die zentrale Bedeutung des Körpers »in constructing experience and the shaping of our internal world« heruntergespielt hätten (White, 2004, S. XXIV). Dass sich das Bindungsbedürfnis in einer Sehnsucht nach dem Körper der Mutter realisiere, sei wohl aus Gründen der wissenschaftlichen Respektabilität nicht geschrieben worden. Orbach gab an gleicher Stelle zu bedenken, dass so, wie Kinder den Körper ihrer Bezugsperson nutzen, auch Patienten den Körper des Therapeuten nutzen, und zwar nicht nur als Symbol, sondern indem sie zum Beispiel körperliche Empfindungen im Therapeuten erzeugen, deren sich dieser bewusst werden müsse, um Patienten mit problematischen Körpererfahrungen helfen zu können (Orbach, 2004). Sehr vorsichtig äußert sich Orbach dazu, auch körperliche Berührungen in der Therapie zu nutzen. Sie verweist aber auf Forschungen des Miami Touch Research Institute, die besagen, dass eine Hand auf der Schulter den Herzschlag verlangsamen oder den Blutdruck senken kann.

Forschungen aus diesem Institut zeigen auch, dass Massagen bei magersüchtigen Frauen zu einer Senkung der Stress- und Angstniveaus führen (Hart et al., 2001), bei asthmatischen Kindern zu einer Senkung des Cortisol-Spiegels und einer Abnahme der Angst (Field et al., 1997) und bei Babys von Müttern mit postpartalen Depressionen zu einer Verbesserung der Mutter-Kind-Interaktion (Omozawa et al., 2001). Das entspricht den Erfahrungen von Therapeuten, die in der postnatalen Krisenarbeit mithilfe von Babymassagen, die auf Eva Reich zurückgehen, Schreibabies und Beziehungsstörungen zwischen Eltern und Babys behandeln (Harms, 2000; Klein, 2000). Bei Frühgeborenen ließ sich zeigen, dass Berührung die Gesundung fördert (De Roiste & Bushnell, 1996). Solche Forschungen legen für Erwachsenenbehandlungen die Überlegung nahe, ob Berührungen insbesondere bei psychischen Störungen, die in sehr frühem Erleben verwurzelt sind, die Rolle einer korrigierenden Erfahrung spielen können.

Emotionen und Gehirn: Der Körper als Organ des Fühlens

Gedanken aus der Säuglingsforschung stimmen mit einigen neueren neurobiologischen Überlegungen gut überein. Hier wie dort treffen wir auf die Bedeutung prozedural gespeicherter Interaktionserfahrungen als unbewusste erlernte Gefühls- und Verhaltensgewohnheiten. Darüber hinaus unterstreichen die Befunde der Neurowissenschaften die Bedeutung des Körpers für das Erleben und Fühlen. Der Hirnforscher Gerald Hüther schreibt dazu:

> »[I]ndem sie […] Patienten für körperliche Empfindungen sensibilisieren und deren Vermögen (wieder) verbessern, selbst gemachte Körpererfahrungen in eigene artikulierbare und differenzierbare Sinneserfahrungen zu übertragen, ermöglichen körperorientierte Erfahrungen die Wiederentdeckung einer ganz früh gemachten ganzheitlichen Erfahrung: Mein Körper – das bin doch ich!« (Hüther, 2005b, S. 23)

Veränderung durch Psychotherapie kann nur bei einer höheren Intensität psychischer Prozesse stattfinden. Das bedeutet, dass eine hohe *emotionale* Beteiligung vonnöten ist. Denn Gedanken können nicht intensiv sein – man kann sich nur intensiv über etwas Gedanken machen. Erleben wir etwas als intensiv, haben wir es mit der emotionalen Qualität einer Situation zu tun (Downing, 2003). Aus Sicht der Neurobiologie besteht laut Roth kein Zweifel daran, dass Vernunft und Verstand eingebettet sind

»in die affektive und emotionale Natur des Menschen« (Roth, 2001, S. 451). Ohne Gefühle wäre der Mensch orientierungslos. Das ist für die Psychotherapie von grundsätzlicher Bedeutung. Alle Störungen des Kapitels F der ICD-10 abgesehen von der Intelligenzminderung beinhalten eine Störung der Emotionalität. Daher geht es im psychotherapeutischen Handeln immer »um die Wahrnehmung, Klärung, Differenzierung, Feinabstimmung, Regulation, Deutung, Versprachlichung, Veränderung von Gefühlen« (Petzold, 1993, S. 609).

Es ist verblüffend, dass die Psychologie jahrzehntelang die Beschäftigung mit Gefühlen als geradezu unwissenschaftlich ansah. Sie galten allenfalls als Epiphänomene von Kognitionen. In meiner Studienzeit war wissenschaftlich fortschrittlich, wer sich über eine Psychologie, die von Gefühlen handelt, lustig machte – wie das zugegebenermaßen köstliche satirische Buch *Dichotomie und Duplizität* (Herrmann, 1974). Die Allgemeine Psychologie behandelte seinerzeit Wahrnehmung, Denken, Handeln und Motivation, aber nicht Emotion. Das ist ein erhellendes Beispiel dafür, wie eine wissenschaftliche Community als ganze etwas als wissenschaftlich anerkennen kann, das nur Ausdruck eines vorwissenschaftlichen Menschenbildes ist. Felix Krueger (1915), der sich mit seiner These vom Primat der Gefühle heute bestätigt sehen könnte, wurde in den Jahren der Dominanz behavioraler und kognitiver Psychologie der Lächerlichkeit preisgegeben, ebenso die deutsche Ausdruckspsychologie. Darin zeigte sich nicht nur eine Negierung der Gefühle, sondern auch des Körpers.

Emotionen können nämlich ohne Bezug auf die subjektive körperliche Erfahrung nicht verstanden werden (siehe Kapitel 11). Downing (2003, S. 63ff.) nennt dafür drei Argumente: Wir erleben sie immer in einem Grad an körperlicher Intensität; wir können sie lokalisieren (das wird in der Körperpsychotherapie in erkundenden Interventionen getan, zum Beispiel indem man fragt: »Wo in Ihrem Körper fühlen Sie das gerade?« oder »Könnten Sie näher beschreiben, wie sich das dort anfühlt?«); und sie können als geradezu körperliche Regungen auch ohne bewusstes intentionales Objekt auftreten (zum Beispiel wenn ein Patient bemerkt, sich gerade ängstlich oder traurig zu fühlen, ohne zu wissen weswegen).

Als Orientierungsreaktionen markieren Emotionen grundsätzlich jedoch ein Verhältnis des Subjekts zu einem Objekt, das körperlich-räumliche Aspekte beinhaltet. Neugier markiert eine Bewegung auf das Objekt zu, bei Freude bewegt man sich zu einem Objekt hin oder lässt sich von ihm bewegen, beim Ekel soll ein Objekt, das sich nähert oder genähert hat (real oder auch in der Fantasie), aus der Nähe entfernt (oder ausgeschieden) werden, bei Angst soll das Objekt weg vom Subjekt (durch eine Bewegung eines von beiden), in der Wut will man manchmal das Objekt wegstoßen. Darin kann man einem Komponentenmodell affektiver Prozesse folgend die motorisch-expressive Komponente von Emotionen sehen (Krause, 1997, S. 61; Geuter & Schrauth, 2001, S. 12), die in der körperpsychotherapeutischen affektmotorischen Arbeit in Gesten und Bewegung durchlebt und über Gesten und Bewegung hervorgerufen werden kann.

In der Neurobiologie hat Damasio (1997, 2000, 2005) die Bedeutung des Körpers für die Emotionen herausgearbeitet. Auf Damasio beruft sich Sulz (2005) in seinen Überlegungen zu einer Neubewertung des Körpers in der Psychotherapie, während in Grawes (2004) neurobiologischer Fundierung der Psychotherapie Damasios Theorien im Unterschied zu denen von LeDoux (1998) nicht rezipiert werden. Welche neurobiologischen Befunde und Theorien aufgegriffen werden, hängt augenscheinlich von der Ansicht darüber ab, inwieweit der erlebte Körper für die Psychotherapie als bedeutsam angesehen wird.

Damasio (1997, S. 178ff.) hat gezeigt, dass der »Apparat der Rationalität« nur im Kontext von Emotionen arbeiten kann. Gefühle bestehen seiner Ansicht nach »in zahlreichen Veränderungen von Körperzuständen, die in unzähligen Organen durch Nervenendigungen hervorgerufen werden« (ebd., S. 192f.). Mit seiner Hypothese von der Existenz sogenannter somatischer Marker begründet Damasio, dass Körperempfindungen auch an kognitiven Entscheidungsprozessen beteiligt sind, da sie uns auf mögliche Konsequenzen unserer Entscheidungen verweisen (ebd., S. 237ff.). Damasio (2005, S. 37ff.) unterscheidet Emotionen als das, was sich auf der Bühne des Körpers zeigt, von den Gefühlen als das, was eher im Verborgenen auf der geistigen Ebene geschieht. Emotionen seien »immer Übergang und Aufruhr, manchmal erdrutschartige Veränderungen des Körperzustandes« (ebd., S. 79). Sie gehen phylogenetisch, ontogenetisch und aktualgenetisch den Gefühlen voraus, die im Bewusstsein aus ihnen entstehen.

Grundlage für ihre Wahrnehmung sind Damasio zufolge Kartierungen von Körperzuständen im Gehirn (ebd., S. 103f., 120f.). Solche Kartierungen würden aufgrund von emotionalen Reaktionen auf Ereignisse angelegt. Für sie gebe es eine Klasse von Signalen, die aus den Muskeln und Organen an das Gehirn gehen: Schmerzen, Körpertemperatur, Hitze, Kitzeln, Schauern, viszerale und genitale Empfindungen, Meldungen über den Zustand der glatten Muskulatur in den Blutgefäßen, über lokale ph-Werte oder Glukose-Werte (ebd., S. 129). Diese Innenwahrnehmungen bezeichnet Damasio als »interozeptiven Sinn«. Gefühle basieren auf der Körperwahrnehmung und der gleichzeitigen Wahrnehmung von Gedanken (ebd., S. 104). Auch falsche Kartierungen können Gefühle erzeugen, die uns dann in die Irre leiten.

Storch (2002, S. 292) sieht in diesen somatischen Markern Wegweiser »zu den Themen, Inhalten, Absichten und Plänen, die von dem Selbstsystem eines Klienten unterstützt werden«. Sie könnten geradezu als »diagnostisches Leitsystem für Selbstkongruenz« dienen, da sie anzeigen, wann ein Mensch »eine Entscheidung gefällt hat, die er als zu sich selbst passend erlebt« (ebd.). Einen ähnlichen Gedanken hat Gendlin (1993) schon früher aufgrund hermeneutischer Überlegungen formuliert, als er schrieb, dass der Körper mitteilt, ob wir in unserem Denken weitergehen sollen oder einen Gedanken für richtig erachten. Gendlins (1996) Methode des Focusing könnte als eine Methode betrachtet werden, den Körper daraufhin zu befragen, ob man eine Wahrnehmung oder einen Gedanken als richtig und passend ansieht. Gendlin allerdings befragt nur die Körpermitte, während der Körper viel umfassender befragt werden kann, nicht nur nach dem *felt sense* im Bauch, sondern auch nach *felt gestures* (Aalberse, 2001) und nach gefühlten motorischen Impulsen.

Ansermet und Magistretti (2005) schreiben, dass jede Wahrnehmung eines äußeren Objekts mit der inneren Wahrnehmung eines körperlichen Zustands einhergeht. Dieser jeweilige somatische Zustand werde bei allen Assoziationen, die später einer Wahrnehmung hinzugefügt werden, mit weitergereicht und könne sich daher mit Fantasien und mit späteren assoziativ verknüpften Wahrnehmungen verbinden (ebd., S. 125ff.). Mit dieser These ließe sich erklären, dass frühkindliche Erfahrungen auch aus vorsprachlicher Zeit in das heutige Leben hineinbrechen, wenn sich ein somatischer Zustand aus einem alten Erleben mit einem neuen Erleben verknüpft und aus dem Drang, die mit diesem Zustand verbundene Spannung abzubauen, eine Handlung hervorgebracht wird, die nicht dazu dient, aktuelles Erleben zu bewältigen, sondern den alten unerträglichen Zustand zu beendigen. Ansermet und Magistretti geben hierzu ein anschauliches Beispiel (ebd., S. 140ff.).

Sie ziehen aus ihren Überlegungen eine Schlussfolgerung für die Psychoanalyse. Diese solle die Kette der Wahrnehmungszeichen zurückverfolgen und die innere Wirklichkeit dekodieren »einschließlich der für die somatischen Zustände charakteristischen Prozesse« (ebd., S. 198, 243). Ihre und Damasios Überlegungen legen aber eine weitere Schlussfolgerung für die Psychotherapie nahe: Körperliche Wahrnehmung ist ein essenzieller Weg zur Erschließung der inneren Wirklichkeit und zu einer differenzierten Gefühlswahrnehmung. Über sie wird das eigene Erleben zugänglich, das man als Wahrnehmung der äußeren in Verbindung mit der inneren Wirklichkeit und den somatischen Zuständen verstehen könnte. »Der Körper als Träger von Information«, schreibt Klopstech mit Blick auf die Neurowissenschaft, »tritt gleichberechtigt neben das gesprochene Wort, und die Notwendigkeit der Einbeziehung von Körper und auch Körperinterventionen in den allgemeinen Ideen- und Methodenfundes wird deutlich« (Klopstech, 2005, S. 72).

Körperliche Selbstwahrnehmung

Die körperliche Selbstwahrnehmung zu fördern, ist eine der wichtigsten körperpsychotherapeutischen Interventionsformen. Die hier dargelegten neurobiologischen Überlegungen unterstützen ihre allgemeine Bedeutung für die Psychotherapie. In der Körperpsychotherapie gibt es dazu eine Fülle von Techniken mit langer Tradition, die sich um die Begriffe »Wahrnehmung«, »Gewahrsein«, *awareness* oder »Achtsamkeit« ranken. Diese Tradition ist zunächst mit der in der Gindler-Arbeit verwurzelten erfahrungsorientierten Körperarbeit verbunden (siehe Kapitel 2). Die Gindler-Schülerin Charlotte Selver verband diese Arbeit mit Vorstellungen aus dem Zen-Buddhismus und entwickelte in den 1950er Jahren in den USA die Richtung des Sensory Awareness, die von Perls in der Gestalttherapie rezipiert wurde (Huppertz, 2003, S. 379f.). Ron Kurtz (1985) führte in seiner Hakomi-Methode die buddhistische Vorstellung von innerer Achtsamkeit in einen auf die Charakterstrukturtheorie zurückgreifenden körperpsychotherapeutischen Ansatz ein. Dabei geht es um eine nichtbewertende aufmerksame Beobachtung von Empfindungen, Gefühlen oder Gedanken im jeweiligen Moment, die eine innere Distanz gegenüber habituellen Mustern des Erlebens und Verhaltens ermöglicht (Johanson, 2006). Ähnliche Überlegungen gingen in die Dialektisch-Behaviorale Therapie der Borderline-Störungen von Linehan (1996) ein; auch finden wir sie unter dem Begriff *mindfulness* in der kognitiven Therapie (Michalak & Heidenreich, 2005). Achtsamkeitsbezogene Ansätze (Kabat-Zinn, 2003) sprechen der Achtsamkeit für den Körper an sich eine therapeutische Funktion zu (siehe Kapitel 12).

In der Körperpsychotherapie haben die funktionalen Richtungen wie Konzentrative Bewegungstherapie, Funktionelle Entspannung oder Sensory Awareness in der Arbeit an der Wahrnehmung ihren Schwerpunkt. Hilfreich sind hier auch atemtherapeutische Techniken, da der Atem als eine unwillkürliche körperliche Funktion, die willkürlich verändert werden kann, die Stimmungslage eines Menschen anzeigt. Die entsprechenden Techniken stoßen vielfach über Achtsamkeit selbstregulatorische Prozesse an.

Das Konzept der Achtsamkeit wird aber auch im Kontext einer aufdeckenden Arbeit mit dem Körper vertreten. In einem solchen Kontext sind typische Fragen der Exploration: »Was spüren Sie gerade?«, »Wo spüren Sie das?«, »Wie fühlt sich das an?«, »Bis wo breitet sich diese Empfindung aus?«, »Woher kennen Sie dieses Gefühl?«, »Woran erinnert Sie dieses Gefühl?«. Ähnlich fordert Greenberg (2005, S. 328) für die Emotionszentrierte Psychotherapie, erst einmal die unbeachteten oder vermiedenen sensumotorischen Reaktionen eines Patienten zu beachten, bevor man sich auf Gedanken konzentriert. Im Weiteren kann der Therapeut über die körpersprachliche Assoziation den Erfahrungsraum vergrößern und einen Zugang zu noch nicht bewussten Gefühlen, Erfahrungen und Erinnerungen suchen. Zeigt beispielsweise ein Patient unbemerkt eine spontane Geste, wie die Hände vor dem Bauch zu kneten, kann der Körperpsychotherapeut diese Geste aufgreifen, vorschlagen die Aufmerksamkeit dorthin zu lenken oder die Geste bewusst zu verstärken oder auch abzuschwächen oder die Bewegung in der Geste auszudehnen oder sie zu verlangsamen, damit der Patient beobachtet, was dann mit ihm geschieht, was ihm also diese Geste mitteilt. Eine typische Frage wäre: »Was möchten die Hände weiter tun?« Bewusst wird nicht gefragt »Was möchten Sie weiter tun?«, um einen Beobachterstatus des Patienten gegenüber dem Geschehen zu etablieren und dem unwillkürlichen Prozess die Führung zu geben, damit sich der Bedeutungsgehalt einer körpersprachlichen Äußerung erschließt.

In einem Modell affektiver Zyklen und deren Störung, das an das Modell des Vasomotorischen Kreises aus der biodynamischen Körperpsychotherapie angelehnt ist (Southwell, 1990), haben Geuter und Schrauth (2001) ausgeführt, dass die erste mögliche Blockade im Erregungsverlauf affektiver Prozesse die Blockierung der Wahrnehmung eines inneren oder äußeren Reizes und der zugehörigen Affekte ist. Solche Blockaden zu lösen und die Wahrnehmung zu öffnen, ist ein wesentliches Wirkprinzip der Körperpsychotherapie. Es entspricht dem, was Greenberg in der Emotionszentrierten Psychotherapie als erstes Prinzip der Emotionsverarbeitung ansieht, nämlich die »Steigerung der Emotionsaufmerksamkeit« (Greenberg, 2005, S. 331). Vor allem Menschen mit sogenannten Grundstörungen im Sinne von Balint sind in der Innen- und Außenwahrnehmung vielfach so beeinträchtigt, dass sie die körperlichen Signale emotionaler Regungen nicht bemerken. Wahrnehmungsbezogene körperpsychotherapeutische Methoden dienen dazu, diese Signale wieder zu lesen. Sie werden häufig in der Psychosomatik bei Patienten genutzt, bei denen sich Emotionen und Konflikte nur über körperliche Symptome mitteilen, dem bewussten Erleben aber nicht zugänglich sind.

Selbstwahrnehmung, Selbstempfinden, Selbstgefühl und Selbstgewissheit sind zudem Grundlagen für das Selbstwertgefühl (Petzold, 1993, S. 631). Interventionen, die die Selbstwahrnehmung fördern, unterstützen daher im Sinne von Grawes (2004) Bedürfnismodell das Bedürfnis nach Selbstwerterhöhung. Sie fördern das »implizite Selbstwertgefühl«. Grawe schreibt, dass man insbesondere Patienten mit schlechtem Selbstwertgefühl »im Sinne einer prozessualen Aktivierung zunächst implizit selbstwerterhöhende Wahrnehmungen machen lassen« sollte (ebd., S. 257). Ein zentrales und von Grawe nicht angesprochenes Mittel dazu ist die Förderung der körperlichen Selbstwahrnehmung.

Emotionsregulation

Auch das zweite Prinzip der Emotionsverarbeitung in Greenbergs Modell, das der »Verbesserung der Emotionsregulation«, wird in der Körperpsychotherapie als Wirkprinzip verstanden (siehe Kapitel 11). Dazu zählen zunächst einmal Achtsamkeitsübungen, Entspannungsübungen oder Massagen, die die Stressregulation fördern; auch Körpertechniken wie das Auflegen von Eis bei überschießenden Gefühlen in der Borderline-Behandlung gehören zur Emotionsregulation. Bewusstseinsfördernde Techniken zur Regulation von Emotionen stammen vor allem aus den affekt- oder konfliktzentrierten Richtungen der Körperpsychotherapie. Nach dem Modell von Geuter und Schrauth (2001) können sie genutzt werden, um Blockaden im Zyklus des Aufbaus der Erregung eines Affektes, seines Aushaltens, Ausdrucks und Abbaus zu lösen und gestörte affektive Zyklen zu vollenden. Im Ergebnis fördern sie die Fähigkeit des Patienten zur Selbstregulation.

Techniken zum gezielten Evozieren von Emotionen gehören zum reichhaltigen Erfahrungsschatz neoreichianischer und bestimmter tanztherapeutischer Richtungen der Körperpsychotherapie. Sie haben ihren Platz vor allem in der Arbeit mit Menschen mit reiferen neurotischen Strukturen. Gottwald schreibt: »Über Gesten und Veränderung von Haltungen und Spannungsmustern der willkürlichen und unwillkürlichen Muskulatur, der Faszien und der Gelenke genauso wie über Massagetechniken und Veränderung des Atems und des Stimmausdrucks wird die emotionale Befindlichkeit geprägt und kann absichtlich verändert werden« (Gottwald, 2005, S. 122). Da alle großen Emotionen wie Wut, Angst, Trauer, Freude spezifische Muster der Mimik, der Gestik und des Atems besitzen, können über das Einsteigen in diese Muster Emotionen ausgelöst werden (Petzold, 1993, S. 642). Petzold spricht in diesem Zusammenhang von »Affekttraining« oder »thymopraktischen Übungen«, bei denen in bestimmten Schritten Patienten in Affekte hineingeführt werden, von denen vielleicht kaum merkliche Anzeichen zu entdecken sind. Werden entsprechende Techniken benutzt, wird der ausgelöste Prozess immer von einer Benennung des Erlebten begleitet, das im Weiteren verbal aufgearbeitet wird.

Zur körperpsychotherapeutischen Emotionsregulation gehört aber nicht nur das Evozieren, sondern auch das Abschwächen von Emotionen (Geuter, 2019, S. 193ff.). In der Trauma-Behandlung kann Körperarbeit dabei helfen, den Umgang mit potenziell überwältigenden Affekten zu regulieren. Körperarbeit dient hier dazu, Affekte halten und sie aktiv dissoziieren zu können, Letzteres ein Schutzmechanismus aus der traumatisierenden Situation. Indem sich der Patient, wenn er heftig erregt ist, auf seine körperlichen Empfindungen konzentriert, zum Beispiel auf den Atem, gewinnt er eine Beobachterrolle außerhalb des gerade ablaufenden affektiven Geschehens. Unter Rückgriff auf Levine (1998) schreibt Reddemann (2000, S. 129), dass die Konzentration auf das Körpererleben einen beruhigenden und angstmindernden Effekt haben kann. Dies setzt Selbstheilungskräfte frei. Die Technik kann nicht nur symptombezogen bei posttraumatischen Belastungsstörungen (PTBS) eingesetzt werden, sondern auch prozessbezogen in Momenten einer Behandlung, in denen Patienten von Affektstürmen erfasst werden.

»Emotionaler Aufruhr«

Die Außenwahrnehmung der Körperpsychotherapie war in den letzten Jahrzehnten vielfach von dem Bild bestimmt, sie würde mit provozierenden Techniken, wie sie insbesondere über die Bioenergetik von Alexander Lowen verbreitet wurden, Patienten *pushen*. In der Kritik daran ging verloren, dass eine hohe Gefühlsintensität von großem therapeutischen Wert für die Umstrukturierung emotionaler, affektmotorischer Schemata sein kann. So schreibt Roth, der Zugang zum Unbewussten des Patienten könne

> »niemals ausschließlich sprachlich geschehen, sondern nur in Verbindung mit der Erzeugung eines ›emotionalen Aufruhrs‹, der auf das Unbewusste des Patienten einwirkt. Die Amygdala und die anderen limbischen Zentren verstehen Sprache als rein kognitives Kommunikationsereignis nicht, sondern nur über die mit ihr verbundenen emotionalen Komponenten wie Prosodie, Mimik und Gestik oder über sprachlich ausgelöste emotionale Zustände wie bildliche Erinnerungen oder Vorstellungen« (Roth, 2004, S. 68).

Auch andere Autoren betonen die Notwendigkeit eines erhöhten Erregungsniveaus für neuronale Umstrukturierungen;[12] Greenberg spricht von einem erhöhten Arousal (Klopstech, 2005, S. 90). Klopstech weist darauf hin, dass die von Greenberg geforderte Paarung von Intensität mit Ausdruck und Reflexion kathartische Erfahrungen wie deren Integration ermögliche, und fordert im Licht der neurobiologischen Erkenntnisse eine Neubewertung des Katharsis-Konzeptes, die früher auch schon Traue (1998) gefordert hat. Kathartische Erfahrungen zeichnen sich nach Klopstech (2005, S. 93f.) in der Körperpsychotherapie dadurch aus, dass sie einen Abbau von Muskelspannung und Widerständen ermöglichen, Gefühlen und Empfindungen durchbruchartig zum Ausdruck verhelfen und in einer Entspannung und Lösung enden.

12 Jede psychologisch beobachtbare Veränderung geht zwangsläufig mit physiologischen und neuronalen Prozessen einher. Die von mir hier 2006 benutzte Rede von »neuronalen Umstrukturierungen« bleibt aber so lange metaphorischer Natur, wie diese nicht eindeutig auf einer neuronalen Ebene gezeigt werden können. Für die psychotherapeutische Arbeit ist es zudem kein Erkenntnisgewinn, von neuronalen Umstrukturierungen statt von Umstrukturierungen im Erleben und Verhalten zu sprechen (Geuter, 2023, S. 151ff.; siehe dazu im Folgenden auch Fußnote 15, S. 144).

Ich möchte dazu ein kleines klinisches Beispiel aus einer Therapiestunde geben. Eine Patientin, die in dieser Phase der Therapie mit Gefühlen der Wertlosigkeit und des Versagens in einer depressiven Stimmungslage beschäftigt ist, spricht in der Stunde davon, wie sehr sie sich als kleines Kind fühlt. Dieses Kind brauche einmal »einen Tritt in den Hintern«. Aber dann würde sie sich noch kleiner fühlen. Ich denke mir, dass in dieser Fantasie der positive Impuls verborgen ist, vorwärtsgehen zu wollen, zugleich aber das Gefühl vorherrscht, das aus eigenem Vermögen nicht zu können. Sie spricht von der Macht, die ihre Mutter immer noch über sie habe und gegen die sie sich nicht wehren könne. Im Gespräch erschließt sich eine in ihrer Verzweiflung gebundene Wut, vor der sie Angst hat.

Die folgende Stunde beginnt sie damit zu sagen, wie peinlich es ihr gewesen sei, wie ein kleines Kind vor mir zu sitzen. Auf die Frage, wie alt sie sich heute im Verhältnis zu mir fühle, meint sie, sie sei schon beim Hereinkommen jünger geworden und fühle sich, als wäre sie weniger als zehn Jahre alt. Dies mache sich an Gedanken fest, sie sei abhängig von dem, was die Großen über sie denken, und an einem Gefühl des Unterlegenseins. Sie müsse sich vernünftig verhalten, um gemocht zu werden. Ich spreche sie darauf an, dass sie auch denken könnte, ich würde sie nicht mögen. Ja, es gebe den Gedanken »Was muss der von mir nach der letzten Stunde denken«. Sie ist in einer Mutterübertragung. Ihr fällt der Spruch der Mutter ein »Ach Mädchen, komm!« Ich würde in ihrer Fantasie riesengroß. Sie sehe mich so, als würde ich den halben Raum ausfüllen, und sie sitze zittrig in der Ecke. Sie habe oft das Gefühl, vor einem Menschen nicht einmal stehenbleiben zu können.

An dieser Stelle schlage ich ihr vor, dieses konkrete Gefühl einmal so darzustellen, wie es sich in ihrem Bild äußert, und in der Darstellung zu erkunden. Sie wählt für sich eine Ecke an einem Bücherregal hinter meinem Sessel. Ich gehe, den Raum ausfüllend, langsam auf sie zu und frage sie, wie sie mich dabei empfinde: »Riesig«, dabei werde sie immer kleiner, ihr gehöre nur mehr eine ganz kleine Ecke. Wir sondieren, ob es einen Punkt gibt, an dem ein Impuls gegenzuhalten entsteht, oder ob sie die Schranke einer gefühlten notwendigen »Intimdistanz«, um einen Ausdruck aus der Sozialpsychologie zu verwenden, überschreiten lässt. Als ich vielleicht anderthalb Meter von ihr entfernt bin, streckt sie die Arme vor und sagt: »Jetzt

> ist genug.« Wir gehen einen Schritt weiter und erkunden, was geschieht, wenn jemand über diese Schranke des »genug« hinweggeht. Ich gehe sehr langsam ein bisschen mehr auf sie zu, bis ich an ihre vorgestreckten Hände komme. Sie beginnt mich wegzuschieben. Beim ersten Versuch bricht sofort ihre Kraft ein. Sie sagt dabei zu sich selbst: »Du bist sowieso unterlegen.« Ich schlage ihr vor, es noch einmal auszuprobieren, und übe etwas mehr Druck gegen ihre Hände aus. Plötzlich wallt eine Kraft in ihr auf, und sie schiebt mich regelrecht vor sich her. Obwohl ich als Mann im Grunde kräftiger und auch deutlich größer als sie bin, kann ich diesem Sturm von Kraft nicht standhalten; obwohl ich mich anstrenge, dagegenzuhalten, schiebt sie mich vor sich her. Sie ist vollkommen überrascht über ihre Kraft.
>
> In der nächsten Stunde sagt sie, dass das Erlebnis dieser Kraft sehr einprägsam war. Sie habe es bei der Arbeit erinnert und sich dann kraftvoll gefühlt. Aber sie habe auch gemerkt, wie eingequetscht sie sonst sei. Diese Erfahrung sei viel plastischer und nachhaltiger dadurch, dass sie das durchgespielt und nicht nur sich vorgestellt habe. Wenn sie durch Worte bestärkt werde, verpuffe das schnell, diese Erfahrung aber wirke nach.

Das Beispiel veranschaulicht einen kleinen kathartischen Zyklus. Die Intensität eines schwer erträglichen Gefühls äußert sich in einem Bild. Indem dieses Bild verkörpert und damit die Modalität der Kommunikation gewechselt wird, kommt es zu einer Erhöhung der für die Patientin unangenehmen emotionalen Anspannung. Die Erkundung führt schließlich zu einer momentanen Lösung. Sie entdeckt ein anderes mögliches affektmotorisches Schema. Technisch handelt es sich um die körperliche Inszenierung eines Übertragungsgefühls, dessen Exploration dazu dient, einen Zugang zu einem verschütteten Selbstanteil der Patientin zu gewinnen, nämlich einer aggressiven Kraft der Abgrenzung, die gegenüber der als beherrschend erlebten Mutter fehlt. Dass diese Kraft in dem Gefühl des Kleinseins gebunden, verschlossen, aber doch verfügbar ist, wurde durch die körperliche Inszenierung nach einem Ausdruck von Heisterkamp (2002) präsentisch verstanden. Es bedurfte keiner Deutung von außen, da sich das Geschehen für die Patientin aus der Erfahrung unmittelbar erschloss.

Die Interventionstechnik hat Eberwein (1996) »biodramatische«

Arbeit oder »Biodrama« genannt. Damit ist gemeint, dass in einer Interaktion von Therapeut und Klient Lebensdramen ähnlich aufgeführt und in Szene gesetzt werden können wie in einer psychodramatischen Arbeit in der Gruppe. Der Vorteil dieses Vorgehens liegt darin, dass es durch die körperlich-handelnde Inszenierung zu einer Aufwallung der zugehörigen Emotionen kommt (Müller-Braunschweig, 2004, S. 40). Wird aber im Zustand emotionaler Erregung nicht nur das bekannte Leid, sondern auch eine neue Handlungsalternative erfahren, kann es zu einer neuen emotional einprägsamen Lernerfahrung kommen. In der Aufführung eines Dramas dieser Patientin, nämlich sich nie gegenüber einer als bis heute immer perfekt erfahrenen Mutter behaupten zu können, erschlossen sich ihr sowohl die aus den interaktionellen Erfahrungen resultierenden Repräsentanzen – die Spannung zwischen »sich klein fühlen« und »den anderen als groß erleben« – wie auch die brachliegenden Selbstanteile. Indem Letzteres hinzukommt, wird die Inszenierung zu einem Baustein korrigierender emotionaler Erfahrungen.

Es ist ein immer wieder anzutreffendes Missverständnis, dass bei intensiver Arbeit mit Affekten alte Muster nur neu aufgelegt und damit verstärkt werden könnten.[13] Wie das Beispiel zeigt, liegt der Sinn intensiver emotionaler Erregung darin, dass Veränderung dann eher möglich ist, wenn alte Erregungszustände, in denen Erfahrungen gespeichert wurden, wachgerufen sind. Sind Menschen ohnehin durch ihr Leben erschüttert, durch Verluste, Trennungen, Tod, traumatische Erfahrungen oder starke Ängste, ist die Intensität alter Gefühlszustände ohne therapeutisches Dazutun vorhanden. In anderen Fällen kann es helfen, diese zu wecken. Denn der Mensch erinnert Gedächtnisinhalte am besten in dem Zustand, in dem er sie einst gespeichert hat.[14] Werden Patienten in die alten Gedächtnisspeicher hineingeführt, können diese mit neuem Erleben angereichert werden (Maurer-Groeli, 2004, S. 102). Gottwald schreibt in seinen Ausführungen zur Bedeutung der Neurowissenschaften für die Körperpsychotherapie: »Um grundlegende Muster des Erlebens und ihre organische

13 Worm (1998) hat allerdings gezeigt, dass es auch ein unproduktives Arbeiten mit starken Erregungen in Form einer »aktionistischen Abwehr« geben kann; diese immer wieder neu aufzulegen, verstärkt bestehende Muster.

14 Darauf verweist Miethge aus lerntheoretischer Sicht; daher könnten Emotionen auch umso besser verändert werden, »je näher der jetzige, in der therapeutischen Situation hergestellte emotionale Zustand dem der ursprünglichen Lernsituation entspricht« (Miethge, 2002, S. 19).

Struktur zu verändern, müssen die alten Erfahrungen mit den historischen Gefühlen möglichst spezifisch und mit möglichst vielen Anteilen der zugehörigen motorischen, sensorischen und affektiven neuronalen Muster wieder aufgerufen werden« (Gottwald, 2005, S. 167). Dann könnten zugrunde liegende kindliche Gefühle und Überzeugungen eine Antwort finden und neuronale Muster erweitert und verändert werden, indem sie sich mit heilsamen neuen Erfahrungen verbinden (ebd., S. 168f.).[15] Das alte Leid wird geweckt, um ein besseres neues Ende der alten Geschichte zu finden (ebd. S. 178). Die regressive Arbeit wird hilfreich durch die progressive Wendung, durch die korrigierende emotionale Erfahrung, durch einen Wechsel von maladaptiven zu adaptiven Gefühlen (Greenberg, 2005). Wie Gottwald sagt, kann dieser Weg über Körperübungen wie etwa Stresspositionen oder über Massagen gegangen werden; oft aber sei er leichter, wenn ein anderer Mensch körperlichen Kontakt anbietet.

Spiegelneurone, Empathie und Resonanz

Nicht nur die Arbeit mit dem Körper des Patienten kann nämlich die psychotherapeutische Arbeit bereichern; auch der Körper dieses anderen, der Körper des Therapeuten, ist ein wichtiges Instrument therapeutischer Arbeit. Diese Feststellung findet Unterstützung durch die aktuellen neurowissenschaftlichen Forschungen zu den Spiegelneuronen. Wie

---

15 Diese Formulierung sehe ich heute kritisch. Wir können zwar davon ausgehen, dass mit jeder Erfahrung neuronale Muster verändert werden. Aber neurowissenschaftlich wissen wir bisher fast nichts über so komplexe Dinge wie mit Gefühlen verbundene neuronale *Muster*, von denen Gottwald spricht.

In Experimenten, an denen Forscher aus zwölf Laboren beteiligt waren (International Brain Laboratory et al., 2025), wurde an Mäusen untersucht, wie Neurone in verschiedenen Gehirnregionen miteinander verbunden sind, wenn Mäuse, die etwas links und rechts auf einem Bildschirm sehen, einer Aufgabe nachgehen sollen. In 279 Gehirnarealen wurden Messwerte abgenommen, um feststellen zu können, welche Areale bei welchem Aufgabenteil aktiv sind (*perception, planning, choice, reaction* usw.). Bei diesem bisher elaboriertesten Bild der Aktivität eines Mäusegehirns konnte die Aktivität von etwa 600.000 Neuronen verfolgt werden. Bei einem etwa 100.000.000 Neuronen großen Mausgehirn sind das weniger als ein Prozent. Das ist heute der avancierteste Stand der Forschung zu neuronalen Mustern. Über das menschliche Gehirn, das 1.000-mal mehr Neurone besitzt als ein Mäusegehirn, wissen wir nichts Vergleichbares. Theorien der Veränderung neuronaler *Muster* durch Psychotherapie sind daher bislang spekulativ.

Damasio (2005, S. 139f.) schreibt, kann man Körperzustände simulieren. In der Empathie würden wir gleichsam die Zustandskartierungen eines anderen nachbilden. Dafür würden Hirnareale für Körperzustände benutzt.[16]

Vor einigen Jahren entdeckte eine Forschergruppe um Giacomo Rizzolatti, dass bestimmte Nervenzellen nicht nur dann feuern, wenn im eigenen Körper ein Programm umgesetzt wird, sondern auch wenn man mitbekommt, wie ein anderer Mensch dieses Programm umsetzt. Sie bezeichneten diese Zellen als »Spiegelneurone« (Bauer, 2005, S. 23). In einem bahnbrechenden Experiment, wurde das Gehirn von Affen untersucht, die nach einer Erdnuss griffen; anschließend zeichnete man die Hirnaktivität auf, während der Affe beobachtete, wie ein anderer Affe nach der Nuss griff. Beide Male feuerten dieselben Nervenzellen. Sie feuerten sogar dann, als die Nuss für den beobachtenden Affen unsichtbar hinter einer Platte lag und dieser nur den Arm eines anderen Affen dorthin gehen sah. Der beobachtende Affe musste also den Fortlauf der Bewegung des greifenden Affen zur Nuss hin fantasieren. Die Nervenzellen taten dabei etwas, das man psychologisch als »Vollendung einer unterbrochenen Gestalt« bezeichnen könnte.

Spiegelnervenzellen wurden zunächst in den Motoneuronenfeldern gefunden, später auch in Nervenzellen, die für Empfindungen und Gefühle zuständig sind. Da diese Nervenzellen nur tätig werden, wenn Lebewesen, nicht aber wenn unbelebte Objekte beobachtet werden, bezeichnet Bauer (2005) sie als ein »System der Resonanz«.[17]

Carr und Kollegen (2003) untersuchten mittels funktionalem MRT Ver-

16 Ich sehe mittlerweile die Simulationstheorie im Unterschied zu 2006 als kritisch an, da sie das Verstehen an einen ausschließlich inneren Prozess der Replikation oder Simulation der Vorgänge in einem anderen bindet. Damit verfehlt die Theorie die Wechselseitigkeit interaktiven Geschehens. Aus phänomenologischer Sicht gibt es hingegen ein unmittelbares Handlungsverstehen in der verkörperten Verbindung zwischen Menschen (Geuter, 2023, S. 366ff.). Am Anfang von Kapitel 14 gehe ich darauf ein, dass Menschen beim Küssen wissen, welche emotionale Qualität ein Kuss hat. So etwas nehmen wir unmittelbar in der Interaktion wahr.

17 Die Theorie der Spiegelneuronen passt gut zur klinischen Erfahrung der Resonanz und wurde daher in der Zeit, als ich diesen Beitrag schrieb, in der Psychotherapie als naturwissenschaftliche Unterstützung dieser Erfahrung aufgefasst. Aber es gibt keine wissenschaftliche Evidenz dafür, dass diese Zellen das Verständnis der Handlungen oder Gefühle anderer ermöglichen (Hickok, 2009).

suchspersonen, die emotionale Gesichtsausdrücke anderer beobachteten oder nachmachten. Sie fanden, dass die Beobachtung des emotionalen Ausdrucks in gleicher Weise prämotorische Areale aktiviert wie dessen Nachahmung. Daraus zogen sie den Schluss, dass das Erkennen von Emotionen anderer an die Repräsentation von Handlungen gebunden sei (ebd., S. 5500). Empathie sei neurobiologisch gesehen ein Spiegelphänomen in den Arealen der Körperkartierung: »We ground our empathic resonance in the experience of our acting body and the emotions associated with specific movements« (ebd., S. 5502). Allerdings gab es einen Unterschied zwischen Beobachten und Nachahmen. Nachahmen führte zu einer Erhöhung der Aktivität in der Amygdala, was für eine stärkere emotionale Eigenreaktion spricht.

Der Befund unterstreicht die Ansicht von Keleman, dass Übertragung und Gegenübertragung nicht nur psychische Phänomene sind, sondern eine »somatische Bindung«, die »zelluläre, motorische und muskuläre Ausdrucksformen« umfasst (Keleman, 1990, S. 7). In der therapeutischen Beziehung kommt es Keleman zufolge auch zu einem kommunikativen Austausch über den muskulär-motorischen Ausdruck, zu körperlichen Empfindungen und »Gegenempfindungen«. Ähnlich beschreibt Wehowsky (1994) Atem-Dialoge in der Therapie als Muster sozialer Bindung. Daher wird in der Körperpsychotherapie von der »Arbeit mit der körperlichen Resonanz« gesprochen, bei der der Körper des Therapeuten als Träger von Informationen über die Stimmungen, Haltungen und Prozesse des Patienten angesehen und benutzt wird. Shaw (2003) spricht von *body empathy*. Er meint, dass der Körper des Therapeuten noch mehr sei als ein Informationsmedium, ein Instrument der Gegenübertragung. Innerhalb der Therapie ereigne sich zwischen Patient und Therapeut ein »embodied encounter« (ebd., S. 34), bei dem es zu einer körperlichen Interaktion komme: »The aim of such an encounter is [...] to acknowledge the phenomena arising from the lived-bodies of those involved and use this as the basis for a therapeutic narrative, not as a means of interpreting another body's behaviour« (ebd., S. 45). Damit wird das Körper-Narrativ zweier erlebender Körper, wofür in der deutschen Sprache vielfach der phänomenologische Begriff des Leibes benutzt wird, im Französischen *corps vécu*, zum Teil einer interaktionell verstandenen Psychotherapie. »The lived experience of therapist's embodied experience within the therapeutic encounter [...] becomes a form of body narrative which enables the therapist to make sense and use of their bodily feelings« (ebd., S. 42).

Nicht nur Patienten, auch Psychotherapeuten profitieren daher von einer besseren körperlichen Selbstwahrnehmung, weil sie dann empathischer sein können und besser in der Lage sind, die Geschichte, die in einem Therapiezimmer erzählt wird, in weiteren Dimensionen wahrzunehmen. Dies dürfte ein wichtiger Aspekt für die Selbsterfahrung von Psychotherapeuten sein. Differenzierte Eigenwahrnehmung ist in der Körperpsychotherapie auch wichtig, um die eigene Gegenübertragung analysieren zu können, damit man nicht in ein unbedachtes Miteinander-Agieren verfällt.

Viele der hier geäußerten Konzepte wie das der Resonanz, das der Bedeutung starker Erregungsniveaus von Emotionen für die psychotherapeutische Arbeit oder das der Veränderung affektmotorischer Schemata sind auf psychologischem Wege gewonnen worden. Wenn neurowissenschaftliche Forschungsergebnisse jetzt für ihre Richtigkeit sprechen, heißt das nicht, dass diese Konzepte erst durch die Neurowissenschaft zu wissenschaftlich begründeten Konzepten geworden wären. Auch hat man nicht durch die Neurowissenschaften die Grundlage der Empathie gefunden, vielmehr nur das, was bei Empathie im Gehirn geschieht. Empathie empfinden Menschen, denen ein Hirn gehört, im Austausch mit anderen. Leider wird bei der Rezeption neurowissenschaftlicher Ergebnisse oft die wissenschaftliche Fundierung einer Theorie durch die Befunde einer anderen Wissenschaft, die epistemische Fundierung mit einer gegenständlichen Fundierung verwechselt und so getan, als stoße man nun endlich im Gehirn auf wissenschaftlich nachvollziehbare Weise auf psychische Prozesse. Ob wir das Erleben eines Menschen als psychisch, hirnphysiologisch oder körperlich beschreiben, hängt aber vielmehr ab von der Perspektive, aus der wir es betrachten, derjenigen der Psychologie, der Neurobiologie, der Physiologie oder der Motologie. Als Erleben ist es ohnehin immer untrennbar. Für die psychotherapeutische Arbeit gilt der Satz von Gendlin: »We need not ask whether a symptom is physical *or* psychological; any human experience is actually both« (Gendlin, 1996, S. 182). Der Psychotherapeut kann daher im Zugang zum Patienten den Weg über das seelische Erleben und das Wort *und* den Weg über das körperliche Erleben und die Körperarbeit gehen. Es kennzeichnet den Ansatz der Körperpsychotherapie, dass diese beiden Wege gemeinsam begangen werden. Der Sinn ihrer klinisch bewährten Interventionskonzepte wird durch die neueren wissenschaftlichen Ergebnisse aus Säuglingsforschung, Bindungsforschung und Neurobiologie bestätigt.

Literatur

Aalberse, M. (2001). Graceful means: Felt gestures and choreographic therapy. In M. Heller (Hrsg.), *The flesh of the soul. The body we work with* (S. 101–132). Peter Lang.

Altmeyer, M. & Thomä, H. (Hrsg.). (2006). *Die vernetzte Seele. Die intersubjektive Wende in der Psychoanalyse*. Klett-Cotta.

Ansermet, F. & Magistretti, P. (2005). *Die Individualität des Gehirns. Neurobiologie und Psychoanalyse*. Suhrkamp.

Arnim, A. von, Lahmann, C. & Johnen, R. (Hrsg.). (2022). *Subjektive Anatomie. Theorie und Praxis körperbezogener Psychotherapie*. Schattauer.

Bauer, J. (2005). *Warum ich fühle, was du fühlst. Intuitive Kommunikation und das Geheimnis der Spiegelneurone*. Hoffmann & Campe.

Becker, H. (2001). *Konzentrative Bewegungstherapie. Integrationsversuch von Körperlichkeit in den psychoanalytischen Prozess*. Psychosozial-Verlag.

Beebe, B. & Lachmann, F.M. (2004). *Säuglingsforschung und die Psychotherapie Erwachsener. Wie interaktive Prozesse entstehen und zu Veränderungen führen*. Klett-Cotta.

Bergh, B. van den (2000). *Zwangerschap, hoe benader je dat? Beknopt overzicht van de benadering van moederlijke emoties en stress tijdens de zwangerschap in wetenschappelijk onderzoek* [Schwangerschaft, wie geht man damit um? Kurzer Überblick über den Umgang mit mütterlichen Emotionen und Stress während der Schwangerschaft in der wissenschaftlichen Forschung]. Centrum voor Bevolkings- en Gezinstudie, Brüssel.

Beutel, M.E., Ademmer, K. & Rasting, M. (2005). Affektive Interaktion zwischen Patienten und Therapeuten. Zum Einfluss auf den psychotherapeutischen Behandlungserfolg am Beispiel stationärer Kurzzeittherapie. *Psychotherapeut, 50(2)*, 100–106.

Boadella, D. (1983). *Wilhelm Reich. Leben und Werk des Mannes, der in der Sexualität das Problem der modernen Gesellschaft erkannte und der Psychologie neue Wege wies*. S. Fischer.

Boadella, D. (1991). *Befreite Lebensenergie. Einführung in die Biosynthese*. Kösel.

Boyesen, G. (1987). *Über den Körper die Seele heilen*. Kösel.

Brisch, K.H. (1999). *Bindungsstörungen. Von der Bindungstheorie zur Therapie*. Klett-Cotta.

Brisch, K.H., Grossmann, K.E., Grossmann, K. & Köhler, L. (Hrsg.). (2002). *Bindung und seelische Entwicklungswege. Grundlagen, Prävention und klinische Praxis*. Klett-Cotta.

Carr, L., Iacoboni, M., Dubeau, M.-C., Mazziotta, J. & Lenzi, G.L. (2003). Neural mechanisms of empathy in humans: A relay from neural systems for imitation to limbic areas. *Proceedings of the National Academy of Sciences, 100*(9), 5497–5502. https://doi.org/10.1073/pnas.0935845100

Damasio, A.R. (1997). *Descartes' Irrtum. Fühlen, Denken und das menschliche Gehirn*. dtv.

Damasio, A.R. (2000). *Ich fühle, also bin ich. Die Entschlüsselung des Bewusstseins*. List.

Damasio, A.R. (2005). *Der Spinoza-Effekt. Wie Gefühle unser Leben bestimmen*. List.

De Roiste, A. & Bushnell, I.W.R. (1996). Tactile stimulation: Short and long term benefits for pre-term infants. *British Journal of Developmental Psychology, 14*(1), 41–53.

Dornes, M. (1997). *Die frühe Kindheit. Entwicklungspsychologie der ersten Lebensjahre*. S. Fischer.

Dornes, M. (2000). *Die emotionale Welt des Kindes*. S. Fischer.

Downing, G. (1996). *Körper und Wort in der Psychotherapie*. Kösel.

Downing, G. (2003). Emotion und Körper. Eine Kritik der Emotionstheorie. *Psychoanalyse und Körper, 2*(2), 59–88.

Downing, G. (2004). Emotion, body and parent-infant-interaction. In J. Nadel & D. Muir (Hrsg.), *Emotional development. Recent research advances* (S. 429–449). Oxford University Press.

Downing, G. (2006). Frühkindlicher Affektaustausch und dessen Beziehung zum Körper. In G. Marlock & H. Weiss (Hrsg.), *Handbuch der Körperpsychotherapie* (S. 333–350). Schattauer.

Eberwein, W. (1996). *Biodynamik. Zen in der Kunst der Körperpsychotherapie*. Junfermann.

Elliott, R. (1999). Prozess-Erlebnisorientierte Psychotherapie – Ein Überblick. Teil 1. *Psychotherapeut, 44*(4), 203–213.

Fallend, K. & Nitzschke, B. (Hrsg.). (2002). *Der »Fall« Wilhelm Reich. Beiträge zum Verhältnis von Psychoanalyse und Politik*. Psychosozial-Verlag.

Field, T., Henteleff, T., Hernandez-Reif, M., Martinez, E., Mavunda, K., Kuhn, C. & Schanberg, S. (1997). Children with asthma have improved pulmonary functions after massage therapy. *The Journal of Pediatrics, 132*(5), 854–858.

Forster, J. (2002). *Körperzufriedenheit und Körpertherapie bei essgestörten Frauen. Eine empirische Vergleichsstudie und die Darstellung eines körpertherapeutischen Behandlungskonzeptes bei Essstörungen*. Centaurus.

Fosshage, J.L. (1994). The meanings of touch in psychoanalysis. A time for reassessment. *Psychoanalytic Inquiry, 20*(1), 21–43.

Fosshage, J.L. (2002). Berührung in der Psychoanalyse. Zeit für eine Neueinschätzung. In S. Trautmann-Voigt & B. Voigt (Hrsg.), *Verspieltheit als Entwicklungschance. Zur Bedeutung von Bewegung und Raum in der Psychotherapie* (S. 67–90). Psychosozial-Verlag.

Geißler, P. (Hrsg.). (1998). *Analytische Körperpsychotherapie in der Praxis*. Pfeiffer.

Geißler, P. (Hrsg.). (2005). *Nonverbale Interaktion in der Psychotherapie. Forschung und Relevanz im therapeutischen Prozess*. Psychosozial-Verlag.

Gendlin, E. (1993). Die umfassende Rolle des Körpergefühls im Denken und Sprechen. *Deutsche Zeitschrift für Philosophie, 41*(4), 693–706.

Gendlin, E. (1996). *Focusing oriented psychotherapy. A manual of the experiental method*. The Guildford Press.

Geuter, U. (2000). Historischer Abriss zur Entwicklung der körperorientierten Psychotherapie. In F. Röhricht, *Körperorientierte Psychotherapie psychischer Störungen* (S. 53–74). Hogrefe.

Geuter, U. (2002). Körperpsychotherapie als Behandlungsmethode in der stationären psychodynamischen Psychotherapie psychosomatischer Patienten. *Psychotherapeuten Forum, 9*(3), 5–8.

Geuter, U. (2019). *Praxis Körperpsychotherapie. 10 Prinzipien der Arbeit im therapeutischen Prozess*. Springer.

Geuter, U. (2023). *Körperpsychotherapie. Grundriss einer Theorie für die klinische Praxis* (2. Aufl.). Springer

Geuter, U. & Schrauth, N. (2001). Emotionen und Emotionsabwehr als Körperprozess. *Psychotherapie Forum, 9*(1), 4–19.

Geuter, U. & Schrauth, N. (2002). Wilhelm Reich, der Körper und die Psychotherapie. In K. Fallend & B. Nitzschke (Hrsg.), *Der »Fall« Wilhelm Reich. Beiträge zum Verhältnis von Psychoanalyse und Politik* (S. 197–227). Psychosozial-Verlag.

Görlitz, G. (2000). Gefühlsübungen – die emotionale Wende. In S.K.D. Sulz & G. Lenz (Hrsg.), *Von der Kognition zur Emotion. Psychotherapie mit Gefühlen* (S. 291–328). CIP-Medien.

Goodman, M. & Teicher, A. (1988). To touch or not to touch. *Psychotherapy, 25*(4), 492–500.

Gottwald, C. (2005). Bewusstseinszentrierte Körperpsychotherapie – angewandte Neurobiologie? In S.K.D. Sulz, L. Schrenker & C. Schricker (Hrsg.), *Die Psychotherapie entdeckt den Körper. Oder: Keine Psychotherapie ohne Körperarbeit?* (S. 105–198). CIP-Medien.

Grawe, K. (2004). *Neuropsychotherapie*. Hogrefe.

Greenberg, L. (2005). Emotionszentrierte Therapie: Ein Überblick. *Psychotherapeutenjournal, 4*(4), 324–337.

Gugutzer, R. (2002). *Leib, Körper und Identität*. Westdeutscher Verlag.

Harms, T. (2000). Emotionelle Erste Hilfe. Grundlagen einer postnatalen Krisenarbeit mit Eltern und Säuglingen. In ders. (Hrsg.), *Auf die Welt gekommen. Die neuen Baby-Therapien* (S. 189–229). Ulrich Leutner.

Hart, S., Field, T., Hernandez-Reif, M., Nearing, G., Shaw, S., Schanberg, S. & Kuhn, C. (2001). Anorexia nervosa symptoms are reduced by massage therapy. *Eating Disorders, 9*(4), 289–299.

Heisterkamp, G. (2002). *Basales Verstehen. Handlungsdialoge in Psychotherapie und Psychoanalyse*. Pfeiffer.

Heisterkamp, G. (2004). Enactments. Basale Formen des Verstehens. *Psychoanalyse und Körper, 3*(5), 103–130.

Herrmann, T.W. (Hrsg.). (1974). *Dichotomie und Duplizität. Grundfragen psychologischer Erkenntnis*. Hans Huber.

Hickok, G. (2009). Eight problems for the mirror neuron theory of action. Understanding in monkeys and humans. *Journal of Cognitive Neuroscience, 21*(7), 1229–1243. https://doi.org/10.1162/jocn.2009.21189

Horton, J.A., Clance, P.R., Sterk-Elifson, C. & Emshoff, J. (1995). Touch in psychotherapy: A survey of patients experience. *Psychotherapy, 32*(3), 443–457.

Huber, C., Hauke, W., Ruppert, S. & Zaudig, M. (2005). Verhaltenstherapie und Körpertherapie – eine Effektivitätsstudie an psychosomatischen Patienten. In S.K.D. Sulz, L. Schrenker & C. Schricker (Hrsg.), *Die Psychotherapie entdeckt den Körper. Oder: Keine Psychotherapie ohne Körperarbeit?* (S. 69–101). CIP-Medien.

Hüther, G. (2005a). Pränatale Einflüsse auf die Hirnentwicklung. In I. Krens & H. Krens (Hrsg.), *Grundlagen einer vorgeburtlichen Psychologie* (S. 49–62). Vandenhoeck & Ruprecht.

Hüther, G. (2005b). Mein Körper – das bin doch ich … Neurobiologische Argumente für den Einsatz körperorientierter Verfahren in der Psychotherapie. *Psychoanalyse und Körper, 7*(2), 7–23.

Huizink, A. (2000). *Prenatal stress and its effect on infant development*. Dissertation, Universität Utrecht.

Huppertz, M. (2003). Die Bedeutung des Zen-Buddhismus für die Dialektisch-Behaviorale Therapie. *Psychotherapie, Psychosomatik, Medizinische Psychologie, 53*(9/10), 376–383.

International Brain Laboratory, Angelaki, D., Benson, B. et al. (2025). A brain-wide map of neural activity during complex behaviour. *Nature, 645*(8079), 177–191. https://doi.org/10.1038/s41586-025-09235-0

Johanson, G. J. (2006). A survey of the use of mindfulness in psychotherapy. *Annals of the American Psychotherapy Association, 9*(2), 15–24.

Joraschky, P., Loew, T. & Röhricht, F. (Hrsg.). (2009). *Körpererleben und Körperbild. Ein Handbuch zur Diagnostik*. Schattauer.

Kabat-Zinn, J. (2003). Mindfulness-based interventions in context: Past, present, future. *Clinical Psychology – Science and Practice, 10*(2), 144–156.

Keleman, S. (1990). *Körperlicher Dialog in der therapeutischen Beziehung*. Kösel.

Kertay, L. & Reviere, S. L. (1993). The use of touch in psychotherapy: Theoretical and ethical considerations. *Psychotherapy, 30*(1), 32–40.

Klein, M. (2000). Kommunikation von Hand zu Haut. Babymassage als Element in der Familientherapie. In T. Harms (Hrsg.), *Auf die Welt gekommen. Die neuen Baby-Therapien* (S. 309–325). Ulrich Leutner.

Klopstech, A. (2005). Stellen die Neurowissenschaften die Psychotherapie vom Kopf auf die Füße? Neurowissenschaftliche Überlegungen zu klassischen Konzepten der (Körper-)Psychotherapie. *Psychoanalyse und Körper, 7*(2), 69–108.

Krause, R. (1997). *Allgemeine psychoanalytische Krankheitslehre. Band 1*. Kohlhammer.

Kriz, H. (2023). *Grundkonzepte der Psychotherapie* (8. Aufl.). Beltz – PsychologieVerlags-Union.

Krueger, F. (1915). Über Entwicklungspsychologie. Ihre sachliche und geschichtliche Notwendigkeit. *Arbeiten zur Entwicklungspsychologie, 1*(1).

Kurtz, R. (1985). *Körperzentrierte Psychotherapie. Die Hakomi Methode*. Synthesis.

Le Doux, J. L. (1998). *Das Netz der Gefühle. Wie Emotionen entstehen*. Hanser.

Levine, P. (1998). *Trauma-Heilung. Das Erwachen des Tigers*. Synthesis.

Lichtenberg, J. D. (1991). *Psychoanalyse und Säuglingsforschung*. Springer.

Lichtenberg, J. D., Lachmann, F. M. & Fosshage, J. L. (2001). *Das Selbst und die motivationalen Systeme*. Brandes & Apsel.

Linehan, M. (1996). *Dialektisch-Behaviorale Therapie der Borderline-Persönlichkeitsstörung*. CIP-Medien.

Maaz, H.-J. & Krüger, A. H. (Hrsg.). (2001). *Integration des Körpers in die analytische Psychotherapie*. Pabst Science Publishers.

Mannhart, R. & Backhaus, S. (1993). *Reich und Bergson. Die lebensphilosophischen Wurzeln der Körpertherapie*. Unveröffentlichte Diplomarbeit, Psychologisches Institut der Freien Universität Berlin.

Maurer-Groeli, Y. (2004). Neurophysiologische Hintergründe für ganzheitliches psychotherapeutisches Arbeiten mit spezieller Berücksichtigung von Gedächtnis, Körpergedächtnis und Ressourcen. *Psychotherapie Forum, 12*(2), 98–103.

Michalak, J. & Heidenreich, T. (2005). Neue Wege der Rückfallprophylaxe bei Depressionen. *Psychotherapeut, 50*(6), 415–422.

Miethge, W. (2002). *Heilsame Gefühle. Trainingshandbuch für die Arbeit mit Emotionen*. CIP-Medien.

Milch, W. & Berliner, B. (2005). Auf den Spuren der Selbstwerdung. Überlegungen zu den Ursprüngen des Selbst in der prä- und postnatalen Zeit. In I. Krens & H. Krens (Hrsg.), *Grundlagen einer vorgeburtlichen Psychologie* (S. 134–149). Vandenhoeck & Ruprecht.

Moser, T. (2001). *Berührung auf der Couch. Formen der analytischen Körperpsychotherapie.* Suhrkamp.

Moser, T. (2002). Kommentar zum Aufsatz von James L. Fosshage. In S. Trautmann-Voigt & B. Voigt (Hrsg.), *Verspieltheit als Entwicklungschance. Zur Bedeutung von Bewegung und Raum in der Psychotherapie* (S. 91–93). Psychosozial-Verlag.

Müller-Braunschweig, H. (2004). Psychoanalyse und Körperpsychotherapie. Klinische und theoretische Aspekte. *Psychoanalyse und Körper, 5*(2), 29–59.

Nathanielsz, P. (1999). *Life in the womb. The origin of health and disease.* Promethan Press.

Omozawa, K., Glover, V., Adams, D., Modi, N. & Kumar, R.C. (2001). Infant massage improves mother-infant interaction for mothers with postnatal depression. *Journal of Affective Disorders, 63*(1–3), 1–3.

Orbach, S. (2004). The body in clinical practice. In K. White (Hrsg.), *Touch, attachment, and the body. The Jown Bowlby Memorial Conference Monograph 2003* (S. 17–47). Karnac.

Petzold, H. (Hrsg.). (1977). *Die neuen Körpertherapien.* Junfermann.

Petzold, H. (1993). *Integrative Therapie. Modelle, Theorien & Methoden einer schulenübergreifenden Psychotherapie. Band 2.* Junfermann.

Ploetz, K. von (1999). Systemische Körpertherapie als lösungsorientierte Kurztherapie. In H. Döring-Meijer (Hrsg.), *Ressourcenorientierung – Lösungsorientierung* (S. 156–171). Vandenhoeck & Ruprecht.

Reddemann, L. (2000). Angst. In T. Bronisch, M. Bohus, M. Dose, L. Reddemann & C. Unckel (Hrsg.), *Krisenintervention bei Persönlichkeitsstörungen* (S. 122–145). Pfeiffer.

Reich, W. (1985 [1927]). *Die Funktion des Orgasmus.* In ders., *Frühe Schriften. Band 2. Genitalität in der Theorie und Therapie der Neurose.* S. Fischer.

Reich, W. (1989 [1933]). *Charakteranalyse.* Kiepenheuer & Witsch.

Röhricht, F. (2000). *Körperorientierte Psychotherapie psychischer Störungen.* Hogrefe.

Röhricht, F. (2002). Klinische Körperpsychotherapie. Systematisierungsansätze und Standortbestimmung. *Praxis Klinische Verhaltensmedizin und Rehabilitation, 15*(59), 182–189.

Röhricht, F. (2009). Ansätze und Methoden zur Untersuchung des Körpererlebens – eine Übersicht. In P. Joraschky, T. Loew & F. Röhricht (Hrsg.), *Körpererleben und Körperbild. Ein Handbuch zur Diagnostik* (S. 35–52). Schattauer.

Roth, G. (2001). *Fühlen, Denken, Handeln. Wie das Gehirn unser Verhalten steuert.* Suhrkamp.

Roth, G. (2004). Das Verhältnis von bewusster und unbewusster Verhaltenssteuerung. *Psychotherapie Forum, 12*(2), 59–70.

Rudolf, G. (2001). Tiefenpsychologie I. In M. Cierpka & P. Buchheim (Hrsg.), *Psychodynamische Konzepte* (S. 13–23). Springer.

Schroer, M. (2005). Einleitung. Zur Soziologie des Körpers. In ders. (Hrsg.), *Soziologie des Körpers* (S. 7–47). Suhrkamp.

Shaw, R. (2003). *The embodied psychotherapist. The therapist's body story.* Brunner-Routledge.

Shilling, C. (1993). *The body and social theory.* Sage.

Smith, E.W.L., Clance, P.R. & Imes, S. (Hrsg.). (1998). *Touch in psychotherapy. Theory, research and practice.* The Guilford Press.

Southwell, C. (1990). Biodynamische Psychologie. In J. Rowan & W. Dryden (Hrsg.), *Neue Entwicklungen der Psychotherapie* (S. 198–221). Transform.

Spangler, G., Grossmann, K.E. & Schieche, M. (2002). Psychobiologische Grundlagen der Organisation des Bindungsverhaltenssystems im Kleinkindalter. *Psychologie in Erziehung und Unterricht, 49*(2), 102–120.

Sparrer, I. & Varga von Kibéd, M. (1998). Körperliche Selbstwahrnehmung in systemischen Strukturaufstellungen. In H. Milz & M. Varga von Kibéd (Hrsg.), *Körpererfahrungen. Anregungen zur Selbstheilung* (S. 114–141). Walter.

Sreckovic, M. (1999). Geschichte und Entwicklung der Gestalttherapie. In R. Fuhr, M. Sreckovic & M. Gremmler-Fuhr (Hrsg.), *Handbuch der Gestalttherapie* (S. 15–178). Hogrefe.

Steimer-Krause, E. (1994). Nonverbale Beziehungsregulation in Dyaden mit schizophrenen Patienten. Ein Beitrag zur Übertragungs-Gegenübertragungsforschung. In U. Streeck & K. Bell (Hrsg.), *Psychoanalyse schwerer psychischer Erkrankungen* (S. 209–229). Pfeiffer.

Stern, D. (1992). *Die Lebenserfahrung des Säuglings*. Klett-Cotta.

Stern, D. (2005). *Der Gegenwartsmoment. Veränderungsprozesse in Psychoanalyse, Psychotherapie und Alltag*. Brandes & Apsel.

Stern, D., Sander, L.W., Nahum, J.P., Harrison, A.M., Lyons-Ruth, K., Morgan, A.C., Bruschweiler-Stern, N. & Tronick, E.Z. (1998). Non-interpretive mechanisms in psychoanalytic therapy. The »something more« than interpretation. *International Journal of Psycho-Analysis, 79(5),* 903–921.

Storch, M. (2002). Die Bedeutung neurowissenschaftlicher Forschungsansätze für die psychotherapeutische Praxis. Teil I: Theorie. *Psychotherapie, 7(2),* 281–294.

Strauß, B. (2006). Bindungsforschung und therapeutische Beziehung. *Psychotherapeut, 51*(1), 5–14.

Streeck, U. (2004). *Auf den ersten Blick. Psychotherapeutische Beziehungen unter dem Mikroskop*. Klett-Cotta.

Streeck, U. (2005). Erzählen und Interaktion im psychotherapeutischen Dialog. In P. Geißler (Hrsg.), *Nonverbale Interaktion in der Psychotherapie. Forschung und Relevanz im psychotherapeutischen Prozess* (S. 33–49). Psychosozial-Verlag.

Sulz, S.K.D. (2005). Gehirn, Emotion und Körper. In ders., L. Schrenker & C. Schricker (Hrsg.), *Die Psychotherapie entdeckt den Körper. Oder: Keine Psychotherapie ohne Körperarbeit?* (S. 3–23). CIP-Medien.

Thielen, M. (2003). Bausteine einer körperbezogenen Entwicklungspsychologie. Vortrag zur Eröffnung des zweiten Kongresses der Deutschen Gesellschaft für Körperpsychotherapie in Berlin.

Traue, H.C. (1998). *Emotion und Gesundheit. Die psychobiologische Regulation durch Hemmungen*. Spektrum.

Trautmann-Voigt, S. (2003). Tanztherapie. Zum aktuellen Diskussionsstand in Deutschland. *Psychotherapeut, 48*(4), 215–229. https://doi.org/10.1007/s00278-003-0315-4

Trautmann-Voigt, S. & Voigt, B. (Hrsg.). (1998). *Bewegung ins Unbewusste. Beiträge zur Säuglingsforschung und analytischen KörperPsychotherapie*. Brandes & Apsel.

Uexküll, T. von & Wesiack, W. (1990). Wissenschaftstheorie: ein bio-psycho-soziales Modell. In T. von Uexküll, *Psychosomatische Medizin* (S. 13–52). Urban & Schwarzenberg.

Vandereycken, W., Depreitere, L. & Probst, M. (1987). Body-oriented therapy for anorexia nervosa patients. *American Journal of Psychotherapy, 41*(2), 252–259.

Voigt, B. & Trautmann-Voigt, S. (2001). Tiefenpsychologische Aspekte der Körpertherapie und der Tanztherapie. *Psychotherapeut, 46*(1), 60–74. https://doi.org/10.1007/s002780100134

Wehowsky, A. (1994). Atem-Dialoge. Muster des Atmens als Muster der sozialen Bindung. In K. von Steinaecker (Hrsg.), *Der eigene und der fremde Körper. Übertragungsphänomene in der Atem- und Leibpädagogik* (S. 107–117). Edition LIT Europe.

Wienands, A. (Hrsg.). (2014). *System und Körper. Der Körper als Ressource in der systemischen Praxis.* Vandenhoeck & Ruprecht.

White, K. (2004). Introduction to the John Bowlby Memorial Conference 2003. Touch: attachment and the body. In dies. (Hrsg.), *Touch, attachment and the body. The Jown Bowlby Memorial Conference Monograph 2003* (S. XXIII–XXV). Karnac.

Worm, G. (1998). Zum Umgang mit Übertragung in einer analytischen Körperpsychotherapie. In P. Geißler (Hrsg.), *Analytische Körperpsychotherapie in der Praxis* (S. 69–82). Pfeiffer.

7 Embodiment – mit dem Körper denken und fühlen

Diesem Beitrag liegt ein Vortrag zugrunde, den ich 2012 in der Reihe »Aula« des Südwestrundfunks gehalten habe. Daher folgt der Text einem eher populärwissenschaftlichen Stil. In dem Vortrag habe ich erstmals meine Gedanken zur Embodiment-Forschung dargelegt, die später in mein Buch *Körperpsychotherapie* eingingen. Das ursprüngliche Manuskript wurde in Teilen gekürzt, überarbeitet und um einige Überlegungen, Forschungsbefunde und Therapiebeispiele erweitert.

Vielleicht haben Sie gerade einen Stift zur Hand. Dann könnten Sie einmal folgendes Experiment machen: Sie klemmen den Stift zwischen Ihre Zähne, und zwar so, dass die Spitze nach vorne weist. Beobachten Sie, wie Sie dabei ihre Mimik empfinden. Vielleicht kommt Ihnen auch ein Gedanke in den Sinn oder Sie bemerken ein Gefühl. Lassen Sie sich dafür ein wenig Zeit. Nun nehmen Sie den Stift kurz in die Hand und klemmen ihn dann in der gleichen Haltung zwischen Ihre Lippen. Beobachten Sie, wie sich nun Ihre Mimik verändert und ob Sie sich in einer bestimmten Weise fühlen, vielleicht anders als vorher. Möglicherweise kommen Sie auf andere Gedanken.

Das ließen Psychologen Ende der 1980er Jahre in einem berühmt gewordenen Experiment Versuchspersonen machen (Strack, Martin & Stepper, 1988). In dem Experiment betrachteten die Teilnehmenden Cartoons. Die Hälfte von ihnen hielt dabei einen Stift wie beschrieben zwischen den Zähnen, die andere Hälfte zwischen den Lippen. Anschließend sollten sie auf einem Bogen ankreuzen, wie lustig sie die Cartoons fanden. Das verblüffende Ergebnis: Wer den Stift zwischen den Zähnen festhielt, fand die Cartoons lustiger. Der Grund ist einfach: Wird der Stift zwischen den Zähnen gehalten, aktiviert das die Lachmuskulatur, ihn zwischen den Lippen zu halten, hemmt hingegen die Muskeln, die wir zum Lächeln mit dem Mund benötigen. Da wir die Lippen auch dann aufeinanderpressen, wenn wir wütend sind und dabei nichts oder noch nichts sagen, kann es auch sein, dass man beim Halten des Stifts zwischen den Lippen unwillkürlich den Augenbrauenrunzler leicht anspannt, einen Muskel, der die kleinen senkrechten Falten oberhalb der Augen erzeugt und bei Ärger aktiviert wird.

In einem anderen Experiment manipulierten Stepper und Strack (1993) die Körperhaltung von Versuchspersonen unter dem Vorwand, Arbeitsmöbel ergonomisch zu testen. Eine Gruppe stand dabei in einer aufrechten Haltung, eine andere in einer gekrümmten. Gleichzeitig wurden sie fiktiv für das, was sie taten, gelobt. Personen, die das Lob in aufrechter Haltung empfingen, waren bei einem anschließenden Test stolzer auf ein gutes Abschneiden bei ihrer Aufgabe als Personen, die dasselbe Lob in einer gekrümmten Haltung erhielten. Auch wer aufrecht sitzt, ist zuversichtlicher als ein gebeugt Sitzender (Briñol, Petty & Wagner, 2009). Je nachdem, welche Körperhaltung sie einnehmen, erzählen Versuchspersonen unterschiedliche Geschichten zu einem mehrdeutigen Bild (Döring-Seipel, 1996). Kleine Manipulationen der mimischen Muskulatur oder der Körperhaltung haben also einen Einfluss darauf, wie wir uns fühlen. Und nicht nur das: Sie bestimmen mit darüber, wie wir denken.

Solche Experimente waren zu ihrer Zeit bahnbrechend. Mittlerweile sind sie unter dem Begriff des Embodiment zu einer maßgeblichen Richtung in der psychologischen Forschung geworden. Der Begriff des Embodiment ist schwer zu übersetzen. Wörtlich bedeutet er »Einkörperung«. Man könnte auch von »Verkörperung« oder »Im-Körper-Sein« sprechen. 1999 begannen der Linguist George Lakoff und der Philosoph Mark Johnson ein Buch mit dem fulminanten Satz: »The mind is inherently embodied.« Das Buch hieß *Philosophy in the flesh. The embodied mind and its challenge to Western thought*, was ebenfalls schwer zu übersetzen ist. *Fruit flesh* ist das »Fruchtfleisch«, *human flesh* das »Menschenfleisch«. Man könnte also sagen: »Philosophie im Fleisch. Der verkörperte Geist und seine Herausforderung für das westliche Denken«. Die These der Autoren lautete: Der Geist steht immer in einem Bezug zum Körper. Unser Denken, so Lakoff und Johnson, ist im Kern metaphorischer Natur. Das heißt, wir beschreiben die Welt in Metaphern, und die Bilder, die wir benutzen, entnehmen wir in erster Linie unserer körperlichen Erfahrung der Welt. Grundlegende geistige Kategorien wie zum Beispiel die räumliche Strukturierung der Erfahrung in oben und unten oder in vorne und hinten gewinnen wir aus der sensomotorischen Erfahrung des Körpers im Raum. Ausdrücke wie »etwas liegt vor mir« oder »etwas liegt hinter mir« entstammen der Erfahrung der Bewegung des Körpers im Raum. Wir sagen, dass Gedanken »vorangehen«, »feststecken«, »uns umtreiben« oder »verfolgen«, benutzen dabei also Worte, die Bewegungen beschreiben. Sprechen wir davon, dass wir »etwas herauslassen«, dass wir »uns auskotzen« oder etwas »in uns hineinfressen«, greifen wir auf den körperlichen Umgang mit Nahrung zurück.

Unsere metaphorische Welt des Denkens und Fühlens ist daher auch mit dem Raum, mit der Welt um uns herum verbunden und hängt so davon ab, in welcher Welt wir leben. Wenn ein Inuk zum Beispiel ein heftiges Gefühl hat, wird das in seiner Sprache als ein »innerer Sturm« beschrieben (Dorais, 1995, 2010; Lutz & Abu-Lughod, 1990). Wir sprechen dagegen davon, »vor Wut zu kochen«, wie schon im alten Griechenland, wo man θυμός ζέει *(thymos zeei)*, »der Zorn siedet«, oder im Römischen Reich, wo man *ira fervet*, »der Zorn kocht«, sagte, vielleicht weil man die innere Hitze so sah wie das Brodeln in den Kratern der damals im Mittelmeerraum ausbrechenden Vulkane. Seit dem Ende des 19. Jahrhunderts heißt es bei uns, »man lasse Dampf ab«, wenn man inneren Druck abreagiert, was man seinerzeit tat, wenn der Kessel einer Dampfmaschine zu explodieren drohte. Bei den Inuit dagegen wird ein Gefühlssturm nicht als Feuer oder Dampf beschrieben, sondern als »zu viel Wind im Blut«, ein Wetterphänomen, vielleicht weil sie vielen Stürmen ausgesetzt sind.

Auch die sozialen Lebensverhältnisse prägen die metaphorische Welt unserer Gefühlserfahrungen. In dem Märchen »Das kalte Herz« von Wilhelm Hauff tauscht ein armer Köhler gegen schöne Kleider und Geld sein warmes Herz gegen ein Herz aus Stein. Das kalte Herz steht in seiner Welt von Handel und Geschäft für die Suche nach dem eigenen Vorteil (Winterhoff-Spurk, 2005). In der Inuit-Sprache hingegen steht »sein Inneres ist kalt« nicht für Hartherzigkeit gegenüber anderen, sondern für soziale Isolation. Denn in ihrer Lebensweise ist der Einzelne mehr auf die Gemeinschaft angewiesen als in der städtischen Lebensweise des Merkantilismus.

Wie wir fühlen und denken, entsteht aus unseren Interaktionen mit der Welt (Malafouris, 2019). Auch wenn wir uns etwas nur vorstellen, schwingen die körperlichen Erfahrungen des Handelns mit (Coello & Fischer, 2016). Der US-amerikanische Psychologe Raymond Gibbs (2006) schreibt, dass visuelle Rotation – das heißt, »etwas in der Vorstellung zu drehen« – als kognitiver Vorgang mit der Fähigkeit verknüpft ist, motorische Prozesse geistig vorwegzunehmen. Das wurde auch vermessen: Damit man eine um die eigene Achse rotierte Hand in der rotierten Stellung erkennt, braucht man genauso viel Zeit wie für die dazu notwendige Bewegung.

Forscher, die sich mit Robotern und Künstlicher Intelligenz befassen, wissen das schon länger. Noch in den 1960er Jahren hatte man geglaubt, man könne in Kürze menschenähnliche Maschinen herstellen. Das erwies sich als nicht machbar und ist bis heute so geblieben. Aufgrund ausgefeilter Algorithmen können Roboter zwar in unerwarteten Situationen neue Verhaltensweisen entwickeln (Koos, Cully & Mouret, 2013), aber mögliche Schäden müssen fast immer von Menschen repariert werden, auch wenn es auf dem Gebiet der *soft robotics* Ansätze gibt, mithilfe weicher, flexibler Materialien Maschinen zu entwickeln, die Materialschäden gegenüber resistenter sind (Tabrizian, Terryn & Vanderborght, 2025). »Während Robotergehirne durch künstliche Intelligenz rasant neue Verhaltensweisen entwickeln, bleiben ihre Körper geschlossene Systeme, die nicht in der Lage sind, Material zum Wachsen oder Heilen systematisch zu verwerten«[1] (Wyder et al., 2025, S. 1). Roboter sind an die ihnen vom Menschen vorgegebenen Fähigkeiten gebunden (Cully et al., 2015).

Lebende Wesen haben hingegen die Fähigkeit, auf unerwartete Schäden zu reagieren, sich selbst zu heilen, wenn der Schaden nicht zu groß ist, zum Beispiel indem sich eine Narbe schließt, sich an die Umgebung anzupassen oder die Umgebung nach ihren Bedürfnissen umzugestalten. Diese Fähigkeiten könnte man als eine grundlegende Schicht von Intelligenz im Körper ansehen. Roboter besitzen diese Fähigkeiten nicht. Sie haben nämlich keinen Stoffwechsel, über den sie mit der Welt im Austausch sind. Maschinen nehmen auch nicht aus sich selbst heraus einen Bezug zur Umwelt auf, wie lebende Systeme es über einen lebendigen Körper tun. Und nicht nur das. Komplexe menschliche Handlungen, wie zum Beispiel diejenige, einen heranfliegenden Ball zu köpfen, sind an eine körperliche Intelligenz gebunden, die zumindest bisher über digital gesteuerte Operationen noch nicht nachgebildet werden kann. Schon die Mechanik Fußball spielender Roboter kommt hier an Grenzen. Gute Fußballspieler laufen dagegen genau auf den Punkt zu, an dem ein heranfliegender Ball ankommt. Die Spieler wissen motorisch, das heißt in ihren Bewegungen, wo dieser Punkt ist. Wodurch sie das wissen, können sie aber nicht erklären.

1 Diese Übersetzung und alle anderen Übersetzungen von Zitaten ins Deutsche stammen vom Autor.

Auch Neurowissenschaftler verweisen seit Längerem darauf, dass das Gehirn auf den Körper angewiesen ist. Das gilt nicht nur für das Denken. Sein berühmt gewordenes Buch *Descartes' Irrtum* beginnt Antonio Damasio (2004) mit der Geschichte des Eisenbahnarbeiters Phineas Gage. Ihm war bei einer Sprengung eine Eisenstange so durch den Kopf geschossen, dass sie durch die linke Wange eintrat, den vorderen Teil seines Gehirns durchquerte und an der Schädeldecke wieder austrat. Nach dem Unfall blieben Gages geistige und sprachliche Fähigkeiten erhalten. Auch konnte er sich weiter wie gewohnt bewegen. Aber er wurde launisch, respektlos, wankelmütig und halsstarrig. Sein Charakter verfiel. Außerdem war er unfähig, sich zwischen Alternativen zu entscheiden. Durch den Unfall nämlich war der orbitofrontale Kortex, ein Teil des präfrontalen Kortex, verletzt worden. Dort laufen Informationen aus dem limbischen System zusammen, das bei der emotionalen Bewertung von Ereignissen aktiv ist. Wir können zum Beispiel noch so viele rationale Gründe anführen, warum wir lieber in der Türkei als auf Mallorca Urlaub machen; wenn wir aber entscheiden, was wir tun, richten wir uns nach den Gefühlen, die auf der neurophysiologischen Ebene betrachtet über das limbische System vermittelt werden.

Diese Gefühle lesen wir nach einem Begriff von Damasio an somatischen Markern ab (siehe Kapitel 6). Signale, die uns Entscheidungen treffen lassen, sind ein wohliges Strömen, ein Drücken hier, ein Gefühl von Wärme dort, ein Kitzeln, Schauern oder Kribbeln, ein Kneifen im Magen, Schmetterlinge im Bauch oder ein sattes Gefühl in der Brust. Wenn wir wissen wollen, welche Bedeutung etwas für uns hat, sind wir auf solche Informationen aus dem Körper angewiesen.

Nehmen wir das Beispiel, dass ich zu Hause an meinem Schreibtisch darüber nachdenke, ob ich den Satz, den ich mir gerade für diesen Text überlegt habe, für richtig halte oder nicht. Das kann ich nicht rein gedanklich beurteilen. Ausschlaggebend für meine innere Antwort ist eine körperliche Empfindung, die ich diffus in meinem Brust- und Bauchraum bemerke: Nein, diese Formulierung gefällt mir noch nicht, sie stimmt noch nicht ganz, oder: Ja, der Satz klingt gut. Bemerke ich ein Missempfinden, beginne ich weiter nachzudenken, bis ich meinen Gedanken klar habe und der Bauch meldet: Ja, so stimmt der Gedanke, so sitzt die Formulierung, so ist es gut. Der Philosoph und Psychotherapeut Eugene Gendlin (1993) hat daher einmal gesagt: Der Körper treibt das Denken voran. Wir empfinden ganz körperlich, ob wir das für richtig halten, was wir denken, zum Beispiel auch, ob wir uns selbst mit einem Gedanken betrügen. Wir bewerten also mit einem körperlich erlebten Gefühl unser eigenes Denken. Ein Gefühl der Stimmigkeit macht sich zuweilen durch ein Aufatmen oder einen kleinen lösenden Seufzer bemerkbar. Dann schwindet die Spannung, die die Unstimmigkeit erzeugt hat. Gendlin (2018) spricht vom *felt sense*, vom »gespürten Sinn«, wenn man sich der leitenden Körpergefühle bewusst wird.

Mentale Prozesse sind also grundlegend mit dem Körper verbunden. Bewusstsein beruht auf der Interaktion eines lebendigen Organismus mit seiner Mit- und Umwelt. Auf einer basalen Ebene der leiblichen Wahrnehmung ist der Mensch beseelte Natur (Etzelmüller, Fuchs & Tewes, 2017). Für diese theoretische und philosophische Annahme steht heute der Begriff »Embodiment« sowie der Begriff des *embodied mind* (siehe Kapitel 8). Neben dieser philosophisch-theoretischen Ebene wird der Begriff auf zwei weiteren Ebenen verwendet. Barsalou und Kollegen (2003) benutzen ihn für körperliche Zustände, Haltungen, Gesten, wie zum Beispiel Bewegungen der Hände oder Arme, und Gesichtsausdrücke, die in sozialen Interaktionen zwischen Menschen von Bedeutung sind. Auf dieser beschreibenden Ebene forschen Psychologen wie in den eingangs geschilderten Experimenten darüber, inwieweit Zustände, Haltungen und Ausdruck des Körpers Denken und Fühlen bestimmen.

Schließlich spricht man von »Embodiment« auch in klinischer Hinsicht. Körperpsychotherapeuten und Tanztherapeuten bezeichnen damit zuweilen einen Prozess, in dem der Patient lernen soll, sich über den eigenen Körper mehr wahrzunehmen, sich körperlich mehr mitzubekommen, zu spüren, was in ihm vorgeht, um so sich selbst und seinen Bezug zur Mit- und Umwelt mehr zu erkennen. Oder auch dass der Therapeut, während er mit dem Patienten arbeitet, seine eigenen körperlichen Empfindungen beobachtet, um diese als Resonanzphänomene zu nutzen, seinen eigenen Körper also als einen Klang-Körper wahrzunehmen, der auf die Schwingungen des Patienten reagiert (Aposhyan, 2004, S. 52f.; Caldwell, 2018; siehe Kapitel 14; ein Beispiel dafür findet sich am Ende von Kapitel 5).

In der Psychologie hat sich die Ausdruckspsychologie schon lange mit einer anderen Richtung des Zusammenhangs zwischen Körper und Seele befasst, und zwar damit, wie sich Seelisches im Ausdruck des Körpers kundtut, in Mimik, Gestik und Haltung, also mit dem beseelten Körper, dem *mindful body*. Darüber schrieb schon 1872 Charles Darwin (2019) in seinem Buch *The expression of the emotions in man and animals*. Wir erkennen basale Gefühle wie Zorn, Freude, Ekel, Überraschung, Trauer und Angst im Gesicht eines Menschen, seinen Stolz oder seine Scham an seiner Körperhaltung. In jüngerer Zeit aber wenden sich Forscher vermehrt der umgekehrten Frage zu, nämlich wie Körperhaltungen und Gesichtsbewegungen Gedanken und Gefühle bestimmen, sie beschäftigen sich also mit dem *embodied mind*, den Wirkungen körperlicher Haltungen und Bewegungen auf das Mentale.

Embodiment-Forscher sprechen manchmal von einer »Bidirektionalität« zwischen Körper und Psyche (Tschacher & Storch, 2017), als wären beide etwas Eigenständiges, das jeweils auf das andere einwirken könne. Aber das ist nicht präzise. In den entsprechenden Experimenten wird untersucht, wie Haltungen, Bewegungen oder der Kontakt mit bestimmten Gegenständen und Materialien gedankliche oder emotionale Prozesse modulieren. Wir haben es dabei nicht mit Dingen zu tun, *dem* Körper und *der* Psyche, sondern mit Prozessen, beim Denken zum Beispiel mit einer Bewegung von Gedanken (Malafouris, 2019). Haltungen und Bewegungen sind auch nicht etwas rein Körperliches und Gedanken nicht etwas rein Psychisches. Eine Haltung wird mental erfahren und Mentales wird in der Haltung gelebt. Und beides entsteht, wenn sich eine Person auf etwas bezieht. Weder wird Psychisches vom Körper erzeugt noch Körperliches von der Psyche. Prozesse des Erlebens und Verhaltens manifestieren sich vielmehr beobachtbar in materiellen körperlichen Prozessen und in transmateriellen geistigen Prozessen. Erleben, Denken, Erinnern, Fühlen sind Fähigkeiten von Lebewesen, genauso wie die Fähigkeit sich zu bewegen, von der wir auch nicht sagen können, dass sie psychisch oder körperlich ist.

Haltung und Bewegung

Psychologen zeigten in Experimenten, dass Versuchspersonen Unterschiede in der Armposition von Figuren auf Fotos dann besser erkennen konnten, wenn sie während des Experiments ihren eigenen Arm bewegten (Reed & Farah, 1995). Bewegung ist also mit dem Erkennen verbunden. In einem anderen Experiment konnten Versuchspersonen Fragen zu einer abgebildeten Tasse rascher beantworten, wenn der Henkel der Tasse auf der Seite derjenigen Hand war, mit der sie ihre Antworten markierten. Wer mit rechts ankreuzte, war schneller, wenn der Henkel auf dem Foto rechts war, Linkshänder waren mit ihren Kreuzchen schneller, wenn der Henkel links war (Tucker & Ellis, 1998). Wenn jemand geht, regt das das kreative

Denken an (Oppezzo & Schwartz, 2014). Wer zwischen Stehen und Sitzen wechselt, wird weniger schnell müde und kann kognitive Aufgaben besser bewältigen (van Steenbergen et al., 2024). Richter, die in einer offenen Körperhaltung sitzen, sind eher in der Lage, Lügen zu erkennen, als Richter, die in einer geschlossenen Haltung sitzen (Zloteanu, Krumhuber & Richardson, 2021). Wer in einem Experiment einen humorvollen Text liest, erinnert ihn nachher besser, wenn er beim Erinnern lächelt, einen ärgerlichen Inhalt erinnert man besser, wenn man dabei die Stirn runzelt (Barsalou et al., 2003).

In der Körperpsychotherapie werden solche Zusammenhänge schon lange genutzt. Durch ein körperliches Sich-Öffnen können wir die Aufmerksamkeit für die innere und äußere Wahrnehmung fördern. Achtsames Wahrnehmen körperlicher Empfindungen und Zustände erschließt emotionale Bedeutungen. Erinnerungen lassen sich leichter auslösen, wenn man denjenigen Affekt wachruft, der in einer früheren Situation dominierte. Zum Beispiel spricht jemand darüber, wie beschämend es war, als Kind in der Ecke stehen zu müssen, spürt aber die Beschämung nicht und schon gar nicht den möglicherweise damit verbundenen Ärger. Dann können wir die Technik anwenden, die damalige Situation wachzurufen, indem sich der Patient in einer willentlich eingenommenen, körperlichen Haltung der Scham in eine Ecke stellt, an die damalige Situation denkt und dann nachfühlt, was in ihm vorgeht.

> Ein Patient von mir, der in einer Militärschule einer Diktatur sozialisiert wurde, träumte einmal von Soldaten, die mit ihren Bajonetten auf Menschen einstechen. Zu dem Traum hatte er kein Gefühl. Als er aber in der Therapie körperlich in die Rolle eines Soldaten aus diesem Traum schlüpfte, spürte er erschüttert in seinen Armen und Händen, wie eine jugendliche Lust am Töten wach wurde. Auf der Schule hatte man sie das Töten gelehrt.

Körperliches Handeln kann nicht nur Vergangenes offenbaren, es kann auch auf Künftiges verweisen oder Lösungen aufzeigen, die dem Bewusstsein noch nicht zugänglich sind, aber im körperlich sich mitteilenden Unbewussten schlummern.

> Ein Patient quält sich mit einer Entscheidung und weiß nicht, was er tun soll. Eine gedankliche Auseinandersetzung mit den beiden

> Alternativen und eine Exploration der mit ihnen verbundenen Empfindungen, Bilder und Gefühle bringen ihn der Entscheidung nicht näher. Ich bitte ihn daher, zwei Orte im Raum für die Alternativen zu wählen. Spontan wählt er für die eine Alternative einen Platz, an dem er aus dem Fenster auf eine Birke schauen kann, für die andere einen Platz, von dem aus er in eine Ecke des Therapiezimmers schaut. Das unterschiedliche Körpererleben an beiden Orten gibt ihm eine Gewissheit, wofür er sich entscheiden möchte.[2]

Psychologen verändern in ihren Experimenten die Gefühle und Gedanken von Versuchspersonen oft, indem sie sich der Hilfe einer Tarngeschichte bedienen. Sie sagen zum Beispiel, es gehe ihnen darum, den Zusammenhang zwischen elektrischem Hautwiderstand und Muskelpositionen zu testen. In Wahrheit aber wollen sie durch die Versuchsanordnung Menschen nur in eine aufrechte oder eine gebeugte Haltung bringen. Anschließend folgt ein zweites Experiment, mit dem das Durchhaltevermögen bei Puzzle-Aufgaben getestet wird. Und die eigentliche Frage ist: Wie wirkt sich die Körperhaltung im ersten Experiment auf das Durchhaltevermögen im zweiten Experiment aus. In einem entsprechenden Experiment zeigte sich, dass nachher länger durchhalten kann, wer vorher aufrecht saß. In einem anderen Experiment konnten Personen, die ihre Arme über der Brust verschränkt hielten, beharrlicher Denkaufgaben lösen als Personen, die die Arme an die Hüften anlegten (Friedman & Elliot, 2008).

Psychologen in Japan ließen im Labor ihre Versuchspersonen unter einem Vorwand eine Zeitlang in einer gebeugten Haltung stehen. Das brachte die Menschen in eine gedrückte Stimmung. In einem weiteren Experiment reichte es für den gleichen Effekt aus, nur den Blick nach unten zu richten, ohne die Haltung zu verändern. Gleichzeitige Aufnahmen der Sauerstoffversorgung des Gehirns zeigten, dass bei einer aufrechten Körperhaltung das im Präfrontallappen zirkulierende Blut mehr Sauerstoff enthielt (Sugamura, Shiraishi & Higuchi, 2009). Wer in einem Experiment eine sogenannte *high-power pose* einnimmt, indem er sich selbstbewusst hinsetzt und seine Füße auf einen Tisch legt oder in einem Ausfallschritt

2 Siehe dazu das Beispiel von einem Patienten, der eine Entscheidung treffen will, in Kapitel 12, Abschnitt »Spüren und Beobachten«.

vor einem Tisch steht und sich mit geöffneten Armen auf die Tischplatte stützt, erwartet eher eine Belohnung und fühlt sich kräftiger (Carney, Cuddy & Yap, 2010). Wer dagegen eine Haltung der Angst einnimmt, empfindet nachher mehr Angst.

Solche Zusammenhänge sind dem Alltagsverstand nicht unbekannt. Charles Schulz, der Zeichner der Peanuts, macht es uns vor. In einem Cartoon zeichnet er Charlie Brown mit hängendem Kopf und hängenden Schultern. Dazu lässt er ihn sagen, dass es bei einer Depression ganz schlecht ist, sich aufzurichten, weil es einem dann besser geht; man muss seinen Kopf hängen lassen, wenn die Depression ein bisschen Spaß machen soll, meint Charlie Brown.

Die Psychiatrie weiß um die Zusammenhänge zwischen Körperhaltung und seelischem Befinden seit alters her. Vor über 100 Jahren beschrieb der Psychiater Emil Kraepelin depressive Patienten so: »Der Kopf ist gesenkt, der Rücken gebeugt und der ganze Körper nach dem Gesetze der Schwere in sich zusammengesunken« (Bader et al., 1999, S. 613). Heutzutage wird immer mehr getestet und gemessen, und so schaut man die Kranken weniger an. Psychische Krankheiten aber sind Veränderungen in den Vitalfunktionen. Wir erkennen sie daher auch daran, wie uns ein Mensch körperlich gegenübertritt.

Experimentell wurde auch erforscht, dass Körperbewegungen das Verständnis dessen, was man hört, fördern oder stören können. Versuchspersonen sollen auf einen Knopf drücken, wenn sie einen Satz verstanden haben. Manche müssen dabei die Hand auf den Körper zu bewegen, andere vom Körper weg. Das Folgende werden sie leicht nachvollziehen, wenn Sie beim Lesen Ihre Hand in der beschriebenen Art bewegen. Bewegt man die Hand zum Körper hin und hört dabei den Satz »Du hast Liz die Geschichte erzählt«, wird er langsamer verstanden. Bewegt man bei diesem Satz die Hand vom Körper weg – also von der Person zu Liz, wird der Satz schneller verstanden (Glenberg & Kaschak, 2002).

Auch Eindrücke, die uns über den taktilen Sinn erreichen, wirken sich auf unsere Wahrnehmung aus. Wenn Versuchspersonen von unten mit der Hand gegen eine Tischplatte drücken, interpretieren sie ihnen unbekannte chinesische Schriftzeichen anders, als wenn sie von oben drücken. Bei der Annäherungsbewegung wird eher ein positiver Inhalt der Schriftzeichen angenommen als bei der Abstoßungsbewegung (Barsalou et al., 2003, S. 53). In einem anderen Experiment bewerteten Versuchspersonen eine Interaktion mit anderen Menschen als schwieriger, wenn sie dabei einen rauen Gegenstand in der Hand hielten. Berührten sie einen glatten Gegenstand, empfanden sie die Interaktion als leichter (Ackermann, Nocera & Bargh, 2010).

In der klinischen Arbeit beobachten wir, ob Körpersprache und Wortsprache kongruent oder inkongruent sind, ob sie miteinander übereinstimmen oder nicht. Zum Beispiel äußert eine Patientin, dass ihr ein Ereignis nichts ausmache, während man das Andrücken der Tränen hinter ihren Augen sehen kann. Eine andere sagt mit einer nach innen gerichteten, zuwendenden Handbewegung: »Ich möchte nicht, dass er mir so nahe kommt.« So etwas kann Ausgangspunkt der Exploration einer Inkongruenz zwischen ihrer Geste und ihren Worten sein. Denn an der Kongruenz oder Inkongruenz zwischen der Sprache auf der einen Seite, dem Körperverhalten und den Körperempfindungen der Patientin auf der anderen, können wir erkennen, ob sie mit dem übereinstimmt, was sie sagt. Dann verwenden wir den Begriff »Embodiment« auf der dritten der drei genannten Ebenen in einem klinischen Sinn für einen Prozess, in dem die Patientin in ihrem Erleben sich mehr mit ihren körperlichen Empfindungen verbindet.

Ein anderes Beispiel: Eine Patientin spricht in einem Rollenspiel ihren Vater auf dessen Demütigungen an. Dabei nimmt sie spontan eine gebeugte Körperhaltung ein. Dann haben wir eine Kongruenz zwischen der Sprache der Worte und der Sprache des Körpers. Nun können wir ihr Erleben über die Worte *oder* über den Körper erkunden und verändern. Nutzen wir den Körper, wird sie beispielsweise gebeten, den Dialog mit ihrem Vater einmal in einer aufrechten Haltung, das heißt mit nach oben gezogener Wirbelsäule zu führen und dann die Unterschiede gegenüber der anderen Haltung in ihrem Erleben zu beobachten.

Auch an der Stimme zeigt sich der Zusammenhang zwischen Körper und Gefühl. Das ist nicht verwunderlich. Denn über 100 Muskeln sind beteiligt, um die Stimme zu erzeugen. Sind die Muskeln gelöst und atmen wir frei, klingt die Stimme offen. Sind wir verspannt und atmen wir flach, klingt sie eher gebremst und verschlossen. Dann ist auch der Ausdruck weicher Herzensgefühle erschwert. Ein harter Brustkorb verhindert weiche Gefühle und kann die Stimme gepresst, verstummt oder auch schreiend klingen lassen, wenn sie mit Kraft durch die Spannung gedrückt wird.

Verändern wir körperlich die Intonation der Stimme, verändern sich die Gefühle, die wir erleben (siehe Kapitel 14).

> Ein Patient klagt darüber, dass er so wenig fühle. Seine Stimme klingt durchweg kehlig in einem Bereich, in dem wir den Ton »e« erklingen lassen. Er kennt diese Stimme gut aus seinem Beruf und nennt sie seine »Präsentationsstimme«. Über einen längeren Zeitraum arbeiten wir daran, dass er seine Stimme über den Ton »a« mehr im Fühlbereich des Brustkorbs erklingen lassen kann oder sogar über den Ton »o« noch tiefer im Bauchraum. Das hilft ihm, mehr zu sich selbst zu kommen und den Inhalt dessen, was er sagt, mehr mit seinen Empfindungen zu verbinden.

Empirische Forschungen zeigen, dass sich ein Gefühl verstärkt, wenn wir es stimmlich kräftiger ausdrücken. Das entspricht der Alltagserfahrung. Genauso wie der umgekehrte Zusammenhang: Wir fordern einen übererregten Menschen auf, »herunterzukommen« und erst einmal langsamer und leiser zu sprechen, damit sich seine Gefühle beruhigen. Das können wir in der klinischen Arbeit nutzen, indem wir stimmlich das Ausmaß der Erregung einer Emotion regulieren, sie mit dem Ausdruck der Stimme verstärken, wenn sie gehemmt ist, oder sie durch eine sanftere Stimme beruhigen, wenn ihr Begrenzung fehlt. Das gilt in gleicher Weise für die Arbeit mit anderen Kanälen des emotionalen Ausdrucks.

In einem Experiment wurden Versuchspersonen darum gebeten, über ein Thema, das eigentlich Ärger auslöst, mit weicher Stimme zu sprechen. Taten sie dies, fühlten sie sich weniger ärgerlich und ihr Herzschlag wurde langsamer. Wer dagegen laut und schnell sprach, wurde ärgerlicher und erregter (Niedenthal et al., 2005, S. 29f.). Embodiment-Forscher haben vorgeschlagen, man solle einen finsteren Gesichtsausdruck aufsetzen oder diejenigen Muskeln aktivieren, mit denen man eine Faust ballt, wenn man willentlich Ärger herbeiführen wolle (Schubert & Koole, 2009; Winkielman, Niedenthal & Oberman, 2008). Das mag der experimentellen Psychologie neu vorkommen. In der Körperpsychotherapie ist es dagegen schon lange eine geläufige Technik, Gefühle anzustoßen, indem man den körperlichen Ausdruck des entsprechenden Gefühls einnimmt (siehe Kapitel 11, Abschnitt »Erregungsmodulation und das Erleben und Verstehen von Gefühlen – zur klinischen Arbeit mit Emotionen«). Die klinische Erfahrung und die experimentelle Forschung kommen jedenfalls in einem Punkt zusammen, der den philosophisch-theoretischen Kern des Embodiment-Konzeptes ausmacht: Körperliches formt unser Denken und Fühlen.

Körperlich fühlen

Dabei stellt sich die Frage, wie wir eigentlich mit dem Körper fühlen. Damasio (2004, 2013) gibt darauf folgende Antwort: Emotionen beruhen auf Kartierungen von Körperzuständen im Gehirn. Sie werden über die bereits erwähnten somatischen Marker wahrgenommen. Emotionsbezogene somatische Signale gehen von den Muskeln, Gefäßen oder Organen an das Gehirn. Wir bemerken ein wohliges Gefühl, während sich die Blutgefäße weiten, ein Unwohlsein, während sich die glatte Muskulatur in den Gefäßen oder in der Darmwand zusammenzieht. Unser Gehirn registriert auch lokale ph-Werte, die den sauren oder basischen Zustand einer Körperflüssigkeit mitteilen, oder den Blutzuckerspiegel. Die Fähigkeit, all dies in unserem Inneren wahrzunehmen, bezeichnet man als »interozeptiven Sinn« (Geuter, 2023, S. 129ff.). Das Gefühl entsteht aber nicht aufgrund der Wahrnehmung körperlicher Vorgänge, sondern wird von einer Lebenssituation ausgelöst, in der wir uns gerade befinden. Gefühle sind nicht das Ergebnis einer Interaktion zwischen Psyche und Körper, sondern zwischen einer Person und ihrer Welt. Allerdings hängt die emotionale Bewusstheit von der Bewusstheit für die Innenwahrnehmung ab. Denn die Fähigkeit, mittels Emotionen die Welt mitzubekommen, ist an das körperliche Spüren gebunden. Locked-In-Patienten können daher über ihren eigenen Zustand nicht erschrecken. Denn bei ihnen kommen keine Signale vom Körper mehr an. Wer jedoch aufgrund eines Wirbelbruchs vom Hals an abwärts gelähmt ist, hat weiter Gefühle und kann sie körperlich in seiner Gesichtsmimik wahrnehmen.

Die metaphorische Sprache für emotionales Erleben kann mit realen körperlichen Vorgängen unmittelbar zusammenhängen. In einem Experiment wurden Paaren physiologische Maße abgenommen, während sie sich über etwas sie emotional Bewegendes miteinander austauschten. Sprachen die Beteiligten dabei von Hitze oder Druck, strömte ihr Blut eher unter größerem Druck in die Peripherie und wurden ihre Hände wärmer (Levenson, 2003). Im Alltag sprechen wir davon, dass uns etwas unter die Haut geht oder uns kalt lässt. Anderes perlt an uns ab. Auch das ist ein metaphorischer Ausdruck für eine Körperempfindung: Wir empfinden keine Reaktionen in unserer Haut.

Neben dem interozeptiven Sinn gibt es einen weiteren Selbstsinn. Der propriozeptive oder kinästhetische Sinn informiert uns jederzeit über die Lage und die Stellung des Körpers im Raum. Wenn die Propriozeption verlorengeht, ein äußerst selten einmal beobachtetes neurologisches Krankheitsbild, weiß ein Patient nicht mehr, wo er sich körperlich im Raum befindet und wie er sich bewegen soll.

Auch der propriozeptive Sinn teilt uns Bedeutungen mit (Geuter, 2023, S. 131ff.). Nehmen wir das Beispiel, dass Patienten nicht richtig wissen, was sie gegenüber anderen Menschen empfinden. In einer körpertherapeutischen Gruppe können wir sie bitten, durch den Raum zu laufen und zu spüren versuchen, zu wem es sie hinzieht oder wem sie ausweichen möchten. Das Gleiche kann man mit im Raum vorgestellten anderen machen. Indem ich mich auf diese Weise etwas aufmerksam frage, spüre ich mein Verhältnis zu meiner Umgebung, und zwar in Hinsicht auf eine grundlegende Frage jeder emotionalen Bewertung der Welt: Was ist mir angenehm und was ist mir unangenehm? Oder in Hinsicht auf die Frage: Welchem Menschen möchte ich nahe sein und wem möchte ich lieber nicht begegnen? Wie nahe oder fern möchte ich jemandem sein?

Emotionen regeln immer auch den räumlichen Bezug zwischen einem Subjekt und einem Objekt. In der Emotionspsychologie spricht man von »Lokomotionswünschen«: Ich möchte zu jemandem oder zu etwas hin, ich möchte davon weg, ich möchte, dass es von mir wegkommt (siehe Kapitel 11). Eine Bewegung hin zu einem Gegenstand oder einer Person kann beispielsweise Neugier bahnen. Gibt es den Wunsch, das Gegenüber auf sich zuzubewegen, deutet das auf Freude, will man das Gegenüber wegstoßen auf Wut. Bei Ekel soll ein etwas aus der Nähe entfernt oder aus dem Körper ausgeschieden werden, bei Angst soll sich der Abstand zwischen Subjekt und Objekt durch eine Bewegung eines der beiden vergrößern. Diese Tendenzen lassen sich in einer Psychotherapie über die Bewegungsimpulse von Patienten sondieren. Der Körper führt einen dann oft von selbst: sich zuwenden, sich abwenden, gegen etwas angehen, etwas zu sich holen. Spürt ein Mensch deutlich einen körperlichen Impuls, wird ihm klarer, was er einer Situation oder einem anderen Menschen gegenüber denkt und fühlt.

> Ein Patient wuchs mit einer alleinerziehenden, heftig klammernden Mutter auf, für die er als Kind emotional sorgte, zumal sie sich sehr dafür aufrieb, dass es ihm gut ging. Das Muster, andere versorgen und seine Bedürfnisse hintanstellen zu müssen, lebt in ihm fort. In einer szenischen Begegnung mit seiner Mutter im Therapiezimmer spürt er einen starken Druck auf der Brust und eine Lähmung in

seinen Extremitäten. Als er das aufmerksam wahrnimmt, wird in den Armen ein Impuls wach, die Mutter körperlich von sich fernhalten zu wollen. Das beunruhigt ihn, da er sie ja liebt. Zugleich erkennt er in der Bewegung seiner Arme ein Bedürfnis nach Eigenständigkeit und selbstbestimmtem Abstand im Verhältnis zu Frauen.

In der Psychologie wird in einem solchen Fall davon gesprochen, dass sich Mentales im Körper mitteilt. Richtiger wäre es zu sagen, dass sich eine Lebenserfahrung in einem affektmotorischen Impuls mitteilt. Ebenso ungenau ist es zu sagen, dass eine Person den Ausdruck eines anderen sieht und dann aus diesem auf dessen mentalen Zustand zurückschließt. Der Ausdruck wird vom Wahrnehmenden unmittelbar verstanden, weil beide in gleichartigen phänomenalen Welten leben (Geuter, 2023, S. 366ff.; Kriz, 2015). Das geistige, seelische und körperliche Leben sind nur Aspekte des ganzen Menschen. Formulierungen wie diejenige, das Seelische, Geistige oder Mentale drücke sich im Körper aus oder der Körper im Geist, bleiben leicht einer dualistischen Sicht verhaftet, die trennt, was zusammengehört, um es dann nachträglich zusammenzufügen (siehe Kapitel 6, Abschnitt »Spiegelneurone, Empathie und Resonanz«). Fühle ich mich in einem Experiment deprimiert, weil ich körperlich eine gebeugte Haltung einnehme, oder ist das Gefühl in der Haltung schon enthalten?

Wasser, das einen Fluss entlang fließt, kann der Chemiker hinsichtlich seiner molekularen Struktur, der Physiker hinsichtlich seiner Strömungseigenschaften, der Biologe hinsichtlich der im Wasser enthaltenen Mikroorganismen untersuchen, und den Umweltforscher interessiert vielleicht, ob genügend Schwemmland in den Flussauen vorhanden ist. Das Wasser bleibt immer dasselbe. Nur betrachtet es jeder Wissenschaftler aus der Perspektive derjenigen Fragen, die er beantworten will. Nicht anders ist es mit dem Menschen. Der Anatom studiert den Aufbau des Körpers, der Physiologe die Körperfunktionen, der Psychologe die psychischen Prozesse. Aber die Strukturen und Funktionen eines lebendigen Körpers sind untrennbar mit der Lebensgeschichte verbunden, und die psychischen Prozesse untrennbar mit dem Körper und seiner Geschichte. Hinzu kommt, dass der Geist nicht nur *embodied*, sondern auch *embedded* ist, er gehört nicht nur zu einem Körper, sondern er ist auch eingebettet in ein Umfeld. Was wir denken und fühlen, entsteht, wie am Beispiel des metaphorischen Denkens gezeigt, in einem Bezug zu den Menschen und der Umwelt (Geuter, 2023, S. 83ff.; Malafouris, 2019; Malafouris et al., 2025).

Was zusammengehört, können wir aber als getrennt erleben. Vielfach zum Beispiel haben Patienten das Problem, dass sie gar nicht wissen, was seelisch mit ihnen los ist. Sie haben vielleicht ein körperliches Symptom und hätten gerne, dass es verschwindet: die Spannung im Nacken, der Druck im Bauch, die Enge um das Herz. Dann möchten sie, dass ein Arzt oder auch ein Psychotherapeut etwas dagegen tut. Manchmal aber sprechen solche Symptome sozusagen körperlich für etwas, dessen sich der Patient nicht bewusst ist, nicht bewusst werden will oder bewusst werden kann, weil es ihn zu sehr ängstigt. Wir bezeichnen das mit dem altgriechischen Wort *Alexithymie*, das wörtlich bedeutet, seine Gefühle »nicht lesen« zu können.

> Eine Patientin beispielsweise leidet an Magenbeschwerden und hohem Blutdruck. Über ihre Kindheit sagt sie: »Ich habe gelernt, Tränen zu unterdrücken oder heimlich unter der Bettdecke zu weinen.« Ihre Eltern hatten sich scheiden lassen, als sie sieben war. Sie durfte den Vater nicht sehen. Darüber zu sprechen, war ein Tabu. Sie schwor sich, nie vor den Augen der Mutter zu weinen. Als Kind hatte sie keine Chance bekommen, ihre Emotionen zu verarbeiten. So schied sie die ganze Trauer und Wut aus ihrem Erleben aus und spaltete sie ab in den Körper.

In einem solchen Fall sprechen wir von »Dissoziation«. Wird dann das Symptom im Körper bekämpft, zum Beispiel mit Betablockern ein schmerzendes Herz, setzt sich das Leiden ohne Lösung fort. Die Psychotherapie schlägt einen anderen Weg ein: zu lernen, Gefühle wahrzunehmen, auszudrücken und ins Lot zu bringen.

In der Psychotherapie bemerken wir öfter, dass Menschen Gefühle über körperliche Signale kundtun, bevor ihnen diese bewusst sind. Bei solchen ideomotorischen Signalen kommt eine motorische Bewegung von selbst, werden innere Vorgänge unbewusst äußerlich offenbart. Jemand nestelt am Pullover und zeigt so, dass sich eine emotionale Spannung aufbaut, die Atmung wird gepresst, weil die Angst zunimmt, die Augen lichten sich, weil er sich freut. So etwas kann entstehen, wenn wir über den Körper das emotionale Erleben aktivieren.

> Eine letzte Geschichte aus der Therapie: Einem Patienten zittern die Beine, als er erregt wird, aber noch nicht weiß warum. Ganz

> unwillkürlich formt sich dabei seine rechte Hand zu einer Faust. Darauf aufmerksam gemacht, sagt er nach einiger Zeit, er werde wütend. Aus der noch unspezifischen emotionalen Erregung war durch die Wahrnehmung des Körpersignals eine Emotion entstanden. Ich frage ihn, was ihm einfällt und welche Bewegungsimpulse er in seinem Körper verspürt. Er spürt den Drang, etwas hinter sich wegzuschlagen, und erinnert sich nun gleichzeitig daran, wie er sich von seinem Bruder und ehemaligen Mitschülern gedemütigt und ihnen gegenüber klein gefühlt hatte. Er fühlt das, worüber er spricht, in seinem Körper.

Wenn die Wahrnehmung für die Signale des Körpers offen ist, dann wissen wir, was wir fühlen. An den Zeichen des Körpers lässt sich das psychische Befinden lesen. Wer aufmerksam für seine körperlichen Empfindungen ist, der tut auch etwas dafür, sein emotionales Leben zu bereichern.

Literatur

Ackerman, J.M., Nocera, C.C. & Bargh, J.A. (2010). Incidental haptic sensations influence social judgements and decisions. *Science, 328(5986),* 1712–1715. https://doi.org/10.1126/science.1189993

Aposhyan, S. (2004). *Body-mind psychotherapy. Principles, techniques and practical application.* W.W. Norton & Company.

Bader, J.-P., Bühler, J., Endrass, J., Klipstein, A. & Hell, D. (1999). Muskelkraft und Gangcharakteristika depressiver Menschen. *Nervenarzt, 70*(7), 613–619. https://doi.org/10.1007/s001150050486

Barsalou, L.W., Niedenthal, P.M., Barbey, A.K. & Ruppert, J.A. (2003). Social embodiment. In B.H. Ross (Hrsg.), *The psychology of learning and motivation* (S. 43–92). Academic Press.

Briñol, P., Petty, R.E. & Wagner, B. (2009). Body posture effects on self-evaluation: A self-validation approach. *European Journal of Social Psychology, 39*(6), 1053–1064. https://doi.org/10.1002/ejsp.607

Caldwell, C. (2018). *Bodyfulness. Somatic practices for presence, empowerment and waking up in this life.* Shambhala.

Carney, D.R., Cuddy, A.J.C. & Yap, A.J. (2010). Power posing: Brief nonverbal displays affect neuroendocrine levels and risk tolerance. *Psychological Science, 21*(10), 1363–1368.

Coello, Y. & Fischer, M.H. (Hrsg.). (2016). *Foundations of embodied cognition: Perceptual and emotional embodiment.* Routledge.

Cully, A., Clune, J., Tarapore, D. & Mouret, J.-B. (2015). Robots that can adapt like animals. *Nature, 521*(7553), 503–507. https://doi.org/10.1038/nature14422

Damasio, A. (2004). *Descartes' Irrtum. Fühlen, Denken und das menschliche Gehirn.* List.

Damasio, A. (2013). *Selbst ist der Mensch. Körper, Geist und die Entstehung des menschlichen Bewusstseins* (2. Aufl.). Pantheon.

Darwin, C. (2019). *Der Ausdruck der Gemütsbewegungen bei den Menschen und den Tieren*. Verlag der Wissenschaften.

Döring-Seipel, E. (1996). *Stimmung und Körperhaltung. Eine experimentelle Studie*. Beltz – PsychologieVerlagsUnion.

Dorais, L.-J. (1995). Language, culture and identity: Some Inuit examples. *The Canadian Journal of Native Studies, 15*(2), 293–308.

Dorais, L.-J. (2010). *The language of the Inuit: Syntax, semantics and society in the Arctic*. McGill-Queen's University Press.

Etzelmüller, G., Fuchs, T. & Tewes, C. (2017). Verkörperung als Paradigma einer neuen Anthropologie. In G. Etzelmüller, T. Fuchs & C. Tewes (Hrsg.), *Verkörperung. Eine neue interdisziplinäre Anthropologie* (S. 1–30). Walter de Gruyter.

Friedman, R. & Elliot, A. (2008). The effect of arm crossing on persistence and performance. *European Journal of Social Psychology, 38*(3), 449–461. https://doi.org/10.1002/ejsp.444

Gendlin, E. (1993). Die umfassende Rolle des Körpergefühls im Denken und Sprechen. *Deutsche Zeitschrift für Philosophie, 41*(4), 693–706.

Gendlin, E. (2018). *Focusing-orientierte Psychotherapie. Ein Handbuch der erlebensbezogenen Methode* (4. Aufl.). Klett-Cotta.

Geuter, U. (2023). *Körperpsychotherapie. Grundriss einer Theorie für die klinische Praxis* (2. Aufl.). Springer.

Gibbs, R. (2006). *Embodiment and cognitive science*. Cambridge University Press.

Glenberg, A.M. & Kaschak, M.P. (2002). Grounding language in action. *Psychonomic Bulletin & Review, 9*(3), 558–565. https://doi.org/10.3758/BF03196313

Koos, S., Cully, A. & Mouret, J.-B. (2013). Fast damage recovery in robotics with the t-resilience algorithm. *The International Journal of Robotics Research, 32*(14), 1700–1723. https://doi.org/10.1177/0278364913499192

Kriz, J. (2015). Die evolutionäre Perspektive in der Verbindung von Körper, Geist und Ausdruck. *Gestalt Theory, 37*(3), 305–336.

Lakoff, G. & Johnson, M. (1999). *Philosophy in the flesh. The embodied mind and its challenge to Western thought*. Basic Books.

Levenson, R.W. (2003). Blood, sweat and fears. The autonomic architecture of emotion. *Annals of the New York Academy of Sciences, 1000*(Dec), 348–366. https://doi.org/10.1196/annals.1280.016. PMID: 14766648.

Lutz, C. & Abu-Lughod, L. (Hrsg.). (1990). *Language and the politics of emotion*. Cambridge University Press.

Malafouris, L. (2019). Mind and material engagement. *Phenomenology and the Cognitive Sciences, 18*(1), 1–17. https://doi.org/10.1007/s11097-018-9606-7

Malafouris, L., Fuchs, T., Gallese, V. & Röhricht, F. (2025). Steps to an EnvironMental health. *Phenomenology and the Cognitive Sciences*. https://doi.org/10.1007/s11097-025-10096-1

Niedenthal, P.M., Barsalou, L.W., Ric, F. & Krauth-Gruber, S. (2005). Embodiment in the acquisition and use of emotion knowledge. In L. Feldman Barrett, P.M. Niedenthal & P. Winkielman (Hrsg.), *Emotion and consciousness* (S. 21–50). The Guilford Press.

Oppezzo, M. & Schwartz, D.L. (2014). Give your ideas some legs: The positive effect of walking in creative thinking. *Journal of Experimental Psychology: Learning, Memory, and Cognition, 40*(4), 1142–1152. https://doi.org/10.1037/a0036577

Reed, C. L. & Farah, M. J. (1995). The psychological reality of the body schema: A test with normal participants. *Journal of Experimental Psychology, 21*(2), 334–343. https://doi.org/10.1037//0096-1523.21.2.334

Schubert, T.W. & Koole, S. L. (2009). The embodied self: Making a fist enhances men's power-related self-conceptions. *Journal of Experimental Social Psychology, 45*(4), 828–834. https://doi.org/10.1016/j.jesp.2009.02.003

Stepper, S. & Strack, F. (1993). Proprioceptive determinants of emotional and nonemotional feelings. *Journal of Personality and Social Psychology, 64(2),* 211–220. https://doi.org/10.1037/0022-3514.64.2.211

Strack, F., Martin, L. L. & Stepper, S. (1988). Inhibiting and facilitating conditions of the human smile: A nonobtrusive test of the facial feedback hypothesis. *Journal of Personality and Social Psychology, 54*(5), 768–777. https://doi.org/10.1037/0022-3514.64.2.211

Sugamura, G., Shiraishi, S. & Higuchi, R. (2009). The »gaze-down« stance elicits negative mood states. Posterpräsentation. *21st Annual Convention of the Association for Psychological Science*, San Francisco, CA, USA.

Tabrizian, S. K., Terryn, S. & Vanderborght, B. (2025). Toward autonomous self-healing in soft robotics: A review and perspective for future research. *Advanced Intelligence Systems, 7*(8), 2400790. https://doi.org/10.1002/aisy.202400790

Tschacher, W. & Storch, M. (2017). Grundlagen des Embodiment-Ansatzes in den Humanwissenschaften. *Motorik, 40*(3), 118-126.

Tucker, M., & Ellis, R. (1998). On the relations between seen objects and components of potential actions. *Journal of Experimental Psychology: Human Perception and Performance, 24*(3), 830–846.

van Steenbergen, H., Wilderjans, T. F., Band, G. P. H. & Nieuwenhuis, S. T. (2024). Boosting arousal and cognitive performance through alternating posture: Insights from a multi-method laboratory study. *Psychophysiology, 61*, e14634. https://doi.org/10.1111/psyp.14634

Winkielmann, P., Niedenthal, P. M. & Oberman, L. (2008). The embodied emotional mind. In G. R. Semin & E. R. Smith (Hrsg.), *Embodied grounding* (S. 263–288). Cambridge University Press.

Winterhoff-Spurk, P. (2005). *Kalte Herzen. Wie das Fernsehen unseren Charakter formt.* Klett-Cotta.

Wyder, P. M., Bakhda, R., Zhao, M., Booth, Q. A., Modi, M. E., Song, A., Kang, S., Wu, J., Patel, P., Kasumi, R. T., Yi, D., Garg, N. N., Jhunjhunwala, P., Bhutoria, S., Tong, E. H., Hu, Y., Goldfeder, J., Mustel, O., Kim, D. & Lipson, H. (2025). Robot metabolism: Towards machines that can grow by consuming other machines. *Science Advances, 11*(29), eadu6897. https://doi.org/10.1126/sciadv.adu6897

Zloteanu, M., Krumhuber, E. G. & Richardson, D. C. (2021). Sitting in judgment: How body posture influences deception detection and gazing behavior. *Behavioral Sciences, 11*(6), 85. https://doi.org/10.3390/bs11060085

8 Körpererleben und Selbsterleben

Dieser Beitrag beruht auf einem Vortrag, den ich auf einer Jahrestagung der Arbeitsgemeinschaft Funktionelle Entspannung 2014 in Rothenburg gehalten habe, und wurde 2015 in der Zeitschrift *Familiendynamik* veröffentlicht. In dem Beitrag habe ich erstmals mein prinzipielles theoretisches Verständnis der Körperpsychotherapie dargelegt, das ich in meinem Grundlagenbuch genauer ausgeführt habe. Für die Veröffentlichung hier wurden einige Passagen des ursprünglichen Beitrags, vor allem im ersten historischen Teil, gekürzt, am Ende ein neues Therapiebeispiel eingefügt und der Text leicht überarbeitet.

Die Körperpsychotherapie hat sich über Jahrzehnte hinweg in Form von Schulen entwickelt, die auf unterschiedliche Weise die Arbeit mit psychischen und körperlichen Prozessen in ein und derselben Behandlung zusammenführen (Röhricht, 2000, S. 15ff.). Diese Schulen schließen Methoden zur Arbeit mit der Körperwahrnehmung, dem Körperausdruck, der Wahrnehmung und Regulation des Atems, mit der körperlichen Regulation von Spannungszuständen, mit Halt und Berührung oder mit dem Erkunden körpersprachlicher Inszenierungen ein. Für diesen reichen Schatz an Behandlungsmöglichkeiten ist die Körperpsychotherapie insbesondere im stationären Bereich bekannt. Einige Schulen richten dabei den Fokus darauf, die Aufmerksamkeit für körperliche Empfindungen zu schärfen oder diese auf einen zu spürenden Sinn hin zu untersuchen; andere verstehen den Ausdruck des Körpers in der Beziehung zum Therapeuten als Teil einer unbewussten Darstellung von Übertragungsgefühlen; wieder andere haben die Vorstellung, mit einer Energie zu arbeiten, die alle Vorgänge des gesamten körper-seelischen Systems durchströmt (siehe Kapitel 2). Angesichts der unterschiedlichen Modelle stellt Totton (2003, S. 138) fest, dass die vorliegenden Rahmentheorien nicht befriedigen können und dass es die Aufgabe der Körperpsychotherapie sei, eine in sich zusammenhängende Disziplin zu werden (2002, S. 202). Bisher wurden die gemeinsamen Grundlagen aber noch nicht ausreichend erarbeitet.

Lange Zeit ging ich selbst davon aus, dass die Körperpsychotherapie in theoretischer Hinsicht auf der psychoanalytischen Tradition beruht, vor allem auf der Theorie der funktionalen Identität von psychischer und körperlicher Abwehr von Reich (1989), dass sie sich in praktischer Hinsicht zusätzlich auf Methoden der achtsamen Körperwahrnehmung stützt und sich in Berührung zur humanistischen Psychotherapie weiterentwickelt hat (Geuter, 2006). Mittlerweile aber gibt es wissenschaftliche Diskurse, vor deren Hintergrund sich die Körperpsychotherapie auch in theoretischer und nicht nur in behandlungstechnischer Hinsicht als ein therapeutischer Ansatz mit einem eigenen Profil darstellen lässt. Diese Diskurse schaffen auch Berührungspunkte zu anderen Therapieverfahren wie etwa zur systemischen Therapie (Pestalozzi-Bridel, 2011; Tschacher & Storch, 2015).

In diesem Beitrag plädiere ich dafür, die Körperpsychotherapie als einen erlebenszentrierten Ansatz zu verstehen, der auf der Idee des erlebenden Subjekts, der holistischen Idee der Einheit der Erfahrung und auf der Theorie des Embodied Mind beruht. Dieser Ansatz betrachtet das Körpererleben als zentralen Zugang zum Selbsterleben eines Menschen und zur Förderung der Selbstregulation. Daher sehe ich die Körperpsychotherapie eng mit der Gruppe der humanistisch-experientiellen Verfahren verbunden, als deren Teil man sie auch betrachten kann und zu der auch die Gestalttherapie und die Emotionsfokussierte Therapie gehören (Elliott et al., 2013).

Insbesondere die Theorie des Embodied Mind scheint mir heute geeignet zu sein, der Körperpsychotherapie eine paradigmatische Fundierung innerhalb der zeitgenössischen wissenschaftlichen Theorie zu geben (Geuter, 2023; Röhricht et al., 2014). Dieses Paradigma, das mit einem eher kognitiven Therapieverständnis weniger zu vereinbaren ist als mit dem ganzheitlichen Verständnis körperorientierten Denkens, wird auch in anderen Verfahren diskutiert, zum Beispiel in der Psychoanalyse (Leuzinger-Bohleber, Emde & Pfeifer, 2013).

Historische Quellen

Die Körperpsychotherapie speiste sich anfangs zwei Quellen, aus denen zwei unterschiedliche Grundvorstellungen hervorgingen (siehe Kapitel 1). Die eine ist eine kritische Psychoanalyse, die psychische Probleme als Internalisierung schädigender Erfahrungen ansah. Hier war es vor allem Wilhelm Reich, der eine Tradition der körperbezogenen Arbeit mit Affekten begründete (Geuter & Schrauth, 2002). Bei Ferenczi finden wir eine körperbezogene Psychoanalyse, in der sich der Patient mit seinen Affekten und Bedürfnissen gegenüber dem Therapeuten auch körpersprachlich äußern darf (Geuter, 2000). In dieser Tradition stehen Ansätze einer relationalen Körperpsychotherapie, die die Zeichen des Körpers in der Interaktion für die Arbeit an der Übertragung nutzt (Geißler & Heisterkamp, 2007; Soth, 2009). Die zweite ist die Reformgymnastik vom Anfang des 20. Jahrhunderts, die die klassische Ertüchtigung des Körpers durch ein Bewusstsein für den Körper in Ruhe und Bewegung ersetzen wollte. Aus der Arbeit der Körperlehrerin Elsa Gindler gingen Formen der Körperwahrnehmungsarbeit hervor (Geuter, Heller & Weaver, 2010).

Ausgehend von diesen beiden Quellen kannte die Körperpsychotherapie lange Zeit zwei grundlegende Modelle: das neoreichianische Modell, das als therapeutische Aufgabe betont, Spannungen, Blockierungen und eingefrorene körperseelische Haltungen zu lösen, indem Gefühle ausgedrückt werden, und das Modell der wahrnehmungsorientierten Schulen, das sich auf Wahrnehmen und Spüren konzentriert (siehe Kapitel 3, Abbildung 5). Trotz ihrer Unterschiede waren sich beide Richtungen lange Zeit weitgehend darin einig, sich auf die Psychoanalyse als Referenztheorie zu beziehen. Während die Neoreichianer dabei den Schwerpunkt auf eine Theorie der Abwehr und der Charakterstrukturen legten, befassten sich wahrnehmungsorientierte Schulen mehr mit psychoanalytischen Theorien der Entwicklung, mit Fragen des Körperbilds und Körpererlebens und mit der Bedeutung körperlicher Zeichen (von Arnim, Lahmann & Johnen, 2022; Pokorny, Hochgerner & Cserny, 1996).

Zu diesen beiden frühen Quellen kommt indes eine dritte Quelle hinzu. Seit den 1960er Jahren und dem damaligen Human Potential Movement entwickelte sich die Körperpsychotherapie in engem Austausch mit der humanistischen Psychotherapie (Geuter, 2006). Mit der humanistischen Psychotherapie kam die Arbeit mit Encounter-Gruppen auf, mit ihr entstand aus dem körperpsychotherapeutischen Prinzip des Spürens eine Arbeit mit der Achtsamkeit, die Kurtz (1985) zur Basis einer Schule der Körperpsychotherapie, des Hakomi, machte und die erst mit der Achtsamkeitswelle jüngst in andere Therapieverfahren, vor allem in die Verhaltenstherapie, eingegangen ist (siehe Kapitel 12). Auch wurde innerhalb der humanistischen Psychotherapie, insbesondere durch den Einfluss von Rogers, ein neues Verständnis der Rolle des Therapeuten als Begleiter vertreten, das in der Körperpsychotherapie allgemein aufgegriffen wurde und später auch in die relationalen Ansätze der Psychoanalyse einging. Schließlich richtete die humanistische Psychotherapie den Fokus der psychotherapeutischen Arbeit auf das Erleben, und zwar auf das »client *experiencing*, defined as the holistic process of immediate, ongoing awareness that includes perceiving, sensing, feeling, thinking, and wanting/intending« (Elliott et al., 2013, S. 495). Die humanistische Therapie rückte die Idee in den Vordergrund, dass Therapie ein Prozess der Selbstexploration und der Wiederaneignung der nicht gelebten, unbekannten und unentdeckten Teile des Selbst in der Gegenwart einer Beziehung ist. Im Kontext der humanistischen Therapien wurde die Körperpsychotherapie wahrscheinlich zu derjenigen psychotherapeutischen Methode, die am meisten das Erleben förderte, indem sie das Körpererleben in den Blick nahm.

Ich möchte ähnlich wie Marlock (2023) das *erlebende Subjekt in seinem Lebensprozess* in den Mittelpunkt der körperpsychotherapeutischen Theorie stellen und nicht den Begriff des Organismus wie Heller (2012) in seiner großen Grundlegung der Körperpsychotherapie. Der Begriff des Organismus wird nämlich nicht nur für das System des menschlichen Lebewesens verwendet, sondern – vor allem in seiner adjektivischen Form »organismisch« – vielfach allein für die biologischen Aspekte dieses Systems wie Prozesse in den inneren Organen (zum Beispiel Thompson & Varela, 2001, S. 424). Der Begriff des erlebenden Subjekts verweist demgegenüber darauf, dass wir in der Körperpsychotherapie nicht in einer objektivierenden Weise mit dem biologischen Körper arbeiten, wie es dem klassischen medizinischen Behandlungsmodell entspricht.

Ich verstehe Körperpsychotherapie als einen Prozess einer ganzheitlichen Exploration in einer Beziehung, die sich seelischer und körperlicher Mittel zugleich bedient (Geuter, 2023, S. 19ff.). Eine solche Exploration schließt eine Arbeit mit Gedanken, Gefühlen und Bildern genauso wie mit Empfindungen, motorischen Impulsen und Bewegungen ein. Da ich in diesem Beitrag nicht ins Detail gehen kann, möchte ich diese Ansicht in Form von vier Thesen erläutern. Als »Thesen« bezeichne ich hier eine Zusammenfassung von theoretischen Überlegungen, die ich für die Körperpsychotherapie fruchtbar zu machen versuche. Eine ausführliche Begründung und eine Erläuterung von Zusammenhängen mit Prozessen des Gedächtnisses und der Emotionen, mit der Bedeutung der kindlichen Entwicklung oder mit der körperlichen Kommunikation in der therapeutischen Beziehung finden sich bei Geuter (2023).

1 Erleben als subjektives Wissen

Meine erste These lautet: *Menschen sind Lebewesen, die auf subjektive Weise die Welt wahrnehmen. Indem sie sich und die Welt erleben, erzeugen sie Bedeutungen. Erleben schließt immer Psyche und Körper ein. Es entsteht in einem Lebensprozess in der Beziehung eines Subjekts zu seiner Umgebung.*

Lebewesen sind in einer ständigen Selbstbewegung. Sie interagieren dabei mit der sie umgebenden Welt und erzeugen in der Art und Weise, wie sie diese Welt erleben, eine Welt von Bedeutungen. Sie sind Kreaturen, aber nicht in dem Sinne, dass Gott sie geschaffen hat, sondern in dem Sinne, dass sie selbst ständig eine Welt von Bedeutungen kreieren.

Erleben ist eine Art, die Welt zu erkennen, die den Körper einschließt. Dieses Erkennen führt zu einer anderen Form von Wissen als dem Faktenwissen, das uns das deklarative Gedächtnis zur Verfügung stellt. Mein deklaratives Gedächtnis sagt mir zum Beispiel, dass ich diesen Beitrag gerade schreibe. Es sagt mir aber nicht, ob ich die Formulierung meiner ersten These richtig finde. Das kann ich nur in meinem Körper spüren. Bekomme ich aus dem Körper ein Signal der Unzufriedenheit, muss ich umformulieren, bis ein Signal der Zufriedenheit kommt. Erst wenn sich dieses Gefühl einstellt, *weiß* ich, dass ich meine Formulierung richtig finde. Das heißt: Nur in meinem inneren Erleben kann ich meine Worte für zutreffend erachten.

Wenn wir in einer Psychotherapie mit Patienten sprechen, arbeiten wir oft mit dem Gefühl der *Stimmigkeit* (Geuter, 2023, S. 138). Ringt jemand um Worte dafür, wie er es findet, dass gestern seine Partnerin dieses oder jenes getan hat und wie er sich jetzt damit fühlt, wird er seine Worte erst dann als stimmig ansehen, wenn er sie als kongruent mit einer körperlichen Empfindung erlebt.

Ich halte die Idee der Ganzheit des Erlebens für die grundlegende Idee der Körperpsychotherapie. Erleben schließt nämlich immer vegetative, motorische und kognitive Prozesse ein, die von Emotionen und Intentionen durchzogen sind (Thompson, 2007, S. 360ff.; siehe Abbildung 8). Affekte bestimmen die inneren Zustände, in denen wir etwas erleben, und die affektive Tönung unserer inneren Zustände hängt wiederum ab von der Geschichte der Lebenserfahrungen.

Dieses klinische Erfahrungswissen wird heute von der enaktivistischen Philosophie unterstrichen. Der Enaktivismus, ein Begriff aus der Theorie des Embodied Mind (Varela, Thompson & Rosch, 1992), geht davon aus, dass Kognitionen Teil der tätigen Beziehung eines Organismus zu seiner Umgebung sind (Maturana & Varela, 2012), und dass daher die Art, wie wir die Umgebung verarbeiten, von der Geschichte dieser Beziehung geprägt ist: »The secret to explaining what structures an organism's current mental activity lies entirely in its history of previous engagements and not in some set of internally stored mental rules and representations« (Hutto & Myin, 2013, S. 9).

Nach einem Begriff von Downing (1996) ist diese Geschichte in affektmotorischen Schemata lebendig, in denen ein Mensch der Welt begegnet. Denn die Schemata der Verarbeitung von Erfahrungen und des Handelns sind nicht allein kognitiver Natur; sie sind vielmehr tief in körperliche Haltungen, Bewegungen, Atemmuster, Muskelspannungen, motorische Impulse, Bauchgefühle, vegetative Reaktionen, Fantasien, Vorstellungen und Träume eingeschrieben. Sie beruhen auf emotionalen Erfahrungen und sind durch Affekte geprägt. Wenn jemand zum Beispiel eine depressive Mutter hatte, dann mag er ein Muster haben, auf seine Handlungen keine Antworten zu erwarten. Dieses Muster kann sich motorisch in einer gewissen Lähmung seines Handelns äußern, vegetativ in einer allgemeinen körperlichen Schwäche oder kognitiv in der Überzeugung, dass andere ihn nicht akzeptieren.

In verschiedenen körperpsychotherapeutischen Schulen kennen wir ein Modell von drei Schichten oder Ebenen (von Arnim, Lahmann & Johnen,

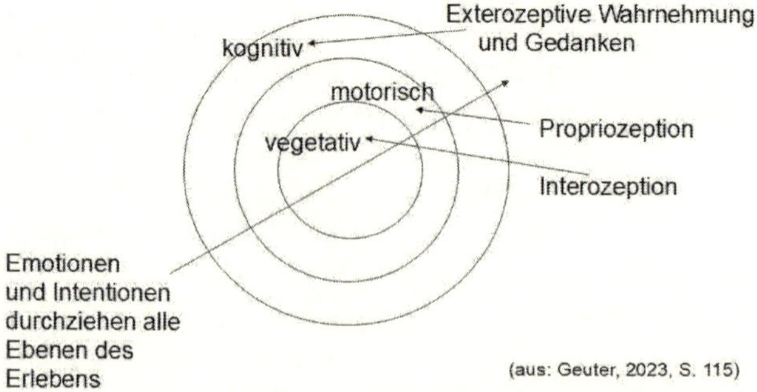

Abbildung 8: Das Modell der drei Ebenen des Erlebens

2022; Boadella, 1991; Southwell, 1990; siehe Abbildung 8). Diese werden zuweilen als Schichten des biologischen Organismus verstanden. Ich verstehe sie hingegen als Ebenen des Erlebens, die mit organismischen Prozessen verbunden sind. Das Modell beinhaltet, dass wir die Welt in Gedanken, motorischen Impulsen oder propriozeptiven Wahrnehmungen und in vegetativen Prozessen oder interozeptiven Wahrnehmungen erfahren. All diese Erfahrungen sind mental, da sich die Wahrnehmung der Reaktion auf ein Ereignis oder einen Reiz, sofern wir uns seiner Wirkung auf uns bewusst werden, auf alle drei Ebenen erstreckt. Ob ein Ereignis überhaupt erlebt wird, hängt von seiner Relevanz und von der affektiven Reaktion darauf ab (Geuter, 2023, S. 215ff.).

Ein biologisches Modell der Schichten des Organismus müsste weit mehr Ebenen einschließen, zum Beispiel die Ebene der Zellen oder der Moleküle, die auch mit der Umgebung interagieren und Erfahrungen speichern wie die Immunzellen. Biologische Prozesse auf der Ebene der Zellen erfahren wir allerdings nur indirekt in ihren Auswirkungen, zum Beispiel wenn wir aufgrund der Aktivität der Immunzellen Fieber bekommen oder aufgrund eines Sauerstoffmangels Wahnvorstellungen. Die biochemische Aktivität in den Zellen selbst können wir nicht spüren. Daher halte ich Auffassungen wie diejenige von Hartley (2012), Körperpsychotherapie würde auf der Ebene der Zellen arbeiten, für irrig. Psychotherapeutische Interventionen jedweder Art können jedoch Auswirkungen auf der Zellebene haben. Wir verfügen allerdings nicht über *psychotherapeutische* Mittel, um auf dieser Ebene selbst Interventionen anzusetzen, denn wir arbeiten immer mit dem Erleben und Verhalten.

Das Modell der drei Ebenen beinhaltet, dass die Körperpsychotherapie nicht nur eine Methode ist, um körperliche Prozesse zu mentalisieren, wie die Arbeit mit dem Körper in der Psychotherapie teilweise verstanden wird. Sie ist vielmehr ein Ansatz, um in der Einheit aller Erfahrungsebenen mit Lebensprozessen oder »Lebensbewegungen« zu arbeiten (Heisterkamp, 2007). Daher beziehe ich die Idee der Ganzheit auf die Einheit der Erfahrung, die immer körperlich und psychisch zugleich ist, wie der Philosoph Mark Johnson festhält: »Mind and body are merely abstracted aspects of the flow of organism-environment interactions that constitute what we call experience« (Johnson, 2007, S. 12). Wenn wir vom Körper oder von der Psyche sprechen, meinen wir nicht etwas materiell voneinander Unterscheidbares, sondern etwas, das wir in der Beobachtung voneinander unterscheiden. Im Erleben sind sie eines.

Wenn etwa ein Mensch traurig ist und er seinen Tränen offenen Lauf lässt, sagen wir normalerweise: Er zeigt seine Trauer. Aber er zeigt sie nicht in dem Sinne, dass er erst Trauer empfindet und dann weint. Das ist das klassisch-ausdruckspsychologische Denken, das von einem Primat des Psychischen ausgeht. Vielmehr sind die Tränen selbst die Trauer. Psyche und Körper interagieren nicht in der Trauer, sondern sie sind eins im Geschehen der Trauer. Ich kann ein inneres Gefühl, wütend zu sein, vom Ballen meiner Faust unterscheiden und unabhängig von der Geste darüber sprechen oder auch über die Bewegung der Geste unabhängig vom begleitenden Gefühl. Aber in der Unterscheidbarkeit sind beide doch eins, und das eine geht nicht aus dem anderen hervor. Daher finde ich auch die These falsch, es gebe einen bidirektionalen Zusammenhang zwischen Körper und Psyche, wie es bei Embodiment-Theoretikern manchmal heißt. Mentales und Körperliches artikulieren sich nicht dual, sondern in der Einheit des Erlebens (Depraz, 2008).

Folgen wir Gendlin, hat das Erleben damit zu tun, die Aufmerksamkeit nach innen zu wenden. Das tun wir in der Therapie, wenn wir einen Patienten bitten, zu spüren, was in ihm vorgeht: »Experiencing is defined as the felt datum of an individual's inward direct reference in his phenomenal awareness« (Gendlin, 1997, S. 243f.).

Wenn wir in der Körperpsychotherapie mit einer Spannung in der Schulter arbeiten, liegt unser Augenmerk auf dem, was der Patient empfindet, wie er sich innerlich zum Beispiel subtil gegen eine Entspannung sträubt, eine Bewegung, in die Welt zu greifen, zurückhält oder einen Konflikt austrägt, nach jemandem die Arme auszustrecken oder sich zurückzuziehen. Innerhalb eines medizinischen Arbeitsmodells können wir daran interessiert sein, in welchem Ausmaß die Drehbewegung aufgrund einer Schädigung der Rotatorenmanschette behindert ist. Im körperpsychotherapeutischen Arbeitsmodell interessiert uns die Spannung mit Blick auf das Leben der Person.

Das Erleben wird daher auch nicht nur als ein inneres Erleben verstanden, sondern als ein Erleben in der Interaktion mit der Welt: »Subjective experiences are not just inner reactions; they are our interactions in life and situations. They are immediate interactional meanings« (ebd., S. XIV). Indem wir etwas erleben, lernen wir die Bedeutung von etwas für uns kennen. Bedeutung wird im Körper gefühlt und ist bezogen auf Situationen. Johnson (2007) spricht daher von *embodied situations*.

2 Körpererleben als Basis des Selbsterlebens

Meine zweite These lautet: *Das Erleben seiner selbst und der Welt gründet im Körpererleben. Welterleben, Selbsterleben und Körpererleben wiederum hängen von der Geschichte unserer Lebenserfahrungen ab. Eine Besonderheit der Körperpsychotherapie besteht darin, das Selbsterleben vom Körpererleben ausgehend zu erschließen, vor allem über das Bewusstwerden der Innensinne.*

Des Erlebens meiner selbst und der Bedeutung dessen, was mir widerfährt oder was ich denke oder tue, kann ich nur gewahr werden, wenn ich mich selbst spüre. In meinem Körper spüre ich, wie etwas für mich ist, wie ich mich in der Beziehung zu einem anderen fühle oder wie es mir geht. Das habe ich bereits an dem Beispiel erläutert, wie ich feststelle, ob mir ein hier geschriebener Satz zusagt oder nicht. Andere Menschen können Hypothesen über einen Menschen haben, wie es ihm geht, es ihm ansehen oder von seinem Gefühl mitfühlend ergriffen werden. Aber nur dieser Mensch selbst kann es ergründen und wissen, wie etwas für ihn wirklich ist. Im Körpererleben teilt sich somit Subjektivität mit. Der Körper ist unser »primary tool«, uns intelligent auf unsere Umwelt zu beziehen (Clark, 2008, S. 207). Die belgische Philosophin Helena De Preester (2007) meint daher, dass die Wahrnehmung des *in-depth-body* die subjektive Perspektive eines Menschen darstellt und dass insofern die interozeptive Wahrnehmung Subjektivität konstituiert. Ob ich mich bedrückt oder beglückt, gelangweilt oder neugierig, traurig oder wütend fühle, spüre ich im Körper und bemerke ich anhand meiner Gedanken. Ohne Körpererleben stellt sich keine subjektive Wahrnehmung seiner selbst, der anderen und der Welt her:

> »Meaning is grounded in our bodily experience [...]. Our experience of meaning is based, first, on our sensorimotor experience, our feelings, and our visceral connections to our world; and second, on various imaginative capacities for using sensorimotor processes to understand abstract concepts« (Johnson, 2007, S. 12).

Wenn Gedanken und Körpergefühle in Konflikt miteinander sind, stellt sich ein Gefühl von Stimmigkeit nur ein, wenn beide miteinander kongruent werden. Dabei ist es nicht so, dass der Körper die Wahrheit mitteilen würde, wie in einer Überhöhung des Körpers in der Körperpsychotherapie und Kinesiologie der 1980er Jahre gedacht wurde (Boyesen, 1987, S. 175;

Diamond, 1983; Kurtz & Prestera, 1984). Der Körper kann sich täuschen, was auch experimentell gezeigt wurde (Botvinick & Cohen, 1998). Es geht in der Therapie daher nicht darum, das Körpergefühl höher zu bewerten als die Gedanken, sondern es als Quelle des Selbsterlebens zu nutzen und zu einer Kongruenz zu kommen, bei der ein Mensch sagen kann: »So ist es.«

Bedeutungen werden vor allem von Emotionen generiert, die sich in Körperempfindungen mitteilen. Mit Emotionen antworten wir auf Situationen, auf eine innere wie bei einem Traum, meist aber auf eine äußere in der Interaktion. Emotionen existieren daher auch nicht allein im Individuum, sondern in *embodied situations*. Sie umfassen »Leib, Selbst und Welt« (Fuchs, 2014, S. 18).

Der Körper teilt in einer bestimmten Situation auf Basis der aktuellen emotionalen Reaktion und auf Basis verkörperter Erinnerungen Bedeutungen mit. Die Geschichte der Erfahrungen eines Menschen und der mit diesen Erfahrungen verbundenen Affekte färben, wie jemand eine Situation wahrnimmt. Das Gleiche gilt für die Intentionen. Daher spricht Köth (2013) vom Körper als Speicher und Kompass. Das Erleben des Körpers kündet nicht nur von unseren Erfahrungen, sondern auch von unseren Bedürfnissen, Wünschen und Absichten. Der Körper ist Träger der Vergangenheit und Träger der noch nicht gelebten Möglichkeiten.

Die körperliche Basis des Körpererlebens sind die Sinne, die fünf exterozeptiven Sinne und die Systeme zur Wahrnehmung der inneren Welt, von denen Damasio (2000, S. 182ff.) drei unterscheidet:

1. das innere Milieu und die Viszera – das ist die Interozeption;
2. das vestibuläre System und der Bewegungsapparat – das ist der propriozeptive oder kinästhetische Sinn;
3. das System des Feintastsinns, das über Sensoren in der Haut arbeitet und sowohl extero- wie interozeptiv ist.

Zur Interozeption gehört eine Vielfalt von afferenten Informationen aus allen Bereichen des Körpers, seien sie neuromuskulärer, gastrointestinaler, kardiovaskulärer, taktiler, respiratorischer, endokriner, chemischer oder osmotischer Art. Zu den Rezeptoren dieses Systems zählen etwa die Thermorezeptoren der Haut und der Schleimhäute, Schmerzrezeptoren, Muskel-Metabo-Rezeptoren oder Barorezeptoren in den Blutgefäßen. Sie lassen uns Temperatur, Druck, Schmerz, Jucken, Anspannung oder Gefühle in den Eingeweiden empfinden. Einzelne afferente Nervenbahnen reagieren ausschließlich auf leichte sinnliche Berührung (Craig, 2003, S. 501). Das interozeptive System informiert zum Beispiel über den Zustand der glatten Muskeln in den Viszera wie im Darm oder über die tieferen Schichten der Haut, in denen Veränderungen in den Blutgefäßen registriert werden, zum Beispiel dass einem etwas »unter die Haut« geht. Interozeptionen offenbaren Stimmungen und zeigen an, ob etwas angenehm oder unangenehm ist und teilen somit die grundlegende emotionale Bewertung eines Ereignisses mit (Geuter, 2023, S. 225f.; siehe Kapitel 11). Wer Körpersignale nicht wahrnehmen kann, kann sich emotional nicht orientieren.

Die Propriozeption ist der Sinn, mit dessen Hilfe die Funktionen des Körperschemas aufrechterhalten werden und eine Repräsentation der Stellung, Lage und Bewegung des Körpers gewährleistet wird. Über propriozeptive Signale erfahren wir auch lokomotorische Impulse: uns einem anderen anzunähern oder ihm auszuweichen als Teil einer emotionalen Reaktion (Geuter, 2023, S. 229). Daher eignet sich in der Therapie die Exploration lokomotorischer Impulse, um die affektive Tönung von Beziehungen zu klären. Auch der Tastsinn ist ein mächtiger Sinn in der Interaktion. Alle drei Sinne tragen zur körperlichen Selbstwahrnehmung und zur Konstitution eines Körperselbst bei.

In der Körperpsychotherapie helfen wir Menschen, sich ihrer Körperempfindungen bewusst zu werden und die in ihnen mitgeteilten Bedeutungen zu erschließen. Das ist immer ein Prozess des Erkundens (Geuter, 2019, S. 131ff.). Der Körper lässt sich nicht lesen wie eine Sprache, und wir können die Bedeutung von Körperempfindungen nicht in einem Lexikon nachsehen. Die in einigen körperpsychotherapeutischen Schulen vertretene Auffassung, dass sich körperliche Zeichen wie eine Haltung, eine Spannung, eine Geste oder ein Darmgeräusch eins-zu-eins einer psychischen Bedeutung zuordnen lassen, ist in meinen Augen nicht haltbar. Man kann als Psychotherapeut nicht sicher sein, was ein Symptom mitteilt, solange man die Bedeutung nicht exploriert hat.

3 Embodied Mind und Enaktivismus als paradigmatische Grundlage

Meine dritte These lautet: *Die Körperpsychotherapie entspricht in ihrem Grundverständnis des Menschen der Theorie des Enaktivismus und kann sich auf diese Theorie paradigmatisch beziehen.*

In jüngerer Zeit finden wir in manchen psychotherapeutischen Verfahren den Versuch, eigene Theorien auf aus den Kognitionswissenschaften und aus der Biologie stammende Theorien des Embodied Mind und auf das Konzept des Embodiment zu beziehen (zum Beispiel Leuzinger-Bohleber, Emde & Pfeifer, 2013; Michalak, Burg & Heidenreich, 2012). Der Begriff des Embodiments wird dabei auf drei verschiedenen Ebenen verwendet (Geuter, 2014):

1. theoretisch für die Vorstellung, dass mentale Prozesse verkörpert *(embodied)* und in eine Umgebung eingebettet *(embedded)* sind, dass sie sich in diese Umgebung erstrecken *(extended)* und in handelnder Interaktion mit der Welt hervorgebracht werden *(enacted)*;
2. auf einer phänomenologischen Ebene für die verkörperte Wahrnehmung;
3. klinisch für den Prozess, sich seiner selbst körperlich gewahr zu werden und in Kontakt mit inneren Vorgängen zu kommen (Aposhyan, 2004).

In der Psychologie finden wir darüber hinaus unter dem Stichwort »Embodiment« empirische Forschungen zum Zusammenhang zwischen Denken und Fühlen einerseits, Körperhaltungen und Bewegungen andererseits (siehe Kapitel 7). Hier werde ich mich nur auf die theoretische Ebene beziehen.

In philosophischer Hinsicht widerspricht die Theorie des Enaktivismus der kognitionswissenschaftlichen Vorstellung, dass der Geist wie ein Rechner funktioniert, der Informationen verarbeitet. Das menschliche Bewusstsein wird vielmehr verstanden als Teil eines lebendigen Wesens, das mit seiner Umgebung in Austausch steht und Bewusstsein generiert, indem es handelt. Noë (2010) spricht daher vom Bewusstsein als einer Erfahrung. Beides heiße gleichermaßen, zu erleben, zu denken, zu fühlen und zu planen. Der Enaktivismus sieht den Menschen weder als Informationsverarbeiter wie der Kognitivismus noch als Reizempfänger wie der Behaviorismus (Hutto & Myin, 2013). Sein Menschenbild entspricht dem der Körperpsychotherapie: Der Mensch wird als ein verkörpert handelndes Wesen verstanden, das in affektmotorischem Bezug zu seiner Umwelt steht.

Wenn das Erkennen der Welt ein verkörpertes Handeln ist, dann ist Erkennen ein Erleben. Denn über den Körper wird uns die Welt als erlebte Welt zugänglich. Subjekte erkennen die Welt nicht in Form elektromagnetischer Schwingungen oder der Bewegungen subatomarer Partikel, sondern in einem gegenständlichen, dreidimensionalen Raum (Varela, Thompson & Rosch, 1992). Das heißt, die Verkörperungsformen des Wahrnehmenden legen fest, wie er wahrnehmen und handeln und wie die Welt auf ihn wirken kann. Ein Beispiel ist die Farbwahrnehmung. Menschen nehmen die Welt trichromatisch in gelb-blau-rot wahr. Ihre Erfahrung von Farbe ist nicht durch die Eigenschaften des Lichts vorgegeben, sondern durch ihr Sinnessystem. Andere Lebewesen sehen anders. Ein Patient von Sacks (1997) sah nach einem Unfall die Welt nur noch wie eine Ratte, die kaum Zwischentöne und kaum das Spektrum von gelb bis rot sehen kann. Das erzeugt einen anderen affektiven Bezug zur Welt. Umgekehrt sehen Depressive die Welt oft nur noch, metaphorisch gesprochen, grau in grau.

Doch nicht nur ist das Bewusstsein verkörpert; der menschliche Körper ist für das Subjekt auch ein bewusst erlebter Körper. Körpererleben ist ein mentaler Prozess. Wir können daher genauso gut vom *Mindful Body* wie vom *Embodied Mind* sprechen. Körper sind belebte oder »beseelte« Natur: »Minds are not embodied. Bodies are mindful« (Sheets-Johnstone, 2011, S. 464). Als Körperpsychotherapeuten arbeiten wir nicht nur mit Mindfulness, sondern auch mit »Bodyfulness« (Sugamura, Haruki & Koshikawa, 2006). Sich etwas bewusst zu machen, ist immer zugleich ein geistiger und körperlicher Akt: eine körper-seelische Erfahrung, die in einem Lebensprozess entsteht.

Der Anstoß für die Theorie des Enaktivismus kam von den chilenischen Biologen Maturana und Varela (2012). Gegen die idealistische Auffassung, dass geistige Inhalte Projektionen einer Innenwelt sind, und gegen die realistische Auffassung, dass sie Repräsentationen, Abbilder der Welt sind, stellten sie einen »mittleren Weg der Erkenntnis«, auf dem Kognitionen als verkörpertes Handeln begriffen werden (Varela, Thompson & Rosch, 1992). Diese Vorstellung entspricht der Psychotherapie sehr, da wir es hier immer damit zu tun haben, wie Menschen ihre Welt gemäß ihren Erfahrungen und ihren Lebensbedingungen erzeugen.

Die Körperpsychotherapie ist schon immer davon ausgegangen, dass Menschen in einem kognitiv-affektiv-motorisch-vegetativen Bezug zur Umwelt leben und nicht nur in einem kognitiven. Als Körperpsychotherapeuten versuchen wir, die affektmotorischen Muster des lebendigen Bezugs zur Welt zu verändern. Wenn jemand sich zum Beispiel immer in sich zurückzieht, sofern ihn ein anderer körperlich und/oder seelisch berührt, liegt der Grund vielleicht darin, dass er als Kind erfahren hat, zurückgewiesen zu werden, wenn er nach Verbindung suchte. Das kann Symptome der Angst, der Depression oder bei traumatischen Erfahrungen auch somatoforme Störungen erzeugen. Dann arbeiten wir am Symptom, indem wir auf die Ebene dieser Disposition gehen. Wenn wir das Muster ändern wollen, ist das nicht allein ein kognitiver Prozess. Wir müssen das Muster als Ganzes auf allen Ebenen der Erfahrung ändern. Solange jemand weiterhin körperlich zurückschreckt, verändert die Einsicht in ein Muster nicht sein Leben.

Die Theorie des Enaktivismus bietet ein Verständnis vom Wesen des Lebendigen an, das auch mit dem humanistischen, selbstregulativen Verständnis von Heilung zusammengeht. Nach der Theorie von Maturana und Varela (2012) besteht nämlich das Wesen des Lebendigen in einer bestimmten Organisation seines Seins, und zwar darin, dass es aufgrund seiner Struktur andauernd sich selbst erzeugt, das heißt erhält und wiederherstellt (Thompson, 2007, S. 91ff.). Das bezeichnen sie als »autopoietische Organisation«. Lebewesen bilden außerdem als autonome Einheiten eigene Grenzen zu dem sie umgebenden Milieu, an das sie sich anpassen und mit dem sie sich austauschen. Das bezeichnen sie als »strukturelle Koppelung« zwischen Umgebung und Organismus, ein Begriff, der an den des subjektiven Lebensraums bei Jakob von Uexküll (1956) erinnert. Schon Einzeller sind von innen her ohne äußere Ursachen aktiv, aber im Austausch mit ihrer Umgebung. Lebewesen bauen sich selbst auf und werden nicht wie Maschinen gebaut. Systeme, die sich als sie selbst erleben und damit bewusste Systeme sind, sind sich selbst aufrechterhaltende Stoffwechselsysteme. Weil Lebewesen sich selbst erzeugen, sind bei ihnen Sein und Tun eine Einheit.

Folgt man der autopoietischen Theorie des Lebendigen, ist auch Heilung ein Prozess, der sich in einer von innen gesteuerten Dynamik ereignet. Dies entspricht dem Verständnis der humanistischen Psychotherapie, dass der Patient sich selbst heilt. Demnach kann der Psychotherapeut nur helfen, Hindernisse der Selbstheilung zu beseitigen. Er kann Impulse geben, die einen Prozess der Heilung anstoßen, und er kann eine heilende Umgebung bereitstellen. Aber nur der Patient selbst kann sich heilen. Sokrates, der Sohn einer Hebamme, wollte mit seiner Mäeutik das in einem Menschen bereits vorhandene innere Potenzial in die Welt bringen.

4 Selbsterleben, Selbstexploration und Selbstregulation

Meine vierte These heißt: *Selbsterleben dient dem Ziel der Selbstregulation. Indem wir ausgehend vom Körpererleben das Selbsterleben explorieren, helfen wir leidenden Menschen, wieder besser für sich und für die ihnen wichtigen Menschen sorgen zu können.*

In der Körperpsychotherapie begleiten wir Patienten in einem Prozess der Selbstexploration und gestalten diesen Prozess auf eine Weise, dass sie sich ihr eigenes Selbst wieder aneignen und wiederbeleben können (siehe dazu auchGreenberg, 2011, S. 60; Perls, Hefferline & Goodman, 2007). Diesen Prozess verstehen wir auch als eine »Neuverkörperung der Person« (Varela, Thompson & Rosch, 1992, S. 247). Marlock bezeichnet die körperpsychotherapeutische Praxis als eine »Wiederbelebung des Selbst«, die »Empfindungsfähigkeit und Kontakt« und eine »Re-Assoziation von dissoziierten Selbstanteilen und Selbstvermögen« unterstützt (Marlock, 2023, S. 174, 177). In der Therapie ist es unser Ziel, dass Patienten wieder in Verbindung mit sich selbst kommen und ihr Leben und ihre Beziehungen zu anderen besser meistern und gestalten können. Selbstregulation dient also auch der »Lebensregulation« (Geuter, 2023, S. 379ff.). Damit ihnen das besser gelingt, benötigen sie ein differenzierteres Bewusstsein dessen, wie sie sich selbst und die soziale sowie die dingliche Welt erleben. Die Grundlage dafür ist die Verbindung zu den körperlich spürbaren Erfahrungen.

In der Psychotherapie verändern wir Dispositionen für psychische Störungen, nicht allein Symptome. Denn die Probleme von Patienten liegen meist in denjenigen Dispositionen, die Symptome erzeugen. Eine Disposition ist die Eigenschaft eines Systems, die in Erscheinung tritt, wenn sich etwas ereignet. Zum Beispiel ist eine manifeste Eigenschaft eines Dachbalkens, stabil und tragfähig zu sein, eine dispositionelle Eigenschaft, brennen zu können, wenn das Dach in Flammen steht. Um zu brennen, bedarf es der Disposition und eines Ereignisses. In der Psychotherapie wäre eine Disposition eine Verlustangst, die so lange nicht in Erscheinung tritt, wie jemand einen sichernden anderen bei sich hat, aber eine Depression erzeugen kann, wenn er einen bedeutenden Menschen verliert. Dispositionen treten also als Ursachen in einer Interaktion mit einem Ereignis oder einer Situation in Erscheinung.

In der Körperpsychotherapie versuchen wir, Dispositionen ganzheitlich auf den verschiedenen Ebenen des körperlich-psychischen Erlebens zu explorieren und zu transformieren. Pragmatisch können wir jeweils über einen Zugang das Erleben erschließen. Ich unterscheide dabei fünf Aspekte, auf denen wir den Zugang zum Erleben finden (siehe Abbildung 9):

1. Gedanken und Erinnerungen
2. Gefühle
3. innere Bilder und Fantasien
4. körperliche Empfindungen
5. motorische Impulse und Handlungsbewegungen

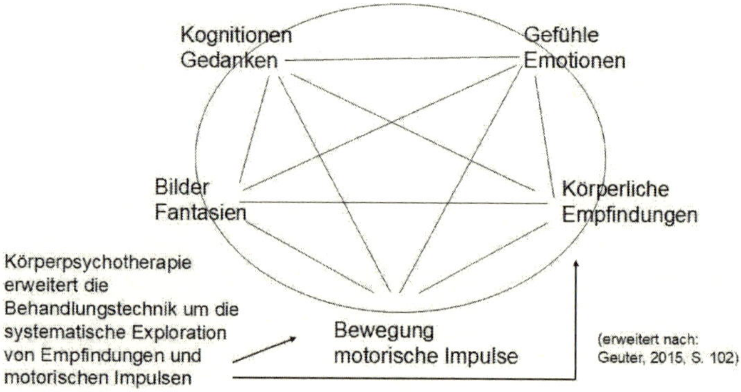

Abbildung 9: Aspekte des Erlebens – der hermeneutische Kreis der Exploration

Die wechselseitige Exploration entlang dieser verschiedenen Zugänge nenne ich den »Kreis der Exploration« (Geuter, 2019, S. 74ff.). Wenn wir ein Geschehen explorieren möchten, können wir sondieren, welche Empfindung ein Gedanke im Körper auslöst oder von welchem Bild oder welchem Gedanken eine Empfindung begleitet wird, welches Gefühl auftritt, wenn ich mich bewege oder symbolisch im Therapiezimmer handle oder wie sich ein Bild in einer körperlichen Empfindung spiegelt oder in einen Handlungsdialog mit dem Therapeuten umsetzen lässt. Wir stiften also Querverbindungen zwischen den verschiedenen Aspekten des Erlebens, um den Prozess der Selbstexploration zu vertiefen. Als Körperpsychotherapeuten nehmen wir in diese Exploration grundsätzlich die körperlichen Empfindungen, Wahrnehmungen und Impulse sowie den Gefühls- und Handlungsausdruck hinzu.

Auch in anderen psychotherapeutischen Richtungen wird der Vorteil einer solchen Verbindung gesehen. In der systemischen Therapie spricht Pestalozzi-Bridel (2011, S. 17) davon, dass »die Nutzung der Wechselwirkungen von Körper-, Bild- und Sprachraum« das »Gold« der Therapie sei. In der kognitiven Therapie gehen Michalak, Remmers & Heidenreich (2014) von einem Zusammenhang zwischen Affekten, Gedanken, Körperempfindungen und Körperbewegungen aus.

Erfahrung erhält eine vitale Evidenz, wenn ein Patient sagen kann: »Ja, so ist es.« Das tritt in der Regel dann ein, wenn die im Körper gegründete Wahrnehmung und der Sinn, den wir einem Geschehen mit Worten verleihen, kongruent und für das Subjekt bedeutsam sind. Dann sagt jemand vielleicht: »Ja, ich habe wirklich die Hoffnung verloren, meine Beine sind ganz schwer, es ist, als käme ich nicht mehr vom Fleck.« Oder: »Ich kann meinen verstorbenen Liebhaber einfach nicht gehen lassen, es ist, als stünde ich mit ihm an der Grenze zum Jenseits, und ich bin ganz unbeweglich, weil ich nicht weiß, ob ich hier auf der Welt bleiben oder nach drüben will.« Heisterkamp (2002) spricht von einem »präsentischen Verstehen«, wenn etwas unmittelbar in der Gegenwart so verstanden wird. Als Therapeuten nehmen wir in einem *participatory sense making* (De Jaegher & Di Paolo, 2007) daran teil, wenn wir in uns selbst spüren, ob und wie etwas für den Patienten bedeutsam ist.

Wenn Menschen wieder denken, fühlen, spüren können, was sie zu denken, zu fühlen und zu spüren nicht wagten, wenn sie wieder tun können, was sie zu tun nicht wagen, und wenn sie wieder fähig dazu sind, da sie es vorher nicht waren, und wenn sie die dabei auftauchenden Emotionen eigenständig ausgleichen können, dann hat ihre Fähigkeit der Selbstregulation zugenommen (Eberwein, 2009, S. 184; Geuter, 2023, S. 393). Daher fördert das Selbsterleben die Selbstregulation.

> Ich möchte dies abschließend am Beispiel einer Therapiestunde mit einer Patientin erläutern, die wegen anhaltender Depressionen und einer akuten Belastungsreaktion in Behandlung ist.[1] In der hier berichteten Stunde kommt sie ins Therapiezimmer, legt ihre Jacke in eine Ecke, geht ein paar Schritte kraftlos hin und her und sinkt dann neben dem Sessel, in dem die Patienten sitzen, auf den Boden

1 In der ursprünglichen Fassung dieses Beitrags habe ich hier von einem Beispiel berichtet, das ich andernorts ausführlich dargestellt habe (Geuter, 2023, S. 104f.). Ich habe dieses Beispiel daher hier gegen ein aktuelleres ausgetauscht.

und legt ihre Arme auf die Sessellehne. Das hat sie in den Stunden davor schon mehrere Male getan und so ihr Gefühl, dass sie nicht mehr kann, ausgedrückt. Diesmal bittet sie mich um eine Rückmeldung dazu, wie ich sie empfinde, wenn sie so hereinkomme und sich hinhocke; sie wolle mehr verstehen, wie sie mit ihrem Verhalten auf andere wirke. Zunächst sprechen wir darüber, wie es für sie ist, so auf dem Boden zu sitzen Das passe dazu, sagt sie, dass sie sich oft unsicher und unterwürfig fühle. So könne sie ihr Gefühl des Unterlegenseins zeigen.

Ich empfinde mich ihr gegenüber aber nicht als überlegen, ich mag sie und habe nicht den Ansatz eines Gefühls, auf sie herabzuschauen. Dennoch kommt mir, wenn sie so da unten neben dem Sessel auf ihren Knien hockt und ich in meinem Sessel damit höher bin, ein Bild, ich könnte ihr nach unten ein paar Bröckchen hinwerfen und sie wäre zufrieden. Ich teile ich ihr beides mit. Genauso fühle sie sich, bestätigt sie, aber es sei gut, darüber zu sprechen, wie sie in der Unterwürfigkeit verharre, obwohl sie wisse, wie fatal das sei. Auf gleicher Höhe zu sitzen fühle sich falsch an.

Um den Weg von einem gewohnten Schema des Sich-Unterwerfens, das sie aus ihrem Leben kennt, zu etwas anderem zu bahnen, schlage ich ihr vor, einmal noch stärker in die Haltung des Unterwürfigseins hineinzugehen und zu schauen, was dann passiert. Das entspricht einem Vorschlag von Keleman (2005, S. 10), ein verkörpertes Muster zu verstärken, »um in einer spontanen Reorganisation ein neues Muster des Erlebens und Verhaltens aus dem inneren Wissen heraus zu finden« (Geuter, 2019, S. 352). Sie krümmt sich in der Mitte, als würde sie noch mehr zusammensacken. So zu sitzen, sei ziemlich unerträglich. Ich frage sie, ob es einen Impuls im Körper gebe, etwas daran zu ändern. Ja, antwortet sie, den Kopf aufzurichten. Körperlich spüre sie einen Wunsch, aufzustehen und sich in den Sessel zu setzen, aber es komme sofort die Frage: »Steht mir das zu«? Ich frage sie, wie »Das steht mir zu« aussehen könne. »Das steht mir zu« setzt sich in den Sessel, sagt sie. Mit einer Handbewegung lade ich ein, das zu tun. Sie tut es, fühlt sich im Sessel aber wie ein verlorenes Kind.

Ihr fällt ihr Misstrauen gegenüber ihrer Mutter ein und ein kindliches Gefühl, schuldig zu sein, da sie der Mutter nie gerecht werden konnte. Darüber sprechen wir nun länger. Am Ende der Stunde sagt

> sie, sie habe es schon als Befreiung empfunden, hier oben im Sessel zu sitzen, auf einer gleichen Höhe mit mir, einer Höhe, die sie im Verhältnis zu ihrer Mutter ihr ganzes Leben lang nie empfunden habe.

Das aktuelle Gefühl und dessen szenische Darstellung waren also verbunden gewesen mit einem Übertragungsgefühl zu mir, nicht auf gleicher Höhe sein zu können, auf das ich wiederum mit meinem Bild innerlich reagiert hatte. Schematherapeutisch könnte man davon sprechen, dass ein Unterordnungs- oder Unterwerfungsmodus aktiviert war, der durch die übermäßige Kontrolle und die Inszenierung einer Überlegenheit seitens der Mutter in ihrer Kindheit als Bewältigungsmuster entstanden ist und sich bei ihr als Erwachsene in Selbstaufopferung, Angst vor Ablehnung und einem geringen Selbstwertgefühl zeigt (Young, Klosko & Weishaar, 2005).

In der Stunde wurde eine neue Erfahrung dadurch möglich, dass sie körperlich das vertraute, ihr Leben behindernde affektmotorische Muster deutlich spürte und ein Impuls zu etwas Neuem lebendig wurde: sich auf Augenhöhe mit dem Gegenüber fühlen zu können. Als sie diesem Impuls folgte, meldete sich zunächst die im heutigen Leben durchweg präsente Schwäche des kindlichen Selbst wieder zurück. Anschließend aber konnte sie spüren, dass es befreiend ist, in der würdigen Position der gleichen Höhe zu sitzen. In einem Prozess selbstregulativer Reorganisation eines Musters hat sie für den Moment die Erfahrung eines möglichen anderen Selbsterlebens gemacht.

Revenstorf (2013) sieht den Begriff der Lebendigkeit neben dem des Wachstums als einen Kandidaten für körperpsychotherapeutische Identität an. Dieser Begriff verweist darauf, dass ein Mensch nur als lebendiges Subjekt in einem erlebten Körper in Einklang mit sich selbst kommen kann. Verknüpfen wir Selbstregulation mit Lebendigkeit, dann ist das Ziel der Therapie auch, dass sich die Amplitude der Lebensbewegungen eines Menschen erweitert (Geuter, 2023, S. 380). Das tun auch Eltern, wenn sie Kinder bei der Regulation emotionaler Erregungsspannungen darin unterstützen, ein Mehr an Angst auszuhalten oder ein Mehr an Freude zu empfinden. Wenn wir das Selbsterleben vom Körpererleben her fördern, tragen wir auch in der Therapie dazu bei.

Literatur

Aposhyan, S. (2004). *Body-mind psychotherapy. Principles, techniques and practical application.* W.W. Norton & Company.

Arnim, A. von, Lahmann, C. & Johnen, R. (Hrsg.). (2022). *Subjektive Anatomie. Theorie und Praxis körperbezogener Psychotherapie.* Schattauer.

Boadella, D. (1991). *Befreite Lebensenergie. Einführung in die Biosynthese.* Kösel.

Botvinick, M. & Cohen, J. D. (1998). Rubber hand »feels« what eyes see. *Nature, 391*(6669), 756. https://doi.org/10.1038/35784

Boyesen, G. (1987). *Über den Körper die Seele heilen. Biodynamische Psychologie und Psychotherapie. Eine Einführung.* Kösel.

Clark, A. (2008). *Supersizing the mind. Embodiment, action and cognitive extension.* Oxford University Press.

Craig, A. D. (2003). Interoception: The sense of the physiological condition of the body. *Current Opinion in Neurobiology, 13*(4), 500–505. https://doi.org/10.1016/s0959-4388(03)00090-410.1016/s0959-4388(03)00090-4

Damasio, A. R. (2000). *Ich fühle, also bin ich. Die Entschlüsselung des Bewusstseins.* List.

De Jaegher, H. & Di Paolo, E. (2007). Participatory sense making: An enactive approach to social cognition. *Phenomenology and Cognitive Sciences, 6*(4), 485–507. https://doi.org/10.1007/s11097-007-9076-9

Depraz, N. (2008). The rainbow of emotions: At the crossroads of neurobiology and phenomenology. *Continental Philosophy Review, 41*(2), 237–259. https://doi.org/10.1007/s11007-008-9080-y

De Preester, H. (2007). The deep bodily origins of the subjective perspective: Models and their problems. *Consciousness and Cognition, 16*(3), 604–618. https://doi.org/10.1016/j.concog.2007.05.002

Diamond, J. (1983). *Der Körper lügt nicht.* Verlag für Angewandte Kinesiologie.

Downing, G. (1996). *Körper und Wort in der Psychotherapie.* Kösel.

Eberwein, W. (2009). *Humanistische Psychotherapie. Quellen, Therapien und Techniken.* Thieme.

Elliott, R., Greenberg, L. S., Watson, J., Timulak, L. & Freire, E. (2013). Research on humanistic-experiential psychotherapies. In M. J. Lambert (Hrsg.), *Bergin and Garfield's handbook of psychotherapy and behavior change* (6. Aufl., S. 495–538). Wiley.

Fogel, A. (2009). The psychophysiology of self-awareness. Rediscovering the lost art of body sense. W.W. Norton & Company [dt. 2013, *Selbstwahrnehmung und Embodiment in der Körperpsychotherapie.* Schattauer].

Fuchs, T. (2014). Verkörperte Emotionen – Wie Gefühl und Leib zusammenhängen. *Psychologische Medizin, 25*(1), 13–20.

Geißler, P. & Heisterkamp, G. (Hrsg.). (2007). *Psychoanalyse der Lebensbewegungen. Zum körperlichen Geschehen in der psychoanalytischen Therapie. Ein Lehrbuch.* Springer.

Gendlin, E. (1997). *Experiencing and the creation of meaning* (2. Aufl.). Northwestern University Press.

Geuter, U. (2000). Historischer Abriss zur Entwicklung der körperorientierten Psychotherapie. In F. Röhricht, *Körperorientierte Psychotherapie psychischer Störungen* (S. 53–74). Hogrefe.

Geuter, U. (2006). Geschichte der Körperpsychotherapie. In G. Marlock & H. Weiss (Hrsg.), *Handbuch der Körperpsychotherapie* (S. 17–32). Schattauer [überarbeitete Neufassung in G. Marlock, H. Weiss, D. Rellensmann & L. Grell-Kamutzki (Hrsg.), *Handbuch Körperpsychotherapie* (S. 56–81). Schattauer].

Geuter, U. (2014). Stichwort: Embodiment. *körper – tanz – bewegung, 2*(3), 125–127.

Geuter, U. (2015). Körpererleben und Selbsterleben. Grundlagen der Körperpsychotherapie. *Familiendynamik, 40*(2), 94–105.

Geuter, U. (2019). *Praxis Körperpsychotherapie. 10 Prinzipien der Arbeit im therapeutischen Prozess.* Springer.

Geuter, U. (2023). *Körperpsychotherapie. Grundriss einer Theorie für die klinische Praxis* (2. Aufl.). Springer.

Geuter, U., Heller, M. C. & Weaver, J. O. (2010). Elsa Gindler and her influence on Wilhelm Reich and body psychotherapy. *Body, Movement and Dance in Psychotherapy, 5(1),* 59–73.

Geuter, U. & Schrauth, N. (2002). Wilhelm Reich, der Körper und die Psychotherapie. In K. Fallend & B. Nitzschke (Hrsg.), *Der »Fall« Wilhelm Reich. Beiträge zum Verhältnis von Psychoanalyse und Politik* (S. 197–227). Psychosozial-Verlag.

Greenberg, L. S. (2011). *Emotionsfokussierte Therapie.* Reinhardt.

Hartley, L. (2012). *Einführung in Body-Mind Centering. Die Weisheit des Körpers in Bewegung.* Hans Huber.

Heisterkamp, G. (2002). *Basales Verstehen. Handlungsdialoge in Psychotherapie und Psychoanalyse.* Pfeiffer.

Heisterkamp, G. (2007). Praxis der Analyse seelischer Lebensbewegungen. In P. Geißler & G. Heisterkamp (Hrsg.), *Psychoanalyse der Lebensbewegungen. Zum körperlichen Geschehen in der psychoanalytischen Therapie. Ein Lehrbuch* (S. 299–340). Springer.

Heller, M. (2012). Body psychotherapy: History, concepts, methods. W. W. Norton & Company [dt. 2017, *Körperpsychotherapie. Geschichte – Konzepte – Methoden.* Psychosozial-Verlag].

Hutto, D. D. & Myin, E. (2013). *Radicalizing enactivism. Basic minds without content.* MIT Press.

Johnson, M. (2007). *The meaning of the body. Aesthetics of human understanding.* The University of Chicago Press.

Keleman, S. (2005). *Formen des Leids. Emotionale Verletzungen und ihre somatischen Muster.* Leutner.

Köth, A. (2013). Der Körper als Speicher und als Kompass. *körper – tanz – bewegung, 1,* 59–65(2), 120–126(3).

Kurtz, R. (1985). *Körperzentrierte Psychotherapie. Die Hakomi Methode.* Synthesis.

Kurtz, R. & Prestera, H. (1984). *Botschaften des Körpers. Bodyreading: ein illustrierter Leitfaden* (3. Aufl.). Kösel.

Leuzinger-Bohleber, M., Emde, R. N. & Pfeifer, R. (Hrsg.). (2013). *Embodiment. Ein innovatives Konzept für Entwicklungsforschung und Psychoanalyse.* Vandenhoeck & Ruprecht.

Lowen, A. (1981). *Körperausdruck und Persönlichkeit. Grundlagen und Praxis der Bioenergetik.* Kösel.

Marlock, G. (2023). Körperpsychotherapie als Wiederbelebung des Selbst. In ders., H. Weiss, D. Rellensmann & L. Grell-Kamutzki (Hrsg.), *Handbuch Körperpsychotherapie* (S. 166–178). Schattauer.

Maturana, H. R. & Varela, F. J. (2012). *Der Baum der Erkenntnis. Die biologischen Wurzeln menschlichen Erkennens* (5. Aufl.). S. Fischer.

Michalak, J., Burg, J.M. & Heidenreich, T. (2012). Don't forget your body: Mindfulness, embodiment and the treatment of depression. *Mindfulness, 3*(3), 190–199. https://doi.org/10.1007/s12671-012-0107-4

Michalak, J., Remmers, C. & Heidenreich, T. (2014). Entdeckung des Hier und Jetzt: Die Achtsamkeitsbasierte Kognitive Therapie. In O. Kunz & T. Teismann (Hrsg.), *Moderne Ansätze in der Depressionsbehandlung* (S. 233–254). DGVT.

Noë, A. (2010). *Du bist nicht dein Gehirn. Eine radikale Philosophie des Bewusstseins.* Piper.

Perls, F.S., Hefferline, R.E. & Goodman, P. (2007). *Gestalttherapie. Zur Praxis der Wiederbelebung des Selbst* (9. überarb. Aufl.). Klett-Cotta.

Pestalozzi-Bridel, A. (2011). *Worte sind Silber – was ist Gold? Heilsame Geschichten entwickeln in Körper, Bild und Sprache. Ein integratives psychotherapeutisches Konzept.* Klett-Cotta.

Pokorny, V., Hochgerner, M. & Cserny, S. (1996). *Konzentrative Bewegungstherapie. Von der körperorientierten Methode zum psychotherapeutischen Verfahren.* Facultas.

Reich, W. (1989 [1933]). *Charakteranalyse.* Kiepenheuer & Witsch.

Revenstorf, D. (2013). Körperpsychotherapie und die Integration in die Psychotherapie. In M. Thielen (Hrsg.), *Körper – Gruppe – Gesellschaft. Neue Entwicklungen in der Körperpsychotherapie* (S. 177–189). Psychosozial-Verlag.

Röhricht, F. (2000). *Körperorientierte Psychotherapie psychischer Störungen.* Hogrefe.

Röhricht, F., Gallagher, S., Geuter, U. & Hutto, D. (2014). Embodied cognition and body psychotherapy: The construction of new therapeutic environments. *Sensoria – A Journal of Mind, Brain and Culture, 56*(1), 11–20. https://doi.org/10.7790/SA.V10I1.389

Sacks, O. (1997). *Eine Anthropologin auf dem Mars. Sieben paradoxe Geschichten.* Rowohlt.

Sheets-Johnstone, M. (2011). Embodied minds or mindful bodies? A question of fundamental, inherently inter-related aspects of animation. *Subjectivity, 4*(4), 451–466. https://doi.org/10.1057/SUB.2011.21

Soth, M. (2009). From humanistic holism via the »integrative project« towards integral-relational body psychotherapy. In L. Hartley (Hrsg.), *Contemporary body psychotherapy. The chiron approach* (S. 64–88). Routledge.

Southwell, C. (1990). Biodynamische Psychologie. In J. Rowan & W. Dryden (Hrsg.), *Neue Entwicklungen der Psychotherapie* (S. 198–221). Transform.

Sugamura, G., Haruki, Y. & Koshikawa, F. (2006). Mindfulness and bodyfulness in the practices of meditation: A comparison of Western and Eastern theories of mind-body. Posterpräsentation. *1st Convention of the Asian Psychological Association,* Bali, Indonesia.

Thompson, E. (2007). *Mind in life. Biology, phenomenology and the sciences of mind.* Harvard University Press.

Thompson, E. & Varela, F.J. (2001). Radical embodiment: Neural dynamics and consciousness. *Trends in Cognitive Sciences, 5*(10), 418–425. https://doi.org/10.1016/S1364-6613(00)01750-2

Totton, N. (2002). The future for body psychotherapy. In T. Staunton (Hrsg.), *Body psychotherapy* (S. 202–224). Routledge.

Totton, N. (2003). *Body psychotherapy. An introduction.* Open University Press.

Tschacher, W. & Storch, M. (2015). Embodiment und Kommunikation. Der Körper im Fokus von Beratung und Therapie. *Familiendynamik, 40*(2), 118–127.

Uexküll, J. von (1956). *Streifzüge durch die Umwelten von Tieren und Menschen. Bedeutungslehre.* Rowohlt.
Varela, F.J., Thompson, E. & Rosch, E. (1992). *Der Mittlere Weg der Erkenntnis.* Scherz.
Young, J.E., Klosko, J.S. & Weishaar, M.E. (2005). *Schematherapie – ein praxisorientiertes Handbuch.* Junfermann.

9 Lebensenergie – Plädoyer für einen Abschied vom Energiekonzept

Dieser Beitrag wurde durch einen Vortrag angeregt, den ich im November 2022 auf einem Fortbildungstag der Schweizerischen Gesellschaft für Bioenergetische Analyse und Therapie (SGBAT) zum Thema des Energiebegriffs in Zürich gehalten habe. Das Vortragsmanuskript wurde für die Veröffentlichung hier in einem so großen Umfang verändert und erweitert, dass ein neuer Text entstanden ist.

In meiner Ausbildung zum Körperpsychotherapeuten waren wir öfter von Erfahrungen bewegt, die uns das Leben im eigenen Leib spüren ließen und die manche damals als »energetisch« bezeichneten. Einmal saßen wir in der Toskana in einer Waldlichtung auf dem Boden, eine reine Männergruppe, die von einer Frau geleitet wurde, unterstützt von drei oder vier Assistentinnen. An irgendeiner Stelle fühlte ich eine Lust, Lebendigkeit und Kraft in mir aufwallen, dass ich der einen Assistentin neben mir sagte, ich würde jetzt am liebsten nackt in den Wald und die Büsche laufen. Sie ermutigte mich, es zu tun, und ich tat es. Es war ein Fest der Lebendigkeit. Ich fühlte mich voller Energie.

Viele aus meiner Generation werden solche Erfahrungen aus den experimentierfreudigen Zeiten der 1970er oder 1980er Jahre kennen. Erfahrungen der Befreiung, des Ausbrechens aus inneren Begrenzungen, der Öffnung zu Noch-nicht-Gekanntem, der Lebensfreude, der Lust und der Kraft. Solche Erfahrungen, »die bewegende Intensität von Emotionen, Gefühlen und Leidenschaft, die vitalen und kraftvollen Selbstexpressionen […], fließend-lustvolle Strömungsempfinden oder die Ich-transzendierende […] ozeanische Dimension orgastischer Erfahrung«, wurden damals mit Energiemetaphern festgehalten, schrieb Marlock (2006, S. 139) in der ersten Ausgabe des *Handbuchs der Körperpsychotherapie*.

Für manche waren es nicht nur Metaphern. Führende Vertreter der Körperpsychotherapie wie Alexander Lowen gingen damals davon aus, dass in der Körperpsychotherapie mit einer fassbaren oder sogar messbaren, »fundamentalen« Energie »im menschlichen Körper« gearbeitet werde (Lowen, 1988, S. 33). Gerda Boyesen schrieb: Die »Biodynamische Psychologie arbeitet mit der Lebensenergie […]. So einfach ist das« (1988, S. 40). Auch sprach sie von der Arbeit mit einer »kosmischen Energie«, die »bei freier Zirkulation im Körper das Gewebe und die erogenen Zonen« streichele (1987, S. 60f.). Für Rosenberg, Rand und Asay (1996, S. 25f.) war der Begriff der Energie »von grundlegender Bedeutung für die Integrative Körperpsychotherapie«; Menschen seien »Energiekonstellationen« und ihr »innerstes Selbst« sei »sowohl selbst Energie als auch Bewusstsein und Würdigung dieser Energie«. Lange Zeit wurde die Arbeit mit Körperinterventionen in der neoreichianischen Körperpsychotherapie als »Energiearbeit« bezeichnet (Thielen, 2002), ein Ausdruck, den Greene (2013) mit Psychotherapie gleichsetzt. Totton meinte noch 2002, dass die energetische Auffassung zur Identität der Körperpsychotherapie gehöre (Totton, 2002, S. 206).

Während Totton (2020, S. 69) mittlerweile für ein »embodied relational paradigm« plädiert und auch Vertreter der Integrativen Körperpsychotherapie in jüngerer Zeit von einem Energiekonzept abrücken (Kaul, 2024), sehen es manche Neoreichianer weiterhin als grundlegend für ihr Verständnis von Psychotherapie an. Mona-Lisa Boyesen bezeichnet »das Konzept der ›Lebensenergie‹ als Kernfundament für die Behandlung und Sichtweise therapeutischer Fragen« (2009, S. 95) und die »Freisetzung der Lebensenergie« als Wirkprinzip Biodynamischer Körperpsychotherapie (2013, S. 353). Pechtl und Trotz (2019, S. 36) sprechen vom »Energiekonzept« als einem leitenden Konzept der Bioenergetischen Analyse, deren »Energiebegriff […] dem Energieverständnis der Physik« folge. Auch Carle (2002) sieht das »Energiekonzept« als grundlegend für die Bioenergetische Therapie an und erachtet das Pulsieren der »Orgonenergie« als wichtig für die Gesundheit (ebd., S. 159). In energetischer Arbeit sollten zum Beispiel die Aura aufgeladen oder »Energielecks« geschlossen werden (ebd., S. 162). Für Korte (2025) erfolgt in einem »energetischen Raum« außerhalb des Körpers die biodynamische »Energieheilung«. Obwohl es bis heute keine wissenschaftliche Theorie dazu gibt, was die Lebensenergie sein könnte, wird mit solchen Äußerungen so getan, als wäre sie eine physikalisch oder biologisch erwiesene Realität.

Das Energiekonzept ist in der Psychotherapie ein Erbe der frühen Psychoanalyse. In den *Studien über Hysterie* von Breuer und Freud treffen wir die Vorstellung an, dass die Therapie einer »Zirkulation« der psychischen Energie »in ein bisher abgesperrtes Gebiet« den Weg bahnen solle (Breuer & Freud, 1895, S. 307). In seinem im gleichen Jahr geschriebenen *Entwurf einer Psychologie* zielte Freud darauf, das Psychische im Physischen zu verankern. Dieses Ziel ließ Wilhelm Reich sein ganzes Leben nicht los. Er wollte die von Freud genannte psychische Energie naturwissenschaftlich messbar machen. In einem Interview mit Kurt Eissler sagte er 1952, es sei das »Energieprinzip«, das ihn von den übrigen Psychoanalytikern trenne (Reich, 1967; siehe Kapitel 2, Abschnitt »Ausdruck und Energie«). Und gegen Ende seines Schaffens hielt er fest: »Das ›Es‹ ist eine physikalische Realität: die kosmische Orgonenergie«, die er für eine »sichtbare, messbare und anwendbare Energie kosmischer Natur« hielt (Reich, 1989, S. 403).

In der ersten Hälfte des 20. Jahrhunderts übte der Energiebegriff eine große Faszination aus. Es war die Zeit des Siegeszugs der Elektrizität und später der Atomkraft. Im Unterschied zur Dampfmaschine, bei der man die antreibende Energiequelle sehen konnte, war mit der Elektrizität eine unsichtbare Energiequelle geschaffen worden. Eine unsichtbare Quelle nahm man nun auch im Bereich der Psyche an. Der Philosoph Henri Bergson, für Reich ein Referenzphilosoph, schrieb 1928 sein Buch *Die seelische Energie*. Auch C. G. Jung übernahm den Begriff der Energie und sprach von einer »allgemeinen psychischen Energie«, die er im Unterschied zu Freud nicht sexuell verstand. In seiner Schrift *Über die Energetik der Seele* von 1928 bezeichnet er sie als einen aus Bewegungsbeziehungen abstrahierten Begriff, den er allerdings anders als Reich psychologisch als »in der Erfahrung« gegeben verstehen und nicht in das »physische System« einordnen wollte (Jung, 1991, S. 23, 17).

Im Unterschied zu einem solchen phänomenologischen Verständnis überlebte in manchen Bereichen der neoreichianischen Körperpsychotherapie ein vitalistisches Verständnis von Lebensenergie als einer Kraft, die Lebendigkeit ausmacht und Lebensprozesse antreibt. Diese Idee einer Lebenskraft *(vis vitalis)* wurde seit dem Ende des 18. Jahrhunderts dafür verwendet, lebende von toter Materie zu unterscheiden und nicht-erklärbare körperliche Vorgänge zu beschreiben, etwa 1796 von dem Begründer der Makrobiotik Christoph Wilhelm Hufeland (1984) oder 1810 von dem Begründer der Homöopathie Samuel Hahnemann (1992). Der populäre

Begriff hielt sich in der Biologie bis in die 1920er Jahre (Driesch, 1905, 1922). Dass diese Idee in der Zeit nach dem Human Potential Movement (siehe Kapitel 3) in der Körperpsychotherapie eine neue Blüte erfuhr, mag mit dem Lebensgefühl der Woodstock-Generation zusammengehangen haben, die mit ihrem »cultural appetite for growth« (Totton, 2020, S. 61) und ihrer Lebendigkeit glaubte, die Welt verbessern zu können.

»Lebensenergie ist die Kraft, die uns bewegt und uns auf allen Ebenen zum Leben bringt«, heißt es in einer aktuellen Selbstdarstellung der Biodynamischen Psychologie; Behandlungen zielen demnach auf eine »Stimulation des Flusses der Lebensenergie« (Biodynamische Psychologie, o.J.). Mona-Lisa Boyesen schreibt (2009, S. 95), die Lebensenergie »zirkuliert durch unseren ganzen Körper […], fließt vital durch unser ganzes Wesen«, und versteht sie damit wie eine Substanz. Wenn Gerda Boyesen (1988, S. 33) schreibt, Reich habe die »Bioenergie« im Körper »entdeckt«, wird davon ausgegangen, dass diese nicht nur ein Erklärungsmodell ist, sondern eine wissenschaftlich belegbare Realität, die man vor Reich noch nicht gekannt hatte. In der Orgodynamik, einer reichianischen Schule, wird eine wo und wie auch immer vorhandene Lebensenergie als »die Basis unserer Lebendigkeit, die Quelle unserer Lebensfreude« bezeichnet (Libidinöse Körperarbeit, o.J.). Für Köhler (2018, S. 97) ist »Lebenskraft« etwas, das »in der Flüssigkeit des zentralen Nervensystems und im ausgeglichenen Strom feiner Energien zu finden ist«. Gerda Boyesen (1987, S. 114) meint, dass »die Psychose durch energetische Flüssigkeit im Gehirn verursacht« werde. Was das jeweils heißen soll, wird bei solchen Behauptungen nicht ausgeführt. Wissenschaftlich begründet werden sie auch nicht, geschweige denn belegt. In meinen körperpsychotherapeutischen Fortbildungen habe ich niemanden mit einer vergleichbaren klinischen Intuition und Fähigkeit, am Körper Lebensgeschichte zu erkennen, erlebt wie Gerda Boyesen. Aber ihre biodynamische Theorie von Energiearbeit blieb spekulativ.

Wenn man die Frage nach der Bedeutung des Energiekonzepts für die Körperpsychotherapie aufwirft, stößt man leicht auf hoch emotionale Reaktionen. So erging es mir, als mein Buch *Körperpsychotherapie* nach seinem ersten Erscheinen 2015 auf einer Arbeitstagung der Deutschen Gesellschaft für Körperpsychotherapie diskutiert werden sollte. Über meine Ansichten zur theoretischen Grundlegung der Körperpsychotherapie wurde dabei nicht gesprochen, sondern ausschließlich über die damals sechs Seiten in meinem Buch zum Energiebegriff. Dabei sah ich mich einem Stil der Diskussion gegenüber, den ich als fundamentalistisch empfand.

Dass dies nicht so sein muss, zeigen jüngere Veröffentlichungen aus der Bioenergetik. Ventling (2013) schlägt in einer differenzierten Auseinandersetzung mit Lowens Energiekonzept vor, das biologische Verständnis von Energie von einer gefühlten *mental energy* zu unterscheiden. Clauer (2016) setzt sich eingehend mit dem Energiebegriff auseinander, ohne auf das Konzept der Lebensenergie zurückzugreifen. In der Zeitschrift *körper – tanz – bewegung* wurde 2022 fundiert über die »Brauchbarkeit des Konzepts für die Psychologie und Psychotherapiewissenschaft« diskutiert (Koemeda-Lutz & Gutzat, 2022, S. 14; Schley, 2022; Sollmann, 2022). Geißler (2025, S. 93) plädierte in einer Rezension in dieser Zeitschrift dafür, sich vom Energiekonzept zu verabschieden.

Ich möchte mit meinem Beitrag diese Diskussion weiterführen. Ich stelle dabei nicht infrage, dass man in der Psychotherapie den Begriff der Energie sinnvoll verwenden kann. Vielmehr möchte ich zeigen, dass das Konzept der Lebensenergie ein metaphorisches und psychologisches und kein naturwissenschaftlich begründbares Konzept ist und Lebensprozesse nicht aus einer Lebensenergie erklärt werden können. Ich werde darlegen, dass wir zwischen einem naturwissenschaftlichen und einem phänomenologischen Begriff von Energie klar unterscheiden müssen, dass die Körperpsychotherapie nicht auf ein naturwissenschaftlich, biologisch oder physikalisch verstandenes Energiekonzept gegründet werden kann und dass ein Verständnis von Körperinterventionen als »Energiearbeit« die klinische psychotherapeutische Praxis verfehlt.

Energie in der Naturwissenschaft

In ihrem Beitrag zur Energietheorie verweisen Koemeda-Lutz und Gutzat (2022) zu Beginn auf die physikalische Definition von Energie als Fähigkeit, Arbeit zu verrichten oder Wärme oder Licht zu übertragen. Genau gesagt ist Energie eine skalare Größe, die die Fähigkeit eines Systems darstellt, Arbeit zu verrichten oder Veränderung zu bewirken. Im Altgriechischen, aus dem der Begriff kommt, bedeutet ἐνέργεια *(enérgeia)* »Wirksamkeit«, »Tätigkeit«, »Betätigung« und steht für die grammatische Form des Aktivs im Unterschied zum Passiv. In der Physik ist Energie kein Begriff für eine Substanz, sondern ein Begriff für Prozesse oder Funktionen. Wir können nicht *die* Energie beobachten, wie es manchmal in der Körperpsychotherapie heißt. Energie ist keine Naturtatsache, auf die wir zeigen können wie auf ein Ding, sondern ein Begriff für etwas, das sich in seinen Wirkungen zeigt.

Energie lässt sich in verschiedenen Formen beobachten: als Elektrizität, Elektromagnetismus, radioaktive Strahlung, Wärmeabgabe oder als Kräfte in Molekülen und Atomen, die bei bestimmten Prozessen freigesetzt werden. Auf der subatomaren Ebene werden Teilchen als Dinge mit einer Masse *oder* als Prozesse mit einer Energie wahrgenommen, je nachdem, wie wir messen (Capra & Luisi, 2014, S. 77). Beide sind insofern Aspekte der Realität, deren Erfassung von unserer Perspektive der Betrachtung abhängen. Physikalisch kann Energie über Einheiten wie Joule, Kilowattstunden oder Kalorien gemessen werden, je nach der Form der Energie. Energie kann von einer Form in eine andere umgewandelt werden. Wenn wir ein Kind beim Schaukeln festhalten, ist darin eine potenzielle Energie gebunden, die sich beim Anstoßen in kinetische Energie und mit dem Schwingen durch die Luft teilweise in thermische Energie umwandelt. Nach dem ersten Hauptsatz der Thermodynamik bleibt die Energie dabei erhalten.

Der naturwissenschaftliche Energiebegriff handelt von messbaren, gesetzmäßig funktionierenden Prozessen. Der Begriff der Lebensenergie versucht dagegen mit naturwissenschaftlichen Methoden nicht-messbare Erfahrungen von erlebter Kraft oder Vitalität oder sinnliche Empfindungen des Strömens oder Pulsierens zu beschreiben. Er ist ein metaphorischer, symbolischer Begriff, auch wenn er als naturwissenschaftlicher Begriff ausgegeben wird.

Menschliche Körper besitzen messbare physikalische Energien. Sie strahlen Wärme in Form infraroter elektromagnetischer Strahlung ab, sie besitzen eine bioelektrische Aktivität als Grundlage von Nervensignalen und Muskeltätigkeit und sie besitzen magnetische Felder. Wenn Heiler sogenannte Energiefelder von Menschen spüren, nehmen sie womöglich solche physikalischen Felder wahr. Was spirituell oft als »Aura« bezeichnet und als feinstofflich angesehen wird, könnte auf solche oder uns noch unbekannte physikalische Felder zurückgehen.

Beim Menschen sehen wir energetische Prozesse im naturwissenschaftlichen Sinne, wenn er sich bewegt, etwas tut, schwitzt, verdaut, spricht oder aktiv zuhört. Diese »Körperenergie«, ein Begriff, den Eberwein benutzt, »wird im Stoffwechsel des Körpers durch den Umsatz von Nahrung mit Sauerstoff metabolisch erzeugt und durch muskuläre und neuronale Aktivität […] verbraucht« (Eberwein, 2009, S. 92). Metabolische Energie wird in Fetten oder Zucker gespeichert und ist als potenzielle Energie in molekularen Verbindungen von chemischen Stoffen vorhanden. Der wichtigste Energieträger, in den diese Stoffe in den Zellen umgewandelt werden, ist Adenosintriphosphat (ATP), das Koemeda-Lutz und Gutzat in ihrem Beitrag zum Energiekonzept als »universelle biologische Energiewährung« bezeichnen (Koemeda-Lutz & Gutzat, 2022, S. 16; siehe dazu auch Ventling, 2013). Die Spaltung von ATP in Adenosindiphosphat (ADP) und Phosphat setzt in den Zellen die Energie frei, die der Körper nutzen kann. Der Medizinnobelpreisträger und langjährige Leiter des Londoner Crick Institute Paul Nurse bezeichnet den Energieträger ATP daher als die »universelle Energiequelle des Lebens« (2022, S. 100). Die Fähigkeit, chemische Energie, wie sie in ATP, aber auch in Kohlehydraten oder Fetten steckt, für Stoffwechselprozesse nutzen zu können, ist ein »Indikator für das Vorhandensein von Leben« (Koemeda-Lutz & Gutzat, 2022, S. 16). Im Unterschied zum Konzept der Lebenskraft, das Nurse (2022, S. 77f.) als eine »magische Erklärung des Lebens« bezeichnet, wird diese Sichtweise einer naturwissenschaftlichen Erklärung der körperlichen Energie von Lebensprozessen gerecht.

Da ATP der Hauptenergieträger in den Zellen ist, kann ein Mangel an ATP mit Erschöpfung und Kraftlosigkeit zusammenhängen. Bei 70 Prozent der Patienten mit Chronischem Fatigue Syndrom finden sich funktionelle Störungen in der mitochondrialen Herstellung von ATP (Myhill, Booth & McLaren-Howard, 2009). Metabolische Prozesse können vermittelt über periphere Hormone wie Cortisol, Neurohormone oder Neurotransmitter mit dem subjektiven Erleben von Vitalität zusammenhängen. Aber die Zusammenhänge sind komplex und es gibt keine Eins-zu-eins-Beziehung zwischen metabolischer und subjektiv erlebter Energie. Auf einer physiologischen Ebene kann metabolische Energie zur Verfügung stehen, während wir uns erschöpft fühlen – etwa nach einer kohlenhydratreichen Mahlzeit, die zwar metabolisch Energie liefert, uns subjektiv aber müde macht.

Auch Clauer (2016, S. 131) verweist auf die Mitochondrien »als die Kraftwerke unseres Körpers« und spricht von einer »›*Bioenergetik*‹ als Teilbereich der Biochemie« (ebd., S. 134); alle Lebensprozesse seien grundsätzlich energetische Prozesse. Hier wird Bioenergetik nicht als Begriff für eine Therapiemethode, sondern als naturwissenschaftlicher Begriff benutzt. In der Naturwissenschaft steht der Begriff *Bioenergetics* für den Fluss von Energie in biologischen Strukturen (Wallace, 2010). Das *Jour-*

nal of Bioenergetics and Biomembranes befasst sich mit Themen im Kontext von Phosphorylierung, Photosynthese, Muskelkontraktionen oder Zellmembranen.

In der Formulierung von Koemeda-Lutz und Gutzat, dass Lebewesen Energie »nutzen«, steckt ein wesentlicher Unterschied zu einem vitalistischen Verständnis des Energiekonzepts. Energie ist nicht etwas, das Lebewesen einfach haben, wie eine mystische Kraft, die in ihnen steckt, sondern etwas, das sie aktiv im Austausch mit der Umwelt selbst gewinnen und herstellen. Anders als tote Materie stehen Lebewesen nämlich in einem Austausch mit ihrer Umwelt, den sie selbst suchen. Lebende Organismen unterscheiden sich von Nicht-Lebendem, »weil sie handelnde Dinge sind; sie verhalten sich zweckbestimmt, reagieren auf ihre Umgebung und reproduzieren sich« (Nurse, 2022, S. 77). Die Grundlage all ihrer Aktivitäten ist der Stoffwechsel (ebd., S. 82), der schon in einer ungeheuren Komplexität in jeder Zelle stattfindet. Bereits einzelne Zellen als die »fundamentale Struktureinheit des Lebens […] können sich bewegen und auf die Umwelt reagieren« (ebd., S. 21f.). Leben lässt sich weder aus einer Lebenskraft oder einer kosmischen Orgonenergie, wie Reich meinte, noch aus physikalischen Gesetzen erklären, wie es Erwin Schrödinger (1944) als Zeitgenosse von Reich meinte. Nach dem *Systems view of life* (Capra & Luisi, 2014) macht vielmehr die genannte Systemeigenschaft das Leben aus: »[L]ife is a global property« (ebd., S. 132), eine Eigenschaft oder Fähigkeit, die durch eine bestimmte Anordnung der Materie entstanden ist, die sich in der Evolution entwickelt hat und die sich in ihrem Vollzug zeigt.

Auf der zellulären Ebene gewinnen wir die Energie für ein lebendiges Leben aus Stoffwechselprozessen. Der lebendige Organismus bezieht sie in einer Vielfalt von Interaktionen mit der Welt über Nahrung, Atmung, Bindung, Lieben und Tun. Lebensfunktionen wie Atmung oder Verdauung sind Prozesse, die in Interaktion mit der Umwelt geschehen. Wir finden sie nicht, wenn wir in der Materie danach suchen. Beispielsweise ist die Atmung »an gar keinem Ort. Sie ist der gesamte Prozess, in dem der Organismus Umgebungsluft aufnimmt, umwandelt und wieder abgibt, ein Austausch- und Kreisprozess« (Fuchs, 2021a, S. 195). Wir nehmen über sie Energie auf. Aber sie wird nicht von einer Lebensenergie gesteuert. Wenn wir subjektiv Lebensenergie erfahren, ist das ein in Prozessen wie der Atmung entstehendes emergentes Phänomen lebendiger Wesen und nicht ein Ergebnis der zellulären Bioenergetik. Die Basis unserer Lebendigkeit sind die Beziehungen, die wir in unserem Leben stiften, ist das, was wir tun, ist in diesem Sinne das Leben selbst und nicht eine Lebensenergie. Das entspricht der Theorie des Enaktivismus, einer aus den Kognitionswissenschaften entstandenen Theorie, die philosophische, phänemonologische, biologische und psychologische Überlegungen zu einem neuen Paradigma verbindet, in dem ich eine geeignete Grundlage für die Körperpsychotherapie sehe (siehe Kapitel 8).

Bezeichnung und Bezeichnetes

Leider ist es in der Körperpsychotherapie häufiger so, dass wir etwas beobachten, dafür einen Begriff bilden und anschließend dieser Begriff so benutzt wird, als würden wir die Bezeichnung wie eine Tatsache oder ein Ding vorfinden: eine Verwechslung von Bezeichnung und Bezeichnetem. Ein Beispiel dafür ist der Begriff des Muskelpanzers. Wir sehen oder fühlen Spannungen, Härte, Unbeweglichkeit, Starre. Mit dem Begriff des Muskelpanzers werden solche Phänomene auf einer höheren Ebene der Abstraktion zusammengefasst. Oft wird dann von einer »Arbeit am Muskelpanzer« gesprochen. Das heißt aber nicht, dass dieser wie ein Ding da ist, sondern nur, dass wir verschiedene Phänomene mithilfe dieses Begriffs beschreiben.

So ist es auch mit dem Begriff »Energie«. Wir sehen in der Psychotherapie Phänomene: Wut bricht aus, eine Person ist erregt, jemand erschlafft, wirkt wie leblos, wird vitaler, wenn wir in einen verspannten Muskel drücken oder wenn er sich tief entspannt, die Haut wird rosiger oder ganz weiß, der Blick wird stumpf oder die Augen beginnen zu leuchten. Vielleicht hat Lowen an solche Phänomene gedacht, wenn er die Bioenergetik als »das Studium der menschlichen Persönlichkeit unter dem Blickwinkel der energetischen Prozesse des Körpers« bezeichnete (Lowen, 1981, S. 33). Lowen führt an der entsprechenden Stelle aus, »die Maschine des Lebens« benötige Energie, um sich zu bewegen. Zugleich schreibt er, es sei nicht notwendig, »die wahre Natur der Energie des Lebens aufzudecken«. Aber er spricht von »energetischer Ladung« und »energetischer Entladung« oder vom »Energiespiegel« eines Menschen (ebd., S. 37), ohne die Natur dieser Energie zu definieren. An anderer Stelle betont er, die Bioenergetik sehe den Körper »nicht als Maschine« und das Herz nicht als eine bloße Pumpe (ebd., S. 67). In seinem Buch *Bioenergetik* lässt er so den Begriff der Energie im Vagen und benutzt ihn letztlich metaphorisch. Sein unklares Pendeln zwischen der phänomenalen, psychologischen und der naturwissenschaftlichen Ebene zeigt sich in *Körperausdruck und Persönlichkeit*, wenn er schreibt, wir müssten »das Energiekonzept als eine physikalische Erscheinung ansehen, d.h. als etwas Messbares« (1988, S. 33). Hier macht er die Bezeichnung zum Bezeichneten. Energie kann man in ihren unterschiedlichen Formen messen, aber das Energie*konzept* kann keine physikalische Erscheinung sein, die man messen kann.

In ihrem Buch zur Bioenergetik treiben Pechtl und Trotz den Versuch, Lebensprozesse auf Physikalisches zurückzuführen, auf die Spitze, wenn sie schreiben: »Menschliche Prozesse können als Teil der Natur mit physikalischen Gesetzen beschrieben werden« (Pechtl & Trotz, 2019, S. 37). Das mag für physische Prozesse stimmen, auch wenn man sie noch nicht alle so beschreiben kann. Für psychologische Prozesse ist diese Behauptung fern jeder wissenschaftlichen Evidenz. Die Autorinnen versuchen auch gar nicht erst sie zu belegen. An der gleichen Stelle heißt es: »Alle bioenergetisch-analytischen Aktivitäten, die die Lebendigkeit und Emotionalität, das Denken und Verhalten eines Menschen verändern, sind auch energetische Prozesse« (ebd.). Eiden (2009, S. 18) schreibt, dass Energie die Kraft sei, die Körper, Emotion, Seelisches und Geistiges verbinde. Weiter erklärt werden die Behauptungen nicht.

Ein ähnliches Denken treffen wir heute in neurowissenschaftlichen Theorien von Lebensprozessen an. Solms räumt etwa ein, dass physiologische und psychische Prozesse als »zwei Möglichkeiten, dasselbe zu betrachten«, angesehen werden können, will sie beide aber auf »Mechanismen« zurückführen, für die die »Gesetze der Physik« gelten (Solms, 2023, S. 232). Er bezeichnet sie auch als »phänomenale Manifestationen eines einzigen kausalen Prozesses« und hält diesen Prozess für »physikalisch im explanatorischen Sinn« (ebd., S. 238). So solle etwa aus physikalisch bestimmbaren Prozessen im Gehirn erklärt werden, warum ich etwas als rot erlebe (ebd., S. 232), und nicht aus der Tatsache, dass ich mit meinem Sinnessystem in Interaktion mit etwas in der Welt bin, das ich in bestimmter Weise sehe. Neurowissenschaftlich lässt sich nur zeigen, dass bestimmte Zellen auf eine bestimmte Wellenlänge reagieren. Wie aber etwas als rot erlebt wird, lässt sich daraus nicht erklären. Solms Suche nach einer Theorie des Bewusstseins gipfelt in der Formulierung, wir müssten »physiologische und psychische Phänomene gleichermaßen auf die ihnen unterliegenden mechanistischen Ursachen zurückführen« (ebd., S. 178), und wir müssten »erklären, warum und wie Erfahrung gesetzmäßig aus physikalischen Mechanismen hervorgeht« (ebd., S. 240).

Suche nach dem Dritten

Diese Vorstellung hat etwas mit der Energietheorie in der reichianischen Körperpsychotherapie gemein. Das Energiemodell versteht nämlich im Gefolge von Reich körperliche und mentale Prozesse als zwei Ausdrucksformen einer sie speisenden universellen Energie. Ferri und Cimini (2012, S. 19) bezeichnen die Lebensenergie als das »vereinheitlichende Element der Dichotomie von Psyche und Soma«. Sie soll beispielsweise sowohl die Dynamik eines emotionalen Ausdrucks als auch die Zunahme der Durchblutung bewirken. Reich (1987, S. 200) sprach davon, dass Physisches und Psychisches einheitlich bei gleichzeitiger Gegensätzlichkeit seien und beide von einer biologischen Energie gespeist würden. Nach dieser Ansicht gründen funktionelle Zusammenhänge zwischen physischen und psychischen Prozessen in energetischen Prozessen. Helfaer (2008) folgt für die Bioenergetische Analyse diesem Gedanken von Reich, wenn er die »Einheit des energetischen Prozesses« als »die Basis psychosomatischer Einheit« bezeichnet (ebd., S. 23). Was bei Solms die Psychisches und Physiologisches bestimmenden physikalischen Mechanismen sind, ist im Energiekonzept eine Bioenergie, die für beide gleichermaßen als Ursache angesehen wird. Hier wie dort geht das entscheidende Merkmal psychischer Prozesse verloren: dass sie erlebt werden (Fuchs, 2021a, S. 36).

Als am Anfang des 20. Jahrhunderts in der Biologie eine Kontroverse zwischen Vitalisten als Vertretern des Konzepts der Lebensenergie und Mechanisten um das Verständnis des Lebens und der Grundlagen des Faches ausgefochten wurde, wollte Reich diese Kontroverse durch eine naturwissenschaftliche Erklärung der Lebensenergie überwinden (Geuter, 2023, S. 48, 64; Reich, 1987, S. 287). Wie Newton einst die Bewegung aller Körper anhand universeller Naturgesetze beschreiben wollte, versuchte er alle Lebensprozesse – und selbst nicht-lebendige Prozesse in der Natur wie das Wetter – auf eine universelle Orgonenergie zurückführen, die nicht nur in tierischen Organismen, sondern auch im »Erdboden« und in der »Atmosphäre« anzutreffen sei (Reich, 1987, S. 289). Newton hatte gedacht, dass die kleinsten Teile jeder Materie dieselbe Substanz besäßen (Capra & Luisi, 2014, S. 28). Reich dachte, dass die Energie aller Naturphänomene dieselbe sei. In seiner Kritik des Energiemodells hat Downing (1996, S. 368) das als eine »ontologische Hypothese« bezeichnet. Reich blieb einem Weltbild verhaftet, das Prozesse auf eindeutige

Ursachen zurückführen möchte und nicht mehr in das wissenschaftliche Weltbild des 21. Jahrhunderts passt.

Zweifellos ist es eine wissenschaftlich interessante Frage, auf welche Weise biologische oder biophysikalische Prozesse mit dem einhergehen, was psychisch in einem Menschen geschieht. Und nicht nur in einem Menschen, sondern auch zwischen Menschen. Empirische Untersuchungen zeigen nämlich, dass sich in therapeutischen Sitzungen auch Atmung, Herzschlag, Herzschlagvariabilität und elektrodermale Aktivität zwischen Patient und Therapeut synchronisieren (Tschacher & Meier, 2020; Wiltshire et al., 2020). Harms bezeichnet solche interaktiven Koordinationsprozesse als »Ausdruck eines tieferen Energieprozesses« (Harms, 2008, S. 64). Clauer (2016, S. 115) spricht von einem »energetischen Beziehungsgeschehen«. Der Körperpsychotherapeut Raja Selvam interpretiert sie so, dass Menschen »auf der Ebene subatomarer Teilchen« oder »über die Energie des elektromagnetischen Spektrums« miteinander kommunizieren (Selvam, 2023, S. 106). Eine solche Aussage ist vorläufig spekulativ. Zwar gibt es Hinweise, dass so etwas möglich ist, aber wissenschaftlich belastbare Studien gibt es dazu nicht (Hosseini, 2021; McCraty, 2015).

Menschen erfassen atmosphärisch Zustände von anderen Menschen. Aus phänomenologischer Sicht sprechen wir hier von einem »unmittelbaren Verstehen« (Fuchs & De Jaegher, 2010; Vincini & Gallagher, 2021). Welche physischen Prozesse über bewusste und subliminale Wahrnehmung von Signalen der Mimik, Gestik, des Geruchs oder des Blicks hinaus daran beteiligt sind, wissen wir bisher nicht. Das wird mit Aussagen zu einer energetischen Kommunikation überspielt.

Koemeda-Lutz und Gutzat (2022, S. 18) stellen folgende Frage: »Gibt es auch geistige bzw. psychische Formen von Energie, die wir (bisher) nicht zu quantifizieren wissen, zum Beispiel Aufmerksamkeit, Konzentration, Präsenz, Motivation, Emotion, Intention, Bedeutung, deren Wirkungen sich aber von verschiedenen Indikatoren ablesen lassen?« Zwar kann es sein, dass es eine oder auch mehrere Formen von Körperenergie gibt, die noch nicht erforscht sind (Downing, 1996, S. 370). Aber geistige Prozesse wie »Aufmerksamkeit«, »Konzentration« oder Sinnstiftung (»Bedeutung«) werden niemals auf der Ebene einer naturwissenschaftlich definierten Energie zu erfassen sein. Sie sind keine Formen von Energie, sondern Fähigkeiten lebendiger Organismen, deren Vorhandensein erlebt wird und beobachtet werden kann. Man kann ihre neuronalen Korrelate und vielleicht auch deren Zusammenhang mit dem Energiestoffwechsel zu erforschen versuchen und diese mit subjektiven Zuständen in Verbindung bringen, aber nicht die subjektiven Zustände selbst mit ihrer Hilfe naturwissenschaftlich erfassen. Das Schmerzhafte eines Schmerzes oder das Lustvolle einer Lust haftet Energieströmen nicht an. Die Erlebensqualität auch körperlicher Prozesse kann nicht durch deren physikalische Aspekte erschlossen werden. Denn diese Aspekte sind »pure Positivität, Faktizität, Äußerlichkeit« (Fuchs, 2021a, S. 105). Eine Frequenzmessung vermittelt nicht die Erlebensqualität einer Stimme, ein Hirnscan nicht das Gefühl der Konzentration.

Für die Psychotherapie stellt sich auch die Frage, ob wir irgendetwas gewinnen, wenn wir naturwissenschaftlich die mit solchen mentalen Vorgängen verbundenen thermischen, elektrischen oder kinetischen Prozesse messen können oder feststellen können, was in den Zellen während des Denkens, Fühlens und Handelns vor sich geht. Verstehen wir Psychotherapie besser, wenn wir »Manifestationen von Energieflüssen und -transformationen [...] in körperpsychotherapeutischen Behandlungen« untersucht haben (Koemeda-Lutz & Gutzat, 2022, S. 20)? Gewinnt das Verständnis einer therapeutischen Sitzung etwas dadurch, dass wir wissen, welche Zellen in den Körpern der Beteiligten gerade auf welche Weise wie Energie umsetzen? Wissenschaftlich mag das interessant sein. Psychotherapeutisch ist es genauso wenig von Belang wie für die musiktherapeutische Arbeit die physikalische Messung von Tonfrequenzen oder für die kunsttherapeutische Arbeit eine Analyse der chemischen Struktur der beim Malen verwendeten Farbpigmente. Auch wenn man als Forscher fragen kann, inwiefern die Anmutung durch ein Bild etwas mit ihr zu tun haben könnte.

Prozesse des Erlebens hängen zweifellos mit Körperprozessen zusammen. Das erfahren wir in der Psychotherapie tagtäglich. Imaginationen können körperlich Veränderungen auslösen, zum Beispiel wenn wir einer Patientin sagen, sie könnte einmal versuchen, die Angst, die aus der Brust nach oben steigt, nach unten sinken zu lassen. Umgekehrt kann die Einnahme einer anderen körperlichen Haltung, ein anderes Atmen oder eine Bewegung eine Veränderung des bewussten Erlebens, eine Veränderung mentaler Prozesse auslösen. Wie das funktioniert, kann bis heute niemand erklären. Aber zu glauben, man habe das Leib-Seele-Problem gelöst, indem man solche Prozesse auf die Wirkkraft einer dahinter liegenden Energie zurückführt, ist eine philosophische Sackgasse.

Lebensprozesse und die Theorie des Lebens

Nach dem Modell der zirkulären Kausalität von Fuchs (2021b) lässt sich die Verbindung zwischen physischen und mentalen Prozessen in einer Weise verstehen, die nicht auf eine dahinterliegende Kraft als verbindendes Drittes und auch nicht auf die simple These einer Wechselwirkung oder Bidirektionalität zurückgreift. Fuchs spricht in seinem Modell von einer aufwärts gerichteten und einer abwärts gerichteten Kausalität. Eine aufwärts gerichtete Kausalität liegt etwa dann vor, wenn jemand nach einer schweren körperlichen Traumatisierung eine Panikstörung bekommt oder nach einem Herzinfarkt oder aufgrund von Long Covid depressiv wird. Eine abwärts gerichtete, wenn aufgrund einer Depression nach dem Verlust eines Menschen Herzprobleme auftauchen oder eine Angst Atembeklemmungen mit sich bringt. Das Dritte dahinter ist nicht eine Energie, die beides bedingt. Das Dritte ist das Leben eines Menschen und sind die Prozesse dieses Lebens, die sich auf unterschiedlichen Systemebenen der Person manifestieren. Aus Sicht des Subjekts wird Leben in leiblicher Präsenz und Interaktion sich und die Welt wahrnehmend und spürend in Zeitlichkeit erfahren.

Nehmen wir das einfache Beispiel, dass eine Person am Tisch sitzt und zu einer Tasse greift. Aus Sicht des Subjektes handelt die Person zweckgerichtet, bewegt Arm und Hand, greift die Tasse, hebt sie zum Mund. Alles, was sie dabei psychisch erlebt, und alles, was dabei körperlich bis auf die Ebene der Zellen hinab geschieht, ist Teil dieser Lebensbewegung. Wir können sie aus der Perspektive der ersten Person als einen vitalen Prozess beschreiben und aus der Außenperspektive der dritten Person die daran beteiligten biochemischen Körperprozesse oder die Physik der Bewegung. Das Gemeinsame ist dabei das, was diese Person tut.

Zur zirkulären Kausalität gehören im Sinne des biopsychosozialen Modells auch soziale und ökologische Faktoren. Sozialer Stress kann die Dichte der katecholaminergen Nervenfasern in den axillaren Lymphknoten erhöhen (Sloan et al., 2007), soziale Ausgrenzung die Zentren der Schmerzwahrnehmung im Gehirn aktivieren (Eisenberger, Lieberman & Williams, 2003), Misshandlung in der Kindheit zu einer Hyperreagibilität im limbischen System und einer Reduktion des Hippocampus-Volumens führen (Dannlowski et al., 2012). Frühe Trennung von der Mutter schädigt nicht nur das Bindungserleben, sie kann auch Entzündungen und spätere psychische Erkrankungen begünstigen (Zhang, Wang & Hei, 2024). Blei oder Quecksilber können Aufmerksamkeits- und Konzentrationsstörungen herbeiführen (Kim et al., 2013).

Denn Lebewesen sind körperlich mit der Umwelt interagierende Wesen, deren *embodied activity* auch die Grundlage ihrer Kognitionen bildet (Hutto, 2023). Aus dieser Sicht des Enaktivismus ist zirkuläre Kausalität eine Systemeigenschaft des Lebens. Mentale und physische Prozesse werden als in zirkulärer Kausalität miteinander verbundene, koemergierende Prozesse eines lebenden Systems verstanden (Dumouchel, 2019; Thompson, 2010). Die Kausalitäten physischer und psychischer Prozesse sind demnach nicht Kausalitäten einer Energie, sondern *Kausalitäten des Lebens*. Das Gemeinsame ist nicht eine noch nicht bekannte Energie. Es ist vielmehr das, was im Leben geschieht.

Lebewesen erzeugen nach der dynamisch-systemischen Sicht des Lebendigen aufgrund ihrer inneren Struktur andauernd in der Interaktion mit der Umwelt sich selbst (Capra & Luisi, 2014). Schon Zellen teilen und vermehren sich aus sich selbst heraus. Lebendiges Sein ist insofern eine Selbstbewegung, die in rekursiven Interaktionen an den Lebensraum eines Lebewesens gebunden ist. Leben so zu verstehen und nicht als Äußerungsform einer Energie, ist der theoretische Unterschied zum Energiemodell.

Thompson (2010, S. 157) wählt das Beispiel eines Bakteriums, das eine geneigte Bahn hoch auf Zucker zuschwimmt. Das Bakterium nimmt in seiner Umgebung Glucose wahr. Diese Glucose ist einfach ein Stoff, aber er erhält für das Bakterium Bedeutung, weil es auf eine bestimmte Weise darauf reagiert. In der Zelle findet eine Phosphorylierungskaskade statt, die die Flagellenrotation ändert: Das Bakterium bewegt sich auf den Zucker zu. Was das Bakterium als ein Lebewesen auszeichnet, ist also, dass es einen Stoffwechsel hat und dass es in einem sensomotorischen Kreis von Wahrnehmen und Bewegung handelt. Wie es sich bewegt, schreibt Thompson, hängt davon ab, was es wahrnimmt, und was es wahrnimmt, hängt davon ab, wie es sich bewegt. Es gibt in Wahrnehmen und Bewegen der Welt als seiner Umwelt eine Bedeutung.

Der Theorie des Enaktivismus zufolge sind Lebewesen autopoietisch (siehe Kapitel 8, Abschnitt 3): Sie erschaffen sich selbst immer wieder neu, sie haben einen Stoffwechsel und sie geben der Welt eine Bedeutung, in der sie sich als eigenständige Wesen in Beziehung zur Welt als Umwelt setzen. Das zeichnet Lebendiges im Unterschied zu Nicht-Lebendigem aus.

Diese Theorie weist große Ähnlichkeiten zur biosemiotischen Theorie von Uexkülls (1983) auf, der Leben als einen Prozess der Zeichengebung in Kommunikation mit der Umwelt verstand, aber auch zur Tätigkeitstheorie von Vygotskij (2002) und Leont'ev (2012), derzufolge Bewusstsein sich durch praktische Tätigkeit in der Welt bildet. Bewusstsein ist »der lebendige Prozess der verkörperten Interaktion mit der Welt« (Fuchs, 2021a, S. 195), es ist eine Beziehung zwischen einem Subjekt und der Welt (ebd., S. 182), in der Bedeutung erzeugt wird. Menschen erleben im Kontext ihres Lebens die Welt bedeutungshaft und handeln demgemäß. Sie sind »handlungsfähige Person« und »reflexives Subjekt« (Straub & Weidemann, 2015, S. 9).

Eine Erfahrung, wie ich sie am Anfang dieses Kapitels geschildert habe, ist nicht rückführbar auf physikalisch definierbare Ursachen. Sie ist je-meinig gegeben, für Heidegger (1967) ein Charakteristikum des Daseins. Erfahrung ist immer eine Realität, »wie sie mir von *meinem Standpunkt* aus in *meiner Perspektive zugänglich* ist« (Holzkamp, 1984, S. 8). Erfahrung ist ohne ein Personalpronomen nicht mitteilbar. In einer Psychotherapie geht es immer um diese Perspektive der ersten Person, die niemals objektivistisch erklärt werden kann (Mercado Vásquez & Martin, 2023). Psychisches ist etwas für ein Subjekt phänomenal Gegebenes. Ein physikalistisch argumentierendes Energiekonzept macht dagegen das Subjektive zu einer Naturtatsache. Wenn eine »biologische Energie« als das angesehen wird, was den Menschen »antreibt« (Lowen, 2008, S. 32), wird die Person verobjektiviert. Das Energiekonzept und eine phänomenologisch und enaktivistisch begründete Körperpsychotherapie sind insofern im Sinne von Kuhn (2009) inkommensurable Paradigmen.

Für die Phänomenologie ist das Leben keine Kraft, sondern ein Prozess, und zwar aus Sicht der ersten Person ein Erfahrungsprozess in der Zeit, der an den Körper als Gegenstand und Mittel und als Zentrum der Wahrnehmung gebunden ist. Lebendigsein bedeutet hier, sich spürend, beweglich und in Beziehung zu einer Mit- und Umwelt zu erfahren. Dieses Verständnis entspricht im Unterschied zum szientistischen Menschenbild der Energietheorie einem humanistischen Menschenbild, das »die menschliche Person als leibliches oder verkörpertes, als freies, sich selbst bestimmendes und schließlich als konstitutiv soziales, mit anderen verbundenes Wesen« sieht (Fuchs, 2021a, S. 8).

Psychische Störungen als Lebensprobleme

Der Unterschied zwischen dem Energiemodell und der Systemtheorie des Lebendigen hat Folgen für die Auffassung von psychischen Störungen und von Psychotherapie. Nach der dynamisch-systemischen Theorie des Lebens sind psychische Störungen Lebensprobleme, die sich aus Lebensprozessen ergeben, zu denen körperliche, psychische und soziale Prozesse genauso gehören wie Prozesse in der dinglichen Umgebung eines Menschen (Malafouris et al., 2025). Capra und Luisi (2014, S. 331) bezeichnen Krankheiten als »a consequence of imbalance and disharmony«. Nach Auffassung des Energiekonzepts sind es hingegen Störungen des Energieflusses und der Verteilung von Energie (Pierrakos, 1987), energetische Störungen (Lowen, 2008, S. 34) oder »energetische Krankheiten« (G. Boyesen, Leudesdorff & Santner, 1995, S. 96). Reich sah die »Wurzel der seelischen Erkrankung« in einer »Energiestauung« (Reich, 1987, S. 201). Damit bleibt das Modell wie auch manche neurobiologischen Theorien psychischer Störungen einer internalistischen Sicht verhaftet, die Dysbalancen nur innerhalb der leidenden Person betrachtet, ihren Energien oder ihrem Gehirn.

Die Grenzen einer Erklärung durch das Energiemodell werden rasch deutlich, wenn man zum Beispiel an die Auswirkung von sozialem Ausschluss oder Arbeitslosigkeit auf Suchtverhalten oder Depressivität denkt. Es gibt keine zugrundeliegende Energie, die beides herbeiführt. Und um zu verstehen, wie sozialer Ausschluss oder Arbeitslosigkeit und Sucht oder Depressivität zusammenwirken, müssen wir nicht wissen, wie Zellen Energie speichern, genauso wenig wie wir etwas über die Dynamik der Entstehung von Arbeitslosigkeit wissen müssen, um den Metabolismus in einer Zelle zu verstehen. Aber im Leben kann das, was einem Menschen auf einer sozialen Ebene widerfährt, mit den Prozessen in seiner Zelle zusammenhängen. Das bedingende Dritte ist der Lebensprozess, nicht eine Energie. Der Lebensprozess verbindet in fortlaufender zirkulärer Kausalität die Ebenen des Biologischen, Psychischen, Sozialen und Ökologischen miteinander.

Sozial- und naturwissenschaftliche Erkenntnisse können helfen, die Bedingtheit psychischer Störungen durch eine aufwärts gerichtete Kausalität besser zu verstehen. Aber diese sind Folge dessen, was im Leben eines Menschen geschieht.

Es ist eine der möglichen Fallen des Energiekonzepts, Erklärungen für psychische Prozesse nicht im Leben, sondern in »energetischen« Vorgängen zu suchen. Psychische und körperliche Prozesse sind Teil von Lebensprozessen, in denen sich ein lebendiger Organismus auf seine Lebenswelt bezieht. Wasser fließt nicht nach rechts oder links, weil es aus einem inneren Antrieb auf etwas zustrebt wie ein Bakterium. Wasser oder Wind haben kinetische Energie, die sich zum Beispiel in elektrische

Energie umwandeln lässt. Aber sie erkennen nicht die Welt, um sich ihrer Wahrnehmung folgend zu ihr zu verhalten. Sie folgen Kräften und Gesetzen. Menschliches Erleben und Handeln und psychisches Leid entstehen dagegen in Interaktionen einer Person mit ihrer Welt.

Kommunikative Praxis

Eine weitere mögliche Falle des Energiekonzeptes ist es, auch psychotherapeutisches Handeln auf ein naturwissenschaftliches Verständnis von Energie zu beziehen. Denn Psychotherapie ist eine kommunikative Praxis, keine naturwissenschaftlich-technische Praxis (Richter, 2019). Daher ergeben sich auch aus neurowissenschaftlichen Erkenntnissen keine Hinweise darauf, wie wir die Psychotherapie besser machen können. Im Lehrbuch der »neurobiologisch fundierten« Psychosomatik (Egle et al., 2024) finden sich zwar zahlreiche Erkenntnisse dazu, wie körperliche Prozesse im Sinne einer aufwärts gerichteten Kausalität zu psychischen Störungen beitragen können, zum Beispiel ein Herzinfarkt oder chronische Entzündungen zu einer Depression, aber keine Gedanken dazu, was neurobiologische Erkenntnisse zur psychotherapeutischen Arbeit beisteuern können. Naturwissenschaft kann helfen, Symptome besser zu verstehen, aber nicht eine kommunikative Praxis besser zu machen.

Dem Energiekonzept zufolge arbeiten wir in der Körperpsychotherapie an Blockaden des Fließens einer Lebensenergie, aus phänomenologischer Sicht hingegen am Verhältnis eines Menschen zu sich selbst und zur Welt. Aus Sicht des Energiemodells ist die entscheidende Frage in der Psychotherapie, ob Energie fließt oder blockiert ist, ob fehlende Energie aufgeladen oder überschüssige entladen wird. In einem metaphorischen Sinn kann man zwar Techniken zur Förderung des körperlichen oder emotionalen Ausdrucks mit einem Begriff von Thielen (2014, S. 123) als »Entladungstechniken« bezeichnen. Wie Marlock (2010, S. 49) schreibt, suggerieren aber Begriffe wie »Ladung«, »Entladung« oder »Verteilung« von Energie, dass Psychotherapie einem »gesteuerten Naturprozess« gleichkomme.

Der therapeutische Ansatz, emotionale Erregung über den Ausdruck einer Emotion zu »entladen«, geht zurück auf die Idee von Breuer und Freud (1895), dass durch eine Abfuhr von Erregung einem Symptom die Energie entzogen werde. Physiologisch gesehen erfolgt bei einem körperlichen Ausdruck einer Emotion eine Umwandlung von gespeicherter chemischer Energie in Bewegungsenergie, psychologisch gesehen wird das emotionale Erleben intensiviert und eine mögliche innere Spannung so erhöht, dass sie abfällt. Aber es wird nicht Energie entladen.

Aus dem Energiemodell folgt leicht ein simplifizierendes und geradezu mechanistisches Verständnis psychotherapeutischer Praxis als einer Arbeit an Energieflüssen und einer neuen Verteilung von Energie (Downing, 1996, S. 372). Gerda Boyesen (1987, S. 166) schreibt etwa, Körperpsychotherapie bestehe darin, Energieströme eines »bioelektrischen Feldes« zu lenken. Sie lehrte auch, Psychosen durch Massieren von Spannungen am Rand der Schädelplatte zu behandeln. Zwar können Massagen psychotherapeutische Prozesse unterstützen (Geuter, 2019, S. 270ff.), aber wir bewegen dabei nicht mit den Händen den Fluss einer Lebensenergie. Pechtl und Trotz (2019, S. 37) bezeichnen die therapeutische Arbeit mit muskulären Spannungen als eine Energiearbeit in einem »physikalisch definierten Sinne«, eine Formulierung, die den Reduktionismus zum Programm erhebt. Reich war insofern mit seinem Orgonakkumulator konsequent, wenn dieser an die Stelle der Psychotherapie treten sollte, wenn er glaubte, mithilfe einer technischen Apparatur biologisch statt psychotherapeutisch an psychischen Problemen arbeiten zu können.

Auch aus phänomenologischer Sicht können wir davon ausgehen, dass wir an Blockaden und ihrer Lösung arbeiten, zum Beispiel durch den körperlichen Ausdruck von Emotionen. Aber wir verstehen dann Blockaden als Blockaden der »Selbstheilungssysteme«, der »emotionalen Selbstregulation« eines Menschen (Plassmann, 2011, S. 226, 249) oder als Blockaden in einem therapeutischen Transformationsprozess. Die therapeutische Arbeit besteht nach diesem Verständnis darin, diesen Prozess wieder auf heilsame Weise ins Fließen zu bringen und dadurch einen Menschen wieder mehr mit sich selbst, den anderen und der Welt zu verbinden.

Dazu passt ein nicht-reichianischer Begriff von Entladung, den wir im Somatic Experiencing antreffen. Hier bedeutet »Entladung« nicht, starke Energien freizusetzen, sondern die Spannungen der in einer traumatisierenden Situation festgehaltenen Kampf- und Fluchtimpulse zu lösen. Das erfolgt in kleinen Schritten, die Levine als »Titrieren« bezeichnet (siehe Kapitel 13). Ziel ist auch hier, dass Blockierungen gelöst werden, um eingefrorene oder unabgeschlossene Handlungszyklen abzuschließen und die natürliche Selbstregulation des Körpers zu unterstützen.

In der kommunikativen Praxis der Psychotherapie geht es immer um Bedeutungen: was ein Lebensereignis, eine Lebenssituation, ein Symptom, ein Leid, ein Konflikt, ein Mangel an Fähigkeiten für einen Menschen bedeuten. Wenn wir mit dem Körper psychotherapeutisch arbeiten, erkunden wir, was eine Spannung, eine Bewegung, eine Geste, eine mimische Reaktion bedeuten und zu welchen neuen Bedeutungen körperliche Experimente führen. Dass auch eine bioenergetische psychotherapeutische Praxis davon geleitet werden kann, zeigt die Darstellung von Koemeda-Lutz (2009) zum therapeutischen Umgang mit Emotionen.

Energie als phänomenaler Begriff

Wenn wir es mit Bedeutungen zu tun haben, verwenden wir nicht kausalerklärende, sondern phänomenale Begriffe. Auf einer phänomenalen Ebene können wir davon sprechen, dass wir Energie im Körper erfahren: »Energie wird subjektiv erlebt« (Koemeda-Lutz & Gudat, 2022, S. 19). Der Neoreichianer Loil Neidhöfer wies schon früh darauf hin, dass sich Energie zwar »erleben, aber kaum kategorial beschreiben« lasse (Neidhöfer, 1993, S. 41). Wir können Empfindungen von Strömen, Prickeln, Vitalisierung oder Stocken energetisch nennen, aber nicht weil sie ein »biologischer Fluss« sind (Helfaer, 2008, S. 21), sondern weil wir sie so erleben, auch wenn sie mit vegetativen Prozessen einhergehen. Wir wissen im Erleben, wovon wir sprechen, wenn wir von einer »Energetisierung« oder einem »Mangel an Energie« sprechen. Wenn wir sagen, wir seien »voller Energie«, dann fühlen wir uns vital, kräftig, lebendig oder tatendurstig. Es leuchtet unmittelbar ein, wenn man sagt: »Jetzt kommt Energie in den Arm«, oder: »Es scheint keine Energie in den Beinen zu geben.« Wir können also körperlich empfundene Weisen des Erlebens mit dem Begriff der Energie beschreiben.

Sprechen wir zum Beispiel davon, dass wir nach einer Erschöpfung unsere »Batterien wieder aufladen«, benutzen wir metaphorisch ein Bild aus der Elektrizität. Wir laden oder tanken dann aber keine Lebensenergie, auch wenn Zellen durch das Verschieben von Ionen Energie speichern können wie eine Batterie, sondern tun etwas dafür, dass der gesamte Organismus wieder besser seine natürlichen Funktionen wahrnehmen kann. In der Regel fahren wir dann eine Hyperaktivität herunter und gehen in einen eher parasympathisch geprägten Zustand der Regeneration. Das Laden und Entladen der Nervenzellen findet dagegen ständig statt, ob wir nun durch Erholung unsere »Batterien aufladen« oder aktiv sind. Der metaphorische Ausdruck hat daher keine Entsprechung in den elektrophysiologischen Vorgängen der Nervenzellen.

Sollmann (2022) plädiert in seinem Beitrag zur Diskussion des Energiekonzepts dafür, von Erlebensprozessen auszugehen und den Begriff der Erregung ins Zentrum zu rücken. Auch ich habe 2009 davon gesprochen, den Energiebegriff als Begriff für emotional erlebte Erregungsprozesse zu rehabilitieren (siehe Kapitel 11). Aber »Erregung« können wir als phänomenalen Begriff oder als kausal-erklärenden Begriff verwenden, letzteres etwa, wenn wir auf einer physiologischen Ebene die Kontraktion eines Muskels erklären wollen. Wenn wir hingegen Phänomene erlebter Erregung und Vitalität mit dem Begriff der Energie beschreiben, ist dies nicht ein erklärender, sondern ein phänomenaler Begriff. Natürlich kann es »messbare Begleiterscheinungen« zu einem Erleben von Energie auf der körperlichen Ebene geben (Koemeda-Lutz & Gudat, 2022, S. 19), wie Veränderungen des Hautwiderstandes, des Blutflusses oder der Spannung in den kleinen Muskeln an den Haarwurzeln. Beides sind aber nur Aspekte eines einheitlichen Prozesses, den wir aus unterschiedlichen Perspektiven beobachten können (Geuter, 2023, S. 27ff.).

Clauer (2016) bringt den Energiebegriff in Verbindung mit Sterns Begriff der Vitalität (Stern, 2011). Stern verweist explizit auf einen phänomenologischen Standpunkt und grenzt sich vom Vitalismus ab. Aber auch er entgeht nicht der Versuchung, Erlebensprozesse auf biologische Prozesse zurückzuführen, wenn er die Arousalsysteme als mögliche neuronale Grundlage der Vitalität diskutiert, ohne dass er »Vitalitätsformen wie entspannend, schmelzend oder schwingend [...] aus der Arousaltheorie erklären kann« (Geuter, 2011, S. 367).[1] Clauer (2016) benutzt den Begriff der Bioenergie auf einer naturwissenschaftlichen Ebene für physische Prozesse auf der Zellebene, spricht aber nicht die Frage an, ob Begriffe und Theorien, die auf der Ebene der Biologie gelten, geeignet sind, Prozesse des Erlebens und Verhaltens und der zwischenmenschlichen Kommunikation zu beschreiben. Vielmehr wechselt er übergangslos vom naturwissenschaftlichen zum metaphorischen Begriff, ohne diesen Übergang

1 In der unpräzisen deutschen Übersetzung des Buches von Stern wird an dieser Stelle von einem »Erzeuger« von Kräften innerhalb des mentalen Systems gesprochen (Stern, 2011, S. 77). Im Original schreibt Stern (2010, S. 57): »Historically, psychology has entertained several candidates to provide forces within the mental system.« Kräfte im mentalen System bereitzustellen, ist nicht dasselbe, wie sie zu erzeugen.

als Problem zu benennen. Wer aber vom einen zum anderen den Bogen schlägt, ohne auf den grundlegenden Unterschied zwischen naturwissenschaftlichen Begriffen und phänomenalen Begriffen zur Beschreibung von Erleben und Verhalten einzugehen, geht dem grundlegenden Problem des Energiekonzepts aus dem Weg, das gerade in diesem Übergang besteht. Dann landet man leicht bei dem simplen Verständnis von Pechtl und Trotz (2019, S. 37), Prozesse des Erlebens ließen sich »mit physikalischen Gesetzen« beschreiben.

Ventling (2013) setzt sich mit Lowens Vorstellung auseinander, dass durch körperliche Übungen Energie gewonnen werde. Sie widerspricht diesem Gedanken auf einer naturwissenschaftlichen Ebene, da Körperübungen eine Form von physischem Stress seien und Energie verbrauchen. Das Gefühl der Vitalisierung komme auf hormonellem Wege zustande, zum Beispiel durch Endorphine, die an Opioidrezeptoren anbinden. Diese erzeugen auch das bekannte »Runner's High«. Ventling schlägt vor, den Begriff der »mentalen Energie« aus der Neurobiologie zu nutzen und mit ihm das Energiekonzept von Lowen zu bewahren.

Solche Diskussionen, in denen versucht wird, das Energiekonzept zu bewahren, müssen nur geführt werden, wenn man nicht klar zwischen dem naturwissenschaftlichen Begriff und dem phänomenalen Verständnis von Energie unterscheidet. Sie ergeben sich aus einem in der Psychotherapie vielfach anzutreffenden Bestreben, psychologische Konzepte naturwissenschaftlich zu legitimieren. Daran krankt nicht nur die Diskussion über den Energiebegriff. Wir können auch Begriffe wie »Sich-Wohlfühlen«, »Aufgeregtsein«, »Erschöpfung«, »Anspannung« oder »Zufriedenheit« nicht naturwissenschaftlich fassen, weil sie subjektiv erfahrene Zustände beschreiben. Auch »Energetisierung«, »Lebendigkeit« oder »Vitalität« sind Begriffe für subjektiv erfahrene Zustände, die auf einer phänomenalen Ebene sinnvoll verwendet werden können.

Psychologie und Psychotherapie operieren durchweg mit phänomenalen Begriffen, etwa wenn wir von »Aufmerksamkeit«, »Präsenz«, einer »Angst«, einer »Enge in der Brust« oder einer »Freude« sprechen. Wir beschreiben dann etwas, das Menschen erleben oder wir bei ihnen beobachten. Die dabei verwendeten Begriffe sollten möglichst präzise sein. Phänomenale Begriffe können wir aber nicht aufgrund naturwissenschaftlicher Erkenntnisse präzisieren, sondern nur aufgrund genauer Beschreibung der Phänomene selbst. Das gilt auch für andere Lebensbereiche und andere Wissenschaften. Was ist Macht in der Politik, Herrschaft in der Geschichte,

Entfremdung in der Gesellschaft, Antrieb bei einem Individuum? Bei solchen Fragen hilft begriffliche Arbeit, die sich möglichst präzise auf die zu beschreibenden Phänomene bezieht. Das sollten wir auch in der Psychotherapie beherzigen.

Auf einer körperpsychotherapeutischen Webseite können wir lesen, »vertiefende Arbeit« diene dazu, »die Heilungskraft des ›strömenden Körpers‹« zu verankern und »erhöhte Energieniveaus« aufzubauen, zu lenken und zu halten (Orgodynamische Körperarbeit für Fortgeschrittene, o. J.). Tonella definiert als Ziel bioenergetischer Therapie, »eine zunehmend höhere energetische Ladung zu akzeptieren« (2008, S. 69). Was der Begriff eines erhöhten Energieniveaus oder einer erhöhten Ladung bedeuten soll, wird dabei nicht gesagt. Wird Ladung als etwas Physikalisches verstanden? Kann und sollte man sie mit technischen Geräten physikalisch messen? Oder wird der Begriff nur metaphorisch benutzt? Folgt man Pechtl und Trotz (2019), wäre es angebracht, physikalisch zu bestimmen, was diese erhöhte Ladung ist. Phänomenologisch hingegen fragen wir, ob damit gemeint ist, vitaler zu sein, die Amplitude des Empfindens auszuweiten, mehr Wärme zu spüren, emotionale Erregung besser aushalten oder Emotionen in ihrer ganzen Wucht empfinden zu können. Dazu braucht es eine differenzierende Sprache, eine Genauigkeit der Worte, die wir benutzen.

Marlock (2010, S. 49) hat von einem »pseudonaturwissenschaftlichen Energiebegriff« in der Körperpsychotherapie gesprochen, »von dem mechanistische Konzepte wie Ladung, Entladung, Verteilung« abgeleitet würden. Ich plädiere dafür, dass die Körperpsychotherapie die Welt dieser naturwissenschaftlichen Begriffe hinter sich lassen und sich vom Energiekonzept und dem Begriff der Energiearbeit verabschieden sollte. Nicht vom Begriff der Energie, sofern wir ihn auf einer phänomenalen Ebene verwenden. Aber von einem theoretischen Verständnis, das Lebensprozesse aus energetischen Prozessen, aus einer Lebensenergie erklärt. In der Körperpsychotherapie haben wir es nicht damit zu tun, den Fluss einer physikalisch verstehbaren Energie und deren Ladung und Entladung zu steuern oder »bioelektrische Felder« zu verändern, sondern mit lebendigen Menschen, die mit anderen zusammen in einer vielfältigen Umwelt leben. Menschen kommen in Psychotherapie, weil sie an ihrem Leben leiden oder scheitern, und nicht, weil sie zu wenig »energetische Ladung« akzeptieren können. Und ihr Ziel ist meistens nicht, eine höhere Ladung zu akzeptieren, wie Tonella (2008) schreibt, sondern ein Leben führen zu können, mit dem sie und die wichtigen anderen um sie herum zufriedener oder im besten Fall glücklich sind. Die Idee einer Lebensenergie oder eines Strebens nach höherer energetischer Ladung brachte den Wunsch einer Generation zum Ausdruck, die aus der Starre der westlichen Nachkriegsgesellschaften ausbrach und sich freier und lebendiger fühlen wollte. An ihr als einer theoretischen Grundlegung der Körperpsychotherapie festzuhalten, ist weder hilfreich noch zeitgemäß.

Literatur

Biodynamische Psychologie (o. J.). Europäische Schule für Biodynamische Psychologie e.V. https://biodynamik.de/biodynamische-psychologie/

Boyesen, G. (1987). *Über den Körper die Seele heilen. Biodynamische Psychologie und Psychotherapie. Eine Einführung*. Kösel.

Boyesen, G. (1988). Über die Biodynamische Psychologie. *Dialog. Biodynamische Psychologie. Zeitschrift für Biodynamische und Transformationale Psychologie, 1*(1), 32–40.

Boyesen, G., Leudesdorff, C. & Santner, C. (1995). *Von der Lust am Heilen. Quintessenz meines Lebens*. Kösel.

Boyesen, M. L. (2009). Organische Selbstregulation aus der Sicht der Biodynamischen Psychologie. In M. Thielen (Hrsg.), *Körper – Gefühl – Denken. Körperpsychotherapie und Selbstregulation* (S. 95–104). Psychosozial-Verlag.

Boyesen, M. L. (2013). Revision des ödipalen Phänomens aus biodynamischer und erogenetischer Sicht. In M. Thielen (Hrsg.), *Körper – Gruppe – Gesellschaft. Neue Entwicklungen in der Körperpsychotherapie* (S. 353–361). Psychosozial-Verlag.

Breuer, J. & Freud, S. (1895). *Studien über Hysterie*. Deuticke.

Capra, F. & Luisi, L. (2014). *The systems view of life. A unifying vision*. Cambridge University Press.

Carle, L. (2002). Das Energiekonzept in der Bioenergetischen Analyse und Therapie. In M. Koemeda-Lutz (Hrsg.), *Körperpsychotherapie – Bioenergetische Konzepte im Wandel* (S. 151–182). Schwabe.

Clauer, J. (2016). Sternstunden. Wirkungen von Sterns Lebenswerk auf Bioenergetische Analyse (BA) und Psychoanalyse (PA). In P. Geißler (Hrsg.), *Sternstunden. Daniel Sterns Lebenswerk in seiner Bedeutung für Psychoanalyse und Psychotherapie* (S. 107–144). Psychosozial-Verlag.

Dannlowski, U., Stuhrmann, A., Beutelmann, V., Zwanzger, P., Lenzen, T., Grotegerd, D., Domschke, K., Hohoff, C., Ohrmann, P., Bauer, J., Lindner, C., Postert, C., Konrad, C., Arolt, V., Heindel, W., Suslow, T. & Kugel, H. (2012). Limbic scars: Long-term consequences of childhood maltreatment revealed by functional and structural magnetic resonance imaging. *Biological Psychiatry, 71*(4), 286–293. https://doi.org/10.1016/j.biopsych.2011.10.021

Downing, G. (1996). *Körper und Wort in der Psychotherapie. Leitlinien für die Praxis*. Kösel.

Driesch, H. (1905). *Der Vitalismus als Geschichte und als Lehre*. Barth.

Driesch, H. (1922). *Geschichte des Vitalismus* (2. Aufl.). Barth.

Dumouchel, P. (2019). Embodiment: The ecology of mind. *Philosophies, 4*(2), 12. https://doi.org/10.3390/philosophies4020012

Eberwein, W. (2009). *Humanistische Psychotherapie. Quellen, Theorien und Techniken.* Thieme.

Egle, U.T., Heim, C., Strauß, B. & von Känel, R. (Hrsg.). (2024). *Psychosomatik – neurobiologisch fundiert und evidenzbasiert. Ein Lehr- und Handbuch* (2. Aufl.). Kohlhammer.

Eiden, B. (2009). The roots and the development of the Chiron approach. In L. Hartley (Hrsg.), *Contemporary body psychotherapy. The Chiron approach* (S. 13–30). Routledge.

Eisenberger, N.I., Lieberman, M.D. & Williams, K.D. (2003). Does rejection hurt? An FMRI study of social exclusion. *Science, 302*(5643), 290–292. https://doi.org/10.1126/science.1089134

Ferri, G. & Cimini, G. (2012). *Psicopatologia e carattere. L'analisi Reichiana. La psicoanalisi nel corpo ed il corpo in psicoanalisi* [Psychopathologie und Charakter. Die reichianische Analyse. Die Psychoanalyse im Körper und der Körper in der Psychoanalyse]. Alpes Italia.

Fuchs, T. (2021a). *Verteidigung des Menschen. Grundfragen einer verkörperten Anthropologie* (3. Aufl.). Suhrkamp.

Fuchs, T. (2021b). *Das Gehirn – ein Beziehungsorgan. Eine phänomenologisch-ökologische Konzeption* (6. Aufl.). Kohlhammer.

Fuchs, T. & De Jaegher, H. (2010). Non-representational intersubjectivity. In T. Fuchs, H.C. Sattel & P. Henningsen (Hrsg.), *The embodied self. Dimensions, coherence and disorders* (S. 203–215). Schattauer.

Geißler, P. (2025). Rezension von Carsten Holle, Jens Tasche (Hrsg.): Psychodynamische Grundlagen der Bioenergetischen Analyse. *körper – tanz – bewegung, 13*(2), 89–93.

Geuter, U. (2011). Rezension von D. Stern, Ausdrucksformen der Vitalität. *Psychotherapeutenjournal, 10*(4), 366–367.

Geuter, U. (2019). *Praxis Körperpsychotherapie. 10 Prinzipien der Arbeit im therapeutischen Prozess.* Springer.

Geuter, U. (2023). *Körperpsychotherapie. Grundriss einer Theorie für die klinische Praxis* (2. Aufl.). Springer.

Greene, D. (2013). Expanding the dialogue: Exploring contributions from energy medicine. *International Body Psychotherapy Journal, 12,* 56–73.

Hahnemann, S. (1992 [1810]). *Organon der Heilkunst. Textkritische Ausgabe der 6. Auflage.* Karl F. Haug.

Harms, T. (2008). *Emotionelle Erste Hilfe. Bindungsförderung – Krisenintervention – Eltern-Baby-Therapie.* Leutner.

Heidegger, M. (1967). *Sein und Zeit.* Max Niemeyer.

Helfaer, P.M. (2008). Grundlagen der Bioenergetischen Analyse. In V. Heinrich-Clauer (Hrsg.), *Handbuch Bioenergetische Analyse* (S. 17–30). Psychosozial-Verlag.

Holzkamp, K. (1984). Kritische Psychologie und phänomenologische Psychologie. Der Weg der Kritischen Psychologie zur Subjektwissenschaft. *Forum Kritische Psychologie, 14* (Argument Sonderband 114), 5–55.

Hosseini, E. (2021). Brain-to-brain communication: The possible role of brain electromagnetic fields (as a potential hypothesis). *Heliyon, 7*(3), e06363. https://doi.org/10.1016/j.heliyon.2021.e06363

Hufeland, C.W. (1984 [1796]). *Makrobiotik Oder die Kunst, das menschliche Leben zu verlängern.* Insel.

Hutto, D. (2023). Enactivism. *Internet Encyclopedia of Philosophy*. https://iep.utm.edu/enactivism/

Jung, C.G. (1991). Über die Energetik der Seele. In ders., *Gesammelte Werke. Band 8* (6. Aufl., S. 11–78). Walter.

Kaul, E. (2024). Atem- und Körperarbeit. In dies. & M. Fischer (Hrsg.), *Einführung in die Integrative Körperpsychotherapie IBP (Integrative Body Psychotherapy)* (2. Aufl., S. 219–257). Hogrefe.

Kim, S., Arora, M., Fernandez, C., Landero, J., Caruso, J. & Chen, A. (2013). Lead, mercury and cadmium exposure and attention deficit hyperactivity disorder in children. *Environmental Research, 126*(Oct), 105–110. https://doi.org/10.1016/j.envres.2013.08.008

Köhler, C. (2018). Prä- und perinatale Körperpsychotherapie. In M. Thielen, A. von Arnim & A. Willach-Holzapfel (Hrsg.), *Lebenszyklen – Körperrhythmen. Körperpsychotherapie über die Lebensspanne* (S. 97–106). Psychosozial-Verlag.

Koemeda-Lutz, M. (2009). *Intelligente Emotionalität. Vom Umgang mit unseren Gefühlen.* Kohlhammer.

Koemeda-Lutz, M. & Gutzat, R. (2022). Energie: Ein universelles Wirkprinzip. *körper – tanz – bewegung, 10*(1), 14–21. https://doi.org/10.2378/ktb2022.art03d

Korte, A. (2025). Energieheilung im Dienst unserer verkörperten Spiritualität. In Gesellschaft für Biodynamische Psychologie/Körperpsychotherapie e.V. (Hrsg.), *Perspektiven der Körperpsychotherapie. Fülle und Weiterentwicklung in der Biodynamik* (S. 43–62). Books on Demand.

Kuhn, T. (2009). *Die Struktur wissenschaftlicher Revolutionen*. Suhrkamp.

Leont'ev, A. (2012). *Tätigkeit – Bewusstsein – Persönlichkeit*. Lehmanns Media.

Libidinöse Körperarbeit (o.J.). *Institut für Orgodynamik*. https://www.orgodynamik.de/index.php/offene-seminare/libidinoese-koerperarbeit

Lowen, A. (1981). *Bioenergetik. Therapie der Seele durch Arbeit mit dem Körper*. Rowohlt.

Lowen, A. (1988). *Körperausdruck und Persönlichkeit* (3. Aufl.). Kösel.

Lowen, A. (2008). Was ist Bioenergetische Analyse? In V. Heinrich-Clauer (Hrsg.), *Handbuch Bioenergetische Analyse* (S. 31–47). Psychosozial-Verlag.

Malafouris, L., Fuchs, T., Gallese, V. & Röhricht, F. (2025). Steps to an EnvironMental health. *Phenomenology and the Cognitive Sciences*. https://doi.org/10.1007/s11097-025-10096-1

Marlock, G. (2006). Körperpsychotherapie als Wiederbelebung des Selbst – eine tiefenpsychologische und phänomenologisch-existenzielle Perspektive. In ders. & H. Weiss (Hrsg.), *Handbuch der Körperpsychotherapie* (S. 138–151). Schattauer.

Marlock, G. (2010). Sinnliche Selbstreflexivität. Zum Arbeitsmodus der Körperpsychotherapie. In H. Müller-Braunschweig & N. Stiller (Hrsg.), *Körperorientierte Psychotherapie. Methoden, Anwendung, Grundlagen* (S. 47–57). Springer.

Marlock, G. (2023). Körperpsychotherapie als Wiederbelebung des Selbst. In ders., H. Weiss, D. Rellensmann & L. Grell-Kamutzki (Hrsg.), *Handbuch Körperpsychotherapie* (S. 164–178). Schattauer.

McCraty, R. (2015). *Science of the heart. An overview of research conducted by HeartMath Institute. Vol. 2: Exploring the role of the heart in human performance*. HeartMath Institute Boulder Creek. https://doi.org/10.13140/RG.2.1.3873.5128

Mercado Vásquez, M. & Martin, J.S. (2023). Methode und Subjektivität. Eine Betrachtung über die Erneuerung der phänomenologischen Wissenschaft der Subjektivität.

Phänomenologische Psychologie, 31(1), 125–150. https://doi.org/10.30820/0942-2285-2023-125

Myhill, S., Booth, N.E. & McLaren-Howard, J. (2009). Chronic fatigue syndrome and mitochondrial dysfunction. *International Journal of Clinical and Experimental Medicine, 2*(1), 1–16.

Neidhöfer, L. (1993). *Intuitive Körperarbeit* (2. Aufl.). Transform.

Nurse, P. (2022). *Was ist Leben? Die fünf Antworten der Biologie*. Aufbau.

Orgodynamische Körperarbeit für Fortgeschrittene (o.J.). *Institut für Orgodynamik*. https://www.orgodynamik.de/index.php/orgodynamik-aus-und-weiterbildung/orgodynamische-koerperarbeit-fuer-fortgeschrittene

Pechtl, C. & Trotz, R. (2019). Zentrale Begrifflichkeiten. In R. Schwenk & C. Pechtl (Hrsg.), *Körper im Dialog. Theorie und Anwendungsfelder der Bioenergetischen Analyse* (S. 25–47). Psychosozial-Verlag.

Pierrakos, J. (1987). *Core-Energetik*. Synthesis.

Plassmann, R. (2011). *Selbstorganisation. Über Heilungsprozesse in der Psychotherapie*. Psychosozial-Verlag.

Reich, W. (1967). *Reich speaks of Freud. Wilhelm Reich discusses his work and his relationship with Sigmund Freud*. Farrar, Straus and Giroux.

Reich, W. (1987 [1942]). *Die Funktion des Orgasmus. Sexualökonomische Grundprobleme der biologischen Energie* (Die Entdeckung des Orgons. Band I). Kiepenheuer & Witsch.

Reich, W. (1989 [1933]). *Charakteranalyse*. Kiepenheuer & Witsch.

Richter, M. (2019). *Psychotherapie zwischen Neurowissenschaften und Kunst der Begegnung*. Psychosozial-Verlag.

Rosenberg, J.L., Rand, M.L. & Asay, D. (1996). *Körper, Selbst & Seele. Ein Weg zur Integration*. Junfermann.

Schley, M. (2022). Energie. Reaktion auf den Artikel von Koemeda-Lutz und Gutzat in Ausgabe 1/2022. *körper – tanz – bewegung, 10*(3), 114–116. https://doi.org/10.2378/ktb2022.art16d

Schrödinger, E. (1944). *What is life? The physicist's approach to the subject – with an epilogue on determinism and free will*. Cambridge University Press.

Selvam, R. (2023). *Verkörperte Gefühle. Guten Zugang zu seinen Gedanken, Emotionen und Verhaltensweisen finden – Ein Praxisbuch für Therapie und Alltag*. Kösel.

Sloan, E.K., Capitanio, J.P., Tararam R.P., Mendoza, S.P., Mason, W.A. & Cole, S.W. (2007). Social stress enhances sympathetic innervation of primate lymph nodes: Mechanisms and implications for viral pathogenesis. *The Journal of Neuroscience, 15*(33), 8857–8865. https://doi.org/10.1523/JNEUROSCI.1247-07.2007

Sollmann, U. (2022). Energie – Erregung – Erlebnis – Erfahrung. Ein alternativer Blick auf die Energiediskussion (Reaktion auf den Artikel von Koemeda-Lutz und Gutzat in Ausgabe 1/2022). *körper – tanz – bewegung, 10*(4), 145–154. https://doi.org/10.2378/ktb2022.art22d

Solms, M. (2023). *The Hidden Spring. Warum wir fühlen, was wir sind*. Klett-Cotta.

Stern, D. (2010). *Forms of vitality. Exploring dynamic experience in psychology, the arts, psychotherapy and development*. Oxford University Press.

Stern, D. (2011). *Ausdrucksformen der Vitalität. Die Erforschung dynamischen Erlebens in Psychotherapie, Entwicklungspsychologie und den Künsten*. Brandes & Apsel.

Straub, J. & Weidemann, D. (2015). *Handelnde Subjekte. »Subjektive Theorien« als Gegenstand der verstehend-erklärenden Psychologie*. Psychosozial-Verlag.

Thielen, M. (2002). Narzissmus – Körperpsychotherapie zwischen Beziehungs- und Energiearbeit. In ders. (Hrsg.), *Narzissmus. Körperpsychotherapie zwischen Energie und Beziehung* (S. 7–26). Ulrich Leutner.

Thielen, M. (2014). Körperpsychotherapie heute. Theorie – Praxis – Anwendungsbereiche. In W. Eberwein & M. Thielen (Hrsg.), *Humanistische Psychotherapie. Theorien. Methoden, Wirksamkeit* (S. 113–133). Psychosozial-Verlag.

Thompson, E. (2010). *Mind in life. Biology, phenomenology and the sciences of mind*. Harvard University Press.

Tonella, G. (2008). Die Funktionen, Bindungen und Interaktionen des SELBST. In V. Heinrich-Clauer (Hrsg.), *Handbuch Bioenergetische Analyse* (S. 59–111). Psychosozial-Verlag.

Totton, N. (2002). The future for body psychotherapy. In T. Staunton (Hrsg.), *Body psychotherapy* (S. 202–224). Routledge.

Totton, N. (2020). *Body psychotherapy for the 21st century*. Confer Books.

Tschacher, W. & Meier, D. (2020). Physiological synchrony in psychotherapy sessions. *Psychotherapy Research, 30*(5), 558–73

Uexküll, J. von (1983). *Theoretische Biologie*. Suhrkamp.

Ventling, C. (2013). Lowen's energy concept: A neurobiological explanation and redefinition. *The Clinical Journal of the International Institute for Bioenergetic Analysis, 23*(1), 101–109.

Vincini, K. & Gallagher, S. (2021). Developmental phenomenology: Examples from social cognition. *Continental Philosophy Review, 54*(2), 183–199.

Vygotskij, L.S. (2002). *Denken und Sprechen*. Beltz.

Wallace, D.C. (2010). Bioenergetics, the Origins of Complexity, and the ascent of man. In J.C. Avise & F.J. Ayala (Hrsg.), *In the light of evolution. Vol. IV: The human condition* (S. 127–146). The National Academies Press.

Wiltshire, T.J., Philipsen, J.S., Trasmundi, S.B., Jensen, T.W. & Steffensen, S.V. (2020). Interpersonal coordination dynamics in psychotherapy: A systematic review. *Cognitive Therapy and Research, 44*(4), 752–773.

Zhang, Y., Wang, S. & Hei, M. (2024). Maternal separation as early-life stress: Mechanisms of neuropsychiatric disorders and inspiration for neonatal care. *Brain Research Bulletin, 15*(Oct), *217,* 111058. https://doi.org/10.1016/j.brainresbull.2024.111058

10 Selbst und Struktur – zum klinischen Verständnis kindlicher Entwicklung in der Körperpsychotherapie

> Bei diesem Beitrag handelt es sich um einen Vortrag beim fünften Kongress der Deutschen Gesellschaft für Körperpsychotherapie 2015 in Berlin, der 2018 erstmals veröffentlicht wurde. Für den Abdruck wurde er geringfügig überarbeitet. In der Erstveröffentlichung habe ich am Ende ein Therapiebeispiel berichtet, das ich in diesem Buch in das Kapitel über Körperkommunikation aufgenommen habe. Dafür habe ich ein anderes Beispiel eingefügt.

In der Körperpsychotherapie haben entwicklungspsychologische Überlegungen und Modellvorstellungen immer eine bedeutende Rolle gespielt. Das liegt an ihren psychodynamischen Wurzeln. Ausgehend von der Psychoanalyse orientierten sich die neoreichianischen Richtungen dabei an der Charakterstrukturtheorie. Reich (1989) hatte in der Kindheit erworbene Muster von Abwehrprozessen als »Charakter« bezeichnet und eine Typologie von Charakterstrukturen entworfen, die in seinem Modell aus bestimmten Entwicklungskonflikten resultieren. Im Gefolge der Charakterstrukturtheorie wurde Körperpsychotherapie vielfach in dem Sinne verstanden, dass sie durch Interventionen am Körper pathogene Charakterstrukturen auflöst.

Andere Richtungen der Körperpsychotherapie bezogen sich auf Freuds Theorie der psychosexuellen Stufen – so zum Beispiel die Konzentrative Bewegungstherapie (Pokorny, Hochgerner & Cserny, 1996, S. 41ff.) oder Teile der Tanztherapie (zum Beispiel Bender, 2007) –, rezipierten aber nicht die Charakterstrukturtheorie. Auch von der Funktionellen Entspannung (von Arnim, Lahmann & Johnen, 2022) und von Downing (1996) wurde diese nicht aufgegriffen; Heller (2012, S. 560f.) lehnt sie ab.

In jüngerer Zeit haben sich zudem fast alle Richtungen der Körperpsychotherapie, insbesondere im deutschsprachigen Raum, entwicklungspsychologisch neu orientiert und eng an das Modell der Genese des Selbstempfindens von Stern (1992) angelehnt (Carl, 2006; Geißler, 2007; Haltenhoff, 2022; Kern, 2014; Thielen, 2009, 2013; Trautmann-Voigt & Voigt, 1996; Voigt & Trautmann-Voigt, 1998). Dabei wurde aber nicht diskutiert, ob diese Hinwendung zu einer Konzeption des Selbst auch zu einer neuen Sicht auf die Charakterstrukturtheorie führen sollte, und auch nicht, mit welchen unterschiedlichen klinischen Auffassungen von Körperpsychotherapie beide Theorien zusammenhängen.

In diesem Aufsatz möchte ich vorschlagen, das Verständnis der kindlichen Entwicklung enger an eine Theorie des Selbst anzulehnen. Ich werde zugleich dafür plädieren, das Modell der Charakterstrukturen mit seinem reichen klinischen Erfahrungswissen als Modell Leid erzeugender Konfliktstrukturen weiterhin zu nutzen. Mein Vorschlag hängt mit meinem Verständnis von Körperpsychotherapie als einem erlebenszentrierten Psychotherapieverfahren zusammen, in dem das Körpererleben grundlegend vom Selbsterleben her erschlossen wird (Geuter, 2023). Nach diesem Verständnis folgt die Körperpsychotherapie in ihrer Praxis allgemeinen Prinzipien, mit denen wir den Prozess der Erfahrung in der Therapie fördern (Geuter, 2019), nicht aber charakterspezifisch definierten Strategien, wie dies beispielsweise Kurtz (1985) oder Lowen (1981) vertreten.

Die humanistische Tradition der Psychotherapie hat das erlebende Subjekt und das Selbsterleben ins Zentrum gerückt (siehe Kapitel 8). Doch finden wir in dieser Tradition kaum Versuche, eine eigene Theorie der Entwicklung des Selbst zu formulieren. Wohl hatte Bühler als eine ihrer Protagonistinnen schon 1933 in ihrem Buch *Der menschliche Lebenslauf als psychologisches Problem* von einer Psychologie der »Lebensspanne« gesprochen und später lange vor der modernen Säuglingsforschung festgestellt, dass der Embryo schon im Mutterleib Aktivität zeige und das Neugeborene bereits ein Individuum sei (Bühler, 1962). Auch hatte sie ähnlich wie Viktor Frankl Pathologien mit Sinnfragen und mit dem Fehlen eines Daseinsthemas verknüpft (Bühler, 1969, S. 97). Darauf aber wurde in der Körperpsychotherapie konzeptionell bisher nicht Bezug genommen, auch nicht von mir selbst. Entwicklungstheoretisch lehnte man sich vielmehr nahezu ausschließlich an die Psychoanalyse an, während psychoanalytische Autoren wie Stern und Lichtenberg wiederum aus der humanistisch-erlebenszentrierten Psychotherapie die Selbsttheorie, die Bedürfnistheorie (Maslow, 1973) oder die Konzentration auf das Hier und Jetzt des Erlebens im Raum der therapeutischen Beziehung übernahmen.

Mit der Psychoanalyse sah man Entwicklung vor allem unter dem Aspekt der frühen Prägung durch Konflikte zwischen Wünschen und Bedürfnissen und deren Versagung und Abwehr. Eine solche Vorstellung passte in eine Zeit, in der das Leben in sozialer Hinsicht weitgehend davon abhing, woher man kam, und in der die Versagung und Unterdrückung von Bedürfnissen als Erziehungsideal galt. Reich untersuchte die zeitgenössische Familie als Instanz einer diesem Ideal entsprechenden Erziehung und sah in ihr »die erste Produktionsstätte der charakterlichen Strukturen« (Reich, 1989, S. 14). Seit der Zeit der Hippie- und Studentenbewegung wurde aber die Herkunft geringer gewertet. Der neue konsumistische Kapitalismus forderte, das eigene Leben zu entwerfen und sich individuelle Ziele der Entwicklung zu setzen. In diesem gesellschaftlichen Klima war es leichter, den Menschen als sinn- und zielorientiertes Wesen zu verstehen. Gesellschaftlich zählte nun die Herkunft weniger als die Zukunft, die man für sich gestalten wollte. Einhergehend damit änderte sich die Blickrichtung in Teilen der Psychotherapie. Die humanistische Psychotherapie rückte den Gedanken nach vorne, durch Therapie die Potenziale eines Menschen zu entfalten, vernachlässigte aber die Frage, in welchem Ausmaß Menschen durch ihre Lebenserfahrungen geprägt sind.

Charakterstrukturen als Prototypen der Bewältigung kindlicher Beziehungserfahrungen

In klinischer Hinsicht kann man heute von einer großen Übereinstimmung in der Psychotherapie darüber ausgehen, dass psychische Störungen weitgehend durch frühe Kindheitserfahrungen gebahnt werden (Grawe, 2004, S. 356) – und das heißt durch frühe mangelhafte oder schädigende Beziehungserfahrungen, Belastungen oder Traumatisierungen. Frühe Erfahrungen prägen affektmotorische Schemata als individuelle, überdauernde Muster der Interaktion (Downing, 1996). Maladaptive Erfahrungen führen zu maladaptiven Schemata. Entsprechende Schemata des Erlebens und Verhaltens werden dann problematisch, wenn sie auf immer wieder Leid erzeugende Weise bestimmen, wie ein Mensch sich und die Welt erlebt und sich in ihr verhält.

Schemata drücken sich in Überzeugungen, Fantasien, Bildern und Gefühlen zu sich selbst und zu anderen Menschen aus, vor allem aber in den gelebten und körperlich sich manifestierenden Strategien des zwischenmenschlichen Verhaltens (Geuter, 2023, S. 277ff.).

Charakterstrukturen kann man im Rahmen einer erlebenszentrierten Körperpsychotherapie als Prototypen solcher Schemata ansehen. Insofern erscheint es mir sinnvoll, sich mit der Charakterstrukturtheorie unter dem Aspekt auseinanderzusetzen, inwiefern sie zum Verständnis der Entwicklung maladaptiver Schemata beitragen kann.

Reich (1989) zufolge entstehen Charakterstrukturen durch die Art der Bewältigung oraler, analer und genitaler kindlicher Triebkonflikte. »Entwicklung« heißt nach diesem Modell, Bedürfnis-Versagungs-Konflikte zu durchleben und zu überwinden. Mit dem Erwerb eines »genitalen Charakters« sollte die Entwicklung zu einem angeblich natürlichen, idealen Endzustand kommen. Das entsprach mit Blick auf die Sexualität dem Reifungsgedanken der zeitgenössischen Entwicklungspsychologie, dem zufolge Entwicklung mit dem Erwachsenwerden abschloss.

Das Konzept der Charakterstrukturen baute Reich nicht auf die psychosexuellen Phasen selbst auf, sondern auf die Genese von Abwehrstrukturen. Er ging davon aus, dass phasenspezifische Konflikte zwischen Bedürfnissen und ihrer Unterdrückung solche Strukturen entstehen lassen. Reich (ebd., S. 263) kannte daher keinen analen Charakter wie Abraham (1925), sondern die Struktur der Zwanghaftigkeit, die sich aus einer Abwehr der mit der Analerotik verbundenen Triebbedürfnisse entwickle. Der Charakter war insofern ein Muster verfestigter Abwehr, das sich um einen Grundkonflikt herum aufbaut.

Die abwehrtheoretische Sicht wurde in der reichianischen Körperpsychotherapie allerdings nicht durchweg eingehalten. Lowen (1981, S. 219) leitet zum Beispiel den oralen Charakter aus der Erfahrung von Entbehrung und Verlust ab, bringt ihn aber auch in Verbindung mit der Suche des Mundes nach der Brust. Er versteht ihn somit nicht nur als Typ der Abwehr, sondern auch triebpsychologisch als die Art, wie jemand »sein Streben nach Lust gestaltet« (Lowen, 1979, S. 118).

Reich (1989) kannte sechs Charakterstrukturen (siehe Tabelle 3), die zu einem großen Teil einem neueren Klassifikationssystem von König (2004) entsprechen. Lowen (1981) nennt fünf Hauptformen, von denen er zwei in weitere Unterformen unterteilt. Auf die einzelnen Formen möchte ich hier nicht eingehen, da diese in der körperpsychotherapeutischen Literatur an vielen Orten breit dargestellt wurden (zum Beispiel Bentzen, 2023; Boadella, 1996; Geuter, 2023, S. 307ff; Kurtz, 1985; Lowen, 1981; Rosenberg, Rand & Asay, 1996).

Tabelle 3: Charakterstrukturmerkmale in Anlehnung an Geuter (2023, S. 308)

W. Reich	A. Lowen	K. König	J. Eisman	A. Rolef Ben-Shahar
schizoid	schizoid	schizoid	verletzlich, zurückgezogen	fragmentiert
	– oral – oral kompensiert	depressiv	abhängig, gewinnend	oral
zwanghaft		zwanghaft		
masochistisch	masochistisch		beladen, erduldend	dicht
hysterisch	rigide: hysterisch, phallisch-narzisstisch, passiv-feminin	hysterisch	tüchtig, sehr konzentriert, ausdrucksvoll, klammernd	rigide
		phobisch		
phallisch-narzisstisch	psychopathisch; narzisstisch	narzisstisch	hart, großzügig, charmant, verführerisch	aufgeblasen
triebhaft		Borderline		

Hier ist mir wichtig, die klinische Implikation des Modells festzuhalten, dass Charakterstrukturen die Grundlage psychischer Störungen bilden. Reich machte sie für »Charakterneurosen« und für »Symptomneurosen« verantwortlich (Reich, 1989, S. 75). In beiden Fällen galt der Charakter als die »Grundstörung« (Lowen, 1981, S. 153). Diese Sicht bringt ein korrespondierendes Verständnis körperpsychotherapeutischer Praxis mit sich: Symptomen dadurch den Boden zu entziehen, dass man die Abwehr »auftaut« (Lowen, 2006) und so eine verfestigte, ihnen zugrunde liegende Struktur aufweicht. Reich vermittelt in seiner *Charakteranalyse* vielfach ein therapeutisches Vorgehen, das Charakterstrukturen wie einen Feind behandelt, den es zu attackieren und zu besiegen gilt.

Eine anerkennende Wertung der Charakterstrukturen finden wir hingegen bei Johnson (1993). Er wählte Mahlers Modell mit den Phasen von Autismus, Symbiose, Differenzierung, Einübung in die Realität, Wiederannäherung und Festigung von Identität und Objektkonstanz zum Ausgangspunkt einer objektbeziehungstheoretisch begründeten Charaktertheorie. Nach seinem Verständnis können in der Entwicklung erworbene Internalisierungen realer Interaktionen mit bestimmten Themen verknüpft sein. Wie nämlich Kinder Mangelerfahrungen und Konflikte in der Befriedigung ihrer Bedürfnisse zu bewältigen gelernt haben, führe zu einer schizoiden, oralen oder masochistischen Thematik, nicht aber zu verfestigten Strukturen. Charakterstrukturen sind aus dieser Sicht ein Stil des Umgangs mit Erfahrungen. Eisman (2015) stellt sie als Muster der Gewohnheitsbildung in einem Lernprozess des Kindes dar und beschreibt sie mit phänomenalen, nicht pathologisierenden Begriffen (siehe Tabelle 3). Als Bewältigungsmuster zeigen sie nicht nur Defizite und Konflikte, sondern auch Fähigkeiten eines Menschen an. Koemeda-Lutz (2002) bezeichnet Charakterstrukturen dementsprechend als »Antwortmuster«, die nicht unbedingt pathologischer Natur sind. Mit ihnen schützen sich Menschen davor, leidvolle Erfahrungen erneut zu durchleben. Ein Muster führt nur dann zu Einschränkungen des Erlebens und Verhaltens, wenn es so chronifiziert ist, dass ein Mensch keine Flexibilität mehr besitzt, aus ihm heraustreten zu können.

Auch Rolef Ben-Shahar (2014) versucht die pathologische Sicht von Reich und Lowen durch eine nicht-pathologische zu ersetzen. Er will die Strukturen daher nach Themen der gesunden Entwicklung benennen. Das gelingt ihm meiner Ansicht nach nicht ganz, da er sie als »fragmentiert«, »oral«, »aufgeblasen«, »dicht« und »rigide« bezeichnet und sich damit nicht von pathologisierenden Begriffen löst (ebd., S. 147; siehe Tabelle 3). Vielleicht ist das aber auch kein Nachteil. Denn ich glaube, dass gerade das entwicklungspsychologische Verständnis bestimmter Pathologien eine Stärke des Charakterstrukturmodells ist. Dessen Kategorien verweisen nämlich weniger auf gesunde als vielmehr auf prototypische, mit Leid verbundene Muster des Erlebens und Verhaltens. Wir können das Modell daher auch in einer erlebenszentrierten Körperpsychotherapie für unser diagnostisches Verständnis nutzen, sofern es von seinem triebtheoretischen Hintergrund und seiner energietheoretischen Metaphorik entschlackt wird (Geuter, 2023, S. 302).

Die Stärke des Modells ist aber auch ein Grund dafür, dass es sich meiner Ansicht nach nicht für eine allgemeine Entwicklungstheorie eignet. Denn es bietet allein eine Theorie Leid erzeugender Entwicklungen an. Weil diese als Folge von Auseinandersetzungen mit phasenspezifischen Konflikten verstanden werden, ist die Charakterstrukturtheorie zudem einem konfliktzentrierten Neurosenmodell verpflichtet. Traumatische Erfahrungen haben in ihr keinen Platz. Neben dieser Schwäche liegt eine weitere darin, dass ausgehend von seinem triebtheoretischen Ausgangspunkt Entwicklung mit der psychosexuellen Reife endet. Das ursprüngliche Modell geht daher nicht über die Kindheit hinaus.

Im Unterschied dazu legen Bentzen, Jarlnaes und Levine (2004, S. 62) für die Körperpsychotherapie ein Modell vor, das sieben in der Entwicklung auftauchende Bedürfnisse mit der psychomotorischen Entwicklung verbindet und bis in die Pubertät hineinreicht, die in den entwicklungspsychologischen Modellen der Körperpsychotherapie bisher kaum vertreten ist (Bentzen, 2023, S. 365). Die von ihnen benannten Stadien lassen sich folgendermaßen zusammenfassen:

»1. zu existieren, was mit dem Sich-Ausstrecken und den Vermeidungsreaktionen des Fötus verbunden ist,
2. Bedürfnisse beantwortet zu bekommen, was durch Saugen, Greifen oder Beißen erfahren wird,
3. autonom zu sein, was durch Krabbeln, Laufen und Handeln bekundet wird,
4. intentional, gerichtet und mit eigenem Willen zu handeln, was in kräftigen, kontrollierten motorischen Bewegungen erfahren wird,
5. Gefühle der Liebe und des sexuellen Begehrens auszudrücken, wobei Kinder geschlechtsspezifische Haltungen und Bewegungen entdecken,
6. persönliche Meinungen zu haben, während sie Kontrolle und motorische Aktivität lernen,
7. als Mitglied einer peer-group akzeptiert und respektiert zu werden, während man als einzelner und in der Gruppe seine motorischen Fähigkeiten genauer abzustimmen lernt« (Geuter, 2023, S. 266).

Auch dieses Modell geht von inneren Bedürfnissen aus, aber es nimmt die Fähigkeiten hinzu, die mit den jeweiligen Lebensbewegungen verbunden sind. Das eröffnet klinisch den Blick auf die darin liegenden Potenziale.

Wie der klassischen Neurosentheorie bleibt die Charakterstrukturtheorie auch einem klassischen therapeutischen Arbeitsmodell verbunden, dem zufolge sich psychische Störungen auflösen, indem man die ihnen zugrunde liegenden psychophysischen Strukturen verändert. Im Zentrum der charakteranalytischen Körperpsychotherapie steht daher für einige reichianische Therapeuten eine Veränderung körperlicher Haltungen mittels muskulärer Interventionen (zum Beispiel Hortelano, 2006). Nach dieser Sicht sollen Strukturen als Abwehrmuster überwunden werden, ohne die in ihnen enthaltenen Fähigkeiten zu würdigen.

Dieses »strukturtherapeutische« Verständnis war in Teilen der neoreichianischen Körperpsychotherapie lange Zeit beherrschend. Das zeigte sich nicht zuletzt in der Praxis des *Körperlesens*, bei der man beanspruchte, anhand der körperlichen Struktur Entwicklungskonflikte und Charaktermerkmale zu diagnostizieren (Geuter, 2023, S. 323f.). Noch in jüngerer Zeit tritt Hofer-Moser (2011) dafür ein, auf diese Weise Patienten im »weitgehend unbekleideten Zustand« anzuschauen und ihren Umgang mit vorgegebenen Ausdrucksübungen auszuwerten. Ausgehend von der Diagnose sollte therapeutische Veränderung dadurch erfolgen, dass man die diagnostizierten Blockaden des libidinösen Flusses ausräumt und dass die Patienten ihre feststeckende emotionale Energie ausdrücken.

Die Praxis des Körperlesens entsprach einem objektivierenden Verständnis der therapeutischen Beziehung, das Therapeuten zu Experten erklärt und Patienten teilweise entwürdigt. Willach-Holzapfel (2018, S. 186) sieht in dieser Praxis eine traumatisierend wirkende, bewertende, fremdbestimmte Außenperspektive und einen »androzentrischen Blick« auf den Körper. Dieses objektivierende Verständnis wurde durch den Einfluss der humanistischen Psychotherapie infrage gestellt, die das Therapeut-Klient-Verhältnis als eine Beziehung in der Begegnung verstand. Vielfach aber trat in der Körperpsychotherapie das neue Verständnis der Beziehung nur ergänzend zu dem alten Therapieverständnis hinzu, ohne dass überdacht wurde, inwieweit es sich mit Praktiken wie der des charakterstrukturellen Körperlesens vereinbaren lässt.

Die Entwicklung des Selbsterlebens im affektmotorischen Dialog

Eine subjektzentrierte Körperpsychotherapie stellt in klinischer Hinsicht das erlebende und handelnde Subjekt ins Zentrum der Therapie (Geuter, 2023). In entwicklungstheoretischer Hinsicht erfordert das ein von Triebtheorie und Objektbeziehungstheorie abweichendes Verständnis, das vom Selbst als dem organisierenden Zentrum der Erfahrung ausgeht (Davis, 2015). Eine Theorie des Selbst fand insbesondere durch Rogers Eingang in die Psychotherapie (Höger, 2006, S. 64ff.). Allerdings wurde in der Klientenzentrierten Therapie das Selbst zu wenig im Verhältnis zum Körper gesehen. So schreibt Biermann-Ratjen, eine klientenzentrierte Entwicklungstheorie sei eine »Theorie der Entwicklung des Selbstkonzepts« (Biermann-Ratjen, 2006, S. 74). Beim Selbst*konzept* handelt es sich nach Rogers (1981, S. 135) aber um die Sichtweise der Person von sich selbst und den Beziehungen zwischen ihr und der Umwelt. Für die Körperpsychotherapie verstehe ich das Selbst dagegen als die *gelebte Einheit der Erfahrung*, die sich im Lebensvollzug in den kognitiv-affektiv-motorischen Mustern der Auseinandersetzung mit sich selbst, den anderen und der Umwelt in der Gegenwart aktualisiert (Geuter, 2023, S. 134ff.). Das Selbst kennzeichnet demnach nicht nur, wie ich mich und meine Beziehung zu anderen *sehe*, sondern vor allem, wie ich mich in der Beziehung mit anderen *lebe*. Diesem Verständnis zufolge sollte eine Entwicklungslehre davon handeln, wie das Selbst als gelebte Einheit der Erfahrung entsteht, sich aufbaut und weiterentwickelt.

Grundlage dafür, sich als »Ich selbst« empfinden und sehen zu können, ist die Erfahrung der körperlichen Einheit als etwas Unwandelbarem hinter dem sich ständig Wandelnden (Varela, Thompson & Rosch, 1992, S. 183). Dieser körperlichen Einheit werden wir uns bewusst, indem wir uns durch die Selbstsinne der Propriozeption und Interozeption spüren (Geuter, 2023, S. 128ff.). In der Körperpsychotherapie bezeichnen wir die körperliche Einheitserfahrung als »Körperselbst« (Röhricht, 2009, S. 34). Ihre Basis ist die präreflexive Erfahrung, Urheber der eigenen Handlungen *(sense of agency)* und Eigentümer des Körpers *(sense of ownership)* zu sein (Gallagher, 2000). Das zeichnet nach einem Begriff von Gallagher das »minimale Selbst« aus. Dieses minimale Selbst ist ein Körperselbst, das »aktiv mit dem Körperselbst anderer« in Interaktionen treten kann, die bei ihm selbst und beim anderen Körpererfahrungen formen (Gallese, 2015, S. 105).

Das Selbst wird aber nicht erst durch Interaktion geboren. Es ist als ein *sense of self-existence* vorhanden, wenn ein Lebewesen der Umwelt begegnet (Davis, 2015). Die grundlegende Erfahrung, »ich selbst« zu sein, wird durch die eigene reale Verkörperung erzeugt. Was ich »mein Selbst« nenne, ist demnach »einfach Ich-selbst als eigenständige verkörperte Entität« (Gallagher, 2005, S. 8). Diese Entität erfahren wir als ein Organismus mit Grenzen, der zugleich in ständiger Verbindung mit seiner Umwelt steht.

Ich verstehe den Begriff des Selbst daher nicht im Sinne einer psychischen Struktur wie Kohut oder eines Konzeptes wie Rogers, sondern als

Begriff für etwas, das durch die körperliche Erfahrung unserer selbst phänomenal gegeben ist. Das Selbst ist insofern immer schon da. Die jeweilige sinnliche Erfahrung von sich selbst ist das Fundament der Subjektivität (Geuter, 2023, S. 114).

Entwicklungspsychologisch lässt sich aus einem solchen Verständnis des Selbst folgern, dass die Art und Weise, wie jemand sich und die Welt erlebt und wie seine Selbstsinne Erfahrungen bewerten, das heißt, welche Bedeutungen ich ihnen in Bezug auf »mich selbst« zuweise, im frühen Dialog als Kind erlernt wird. Kinder erwerben in der Interaktion mit der Umwelt, insbesondere mit bedeutenden anderen die grundlegenden Muster, in denen sie später Erfahrungen aufnehmen, verarbeiten und gestalten und sich und die anderen erleben. Werden pathologische Muster schon früh erworben, sind diese in der Regel sehr resistent gegenüber Veränderungen. Solche Muster bilden Dispositionen, die Symptome erzeugen können (ebd., S. 101). Das ist dem Gedanken der Charakterstrukturtheorie ähnlich, den Charakter als Disposition für eine seelische Störung anzusehen.

Das Kind ist von Anbeginn ein Beziehungswesen (Dornes, 1999, 2000). Schon im Mutterleib nehmen Föten Kontakt zur Umwelt auf. Wie Piontelli (1996) zeigt, pflegen Zwillinge im Mutterleib Formen des Kontakts, die sich nach der Geburt fortsetzen. Gleich nach der Geburt erkennen Babys die Stimme und den Geruch der Mutter und nehmen Kontakt zu anderen auf. Zum Beispiel weinen Babys mehr mit, wenn man ihnen vom Tonband das Weinen eines anderen Babys vorspielt, als wenn man ihnen ihr eigenes Weinen vorspielt (Reddy, 2008, S. 124). In viel zitierten Experimenten konnten Meltzoff und Moore (1994) demonstrieren, dass Babys sechs Wochen nach der Geburt ein Verhalten nachahmen, das sie einen Tag zuvor gesehen haben, und zwar die Zunge herauszustrecken.

Babys lernen auch rasch, wie sie sich anderen gegenüber zu verhalten haben. In Still-Face-Experimenten, in denen eine Mutter, die mit ihrem Baby spielt, plötzlich in ihrer Mimik und Gestik erstarrt, zeigen Babys depressiver Mütter ein stärker erregtes Verhalten und eine geringere Aufmerksamkeit für andere Reize in der Außenwelt. Wenn die Mutter sich ihnen wieder zuwendet, sind sie aktiver als Babys nicht-depressiver Mütter in der gleichen Situation. Diese Babys bleiben also mit ihrer Aufmerksamkeit mehr bei der Mutter, offensichtlich weil sie sie gewinnen wollen. Wendet sich die Mutter ihnen nach der Phase der Erstarrung wieder zu, belohnen sie die Mutter mehr durch die Intensität ihrer Zuwendung – als wollten sie sie operant konditionieren (Geuter, 2023, S. 247f., 261).

Interessanterweise heißen diese Experimente *Still-Face-Experimente*, obwohl sie genauso gut *Still-Body-Experimente* sind. Denn die Mutter erstarrt bei den Experimenten in ihrer Mimik und in ihrer Gestik. Forschungen von Stack und Muir (1992) zeigen, dass sich die Blicke des Kindes zu 50 Prozent auf das *Gesicht* der Mutter und zu 30 Prozent auf deren *Hände* richten. Außerdem lächelt der Säugling weiter, wenn die Mutter im Gesicht erstarrt, ihn aber dabei für ihn nicht sichtbar unter einer Decke mit den Händen berührt. Emotionale Kommunikation geht eben auch über die Haut. Das wird in der Säuglingsforschung zu selten gesagt. Das Selbstempfinden entsteht in affektiv-sensorisch-motorischen Erfahrungen, die das Baby in seinen frühen Beziehungen macht. Grundlegend ist dabei, in welcher Weise das Kind im ersten Lebensjahr eine Regulation von Zuständen der Unstimmigkeit in der Interaktion mit seinen wichtigsten Bezugspersonen erlernt oder nicht (Schore, 2007, S. 42).

Das ist auch der Ausgangspunkt der Theorie der Entwicklung des Selbsterlebens von Stern (1992). Nach dieser Theorie entwickelt sich das Selbsterleben in *vier Stufen*, in denen sich *vier Arten von Selbstempfindungen* übereinander aufbauen. Auf diesen Stufen werden affektmotorische Fähigkeiten des Ich-Welt-Bezugs erworben und frühe Erfahrungen vorreflexiv körperlich so eingespeichert, dass sie ein unbewusstes Gerüst der Persönlichkeit bilden. Sterns Modell ist im Unterschied zur Charakterstrukturtheorie kein Konfliktmodell. Es betont vielmehr die Bedeutung der Empfindungen und des affektmotorischen Lernens in Beziehungen. Man könnte sagen, dass hier das Kind als ein erlebendes und handelndes Subjekt gesehen wird – eine Sichtweise, die mit einem Verständnis von Körperpsychotherapie als subjekt- und erlebenszentriertem Verfahren gut harmoniert.

Wie sich Sterns Theorie in der Körperpsychotherapie klinisch fruchtbar machen lässt, zeigt ein Modell von Kern (2014). Er bringt die vier Stufen des Selbstempfindens von Stern zum einen in Verbindung mit klinisch bedeutsamen Brüchen in der Selbstentwicklung, zum anderen mit therapeutischen Angeboten, die er dem Modell der Phasen des körperpsychotherapeutischen Gruppenprozesses von Röhricht (2000) entnimmt. Das werde ich im Folgenden darstellen (siehe Abbildungen 10–13). In der Skizzierung der Stufen von Stern folge ich dabei meiner früheren Zusammenfassung (Geuter, 2023, S. 254f.). Die Darstellung der mit ihnen verbundenen Verletzungen und der sich daraus ergebenden therapeutischen Aufgaben folgt Kern (2014). Kern unterscheidet in seinem Modell eine vierte Stufe des »verbalen Selbst« von einer fünften des »narrativen Selbst«. Ich führe diese hier in einer Stufe zusammen, da auch Stern seine vierte Stufe als die des Empfindens eines verbalen Selbst bezeichnet, in der das Kind fähig wird, sein eigenes Leben narrativ zu konstruieren.

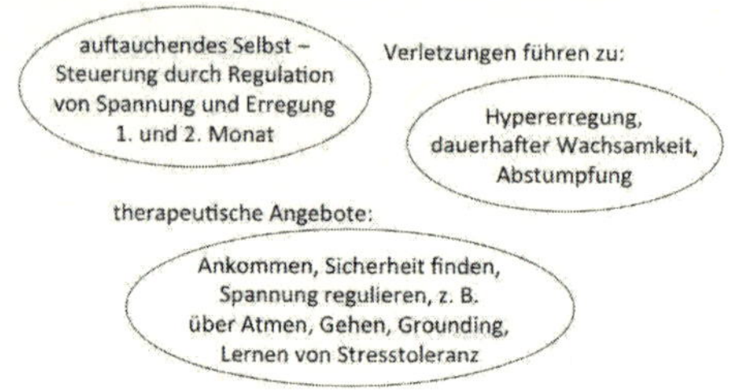
auftauchendes Selbst – Steuerung durch Regulation von Spannung und Erregung 1. und 2. Monat
Verletzungen führen zu:
Hypererregung, dauerhafter Wachsamkeit, Abstumpfung
therapeutische Angebote:
Ankommen, Sicherheit finden, Spannung regulieren, z. B. über Atmen, Gehen, Grounding, Lernen von Stresstoleranz

Abbildung 10: Sterns Stufen des Selbstempfindens, Störungen und therapeutische Aufgaben (hier und im Folgenden nach Kern, 2014) – Phase 1

1. Auf der *ersten Stufe* (siehe Abbildung 10) lernt der Säugling die Beziehungen zwischen den sensorischen Erlebnissen kennen. Sein Selbstempfinden ist auf die Kohärenz, die Handlungen und Gefühlszustände des Körpers gerichtet. Das nennt Stern das »Empfinden des auftauchenden Selbst«. In dieser Phase ist es die wichtigste Aufgabe der Bezugsperson, dem Säugling zu helfen, seine Spannungen zu regulieren.

   Verletzungen oder Fehlabstimmungen in dieser Zeit können zu Problemen mit der Regulation von Spannung und Erregung führen wie Hypererregung und dauerhafte Wachsamkeit einerseits, Taubheit oder Abstumpfung andererseits. Therapeutisch entspricht das den Aufgaben, die Röhricht als erste Stufe des körperpsychotherapeutischen Gruppenprozesses benennt: Ankommen, Sicherheit finden, Spannung regulieren, zum Beispiel über Atmung, Grounding und Gehen. Darüber wird nicht zuletzt Stresstoleranz gelernt.

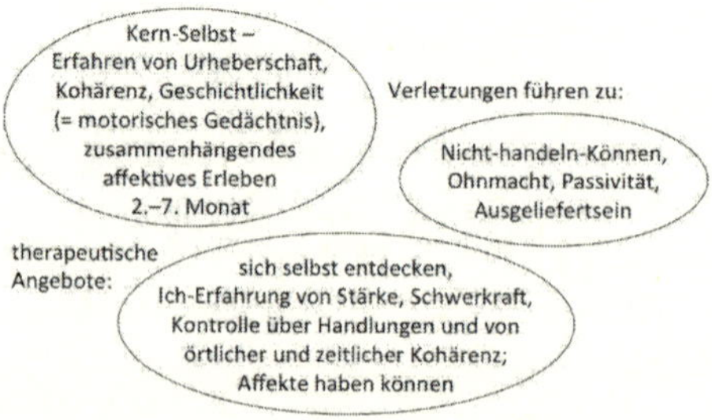

Abbildung 11: Sterns Stufen des Selbstempfindens, Störungen und therapeutische Aufgaben – Phase 2

2. Zwischen dem zweiten und siebten Lebensmonat *(zweite Stufe)* bildet sich aus dem auftauchenden Selbstempfinden eine getrennte, kohärente und abgegrenzte körperliche Einheit heraus, die Stern das »Kernselbst« nennt (siehe Abbildung 11). Die Organisation dieses Selbstempfindens gründet ihm zufolge im Körper und beinhaltet Erfahrungen
   - der Urheberschaft von Handlungen,
   - der Selbst-Kohärenz, das heißt einer Zuordnung von Orten, Bewegungen und zeitlichen Abläufen,
   - der Selbst-Affektivität, das heißt eines zusammenhängenden affektiven Erlebens in Form motorischer Muster, innerer Empfindungen und bestimmter Gefühlsqualitäten,
   - der Selbst-Geschichtlichkeit, das heißt eines motorischen Gedächtnisses.

Das »Kernselbst-Empfinden«, das aus diesen vier Erfahrungen hervorgeht, hält Stern für die Grundlage aller späteren differenzierten Selbstempfindungen.

Stern versteht die Stufen nicht so, dass man eine durchlebt, sie überwindet und dann zur nächsten vorwärtsschreitet. Er sieht sie eher wie die Schichten von Sedimenten: Auf das, was wir entwickelt haben, lagert sich das nächste. In einer Psychotherapie lassen sich daher alle Stufen aufrufen, weil sie alle während des Lebens aktiv bleiben.

Verletzungen auf der zweiten Stufe sind nach Kern (2014) zum Beispiel die Erfahrung, nicht handeln zu können, das heißt, die Selbsturheberschaft nicht leben zu können, ausgeliefert zu sein oder sich ohnmächtig zu fühlen. Diese Stufe des Selbstempfindens lässt sich therapeutisch ansprechen, indem man Erfahrungen von Urheberschaft, Stärke, Kontrolle und Kohärenz vermittelt.

Wichtig für den Bezug zur Theorie des Selbst ist, dass das Kernselbst die Erfahrung einer körperlichen Einheit beinhaltet, die als handlungsmächtig erfahren wird. Denn die oben mit dem Begriff des Körperselbst bereits genannte grundlegende Ebene des Selbsterlebens ist die Erfahrung, ein körperliches Subjekt zu sein und den Körper als eigenen Körper zu erkennen, von dem Handlungen ausgehen. Basales Selbsterleben baut sich auf, indem man wahrnimmt, was mein Körper und was ein anderer Körper jeweils tut. Was Stern für die postnatale Entwicklung ausführt, gilt schon pränatal: Die Bewegungsmuster von Zwillingsembryos unterscheiden sich bereits in der 14. Schwangerschaftswoche in Abhängigkeit davon, ob ein Zwilling sich selbst berührt oder vom anderen Zwilling berührt wird (Gallese & Sinigaglia, 2011, S. 136).

Ich halte den Begriff des Kernselbst für sehr hilfreich. Denn in der Körperpsychotherapie arbeiten wir vielfach mit körpernah erlebten, prozedural gespeicherten, basalen regulatorischen Mustern des Erlebens und Verhaltens, die ich als »Kernprozesse« bezeichne (Geuter, 2023, S. 7). Auch Damasio (2000) benutzt den Begriff des Kernselbst für eine Stufe des Selbst, die er unterhalb der Stufe des autobiografischen Selbst ansiedelt, auf der wir über unser Leben sprechen können. Das Kernselbst ist damit das, was bei Rogers im Unterschied zum Selbstkonzept als das »Selbst als Erleben« bezeichnet wird und das ich im Moment des flüchtigen Aktualbewusstseins im Hier und Jetzt erlebe. Dieses Aktualbewusstsein fördern wir in der Körperpsychotherapie, »indem Patienten körperlich spüren, was geschieht« (Geuter, 2023, S. 141). Beim Kind entwickelt sich das Kernselbst, bevor es zu reflexiven Erfahrungen fähig ist, weil diese an die Sprache gebunden sind.

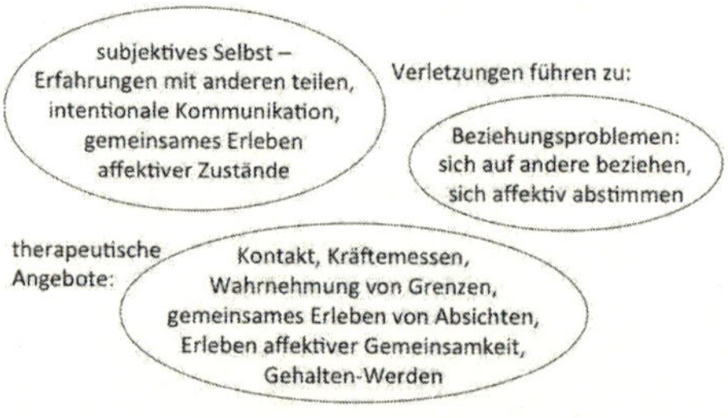

Abbildung 12: Sterns Stufen des Selbstempfindens, Störungen und therapeutische Aufgaben – Phase 3

3. Zwischen dem siebten und dem neunten Monat *(dritte Stufe)* erfährt der Säugling, dass er subjektive Erfahrungen mit anderen teilen kann und dass andere Personen sich in anderen subjektiven Zuständen befinden als er selbst. Nach Stern ist das die *Stufe des Empfindens eines subjektiven Selbst.* Der Säugling und die anderen tauschen sich miteinander aus, wenn der Säugling auf etwas zeigt, was er haben möchte, oder wenn er mit dem Blick dem Zeigen der Hand eines anderen folgt. Diese geteilte Aufmerksamkeit wird in der Mentalisie-

rungstheorie als kognitive Fähigkeit dargestellt, aber sie ist auch eine motorische Prozedur. Kinder handeln, um geteilte Aufmerksamkeit herbeizuführen.

Folgen wir dem Modell von Kern (2014), führen auf dieser Stufe Verletzungen zu Problemen in der Bezogenheit und in der affektiven Abstimmung mit anderen. Um das Erleben dieser Phase anzusprechen, arbeiten wir therapeutisch damit, Gemeinsamkeiten und Unterschiede im affektiven Erleben zu erkunden, zum Beispiel Grenzen und Wünsche im Kontakt (siehe Abbildung 12).

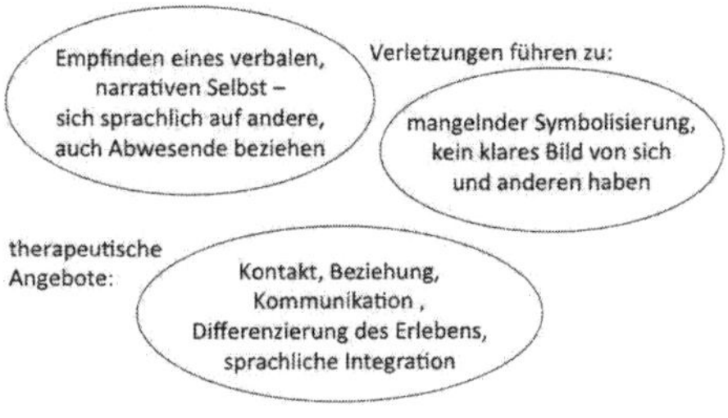

Abbildung 13: Sterns Stufen des Selbstempfindens, Störungen und therapeutische Aufgaben – Phase 4

4. Im zweiten Lebensjahr beginnt mit der Sprache das *Empfinden eines verbalen Selbst*. Das Kind vermag nun sein eigenes Leben narrativ zu konstruieren. In dieser *vierten Phase* sagte mein älterer Sohn als ersten Drei-Wort-Satz: »Ossa dassen bim-bam.« Er erzählte damit, dass gestern unser Freund Honza mit ihm so getanzt hätte, als wäre er eine Glocke. Verletzungen auf dieser Stufe können dazu führen, dass jemand kein klares Bild von sich selbst hat. Therapeutisch arbeiten wir hier mit den Mitteln der Kommunikation im Kontakt. Auf sprachlichem Weg versuchen wir, das Erleben zu differenzieren und Erfahrungen zu integrieren (siehe Abbildung 13).

Die von Kern vorgeschlagene Verknüpfung zwischen den Stufen des Selbstempfindens, den möglichen Verletzungen und Brüchen auf diesen Stufen und den therapeutischen Aufgaben konkretisiert die Möglichkeiten der Körperpsychotherapie, über das Körpererleben Schichten des Erlebens zu erschließen, die mithilfe der Sprache nur schwer erschlossen werden können.

Das Modell von Stern zeigt allgemeine Schritte auf, in denen die Entwicklung des Selbsterlebens beim Kleinkind voranschreitet. Mit der Theorie der affektmotorischen Schemata von Downing (1996) haben wir darüber hinaus ein Modell, wie frühe Erfahrungen in der Interaktion in die aktuelle Organisation des Erlebens und Verhaltens eingehen. Im Unterschied zum typisierenden Modell der Charakterstrukturtheorie werden affektmotorische Schemata als *individuelle Schemata* verstanden. Sie werden später im körperlichen Umgang gelebt und schlagen sich nieder in Überzeugungen wie »Ich komme lieber niemandem nahe« oder »Wenn ich auf jemanden zugehe, kann ich vor Angst nichts empfinden«. Affektmotorische Schemata sind damit Gewohnheiten des Denkens, Empfindens, Fühlens und Verhaltens im Umgang mit Erfahrungen, und mögliche Dispositionen für psychische Störungen (Geuter, 2023, S. 277ff.).

Mit der Theorie der affektmotorischen Schemata können wir Entwicklung als einen Prozess sich akkumulierender Erfahrungen begreifen, in dem sich individuelle Muster oder Schemata des Erlebens und Verhaltens in Beziehungen aufbauen. Dieses Entwicklungsverständnis legt ein etwas anderes Verständnis von Körperpsychotherapie nahe als dasjenige, das auf der Charakterstrukturtheorie aufbaut. Therapie ist diesem Verständnis nach ein Prozess, in dem neue Erfahrungen im Verhältnis zu sich selbst, zu anderen und zur Welt angestoßen werden. Therapeutische Transformation besteht darin, hinderliche, dysfunktionale Schemata des Erlebens und Verhaltens zu reorganisieren, um förderliche, funktionale Schemata zu entwickeln, die Menschen helfen, besser so leben zu können, wie sie leben möchten. Reifung orientiert sich dabei nicht an einem Strukturziel, sondern daran, dass Menschen eine größere Freiheit der Wahl und einen Sinn in ihrem Leben finden. Das entspricht weitgehend dem Verständnis von Psychotherapie, das der humanistisch-experienziellen Psychotherapie eigen ist (Eberwein, 2009).

Ähnlich spricht von Uexküll davon, dass »in unserer individuellen Entwicklungsgeschichte frühe Erlebnisse Stufe für Stufe immer wieder in spätere ›eingewickelt‹ werden« (von Uexküll, 2022, S. 133). Er nennt das »Stufen einer fortschreitenden Verwicklung«. Der Fortgang führe dazu, »dass im innersten Kern der hochkomplexen Erlebnisformen des erwachsenen Menschen ganz frühe Erlebnisformen weiterleben und – das ist das Entscheidende – dort wieder aufgedeckt und wieder gefunden werden können, wenn es gelingt, die hochkomplexen ›Pakete‹ wieder ›aufzuwickeln‹« (ebd.). Entwicklung wird hier gesehen als eine hin zu zunehmender Komplexität, die in pathologischen Fällen zu einer »Behinderung und Blockierung« der lebendigen Funktionen eines Organismus führen kann (ebd., S. 134f.).

Wenn Menschen in dysfunktionale Schemata verstrickt sind, besteht die therapeutische Aufgabe darin, sie aus dem Gewohnten herauszuführen und die alten Pakete aufzuschnüren, damit sie Neues entdecken können (Weiss, 2013, S. 260f.). Das von Rosenberg, Rand und Asay formulierte Ziel der Körperpsychotherapie »Entdeckung des Selbst und Identitätsentwicklung« wird aber nicht nur »durch Erforschen des Ursprungs der Blockierungen« verfolgt (Rosenberg, Rand & Asay, 1996, S. 120), wie diese Autoren schreiben, sondern vor allem durch transformative Erfahrungen und Entfaltung der eigenen Potenziale. Solche Erfahrungen fördern wir in der Therapie, indem Menschen sich bewusst spüren und Unerkanntes entdecken. Indem wir den Bereich der bewussten sinnlichen Selbstaneignung ausweiten, kommt es zu einer »Wiederbelebung des Selbst« (Marlock, 2023).

Wie wir ein Schema erkunden und so einen transformativen Prozess anstoßen können, möchte ich an einem Therapiebeispiel erläutern.

> Ein depressiver Patient mit starken Selbstwertproblemen setzt sich zum wiederholten Male damit auseinander, dass er sich beim nächtlichen Grübeln dafür geißelt, auf der Arbeit und seinen Kindern gegenüber nicht so gut zu sein, wie er es von sich erwartet. Eine innere Stimme, die tief aus seinem Inneren komme, greife ihn an: »Du stümperst herum.« Wir erkunden deren Herkunft. Ich frage ihn, welche Situation ihm dazu einfällt und wann er diese Stimme zum ersten Mal gehört habe. Er sieht seine Mutter vor sich, die herumschreie und ihm ihren Hass entgegenschleudere, dass er falsch sei. Wenn er daran denkt, zieht er sich nach innen zusammen, sein Kopf geht nach unten, als würde er sich einstülpen und implodieren. Er wolle sich vor Scham wegmachen, nicht mehr atmen, und denke: »Wahrscheinlich ist es besser, wenn du nicht da bist.« Er sieht sich dabei im Kinderzimmer.
>
> Nun ist er in einem affektmotorischen Muster der Beschämung durch seine schwer depressiv-aggressive Mutter, der gegenüber sich das Kind wie vernichtet fühlt. Um eine transformatorische Bewegung aus diesem Muster heraus anzustoßen, frage ich ihn, was dieses Kind bräuchte. Er sagt: einen Vater, der ihm Halt gebe, ihn von hinten in den Arm nehme und der ihm sage: »Ich wärme dich, ich hole dich hier weg.«
>
> In der nächsten Stunde ist er wieder ganz eingesackt. Wir gehen der Frage nach, wie er selbst für dieses Kind sorgen und es schüt-

zen könnte. Ich äußere mein Erstaunen darüber, dass dieses Kind nicht wütend wird, und frage ihn, was er sich vorschlagen würde, wenn er sich selbst so als Therapeut begegnen würde. Er sagt: »Das nach außen bringen, wie mit einem Schwert.« Ich schlage ihm vor, das zu versuchen. Er nimmt sich einen Holzstock und haut auf die Couch. Dazu sagt er: »Stopp«, »Das ist mein Raum«. Dabei wird er traurig. In einer inneren Gedankenblase stehe »Hoffentlich sieht mich keiner«. Ich bitte ihn angesichts dessen, einmal mit dem Satz »Sieh mich« zu schlagen. Er versucht es und kommt in kraftvolle Bewegungen. Dazu kommen ihm Sätze wie »Schau mich mal an« oder »Schau mal, wer ich bin«. Diese Sätze werden emotional dynamischer, wenn er dabei das Wort »mich« betont.

In der Folge sprechen wir darüber, wie schwer es ihm in seinem gegenwärtigen Leben fällt, sich nicht automatisch nach den Bedürfnissen der anderen zu richten, sondern seine Bedürfnisse zu berücksichtigen. Am Ende der Stunde meint er, er sei aus dem zusammengesunkenen, festgefrorenen Zustand herausgetreten, den er seit der Kindheit kenne.

In der Stunde hat er ein neues mögliches Muster ausprobiert: sich zu behaupten, Beachtung einzufordern und die eigenen Bedürfnisse zu kommunizieren. Dabei wurde ein verschütteter Selbstanteil belebt, den er kennt, der ihm aber immer wieder verloren geht.[1]

Eine solche Arbeitsweise hat nicht zur Voraussetzung, ausgehend von einer Diagnose der Charakterstruktur eine strukturbezogene therapeutische Strategie der Transformation festzulegen, der man in der therapeutischen Arbeit folgt. Sie folgt vielmehr dem Prinzip, dasjenige individuelle affektmotorische Schema des Patienten zu erkunden, das sein Erleben und Verhalten in den Interaktionen mit anderen bestimmt, das er wie eine alte Gewohnheit lebt und über das er seine aktuellen Erfahrungen in den Bahnen alter Erfahrungen in seiner Beziehung zu der schwer depressiven

1 In der Erstveröffentlichung habe ich hier das in Kapitel 14 aufgenommene Therapiebeispiel von einer Patientin berichtet, die mir an der Tür öfter auf eigenwillige Weise die Hand gab. Diese Patientin zeigte in ihrer Art des Hand-Gebens ein affektmotorisches Schema, das man so benennen könnte: »Wenn der Kontakt näher wird, habe ich Angst, nicht mehr über mich selbst verfügen zu können.« Sie gab nur einen Teil ihrer Hand her, und das so schnell, dass sie nicht festgehalten werden konnte. Damit schützte sie sich davor, dass ein anderer auf sie zugreift.

und abwertend-aggressiven Mutter gestaltet. Die neue Erfahrung bestand in diesem Beispiel zunächst einmal darin, sich dieser alten Bahnung und deren Wirkung im Hier und Jetzt bewusst zu werden.

Therapeutisch konnten wir dieses Selbsterleben aus dem Körpererleben heraus erarbeiten. Darin sehe ich den grundlegenden Beitrag, den die Körperpsychotherapie mit ihren Mitteln zum gesamten Gebiet der Psychotherapie beisteuern kann (Geuter, 2023, S. 113). Einem solchen therapeutischen Verständnis kommt es entgegen, zu versuchen, die menschliche Entwicklung weniger unter dem Aspekt der Entwicklung von Charakterstrukturen und mehr unter dem Aspekt zu betrachten, wie sich Körpererleben und Selbsterleben in den Interaktionen der Kindheit herausbilden.

Literatur

Abraham, K. (1925). *Psychoanalytische Studien zur Charakterbildung.* Internationaler Psychoanalytischer Verlag.

Arnim, A. von, Lahmann, C. & Johnen, R. (Hrsg.). (2002). *Subjektive Anatomie. Theorie und Praxis körperbezogener Psychotherapie.* Schattauer.

Bender, S. (2007). *Die psychophysische Bedeutung der Bewegung. Ein Handbuch der Laban Bewegungsanalyse und des Kestenberg Movement Profiles.* Logos.

Bentzen, M. (2023). Formen des Erlebens: Neurowissenschaft, Entwicklungspsychologie und somatische Charakterbildung. In G. Marlock, H. Weiss, D. Rellensmann & L. Grell-Kamutzki (Hrsg.), *Handbuch Körperpsychotherapie* (S. 340–366). Schattauer.

Bentzen, M., Jarlnaes, E. & Levine, P. (2004). The body self in psychotherapy: A psychomotoric approach to developmental psychology. In I. Macnaughton (Hrsg.), *Body, breath and consciousness. A somatics anthology* (S. 51–70). North Atlantic Books.

Biermann-Ratjen, E.-M. (2006). Klientenzentrierte Entwicklungslehre. In J. Eckert, E.-M. Biermann-Ratjen & D. Höger (Hrsg.), *Gesprächspsychotherapie. Lehrbuch für die Praxis* (S. 73–91). Springer.

Boadella, D. (1996). Stress und Charakterstruktur. In D. Hoffmann-Axthelm (Hrsg.), *Der Körper in der Psychotherapie* (S. 36–89). Schwabe.

Bühler, C. (1933). *Der menschliche Lebenslauf als psychologisches Problem.* Hirzel.

Bühler, C. (1962). *Psychologie im Leben unserer Zeit.* Droemer Knaur.

Bühler, C. (1969). *Wenn das Leben gelingen soll. Psychologische Studien über Lebenserwartungen und Lebensereignisse.* Droemer Knaur.

Carl, A. (2006). Entwicklungstheoretische Modelle. In E. Schmidt (Hrsg.), *Lehrbuch Konzentrative Bewegungstherapie. Grundlagen und Anwendung* (S. 27–40). Schattauer.

Damasio, A. R. (2000). *Ich fühle, also bin ich. Die Entschlüsselung des Bewusstseins.* List.

Davis, W. (2015). The return to the self: A self oriented theory of development and psychotherapy. *International Body Psychotherapy Journal, 14*(2), 28–46.

Dornes, M. (1999). Von Freud zu Stern. Klinische und anthropologische Implikationen der psychoanalytischen Entwicklungstheorie. *Psychotherapeut, 44*(2), 74–82.

Dornes, M. (2000). *Die emotionale Welt des Kindes.* S. Fischer.

Downing, G. (1996). *Körper und Wort in der Psychotherapie.* Kösel.

Eberwein, W. (2009). *Humanistische Psychotherapie. Quellen, Therapien und Techniken.* Thieme.

Eisman, J. (2015). Hakomi character theory. In H. Weiss, G. Johanson & L. Monda (Hrsg.), *Hakomi mindfulness-centered somatic psychotherapy. A comprehensive guide to theory and practice* (S. 76–90). W.W. Norton & Company.

Gallagher, S. (2000). Philosophical conceptions of the self: Implications for cognitive science. *Trends in Cognitive Sciences, 4*(1), 14–21.

Gallagher, S. (2005). Metzinger's matrix: Living the virtual life with a real body. *Psyche: An Interdisciplinary Journal of Research on Consciousness, 11*(5), 1–9.

Gallese, V. (2015). Welche Neurowissenschaften und welche Psychoanalyse? Intersubjektivität und Körperselbst. Notizen für einen Dialog. *Psyche – Zeitschrift für Psychoanalyse und ihre Anwendungen, 69*(2), 97–114.

Gallese, V. & Sinigaglia, C. (2011). How the body in action shapes the self. *Journal of Consciousness Studies, 18*(7–8), 117–143.

Geißler, P. (2007). Entwicklungspsychologisch relevante Konzepte im Überblick. In ders. & G. Heisterkamp (Hrsg.), *Psychoanalyse der Lebensbewegungen. Zum körperlichen Geschehen in der psychoanalytischen Therapie. Ein Lehrbuch* (S. 99–164). Springer.

Geuter, U. (2019). *Körperpsychotherapie Praxis. 10 Prinzipien der Arbeit im therapeutischen Prozess.* Springer.

Geuter, U. (2023). *Körperpsychotherapie. Grundriss einer Theorie für die klinische Praxis* (2. Aufl.). Springer.

Grawe, K. (2004). *Neuropsychotherapie.* Hogrefe.

Haltenhoff, H. (2022). Die ersten beiden Lebensjahre – Das Modell der Ver-Wicklung aus der Sicht der Kleinkindforschung. In A. von Arnim, C. Lahmann & R. Johnen (Hrsg.). (2022), *Subjektive Anatomie. Theorie und Praxis körperbezogener Psychotherapie* (S. 161–178). Schattauer.

Heller, M. (2012). *Body psychotherapy: History, concepts and methods.* W.W. Norton & Company.

Höger, D. (2006). Klientenzentrierte Persönlichkeitstheorie. In J. Eckert, E.M. Biermann-Ratjen & D. Höger (Hrsg.), *Gesprächspsychotherapie. Lehrbuch für die Praxis* (S. 37–72). Springer.

Hofer-Moser, O. (2011). Körperlesen. In G. Stumm & A. Pritz (Hrsg.), *Wörterbuch der Psychotherapie* (S. 377). Zweitausendeins.

Hortelano, X.S. (2006). Funktionalismus in der Praxis – Vegetotherapie bei psychosomatischen Symptomatiken. In G. Marlock & H. Weiss (Hrsg.), *Handbuch der Körperpsychotherapie* (S. 844–851). Schattauer.

Johnson, S.M. (1993). *Charakter-Transformation. Erkennen – Verändern – Heilen.* Transform.

Kern, E. (2014). *Personzentrierte Körperpsychotherapie.* Reinhardt.

Koemeda-Lutz, M. (2002). Ein psychosomatisches Persönlichkeitsmodell: Charakterstrukturen. In dies. (Hrsg.), *Körperpsychotherapie – Bioenergetische Konzepte im Wandel* (S. 117–137). Schwabe.

König, K. (2004). *Charakter, Persönlichkeit und Persönlichkeitsstörung.* Klett-Cotta.

Kurtz, R. (1985). *Körperzentrierte Psychotherapie. Die Hakomi Methode.* Synthesis.

Lowen, A. (1979). *Bioenergetik. Therapie der Seele durch Arbeit mit dem Körper.* Rowohlt.
Lowen, A. (1981). *Körperausdruck und Persönlichkeit. Grundlagen und Praxis der Bioenergetik.* Kösel.
Lowen, A. (2006). Die neurotische Charakterstruktur und das bewusste Ich. In G. Marlock & H. Weiss (Hrsg.), *Handbuch der Körperpsychotherapie* (S. 216–220). Schattauer.
Marlock, G. (2023). Körperpsychotherapie als Wiederbelebung des Selbst. In ders., H. Weiss, D. Rellensmann & L. Grell-Kamutzki (Hrsg.), *Handbuch Körperpsychotherapie* (S. 166–178). Schattauer.
Maslow, A.H. (1973). *Psychologie des Seins. Ein Entwurf.* Kindler.
Meltzoff, A.N. & Moore, M.K. (1994). Imitation, memory and the representation of persons. *Infant Behavior and Development, 17*(1), 83–99.
Piontelli, A. (1996). *Vom Fetus zum Kind. Die Ursprünge des psychischen Lebens.* Klett-Cotta.
Pokorny, V., Hochgerner, M. & Cserny, S. (1996). *Konzentrative Bewegungstherapie. Von der körperorientierten Methode zum psychotherapeutischen Verfahren.* Facultas.
Reddy, V. (2008). *How infants know minds.* Harvard University Press.
Reich, W. (1989 [1933]). *Charakteranalyse.* Kiepenheuer & Witsch.
Röhricht, F. (2000). *Körperorientierte Psychotherapie psychischer Störungen.* Hogrefe.
Röhricht, F. (2009). Das Körperbild im Spannungsfeld von Sprache und Erleben – terminologische Überlegungen. In P. Joraschky, T. Loew & F. Röhricht (Hrsg.), *Körpererleben und Körperbild. Ein Handbuch zur Diagnostik* (S. 25–34). Schattauer.
Rogers, C. (1981). *Die klientenzentrierte Gesprächspsychotherapie. Client-Centered Therapy* (3. Aufl.). Kindler.
Rolef Ben-Shahar, A. (2014). *Touching the relational edge. Body psychotherapy.* Karnac.
Rosenberg, J.L., Rand, M.L. & Asay, D. (1996). *Körper, Selbst und Seele. Ein Weg zur Integration.* Junfermann.
Schore, A.N. (2007). *Affektregulation und die Reorganisation des Selbst.* Klett-Cotta.
Stack, D.M. & Muir, D.W. (1992). Adult tactile stimulation during face-to-face interactions modulates five-month-olds' affect and attention. *Child Development, 63*(6), 1509–1525.
Stern, D. (1992). *Die Lebenserfahrung des Säuglings.* Klett-Cotta.
Thielen, M. (2009). Säuglingsforschung – Selbstregulation – Körperpsychotherapie. In M. Thielen (Hrsg.), *Körper – Gefühl – Denken. Körperpsychotherapie und Selbstregulation* (S. 187–208). Psychosozial-Verlag.
Thielen, M. (2013). Neue Entwicklungen in der Wissenschaft und ihre Bedeutung für die körperpsychotherapeutische Praxis. Säuglingsforschung – Mikropraktiken – Körperpsychotherapeutische Praxis. In ders. (Hrsg.), *Körper – Gruppe – Gesellschaft. Neue Entwicklungen in der Körperpsychotherapie* (S. 309–318). Psychosozial-Verlag.
Trautmann-Voigt, S. & Voigt, B. (Hrsg.). (1996). *Bewegte Augenblicke im Leben des Säuglings – und welche therapeutischen Konsequenzen? Verbindung von Säuglingsforschung und Psychotherapie mit Körper-Bewegung-Tanz.* Claus Richter.
Uexküll, T. von (2022). Entwicklung als Verwicklung. In A. von Arnim, C. Lahmann & R. Johnen (Hrsg.), *Subjektive Anatomie. Theorie und Praxis körperbezogener Psychotherapie* (S. 131–137). Schattauer.
Varela, F.J., Thompson, E. & Rosch, E. (1992). *Der Mittlere Weg der Erkenntnis.* Scherz.
Voigt, B. & Trautmann-Voigt, S. (1998). Zur Rezeption Lichtenbergs und Sterns: Das Un-

bewusste in der Sprache der Bewegung. In dies. (Hrsg.), *Bewegung ins Unbewusste. Beiträge zur Säuglingsforschung und analytischen KörperPsychotherapie* (S. 43–72). Brandes & Apsel.

Weiss, H. (2013). Zum Studium des Unbewussten über den Körper. Wie die sorgfältige Anwendung der Achtsamkeit einen verfeinerten Arbeitsmodus für die Körperpsychotherapie bereitstellt. In M. Thielen (Hrsg.), *Körper – Gruppe – Gesellschaft. Neue Entwicklungen in der Körperpsychotherapie* (S. 257–275). Psychosozial-Verlag.

Willach-Holzapfel, A. (2018). Frauenkörper – Männerkörper. Gedanken zum »doing gender« im Körperpsychotherapieraum. In M. Thielen, A. von Arnim & A. Willach-Holzapfel (Hrsg.), *Lebenszyklen – Körperrhythmen. Körperpsychotherapie über die Lebensspanne* (S. 185–197). Psychosozial-Verlag.

11 Emotionsregulation und Emotionserkundung in der Körperpsychotherapie

Dieser Beitrag geht auf einen Vortrag zurück, den ich 2007 beim dritten Kongress der Deutschen Gesellschaft für Körperpsychotherapie in Berlin gehalten habe, und wurde in einem Sammelband der Kongressvorträge 2009 erstmals veröffentlicht. Der Beitrag erscheint hier mit kleinen Kürzungen und Änderungen. Meine damaligen Aussagen habe ich nicht verändert. Was ich heute anders sehe, habe ich in Fußnoten vermerkt.

Der Begriff der Selbstregulation gehört zu den metatheoretischen Vorstellungen psychotherapeutischer Theoriebildung (siehe dazu Petzold, 2003b). Zugleich wird dieser Begriff oft auf einer praxeologischen Ebene verwendet (siehe dazu ebd., S. 396, 2003a, S. 65ff.) und auf Techniken bezogen, mit deren Hilfe ein gestörtes seelisches Gleichgewicht oder eine gestörte Stressbalance einen Ausgleich finden. Auf einer mittleren Ebene praxisbezogener psychotherapeutischer Theoriebildung zwischen Metatheorie und Theorie der Technik kann man für das Verständnis von Selbstregulation auf Theorien zur Emotionsregulation zurückgreifen. In der Körperpsychotherapie können diese Theorien helfen, den konzeptionellen Rahmen für den Einsatz körperbezogener Techniken zur Arbeit mit gestörter Affektivität zu präzisieren.

Die Arbeit an der emotionalen Regulation stand am Beginn der Entwicklung der Körperpsychotherapie. Zunächst Georg Groddeck und dann Wilhelm Reich arbeiteten die Rolle des Körpers bei der Unterbrechung der Gefühlswahrnehmung heraus (Downing, 1996, S. 346ff.; Geuter & Schrauth, 2002). Reich zeigte auf, dass Gefühle verkörpert sind und dass die Geschichte der biopsychosozialen Erfahrungen eines Menschen in habituierten Mustern, und zwar sowohl in Mustern des seelischen Erlebens und Verhaltens wie auch in muskulär geformten Strukturen des Körpers, ihren Niederschlag findet. Das führte zu Reichs Theorie der Charakterstrukturen mit ihren jeweiligen Muskelpanzern und zu einer therapeutischen Praxis, die gezielt eine Auflösung emotional-expressiver Hemmungen ansteuerte (siehe Kapitel 10).

In der psychologischen Theorie kamen solche Gedanken jahrzehntelang nicht an. Diese folgte in ihrem Mainstream in der zweiten Hälfte des 20. Jahrhunderts einem Menschenbild, das dem Menschen weder Gefühle noch einen subjektiv erlebten Körper zusprach. Das hat sich in jüngerer Zeit geändert. In der kognitiven Psychologie wird heute über den Körper als Grundlage des Fühlens und Denkens nachgedacht (siehe Kapitel 7). Zahlreiche neuere Ergebnisse der experimentellen Psychologie belegen, dass die mentale Repräsentation der Umwelt und anderer Menschen vom körperlichen Zustand oder von körperlichen Bewegungen und körperlichem Ausdrucksverhalten abhängen (Niedenthal et al., 2005).

Auch Emotionen und ihre Regulation lassen sich ohne Bezug auf den Körper nicht verstehen. Intrasubjektiv werden sie körperlich erlebt; intersubjektiv markieren sie einen körperlich-räumlichen Bezug zwischen einem Subjekt und einem Objekt, auf das sich das Subjekt bei Freude zubewegt oder zu dem es bei Ärger, Ekel oder Angst den Abstand vergrößern will.

Seelische Störungen haben immer mit der intra- und intersubjektiven Regulation von Emotionen zu tun (Panksepp, 2006; vgl. Carroll, 2006). Der Psychiater Daniel Siegel (2006, S. 269) meint, dass es sich bei ihnen vielfach um Störungen in der Fähigkeit zur Selbstregulierung handle. Denn der Geist könne sich nur dann flexibel auf seine Umwelt einstellen, wenn ein Mensch seine Emotionen zu regulieren vermag. Der Geist kann nicht arbeiten, wenn die Emotionen im Ungleichgewicht sind. Der Psychoanalytiker Allan Schore geht davon aus, dass insbesondere schwere seelische Störungen als emotionale Regulationsstörungen zu verstehen seien, bei denen es den inneren reparativen Mechanismen an Erholung mangele (Schore, 2007, S. 46).

Die Fähigkeit zur Selbstregulation der Affekte entwickelt sich Schore zufolge in der frühen Kindheit über die Modulation des »energetischen Zustands des Kindes« durch die Mutter (ebd., S. 301). In der psychobiologischen Abstimmung zwischen Mutter und Kind entstehe Bindung als »synchronisierte, dyadische bioenergetische Transmission«, die zu einem »synchronisierten und gerichteten Energiefluss im Gehirn des Kindes und der Mutter« führe (ebd., S. 161f.). Das entspricht dem Ansatz der Körperpsychotherapie, Prozesse der Selbstregulation teilweise über eine psychobiologische Abstimmung im Dialog mit dem Therapeuten anzustoßen.

Das kann zum Beispiel heißen, als Therapeut wie eine Mutter gegenüber ihrem Säugling bewusst die Prosodie der Stimme zu nutzen, mit der man unmittelbar den Stimmungszustand des anderen erreicht und sich neurobiologischen Vorstellungen zufolge an die rechte emotionale Hirnhälfte wendet (Ackermann et al., 2004), oder mit dem Blick Teilhabe zu signalisieren. Schaut ein Erwachsener ein Baby an, weiten sich seine Pupillen und als Folge auch die Pupillen des Babys. Dadurch wird Freude induziert, und es kommt zu einem Anstieg im Niveau endogener Opiate (Schore, 2007, S. 32, 37). Kann der Blick eines Therapeuten jenseits der Worte auf dieser Ebene einen Patienten erreichen, wird ein psychobiologischer Regulationsvorgang angestoßen, der mit der Übertragungstheorie allein nicht ausreichend beschrieben werden kann, eher schon mit der Theorie der »korrigierenden emotionalen Erfahrung«. Körperpsychotherapeuten beschreiben daher therapeutische Prozesse vielfach auch auf einer Ebene regulatorischer Vorgänge im Patienten »in terms of the underlying autonomic, motoric and sensory components of affect, including how it is fragmented, dispersed or deadened in the body« (Carroll, 2005, S. 27).

Lange Zeit hat die Körperpsychotherapie, wie die Psychoanalyse in ihren Anfängen einer Ein-Personen-Psychologie folgend, die autoregulatorischen Prozesse innerhalb eines Individuums und die Prozesse der Eigenwahrnehmung fokussiert. Heute herrscht eher die Vorstellung, dass auch Körper interagieren und in der Therapie ein »embodied encounter« stattfindet (Shaw, 2003, S. 34). Auch in der Hirnforschung wurden Gehirne lange als reizverarbeitende Monaden behandelt. Aber mit dem Wechsel zu einer Theorie des *social brain* geht die Forschung von einer Ko-Regulierung psychobiologischer Zustände durch interagierende Gehirne aus, das heißt durch zwischenmenschliche Interaktion, und von einem Wechsel zwischen Ko-Regulierung und Autoregulierung je nach Kontext (Schore, 2007, S. 233–238). Beide kann man als zwei Modi der Selbstregulierung verstehen, wenn man den Begriff der Selbstregulation, der oft im Sinne der Autoregulation benutzt wird, als einen übergeordneten Begriff verwendet.[1] In der Psychoanalyse wird die Behandlungsrelevanz dieses Wechselspiels gesehen: »Die Selbst- und interaktive Regulierung nonverbaler Austauschweisen ist in jeder Behandlung zentral, aber bei ›schwer erreichbaren‹ Patienten, deren Kommunikationsmuster weit jenseits der herkömmlichen Verbalisierung liegen, ist sie von besonderer Relevanz«

1 Hierauf gehe ich an anderer Stelle genauer ein (Geuter, 2023, S. 385).

(Beebe & Lachmann, 2004, S. 63). Das liegt daran, dass bei ihnen keine stabilen Muster der Affektregulation in der Kindheit aufgebaut wurden. Denn in den frühen Dialogen zwischen Mutter und Kind, im Spiel von Zuwendung, Abwendung und Wiederaufnahme des Dialogs, lernt das Baby, negative emotionale Zustände zu meistern und die Erregung durch positive Gefühle ansteigen zu lassen.

Auch neurobiologische Überlegungen sprechen für eine enge Verzahnung der organismischen, autoregulatorischen Prozesse mit dem Beziehungsgeschehen. Schore sieht die Schaltstelle für entsprechende Vermittlungsprozesse im rechten orbitofrontalen Kortex, der oberhalb des rechten Auges liegt und in dem soziales und emotionales Verhalten in einzigartiger Weise mit dem limbischen System, dem Hirnstamm und den Aktivitäten des autonomen Nervensystems verbunden werden. In der funktionellen Anatomie des Gehirns wird der Orbitofrontalkortex als oberster Teil des limbischen Systems wie auch als Teil des Temporallappens des Neokortex angesehen (Siegel, 2006, S. 27). Von ihm aus kann Erregung moduliert werden. Schäden in der orbitofrontalen Region führen zu starken Defiziten im Sozialverhalten und stören die Regulation selbstreflexiver Emotionen wie Scham, Verlegenheit, Schuld oder Stolz (Beer et al., 2003), bei denen emotionale Erregung stärker mit kognitiven Prozessen der Auseinandersetzung mit etwas innerlich Erwünschtem oder Unerwünschtem verkoppelt ist (Krause, 1996). In keinem anderen Hirnteil werden Informationen über die externe Umgebung und über Körperzustände in vergleichbarer Weise mit anderen Prozessen integriert. Da der orbitofrontale Kortex in der Mitte des zweiten Lebensjahres reift, werden hier die Kernstrukturen des Selbst vor dem Erwerb der Sprache nicht-sprachlich und unbewusst verankert und die Muster der Affektregulation ein Leben lang aufbewahrt:[2] »Der Kern des Selbst ist somit nonverbal und unbewusst und ist eingebettet in die Matrix der Affektregulation« (Schore, 2007, S. 43).

Wer pathogene Muster verändern will, muss daher einen Zugang zum Patienten auf der Ebene der elementaren Affektregulation finden. Das gilt vor allem für strukturelle Störungen, die Schore (2007, S. 47) hirnbiologisch

2 Ich bin heute gegenüber einer solchen Formulierung weit vorsichtiger. Denn es ist überhaupt nicht ausgemacht, dass Lebenserfahrungen allein im Gehirn gespeichert sind. Sie manifestieren sich auch in Bewegungen, Haltungen, Empfindungen und gehören der ganzen Person an (Geuter, 2023, S. 168ff.). Zur Kritik des modernen Hirnzentrismus in der Psychotherapie siehe auch Fuchs (2021) und Richter (2019).

in den Regulationsmechanismen des orbitalen präfrontalen limbischen Systems verortet sieht. Schore schreibt, dass der Psychotherapeut in der Lage sein muss, den desorganisierten inneren Zustand des Patienten neu zu regulieren. Aber er gibt nur einige wenige grundlegende Hinweise, wie ein Therapeut das leisten kann. Zum Beispiel müsse er in seinem eigenen körperlichen Befinden erfassen, wie sich belastende Erfahrungen des Patienten in der Übertragung konstellieren; er müsse sich »psychobiologisch« mit den Zuständen des Patienten abstimmen oder ihm »auf der tiefsten Schicht seiner Persönlichkeit Resonanz anbieten« (ebd., S. 54, 76, 194). Schore bietet sehr aufschlussreiche theoretische Überlegungen an, verfügt aber im Rahmen der Psychoanalyse nicht über die behandlungstechnischen Mittel, diese Überlegungen in therapeutische Praxis umzusetzen.

Körperpsychotherapie und autonomes Nervensystem

Die Ebene der elementaren Affektregulation ist hingegen eine klassische Ebene körperpsychotherapeutischer Arbeit, weil die basale Affektregulation tief im Körper verwurzelt ist. In der neoreichianischen Tradition der Körperpsychotherapie spielten Theorien einer Balance innerhalb des autonomen Nervensystems (ANS) mit seinen beiden Ästen des Sympathikus und des Parasympathikus immer eine große Rolle. Denn das autonome Nervensystem steuert als Teil des peripheren Nervensystems zusammen mit dem Hormonsystem die Körperfunktionen. In einer kritischen Bestandsaufnahme der Psychosomatik bezeichnet Velden (2007) Fehlsteuerungen des ANS als Ursache für die schwersten und am meisten verbreiteten psychosomatischen Krankheiten wie Bluthochdruck oder Bronchialspasmen. Aufgrund psychischer Geschehnisse und Lebensereignissen können körperliche Funktionen in einem Ausmaß dysreguliert werden, dass aus dieser Dysregulation krankheitswertige Symptome entstehen. Sie sind dann, wie Velden aufzeigt, Folgen einer *unspezifischen* Reaktion des ANS, weil das ANS nicht zwischen einer realen und einer symbolischen Bedrohung unterscheiden und in seinen Reaktionen, wie vielfach fälschlich angenommen wurde, auch keine Konflikte symbolisieren kann (ebd., S. 21ff.).

Man könnte diesen Gedanken auf die metapsychologische Unterscheidung der Psychoanalyse zwischen Dynamik, Topik und Ökonomie der Neurose beziehen. Reich meinte, dass Neurosen unter ökonomischem Gesichtspunkt Ausdruck eines gestörten Libido-Haushaltes seien, und zwar ein Phänomen gestauter Erregung, die in den Muskeln gebunden werde. Daher sah er die Neurose, die dynamisch betrachtet aus psychosexuellen Konflikten entstehe, in ökonomischer Hinsicht als eine chronische Übererregung des sympathischen Nervensystems an. Und er dachte, dass neben der Arbeit an den seelischen Konflikten ein Weg zu ihrer Heilung im Abbau von Erregungsspannung in der gestreiften Muskulatur bestehe, der zu einem neuen vegetativen Gleichgewicht führe. Folglich nannte er seine Methode ursprünglich »Vegetotherapie«.

Diese Vorstellung von Erregungsstau und Erregungsabbau durch psychomotorischen Ausdruck blieb leitend für die Bioenergetik von Alexander Lowen. Sie entspricht dem Paradigma, das Breuer und Freud in ihren *Studien über Hysterie* für die klassischen Neurosen entworfen haben und das davon ausging, dass die Abfuhr der ursprünglichen affektiven Erregung aus einer verdrängten Situation der Neurose die Grundlage entziehe. Gerda Boyesen entwickelte in ihrer Biodynamik den Gedanken, dass eine Übererregung des Sympathikus auch durch eine Stimulierung parasympathischer Nerventätigkeit abgebaut werden könne, die körperlich Beruhigung erzeugt; daher betonte sie Prozesse des Schmelzens und emotionalen Verdauens in der Körperpsychotherapie, die es dem Organismus ermöglichen, gelassener mit Spannungszuständen umzugehen (siehe Kapitel 1). Stressreste können demzufolge nicht nur auf kathartischem Weg durch Aktivierung lange angehäuften emotionalen Materials, sondern auch durch Aktivierung vegetativer Reaktionen wie zum Beispiel eines Zitterns abgebaut werden (Schrauth, 2006, S. 663). Wie wir mittlerweile durch Panksepps Arbeit *Affective Neuroscience* (1998) gelernt haben, gibt es allerdings auch parasympathisch gesteuerte Stressphänomene wie Ohnmacht und Totstellverhalten in der Panik; hier kommt der Organismus nicht in ein Zuviel an Spannung, sondern in ein Zuviel an Stillhalten, in die Erstarrung. Unter höchster Erregung stellt sich in der *freeze reaction* eine gleichzeitige hohe Aktivierung von Sympathikus und Parasympathikus ein, also Spannung plus Erstarrung (Schrauth, 2006; siehe Kapitel 13).

»Self-regulation of the ANS is at the heart of body psychotherapy«, schreibt Carroll (2005, S. 29). Diese lange Zeit außerhalb des Mainstreams vertretene Ansicht gelangt durch die neurobiologische Forschung zunehmend in den Fokus der Theoriebildung. So sieht es Schore als gesichert an, »dass affektiv besetzte psychobiologische Zustände ein Produkt des Ausgleichs zwischen Energie verbrauchenden und Energie bewahrenden Komponenten des ANS sind«, dem Sympathikus und dem

Parasympathikus (Schore, 2007, S. 302). Weiterhin schreibt er, dass die sympathischen und parasympathischen Kreisläufe des ANS »unwillkürliche Körperfunktionen erzeugen, die die somatischen Komponenten aller emotionalen Zustände darstellen« (ebd., S. 165). Jede Theorie der Affekte müsse daher auch das autonome Nervensystem berücksichtigen. Denn: »Die Kreisläufe im ZNS, die soziale und emotionale Informationen auf unbewussten Ebenen verarbeiten, sind tief mit den sympathischen und parasympathischen Kreisläufen des ANS, die die Funktionen eines jeden Organs im Körper regulieren, verbunden« (ebd., S. 228).

Das *autonome* Nervensystem ist keineswegs so autonom, wie der Name vermuten lässt. Porges (2003) zeigt in seiner Polyvagaltheorie, dass das ANS wichtige Funktionen im Kontakt mit der Mitwelt hat. Das Nervensystem reagiere auf Gefahren in der Umwelt und kommuniziere seine Reaktion, ohne dass bewusste Aufmerksamkeit ins Spiel komme. Das gelte auch für das bindungsrelevante Pflegeverhalten. Porges (2001) spricht daher von einem »sozialen Nervensystem«. Seiner Theorie zufolge ist der Vagusnerv, der größte Nerv des Parasympathikus, bei Säugetieren in eine myelinisierte und eine nicht von Myelin umgebene Struktur geteilt. Nur bei Säugetieren sei ein myelinisierter efferenter Nerv vorhanden, der die Fähigkeit habe, auf sympathische Nervenreaktionen wie die Herzfrequenz beruhigend einzuwirken. Dieser Teil des Vagus ist neuroanatomisch mit Nerven verbunden, die im Schädelbereich emotionalen Ausdruck steuern (Porges, 2001). Auch dies unterstützt die These von der engen Verzahnung intrapsychischer und interaktioneller emotionaler Regulationsprozesse mit der autonomen Nerventätigkeit.[3]

3 Ich habe hier 2009 die Theorie von Porges wiedergegeben, die Kritiker mittlerweile als neuroanatomisch und physiologisch nicht haltbar ansehen (siehe Kapitel 13, Abschnitt »Reaktionen auf Bedrohung«). Ich habe daher meine Formulierungen hier leicht geändert, sodass die Aussagen als Behauptungen von Porges erkennbar werden. Wie gezeigt werden konnte, gibt es einen ventralen Vagusbereich und Myelinisierung schon früher in der Evolution bei Fischen (Monteiro et al., 2018). Auch scheinen der ventrale und der dorsale Vagusast beim Menschen anatomisch nicht so zu unterscheiden zu sein, wie Porges das behauptet; für die von ihm postulierten Zusammenhänge zwischen Herzratenvariabilität, Bradykardie und der Aktivität des ventralen oder dorsalen Vagus fehlen den Kritikern zufolge die empirischen Belege (Grossmann, 2023; Neuhuber & Berthoud, 2022). Zur Erwiderung siehe Porges (2025). Trotz der Kontroverse bleibt der enge Zusammenhang zwischen emotionalen Regulationsprozessen und der Tätigkeit des autonomen Nervensystems unbestritten.

An der kommunikativen Funktion der Emotionen ist das ANS aber nicht nur im Bereich des Gesichtsausdrucks beteiligt. Denn es löst weitere sichtbare körperliche Signale aus, wie zum Beispiel Unruhe oder Erröten der Haut, die den emotionalen Zustand einer Person anderen mitteilen (Roth, 2007, S. 246). Diese Mitteilungen finden auch ohne Worte und meist unbewusst statt und kommunizieren die Bedeutung, die ein Ereignis für einen Menschen hat.

Die theoretischen Überlegungen zu den Verbindungen zwischen autonomer Nerventätigkeit und höheren psychischen Prozessen machen die Hypothese einsichtig, dass körperbezogene Behandlungstechniken, die auf das ANS einwirken, auch ohne dass sie auf psychodynamische Einsichten zielen, wie zum Beispiel eine Massage oder eine craniosacrale Therapie, psychisch harmonisierend wirken können, indem es zu einer Beruhigung der Übererregung kommt. Diese geht mit einer emotionalen Beruhigung einher, was wiederum auch das Denken verändert. Es könnte sein, dass die Wirkung von Meditation, die meist kognitiv im Gewinn einer anderen, gelasseneren Einstellung zur flüchtigen Natur der Gefühle und Gedanken gesehen wird, teilweise auch auf einer Beruhigung der autonomen Nerventätigkeit beruht.

Dass körperbezogene Methoden auf der Ebene des Vegetativums wirken, zeigen empirische Forschungen. So führt Funktionelle Entspannung zu einer Reduktion der Beschwerden beim Reizdarmsyndrom; Lahmann und Kollegen (2010) führen diesen Effekt unter anderem auf eine positive Stimulation des ANS zurück. Auch wurden Langzeiteffekte einer solchen Behandlung auf vegetativ gesteuerte Atemfunktionen bei Asthmatikern nachgewiesen (Lahmann et al., 2009). Anhand von Aufnahmen mit Wärmebildkameras ließ sich zeigen, dass Stimmungen und Körperhaltungen die Körperwärme unmittelbar verändern (Cantieni, 2006).

Entwicklungsbiologisch ist es so, dass die Erfahrungen des Säuglings mit seinen Bezugspersonen bei der Regulation der Affektzustände während der Zeit der Reifung des orbitofrontalen Kortex und seiner Verknüpfung, das heißt bis zum Ende des zweiten Lebensjahres, in die Regulationsmuster eines Menschen und damit auch in die Muster der sympathischen und parasympathischen Nerventätigkeit eingespeichert werden. Schlechte Erfahrungen können lebenslange Probleme mit der Affektregulation nach sich ziehen, und zwar auf der Ebene von Defiziten in der Regulation der Stressphysiologie.

Wenn nach der Theorie von Schore (2007) als Folge einer unzureichenden gemeinsamen Regulation von Zuständen in der frühen Kindheit die Austauschvorgänge in der rechten Hirnhälfte schwach seien, werde ein Mensch von stressenden Körperzuständen leicht überwältigt. Das kann sich in Dissoziation zeigen: der Unfähigkeit, körperliche, emotionale und interaktionell-situative Informationen zu integrieren.

Als Kompensation könnte die linke Gehirnhälfte überaktiv sein und den in den limbischen Arealen entstehenden Ausdruck hemmen, entweder durch motorische Kontrolle oder indem Narrative konstruiert werden, die die aus dem Körper stammenden Informationen über Gefühle verdecken oder entstellen (Carroll, 2005, S. 25).

Das wird durch die Bindungsforschung bestätigt. Unsicher-vermeidend gebundene Kinder zeigen in der »fremden Situation« keine emotionalen Reaktionen, haben aber erhöhte Cortisolwerte in ihrem Speichel. Das Kind reagiert also auf einer stressphysiologischen Ebene heftig auf die Trennung von der Mutter und betäubt seine Gefühle (Spangler, Grossmann & Schieche, 2002). Dieses Reaktionsmuster kann später durch Rationalisierungen überlagert werden, etwa wenn unsicher-vermeidend gebundene Kinder als Erwachsene von einer glücklichen Kindheit berichten. Das wäre das, was Carroll als Konstruktion verdeckender Narrative bezeichnet.

Schore meint, »die *bedeutsamste* Konsequenz des frühen Beziehungstraumas« sei »der Verlust der Fähigkeit, die Intensität und die Dauer von Affekten zu regulieren« (Schore, 2007, S. 192; Kursivierung U. G.). Was Ferenczi als erster auf der psychodynamischen Ebene erkannte, nämlich dass traumatisierende Beziehungserfahrungen maßgeblich die Wurzel psychischer Störungen bilden (Hirsch, 2002), wird nun auch psychobiologisch besser verstanden. Frühe Erfahrungen erzeugen grundlegende Muster, der Welt und den Menschen zu begegnen, die auf einer Ebene bewusst reflektierender Steuerung nur wenig zugänglich sind. Denn sie sind fest in die Stressphysiologie der autonomen Nerventätigkeit eingeschrieben. Die therapeutische Arbeit an einer gestörten emotionalen Regulation muss daher auch diese Ebene adressieren. Dabei kann es sowohl notwendig sein, mit tiefer Entspannung oder Beruhigung zu arbeiten wie auch mit starker Erregung oder Vitalisierung – oder um Letzteres einmal nicht in der Sprache der Neurobiologie, sondern derjenigen der Phänomenologie zu formulieren, mit »dringlichen Erfahrungen«, die uns, wie Martin Heidegger meint, über die Begegnung mit der tiefen Angst dahin bringen, uns unseres Seins bewusst zu sein.

Körperpsychotherapeutische Regulation emotionaler Erregung

In der Körperpsychotherapie gibt es eine Vielfalt von Methoden zur Modulation der emotionalen Erregung, sowohl in Richtung Beruhigung wie auch in Richtung einer Intensivierung des emotionalen Erlebens (siehe dazu Geuter, 2019, S. 157–228). Geuter und Schrauth (2001) haben ein Modell affektiver Zyklen vorgelegt, anhand dessen einzelne Aspekte körperpsychotherapeutischer Arbeit mit der Emotionsregulation dargestellt werden können (siehe Abbildung 14). Diesem Modell zufolge kann man emotionale Erregungsprozesse als einen Ablauf darstellen, bei dem von einem Ruhepunkt aus durch einen Stimulus eine Erregungssteigerung eintritt, die zu einem Ausdruck des Gefühls oder einer Entladung und einem anschließenden Abfall der Erregung führt, gefolgt von einer Phase der Erholung und Integration der Erfahrung. Diese Prozesse verlaufen sowohl auf der vegetativen Schicht autonomer Körperprozesse, wie dem Herzrhythmus, der Atmung oder der Verdauung, der Schicht willkürlicher und unwillkürlicher Muskelaktionen, wie Veränderungen der Mimik, Gestik und der Handlungsmotorik, und auf derjenigen der Kognitionen und bewusst erlebten Gefühle. In der Regel findet im Erregungsanstieg eine Bewegung im Verhältnis zur Außenwelt statt, auf ein Objekt hin oder von ihm weg, während es im Erregungsabfall in einer Bewegung nach innen zu einer Autoregulation der Emotion kommt.

Anhand des Modells einer zyklischen Kurve lassen sich verschiedene idealtypische Blockierungen emotionaler Prozesse beschreiben. Am Punkt 1 des Modells ist die Blockade, dass ein Ereignis, ein Reiz oder ein dadurch ausgelöster Affekt nicht wahrgenommen werden. Neurobiologisch könnte dies bedeuten, dass die emotionale Erregung vom Arbeitsgedächtnis des präfrontalen Kortex ferngehalten wird (Siegel, 2006, S. 168). Zum Beispiel kann es sein, dass es lediglich vegetative Anzeichen eines Affektes gibt, eine leichte Rötung der Haut, einen Druck auf der Brust, eine Schwere in den Beinen oder auch nur einen nicht-wahrnehmbaren Anstieg des Cortisolspiegels; oder motorische Anzeichen in Form eines Nestelns am Pullover oder einer unbewussten Geste, ohne dass dies dem Patienten bewusst werden. Die therapeutische Aufgabe ist dann, das körperliche Empfinden zu fokussieren und auf dem Weg der Assoziationen zu diesem Empfinden über Bilder, Gedanken, Gefühle oder Impulse den Raum des Erlebens zu erweitern. An dieser Blockade setzen die vielen acht-

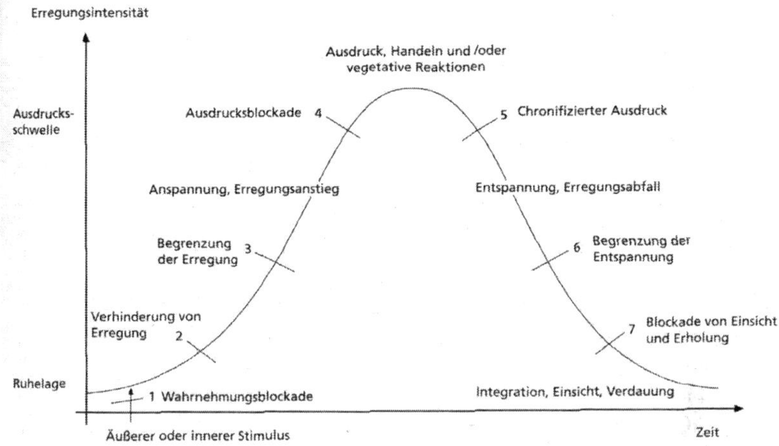

Abbildung 14: Das Modell des affektiven Zyklus und seiner Blockaden (Geuter & Schrauth, 2001, S. 15)

samkeitsschulenden Methoden körperlicher Selbstwahrnehmung an. Aber auch Methoden zur unspezifischen Aktivierung des grundlegenden Erregungsniveaus, wie zum Beispiel verstärktes Atmen, können die emotionale Wahrnehmung fördern.

Andere Blockaden beziehen sich darauf, dass die Erregung verhindert oder begrenzt wird, wenn sie bereits ins Bewusstsein getreten und als Emotion wahrgenommen wurde. Dann merken Menschen den Anflug eines Gefühls, aber nicht dessen Intensität und volle Bedeutung. Des Weiteren kann zwar das Gefühl wahrgenommen, aber sein Ausdruck und damit seine Kommunikation unterbunden werden. Es kommt dann zu einer Dissoziation des Impulses, wenn die »Selbstzwangapparatur« (Elias, 1980) der Gefühlsdämpfung aktiv wird. An dieser Stelle setzen zum Beispiel bioenergetische Übungen und die eher kathartischen Techniken an, die versuchen, Gefühle in ihrer ganzen Wucht ins Erleben zu bringen, damit man in ihrer vollen Bedeutung um sie weiß, sie aber auch wieder abflauen lassen kann. Auf der Seite des Erregungsabfalls haben die parasympathisch wirkenden Techniken der Entspannung ihren Platz, die Erfahrungen zu verdauen helfen, oder die Stärkung der kognitiven Fähigkeit, zu verarbeiten und einzuordnen, was geschehen ist, und einen Standpunkt dazu zu gewinnen.

Phasen emotionaler Reaktionen und ihre Regulation

Das Modell geht von Zyklen »körperlich wahrgenommener Affekte« (Lowen) oder sogenannter »Basisemotionen« (Ekman und Izard) aus, auf deren Regulation sich körperbezogene Interventionen meist beziehen. Therapeutisch relevant sind hier vor allem Trauer oder Verzweiflung, Angst, Wut, Freude und manchmal Ekel. Diese Basisemotionen sind komplexe, evolutionär entstandene Affektprogramme, die auf bestimmte Ereignisse reagieren und dem Überleben dienen (Panksepp, 1998). Trauer ist meist eine Reaktion auf Trennung oder Verlust, Angst auf Bedrohung und Gefahr. Ärger stellt sich ein, wenn einem Menschen durch andere seelische oder körperliche Schmerzen zugefügt werden, wenn seine Möglichkeiten beschnitten oder er in seinen Erwartungen enttäuscht wurde. Erfahrungen von Selbstwirksamkeit, Bindung, sozialer Akzeptanz und Lust erzeugen Freude. Die Erfahrung, dass etwas schädlich oder äußerst unangenehm ist, zieht Ekel nach sich und schafft dadurch Abstand. All diese Erfahrungen können mit pathogenen Prozessen zu tun haben, sofern die Selbstregulation der emotionalen Erregung nicht gelingt oder der emotionale Prozess nicht auf eine für das Individuum befriedigende Weise zum Abschluss kommen kann. Die Erfahrung, etwas für den Organismus Nützliches anzutreffen, die mit der Basisemotion der Neugier zu tun hat, ist in der Psychotherapie unter dem Gesichtspunkt interessant, dass Neugier auf sich selbst und die Welt heilsam wirken kann.

Panksepp (ebd., S. 41–58) benennt spezifische Gehirnregionen, die an den Basisemotionen beteiligt sind. Diese Emotionen unterbrechen das seelische Erleben (Krause, 1996) – sie sind meist heftig – und sie haben eine zeitliche Kontur – sie schwellen an und klingen wieder ab. Das ist ihr Unterschied zu den sogenannten selbstreflexiven Emotionen, die aufgrund ihres stärkeren Bezugs zu verinnerlichten Selbstkonzepten eher persistieren. Zinck und Newen (2008) unterscheiden von den Basisemotionen die primären und sekundären kognitiven Emotionen, zum Beispiel eine bewusst erlebte Bedrohung, die sich auf dem Boden der Basisemotion Angst einstellt und diese kognitiv »anreichert« – das wird meist als Gefühl bezeichnet, oder eine Eifersucht, die auf Verlustangst aufbaut und zu welcher Annahmen des Subjekts über sich selbst, die anderen, die Situation sowie über Normen, Erwartungen und Hoffnungen gehören – das entspräche dem Begriff der selbstreflexiven Emotion.

Das Konzept der Basisemotionen ist in der Emotionsforschung umstritten.[4] So hält Stark (2004) dagegen, dass es basale Reaktionssysteme von Annäherung und Vermeidung gebe, aber keine Basisemotionen. Dieser Widerspruch lässt sich allerdings auflösen, wenn wir bei emotionalen Prozessen zwischen verschiedenen Phasen unterscheiden. Siegel (2006) unterscheidet aktualgenetisch drei solcher Phasen. In einer ersten Phase der Orientierungsreaktion wird der Organismus gewahr, dass etwas Bedeutsames geschieht, und erzeugt einen Zustand erhöhter Wachsamkeit. Als zweites setzt zunächst ein grundlegendes Bewertungssystem ein, das innerhalb von 200 Millisekunden einen Reiz oder ein Ereignis als gut oder schlecht klassifiziert. Panksepp bezeichnet die Fähigkeit dazu als eine »ganz und gar leibliche, neuronal angetriebene Fähigkeit, die Welt als gut oder schlecht zu empfinden« (Panksepp, 2006, S. 45). Dieses Bewertungssystem kann man als Annäherungs- und Vermeidungssystem verstehen, da es darüber entscheidet, ob ein Subjekt sich einem Objekt nähert, sich von ihm entfernt oder das Objekt von sich zu entfernen versucht.[5] Das entspricht Reichs bipolarem Modell des affektiven Flusses auf die Welt zu – gleich Lust – und von der Welt weg – gleich Angst (Boadella, 1996). Es hat wahrscheinlich damit zu tun, dass das Streben nach Lust und das Vermeiden oder Beenden von Unlust die beiden grundlegenden, polaren Motivatoren des Verhaltens sind (Roth, 2007, S. 247).

Siegel nennt diese Ebene der emotionalen Reaktion die »primäre Emotion«. Zinck und Newen (2008) sprechen in ihren Überlegungen zu einem entwicklungstheoretischen Stufenmodell der Emotionen von »Prä-Emotionen«, die eine erste Stufe unspezifischer emotionaler Reaktion vor den Basisemotionen bilden. Physiologisch haben wir es hier mit einer eher sympathischen oder parasympathischen Reaktion des ANS zu tun. Phänomenal gesehen, ist die grundlegende Dimension der Empfindung auf dieser Ebene Wohlbefinden versus Unwohlsein. Die therapeutische Frage auf dieser Stufe ist, ob sich etwas gut oder schlecht, angenehm oder unangenehm anfühlt. Die »primären Emotionen« bezeichnet Siegel (2006, S. 180) als den Anfang dessen, wie der Geist Bedeutung erzeugt.

4 Siehe dazu neuerdings Feldman Barrett (2017); zum Problem der Erschließung der Basisemotionen aus der Mimik siehe Feldman Barrett et al. (2019).

5 Das sehe ich mittlerweile anders. Annäherung und Vermeidung zähle ich heute mehr zu den kategorialen Emotionen, da diese die Form der Bewegung zwischen einem Subjekt und einem Objekt, auf das sich die emotionale Reaktion bezieht, bestimmen. Auf der Dimension, ob etwas als gut oder schlecht erlebt wird, gibt es Attraktion und Aversion, aber nicht ein spezifisches Annäherungs- oder Vermeidungsverhalten (Geuter, 2023, S. 229).

Erst in einem dritten Schritt kommt es Siegel zufolge danach zur Differenzierung der kategorialen Emotionen, worunter die Basisemotionen zu fassen sind. Zinck und Newen (2008) sprechen auf dieser Stufe von grundlegenden, evolutionär entstandenen Affektprogrammen, die eine schnelle Reaktion hervorrufen. Diese Emotionen entstehen, wenn somatische Marker im Sinne von Damasio (1997) melden, was ein Reiz für das Subjekt bedeutet. Sie müssen nicht bewusst werden und können dies nur dann, wenn die Botschaft der Marker wahrgenommen und in einen Zusammenhang mit der Bedeutung einer Situation für das Subjekt gebracht wird. Dadurch wird die Emotion zum bewusst erlebten Gefühl.

Die hier genannten drei Phasen oder Stufen der emotionalen Reaktion finden eine Entsprechung im Komponenten-Prozess-Modell der Emotion, das die Genfer Forschergruppe um Klaus Scherer entwickelt hat (Sander, Grandjean & Scherer, 2005; Brosch & Scherer, 2009) und das ich zu einem *embodied-appraisal*-Modell erweitert habe (Geuter, 2023, S. 215). Diesem Modell zufolge werden Ereignisse auf vier Bewertungsdimensionen vom Menschen beantwortet:

1. wie relevant sie sind,
2. welche Bedeutung und Implikationen sie haben (zum Beispiel: Wer hat was warum getan, und welche Folgen könnte das haben?),
3. wie ihre Konsequenzen zu bewältigen sind (zum Beispiel: Kann ich etwas bewirken, verändern oder mich anpassen?) und
4. wie wichtig sie in Bezug auf das Selbstkonzept und in Bezug auf soziale Werte und Normen sind.

Die erste Bewertungsdimension der Relevanz schließt drei Bewertungen ein:

1. die Neuigkeit eines Ereignisses, das entspricht der Orientierungsreaktion;
2. die Frage, wie angenehm oder unangenehm es ist, das entspricht der ersten inneren Bewertung in der zweiten Phase nach Siegel;
3. seine Bedeutung für die Ziele und Bedürfnisse des erfahrenden Subjekts, das entspricht der Qualität der emotionalen Reaktion (zum Beispiel: Ich habe Angst davor, weil ich verletzt werden könnte).

Das Modell von Siegel stimmt mit diesen drei Bewertungen auf der Bewertungsdimension Relevanz überein. In dem Modell der Gruppe um Klaus Scherer schließen sich die weiteren genannten Bewertungen an.

Insoweit wird hier der Blick auf die nachfolgenden kognitiven und handlungsbezogenen bewussten und unbewussten Prozesse der Verarbeitung und Prozessierung einer emotionalen Erfahrung weiter differenziert. Diskrete Emotionen werden in diesem Modell als komplexe Netzeffekte der komplexen Bewertungsvorgänge angesehen.

Tabelle 4: Die drei Phasen des Emotionsprozesses nach Siegel und ihre klinische Bedeutung für die Körperpsychotherapie

Phase	Bedeutung	Therapeutische Aufgabe
1) Orientierungsreaktion	– Achtung: Hier geschieht etwas Wichtiges oder Neues! Pass auf! – Automatische Generierung eines Zustands erhöhter Wachsamkeit	– Gewahrwerden – Achtsamkeit erzeugen – Arbeit an der Erregungsmodulation – Zulassen, Abschwächen oder Verstärken der Erregung
2) Elaborierende Einschätzung	– Ist es gut oder schlecht? – Sich dem Reiz annähern oder ihn vermeiden – Erregungszustände werden in der Folge abgeschwächt oder verstärkt = *primäre Emotion*	– Klären, ob sich etwas angenehm oder unangenehm anfühlt – Klären des Bezugs zwischen Subjekt und Objekt oder Ereignis
3) Differenzierung kategorialer Emotionen	– Was bedeutet das für mich? – Was melden dazu meine somatischen Marker? = *kategoriale Emotion*	– Bewusstwerden der diskreten Emotionen und ihrer Bedeutung durch Körperempfindungen, Gedanken und Bilder

Die Unterscheidung zwischen den drei Phasen in der Aktualgenese von Emotionen nach Siegel ist für die Körperpsychotherapie von klinischer Relevanz. Wir verstehen dadurch eher, welcher Art die Wahrnehmungsblockade, die erste Blockade in unserem Modell des affektiven Zyklus, sein kann. So kontrovers die Theorien der Emotionen in der Psychologie auch sind, alle sehen Erregung *(arousal)* als ein »kritisches Moment« an (Markowitsch, 1992, S. 27). Jede Emotion ist an eine Erregung geknüpft. Wenn Patienten es nicht vermögen, sich auf emotionale Erregungszustände überhaupt einzustellen, kommen sie nicht zu einem Erleben diskreter Emotionen. Dann wird bereits die psychophysiologische Erregungsspannung, die aufgrund der Orientierungsreaktion aufgebaut wurde, dissoziiert. Die Folge ist das, was Reich (1989) die »Affektsperre« genannt hat.

Wie intensiv ein Mensch auf Ereignisse reagiert, wie hoch oder niedrig sein psychophysiologisches Erregungsniveau allgemein ist, scheint zunächst eine grundlegende Eigenschaft des Temperaments zu sein, die im Lebenslauf weitgehend stabil ist (Rothbart & Hwang, 2005). Klinische Erfahrungen zeigen allerdings, dass auch die Erregungsspannung selbst dynamischen Veränderungen unterliegt.

Bei vielen Störungsbildern ist es unumgänglich, auf ihre Modulation hinzuarbeiten. Ist das affektive Erleben eines Patienten aufgrund mangelnder emotionaler Erregung blockiert, heißt die therapeutische Aufgabe, ihm zu helfen, die Erregung der primären Emotionalität, den »Energiefluss« zuzulassen, wie es Siegel mit einem klassischen Begriff der neoreichianischen Körperpsychotherapie ausdrückt, ohne dass er sich je auf diese bezieht. Weiter unten werde ich dazu ein klinisches Beispiel geben. In der Emotionszentrierten Psychotherapie von Greenberg (2005) lautet das erste Prinzip der Emotionsverarbeitung, die »Emotionsaufmerksamkeit« zu steigern. Um sie zu gewinnen, bedarf es aber manchmal einer Steigerung der primären somatopsychischen Erregung. Daran wird in der Körperpsychotherapie oft gearbeitet, und es gibt dafür eine Vielzahl von Techniken. Systemisch gesehen, bringen diese Techniken das psychophysiologische System eines Menschen in einen energiegeladenen instabilen Zustand, der eine hilfreiche Voraussetzung zur Verwirbelung eines Systems, das heißt für neue emotionale Erfahrungen ist.

Auch kann es vorkommen, dass Patienten grundsätzlich in eine zu starke emotionale Erregung hineinkommen, wie bei der Borderline-Störung, unabhängig vom diskreten Gefühl. Solche Patienten müssen lernen – wiederum unabhängig von dem, welche Bedeutung etwas für das Subjekt hat –, ihre Erregungsspannung herunterzuregulieren, zum Beispiel die Erregung zu modulieren, bevor eine Wut zum Wutsturm oder eine Aufregung zur Panik wird. Das geschieht Siegel zufolge durch ein bewusst gelenktes Verändern der körperlichen Reaktion auf äußere oder innere Reize (Siegel, 2006, S. 297). Hierher gehören Techniken zur Modulierung des Atems, zur motorischen Spannungsregulation oder basale Körperberührungen, die Ruhe vermitteln, wie Ferenczis liebevolles Halten. Aus der Integrativen Traumatherapie kennen wir supportive Berührungen wie »Halten und Bergen« (Petzold et al., 2000). Entsprechende Körperübungen werden in der Dialektisch-Behavioralen Therapie der Borderline-Störungen eingesetzt, von Bohus und Brokuslaus (2006) aber so dargestellt, als wären sie dort ohne Rückgriff auf den bereits bestehenden Fundus an körperpsychotherapeutischen Techniken neu erfunden worden.

In einer affektorientierten Körperpsychotherapie geht die Arbeit oft hin und her zwischen der Modulation der Erregung und dem Bewusstmachen diskreter Emotionen und der Erfassung ihrer Bedeutung über die Wahrnehmung somatischer Marker und assoziierter Gedanken, also zwischen den verschiedenen Phasen oder Stufen der Entstehung und Regulation von Affekten. Körperpsychotherapeutische Arbeit ist häufig Arbeit am Aktivierungszustand. Was in der Körperpsychotherapie gerne »energetische Arbeit« genannt wird, scheint mir vor allem eine Arbeit am Fluss der affektiven Erregungsspannung zu sein (siehe Kapitel 9).

Diese Überlegungen legen nahe, den vielfach kritisierten Begriff der Energie zu rehabilitieren, was auch Schore fordert.[6] Siegel schreibt, die Emotion steuere »den Fluss der Aktivierung (Energie)« und lege »die Bedeutung von Repräsentationen (Informationsverarbeitung) für den betreffenden Menschen fest« (Siegel, 2006, S. 291).[7] Der Geist sei in seiner Essenz ein »duales Wesen«: Fluss der Energie und Verarbeitung von Information. Wenn eine kognitivistische Psychologie und eine kognitivistische Psychoanalyse nur von Information sprechen, wird nicht bedacht, dass es zum Austausch von Information energetischer Prozesse der Aktivierung und Erregung bedarf (Wehowsky, 2006).[8] Siegel schreibt auch, dass man Emotionen »auf der grundlegenden Ebene [...] als den Fluss der Energie oder der Erregungs- und Aktivierungszustände im Gehirn und in anderen Körperbereichen begreifen« kann (Siegel, 2006, S. 179). Eine solche Aus-

---

6 Ich bin allerdings der Ansicht, dass das reichianische Energiemodell als grundlegendes Theoriemodell aufgegeben und der Begriff der Energie nur auf einer phänomenalen Ebene verwendet werden sollte (siehe Kapitel 9).

7 Auch den wie bei Siegel kognitivistischen Begriff der Repräsentation sehe ich heute mit der Theorie des Enaktivismus als kritisch an. Emotionale Erfahrungen werden nicht in symbolischen Codes gespeichert, sondern sind im Gedächtnis einer Person als gelebte Erfahrungen zugänglich. Und das Gedächtnis ist kein Informationsspeicher, sondern eine Fähigkeit (Geuter, 2023, S. 201f.).

8 Diese Sichtweise vom Geist als dualem Wesen lässt allerdings außer Acht, dass der Geist immer in Bezug zu etwas steht und geistige Prozesse Teil der Lebensprozesse eines verkörperten Wesens sind, das mit einer Umwelt interagiert, wie es die Philosophie des Enaktivismus vertritt. Heute würde ich das daher nicht mehr so schreiben, wie ich das 2009 an dieser Stelle getan habe (siehe dazu Geuter, 2023, S. 93ff.).

sage ruft nach einem Einbezug des Körpers in die Psychotherapie. Aber Siegel kommt selbst nicht auf diese Idee.

Wie bereits gesagt, ist die therapeutische Frage hinsichtlich der zweiten Phase der emotionalen Reaktion eine andere. Hier geht es darum, dass ein Patient mitbekommt, ob ein Ereignis gut oder schlecht, angenehm oder unangenehm für ihn ist. Das kann oft über die inneren körperlichen Empfindungen exploriert werden, aber auch über die auf ein Objekt gerichteten Impulse. Die grundlegende Bewertung »angenehm–unangenehm« stellt einen ersten lokomotorischen Bezug zwischen dem Subjekt und einem Objekt oder Ereignis her: Will ich, dass etwas näher zu mir kommt oder ich näher zu ihm, oder will ich, dass etwas von mir wegkommt oder ich weiter weg von ihm? Diese Frage kann in einer Körperpsychotherapie auch körperlich erkundet werden, indem sich der Patient in einem imaginierten Bezug zu einem Objekt oder einer Situation bewegt.

Sofern ein Patient eine emotionale Erregung zulassen und eine erste Prüfung der Bedeutung vornehmen kann, wird er sich meist auch über die damit verbundene Emotion klar: ob ihn etwas traurig, ängstlich, ärgerlich, stolz, schuldig, neidisch oder eifersüchtig macht. Diese Identifizierung von Emotionen erfolgt einerseits über die assoziierten Gedanken und Bilder, andererseits über körperliche Empfindungen. Ist sich ein Patient nicht im Klaren, um welche Emotion es sich handelt, kann Körperpsychotherapie dadurch helfen, dass die körperlichen Empfindungen fokussiert werden, die dann zum Beispiel über eine Spannung im Rücken, einen Druck auf der Brust oder ein leichtes Würgen im Hals einen Hinweis darauf geben, mit welcher Emotion jemand auf ein Ereignis reagiert.

Erregungsmodulation und das Erleben und Verstehen von Gefühlen – zur klinischen Arbeit mit Emotionen

Die Arbeit mit Prozessen der Erregung, mit Aktivierung und Beruhigung, ist ebenso wie die Arbeit mit dem Ausdruck der kategorialen Emotionen eine traditionelle Domäne klassischer neoreichianischer Körperpsychotherapie. Die Arbeit an der Erregungsmodulation geht allerdings immer mit der kognitiv-klärenden Arbeit an den Emotionen einher, da die Komplexität von Emotionen weder auf gefühlte Körperwahrnehmung noch auf gedankliche Einstellung, wie bei einer rein kognitiven Therapie, reduziert werden kann. Geht es um Gefühle wie das einer Bedrohung oder das einer Eifersucht im Sinne der Stufen der primären und sekundären kognitiven Emotionen nach dem Modell von Zinck und Newen, ist ohnehin klärende, kognitive psychotherapeutische Arbeit notwendig.

Ich möchte hier ein klinisches Beispiel geben, das das Zusammenspiel zwischen der Arbeit mit der Erregungsspannung und einer klärenden und verstehenden psychotherapeutischen Arbeit an den Emotionen verdeutlicht.

Es handelt sich um einen Patienten, der beruflich unter seinen Möglichkeiten lebt. Trotz abgeschlossenen Universitätsstudiums arbeitet er nur als Erzieher, und zwar in einer schlecht bezahlten Stelle. Er traut es sich zu diesem Zeitpunkt der Behandlung aber kaum zu, sich für eine bessere Stelle zu bewerben. Sein Lebensgefühl zeichnet sich dadurch aus, dass er Entscheidungen aufschiebt, Konflikten aus dem Weg geht, wenig genießen kann, oft bedrückt ist und wie unter einer Dunstglocke lebt. Sein Bruder hingegen leitet eine Firma, trinkt, kifft, wertet andere Menschen ab und sagt, das Leben sei ein Kampf. Für die Mutter war das Leben real ein Kampf gewesen, da sie die Familie teilweise nur mit zwei anstrengenden Jobs am Tag und am Abend durchbringen konnte und über Jahre sieben Tage in der Woche arbeitete. Diesem Leben gegenüber lebte er die Strategie der Verweigerung von Leistung. Als Jugendlicher trieb er sich in einer Clique von Punks und Kiffern herum und ging nicht arbeiten. Was ihm innerlich fehlt, ist genau das, was er außen ablehnt: zu kämpfen, eigene Interessen zu verfolgen und zuzubeißen. Es ist ihm bewusst, dass er das gerne können würde, aber er hat kein Gefühl dazu.

Nachdem wir in einer Stunde darüber gesprochen haben, schlage ich ihm folgende kleine Körperübung vor: Er möge bitte schulterbreit stehen und im Stehen sich langsam in den Knien auf und ab bewegen und dabei beobachten, was geschieht. Der Hintergrund meines Vorschlags ist zweierlei: einmal unspezifisch, dass diese Übung das allgemeine Erregungsniveau anhebt, zum Zweiten spezifisch, dass sich Kraft und Stand im Leben körperlich von den Beinen her aufbauen und dass es einer gegründeten Kraft des Stands in der Welt bedarf, von Lowen »Grounding« genannt, um von der Welt etwas verlangen zu können. Ansonsten bin ich neugierig, was bei ihm geschieht, vermute aber, dass sich eine latente Wut entfalten könnte. Diese Hypothese äußere ich allerdings nicht.

Der Patient nimmt den Vorschlag an, stellt sich, geht in den Knien einige Male auf und ab, und dann beginnen seine Beine zu zittern. Ich ermutige ihn, einfach mit dem Experiment fortzufahren und sich dem zu überlassen, was geschieht. Dabei sehe ich, dass sich seine Hände, ihm wahrscheinlich zunächst unbewusst, zu Fäusten ballen. Es verstreicht eine weitere Zeit, bis er sagt, er werde wütend. Ich frage ihn, ob ihm, während er bitte mit seiner langsamen Bewegung fortfahren möge, zu dieser Wut irgendwelche Worte oder Sätze in den Sinn kommen. »Lasst mich in Ruhe«, sagt er, »Ich habe genug« und »Ich will das nicht«. Dabei kommt eine Bewegung in seine Arme, als wolle er etwas nach hinten weg schlagen. Ich mache ihn auf diese spontane Bewegung aufmerksam und ermutige ihn, dieser zu folgen. Die Bewegung entwickelt sich dahin, dass er mehr und mehr die Arme zur Brust nimmt und von dort nach hinten schlägt. Dabei äußert er ähnliche Sätze wie vorher. Seine Stimme ist zunächst etwas zaghaft, und als ich ihn frage, ob er seine Sätze auch mit etwas kräftigerer Stimme sagen kann, erinnert er, dass er im Internat einmal den Spitznamen »Maus« hatte, wahrscheinlich wegen seiner Zähne. Aber nun bringt er diesen Spitznamen mit seiner Stimme in Verbindung, die ihm offensichtlich selbst zu piepsig vorkommt. Als Objekte seiner Wut sieht er seinen Bruder und ehemalige Mitschüler vor sich, die ihn gedemütigt haben und denen gegenüber er sich klein fühlte.

An dieser Stelle hätte man therapeutisch weiter in die Richtung gehen können, sich mit seinen verinnerlichten Objektbeziehungen zu befassen. Eine andere mögliche Richtung ist aber, verlorene Selbstanteile, die heute für ihn eine Ressource bilden können, aufzusuchen, konkret den Behauptungswillen und die Lebenslust des kleinen Jungen, von dem ich aus der Anamnese weiß, dass er diese in einer glücklichen Zeit bei seiner Urgroßmutter in frühen Lebensjahren besessen haben muss. Wenn diese Selbstanteile aus dem impliziten Gedächtnis früher körperlich erlebter Erfahrungen zurückgewonnen werden, gewinnt er Kräfte, um auf dem von ihm gewünschten Weg besser vorwärts gehen zu können. Daher orientiere ich darauf, die jetzt gespürte wütende Kraft im Körper zu verankern, und zwar sowohl für ihn alleine als auch in einer Beziehung zu einem idealen Vater, da er real nie einen ihn bestätigenden Vater hatte. Ich biete ihm daher an, dass wir uns wie zwei Jungen oder Männer mit Schwung aus den Armen in die Hände klatschen. Er tut das mit sichtlicher Freude, aber noch mit einer gebremsten Kraft. Aus dem gleichen Grund frage ich ihn, ob er ausprobieren möge, mit energischen Schritten im Zimmer vorwärts zu gehen und nach der Stunde noch zehn Minuten kräftigen Schrittes durch die Straßen zu gehen und sich dabei zu sagen: »Hier bin ich, ich bin da, jawohl.«

Diese kleine Sequenz ging davon aus, dass zunächst einmal das Aktivierungsniveau der emotionalen Erregung körperlich gesteigert, dann eine Emotion bewusst erlebt wird und schließlich Ressourcen aus frühen psychomotorischen Erfahrungen aufgesucht werden.

Über die neoreichianische Körperpsychotherapie ist gesagt worden, sie wolle Emotionen nur durch große, kathartische Bewegungen freisetzen. Oft aber sind es, wie in diesem Beispiel, kleine Bewegungen, die neue Erfahrungen anstoßen, indem durch den Anstieg der Erregung der Sinn körperlicher Empfindungen deutlicher ins Bewusstsein tritt und neue Assoziationen von Gedanken, Bildern, Gefühlen oder anderen sinnhaften körperlichen Empfindungen hinzutreten, wie im Falle des Patienten der Sinn seiner spontanen körperlichen Bewegung.

Das Beispiel zeigt, wie in der Körperpsychotherapie die Arbeit an der Modulation der Erregung mit der Arbeit an dem Bewusstwerden diskreter Emotionen und der Erfassung ihrer Bedeutung über die Wahrnehmung somatischer Marker und assoziierter Gedanken verzahnt ist. Die emotionalen Erfahrungen können über Körperempfindungen, Bewegungsimpulse, Bilder oder Gedanken weiter exploriert werden. Denn wir brauchen in der Arbeit mit Emotionen immer auch eine Antwort auf die Fragen, worum es bei einem Gefühl geht, was seine Intention ist und worauf es sich bezieht. Der Therapeut hat dabei darauf zu achten, dass körperliche Erfahrung und Verbalisierung eng beieinander bleiben, dass also zum Beispiel eine zugeschriebene Bedeutung noch einmal im Körper auf ihre Stimmigkeit überprüft wird, so wie es Gendlin in den sechs Schritten des Focusing mit dem *felt sense* macht (Gendlin & Wiltschko, 1999, S. 56ff.). Und dass umgekehrt gefragt wird, ob der Körper in einer Geste oder Bewegung genau das zum Ausdruck bringt, was psychisch erlebt und gemeint wird. Bewegungen oder Gesten sollen der innerlich gefühlten Emotion in Qualität und Intensität entsprechen. Um diese Feinabstimmung zu ermöglichen, bedarf es auch der empathischen Feinabstimmung durch die Gefühlsresonanz des Therapeuten.

Körperpsychotherapie kann schnell zu einer emotionalen Erregung und emotionalem Erleben führen. Die Arbeit mit emotionalen Prozessen sollte allerdings vorsichtig erfolgen und den Schwerpunkt auf eine genaue Exploration dessen legen, was in der Stunde geschieht. In einem ersten Schritt können emotionale Prozesse körperpsychotherapeutisch allein über Worte adressiert werden, indem das körperliche Erleben angesprochen wird: wie und wo der Patient etwas fühlt, welche Körpersignale er wahrnimmt, was diese Signale ihm sagen. Er kann zu diesen Körperempfindungen Worte, Sätze oder Bilder hinzu assoziieren und diese dann auf ihre Stimmigkeit überprüfen. Das ist die Ebene, auf der zum Beispiel das Focusing arbeitet. In einem zweiten Schritt kann dieses Erkunden mithilfe »innerer Techniken« (Downing, 1996) vertieft werden. Der Patient wird dann ermuntert, auf seinen Atem oder auf seine Bewegungen zu achten; man kann ihn einladen, eine spontane Bewegung, die sich zeigt, wie im Beispiel, dass sich die Hände zu Fäusten formen, einmal wahrzunehmen und ein wenig zu verstärken; oder – um im Beispiel zu bleiben – diese Hände einmal selbst mittels der Bewegung sprechen zu lassen, diese Selbstbewegung zu beobachten und ihren Sinn zu erschließen. So könnte der Therapeut fragen, was die Hand gerade erzählen möchte, um den Raum der Wahrnehmung und des Erlebens zu erweitern. Schließlich könnte man zu einer »aktiven Technik« (ebd.) übergehen und den Patienten auffordern, ein Gefühl auszudrücken, etwa indem er eine persönliche Geste dazu findet. Die Exploration kann noch weiter vertieft werden, indem der Therapeut auch körperlich in Interaktion mit dem Patienten tritt und zum Beispiel eine Bewegung zu zweit anbietet.

Die Körperpsychotherapie kennt auch Ausdrucksübungen, mit denen bestimmte emotionale Zustände hergestellt werden können. Petzold (2003c) hat diese Technik »Thymopraktik« genannt. Will man emotionale Zustände mimisch herbeiführen, kann man auf das FACS (Facial Action Coding System) zurückgreifen und Patienten auffordern, die Gesichtsmuskeln dem körperlichen Muster eines mimischen Ausdrucks entsprechend zu bewegen. In der Emotionsforschung wird damit gearbeitet, dass Schauspieler über die Körperbewegung einen emotionalen Ausdruck zeigen, um dann Fremdrater bestimmen zu lassen, welches Gefühl sie im Körperausdruck erkennen. Therapeutisch gibt es Traditionen, Freude beispielsweise durch Hüpfen oder durch das Ausbreiten der Arme nach oben, Sehnsucht durch das Strecken der Arme mit geöffneten Handflächen *(longing)* oder Wut durch Schlagen zu aktivieren. Entsprechende Übungen können sehr hilfreich sein. Oft ist es aber hilfreich, im Einzelfall mit dem Patienten seinen individuellen Ausdruck für ein Gefühl zu finden, damit er diesen Ausdruck für sich selbst verwenden und einüben kann. Haben Patienten keine Idee, kann man ihnen mit Beispielen und Bildern helfen. Ich wähle hierzu ein weiteres Beispiel aus der Behandlung desjenigen Patienten, von dem oben schon berichtet wurde.

> Der Patient weint in einer Stunde, weil er nichts nennen kann, das ihn begeistern könnte; er möchte aber gerne dahin kommen. Wir sprechen zunächst über die ihn hemmende Angst, die er in einer früheren Stunde so beschrieben hat, als liege ein Reifen um seine Brust. Ich stelle ihm die Frage, welche Alternative es körperlich zu dieser Empfindung gäbe. Er breitet die Arme spontan aus und sagt zu dieser Geste: »Dann bekomme ich mehr Luft.« Aber er fühlt, dass dieser Ausdruck nicht der richtige für ihn ist, hat nur selbst keine Idee, welcher Ausdruck es sein könnte. In dieser Situation sage ich in etwa: »Wenn sich beim Fußball ein Stürmer über ein wichtiges Tor freut, geht der eine zur Eckfahne und tanzt, der andere rennt und reißt sich das Trikot vom Leib, ein dritter wirft die Arme in die Luft, ein vierter geht in die Knie und macht mit dem Arm die Säge, wieder ein anderer reckt die Faust in den Himmel, oder er rennt auf die Mitspieler zu und sie umarmen sich.« Die indirekte Botschaft dieser Intervention ist, dass er sich erlaubt, seinen ganz eigenen Selbstausdruck zu finden. Er ergänzt, offensichtlich an Miroslav Klose denkend: »Oder er macht einen Salto vorwärts.« Und dann merkt er ohne nachzudenken, welche Bewegung ihm entspricht: zwei Fäuste mit diagonal gehaltenen Unterarmen vor der Brust schnell auf und ab zu bewegen. Ich schlage ihm vor, diesen Ausdruck hier ein paar Male zu machen und zu spüren, wie sich das anfühlt. Er bemerkt, dass etwas Neues, Vitales darin liegt, traut sich aber augenscheinlich noch nicht, das zu erleben. Daher empfehle ich ihm, es öfter zu tun, wenn ihm etwas gelungen ist und wenn er Grund zur Freude über etwas hat.

Auch dies ist ein Gesichtspunkt für körperbezogene Interventionen. Sie helfen nicht nur, Emotionen zu erschließen, sondern auch, emotionales Erleben einzuüben. Denn Psychotherapie ist in weiterem Sinne ein Lernen. Durch das Wiederholen neuer Erlebensweisen mittels einer körperlichen Geste kann ein neuer Bezug zu sich selbst und zur Welt gebahnt werden.

In einer dritten Passage möchte ich diejenige Stunde schildern, in der der Patient dem Gefühl des Reifens um die Brust begegnete. Denn anhand dieser Stunde lässt sich zeigen, wie aus einer körperlichen Empfindung emotionale Bedeutung entstehen kann.

> Der Patient spricht darüber, welchen Streit er mit seiner Partnerin hatte und wie häufig sie in der letzten Zeit kein Ende des Streitens finden. Er erzählt weiter über einen Streit am letzten Wochenende um seine Tochter und deren Freundin und erwähnt, dass die Partnerin seine Therapie fürchte, weil dort herauskommen könne, wie furchtbar sie sei.
>
> Ich werde an dieser Stelle hellhörig, wittere die häufige Dynamik des Dreiecks Patient–Partner–Therapeut und einen möglichen Konflikt, der sich daraus ergibt, dass ein äußeres System, eine Beziehung, sich als Folge der inneren Veränderung destabilisiert. Aber es gelingt mir nicht, einen sinnvollen Gedanken oder ein interpretierbares Gefühl zu der Situation zu bekommen. Stattdessen bemerke ich, dass die Luft im Therapiezimmer bleiern wird, die Atmosphäre dumpf. Diese doppelte Wahrnehmung – intellektuell klare Aussagen des Patienten einerseits, aber eine unterschwellig andere, nicht-verstehbare Atmosphäre andererseits – ist ein möglicher Indikator, um den Fokus vom Inhalt des Gesagten zum Körpererleben zu wechseln, in dem sich das prozessuale Geschehen manifestiert, und so die Wahrnehmung des inneren Erlebens zu erweitern. Daher frage ich den Patienten, was er bei all dem, das er gerade erzählt, körperlich empfindet. Ohne nur eine Sekunde zu zögern sagt er: »Ich habe ein Gefühl, als liege ein Reifen um meine Brust«; er atme flach und empfinde es so, als sei er mit einem unter den Achseln verlaufenden Gurt an einen Stuhl gebunden. Darin empfinde er sich als starr. Diese Empfindung kenne er sonst nicht. Sie scheint erstmals deutlich ins Bewusstsein zu treten.

Der Patient präsentiert also auf die Frage hin spontan eine körperliche Empfindung und mit ihr ein symbolisch sehr aussagekräftiges Bild. Der Raum der Erfahrung ist damit über die Sprache hinweg in die Welt der Empfindungen und von dort in die Welt der inneren Bilder erweitert worden. Bilder verdichten Erfahrungen (Hüther, 2005). Von ihnen kann man vielfach die Brücke zu den Gründen für eine bestimmte psychische Einstellung, ein habituiertes Erleben oder ein körperliches Empfinden schlagen.

Ich frage daher den Patienten, was ihm zu seiner Empfindung und zu seinem Bild einfällt. Er antwortet erneut ohne zu zögern: das Stillhalten-Müssen als Kind. Er sei ein braves und geliebtes Kind gewesen; wenn man zu Besuch bei der Großmutter war, bei der man auf der Küchenbank sitzen musste, habe er stillgehalten. Diese Großmutter, bei der er als kleines Kind drei Jahre lang lebte, habe seine Mutter und auch ihren jüngeren Sohn, also den Onkel des Patienten, der kaum älter als er war, ständig verprügelt. Der Patient wird sichtlich ergriffen, als er das erzählt, und bekommt die Fantasie, er liege im Kinderwagen, schreie und niemand komme. Dazu fällt ihm ein, dass er einmal auf seinen jüngeren Bruder aufpassen musste und mit diesem alleine zu Hause war. Der Bruder schrie und schrie und hörte überhaupt nicht mehr auf. Dieses Schreien verfolge ihn bis heute. Unter Tränen berichtet er, wie verzweifelt er war, dem Bruder nicht helfen zu können, und wie er sich in seiner Hilflosigkeit vorstellte, ihm ein Kissen auf den Mund zu drücken, weil er das Schreien nicht mehr aushielt (was er aber nicht tat). Der Patient schluchzt, während er das erzählt. Da ich vermute, dass neben Trauer auch Wut im Spiel ist, interveniere ich erneut auf der Ebene des Körpers und schlage, ohne meine Vermutung zu äußern, nur vor, dass er kurz ein paar kräftige Atemzüge nimmt. Dies ist eine einfache körperbezogene Intervention, die das Erregungsniveau leicht steigert und darüber emotionales Erleben anstößt und in jedem Setting möglich ist. Kaum hat er es getan, sagt er, er sei empört, dass seine Eltern ihn mit dem Bruder alleingelassen hätten. Daran schließen sich Gedanken zu seinem Verhältnis zu seinem Bruder an. Er rundet die Stunde ab, indem er sagt, er stehe in Konflikten mit seiner Partnerin in der letzten Zeit mehr zu seiner Meinung. Vielleicht hatte ihm die gewachsene Standfestigkeit, an der wir in den vorangehenden Stunden gearbeitet hatten, ermöglicht, sich dem Thema der heutigen Stunde mehr zu stellen.

Neben den theoretischen Überlegungen sollten diese Beispiele verdeutlichen, welches psychotherapeutische Potenzial die Arbeit mit dem Körper für das Erkunden und Regulieren von Gefühlen bietet. Affektzustände werden über den Körper wahrgenommen, über Interozeption, die Wahrnehmung von Signalen aus dem Körperinneren, und Propriozeption, die innere Wahrnehmung von Muskelbewegungen und der Bewegung des Körpers im Raum, beides nach Damasio (1997) somatische Marker der

Selbstwahrnehmung. Und sie werden eher wahrgenommen, wenn der Organismus in einer angemessenen Bereitschaftsspannung ist. Daher kann die Arbeit an der Modulation von Erregungsprozessen und an der körperlichen Selbstwahrnehmung, an der Aufmerksamkeit für den Atem, für Körperempfindungen und motorische Impulse, sowie an den körpersprachlichen Re-Inszenierungen früherer Beziehungserfahrungen und die Arbeit mit anderen Körpertechniken helfen, die Selbstregulation der Patienten zu fördern. Neuere wissenschaftliche Theorien ermutigen nicht nur, dies zu tun, sie schaffen für das therapeutische Handeln auch mehr Klarheit.

Literatur

Ackermann, H., Hertrich, I., Grodd, W. & Wildgruber, D. (2004). »Das Hören von Gefühlen«. Funktionell-neuroanatomische Verarbeitung affektiver Prosodie. *Aktuelle Neurologie, 31*(9), 449–460.

Beebe, B. & Lachmann, F.M. (2004). *Säuglingsforschung und die Psychotherapie Erwachsener.* Klett-Cotta.

Beer, J.S., Heerey, E.A., Keltner, D., Scabini, D. & Knight, R.T. (2003). The regulatory function of self-conscious emotion: Insights from patients with orbitofrontal damage. *Journal of Personality and Social Psychology, 85*(4), 594–604.

Boadella, D. (1996). Emotionen in der Körperpsychotherapie. *Energie & Charakter, 27*(13), 2–25.

Bohus, M. & Brokuslaus, I. (2006). Körpertherapie im Rahmen der Dialektisch-behavioralen Therapie für Borderline-Störungen. In A. Remmel, O.F. Kernberg, F. Vollmoeller & B. Strauß (Hrsg.), *Handbuch Körper und Persönlichkeit. Entwicklungspsychologie, Neurobiologie und Therapie von Persönlichkeitsstörungen* (S. 272–284). Schattauer.

Brosch, T. & Scherer, K.R. (2009). Das Komponenten-Prozess-Modell – ein integratives Emotionsmodell. In V. Brandstätter & J.H. Otto (Hrsg.), *Handbuch der Allgemeinen Psychologie: Motivation und Emotion* (S. 446–456). Hogrefe.

Cantieni, B. (2006). Wie gesundes Embodiment selbst gemacht wird. In M. Storch, B. Cantieni, G. Hüther & W. Tschacher, *Embodiment. Die Wechselwirkung von Körper und Psyche verstehen und nutzen* (S. 101–125). Hans Huber.

Carroll, R. (2005). Neuroscience and the »law of the self«. The autonomic nervous system updated, re-mapped and in relationship. In N. Totton (Hrsg.), *New dimensions in body psychotherapy* (S. 13–29). Open University Press.

Carroll, R. (2006). A new era for psychotherapy. Panksepp's affect model in the context of neuroscience and its implications for contemporary psychotherapy practice. In J. Corrigall, H. Payne & H. Wilkinson (Hrsg.), *About a body. Working with the embodied mind in psychotherapy* (S. 50–62). Routledge.

Damasio, A.R. (1997). *Descartes Irrtum. Fühlen, Denken und das menschliche Gehirn.* dtv.

Downing, G. (1996). *Körper und Wort in der Psychotherapie.* Kösel.

Elias, N. (1980). *Über den Prozess der Zivilisation. Soziogenetische und psychogenetische Untersuchungen* (2 Bände). Suhrkamp.

Feldman Barrett, L. (2017). How emotions are made: The secret life of the brain. Houghton Mifflin Harcourt.

Feldman Barrett, L., Adolphs, R., Marsella, S., Martinez, A.M. & Pollak, S.D. (2019). Emotional expressions reconsidered: Challenges to inferring emotion from human facial movements. *Psychological Science in the Public Interest, 20*(1), 1–68. https://doi.org/10.1177/1529100619832930

Fuchs, T. (2021). *Das Gehirn – ein Beziehungsorgan. Eine phänomenologisch-ökologische Konzeption* (6. Aufl.). Kohlhammer.

Gendlin, E.T. & Wiltschko, J. (1999). *Focusing in der Praxis. Eine schulenübergreifende Methode für Psychotherapie und Alltag.* Pfeiffer.

Geuter, U. (2023). *Körperpsychotherapie. Grundriss einer Theorie für die klinische Praxis* (2. Aufl.). Springer.

Geuter, U. & Schrauth, N. (2001). Emotionen und Emotionsabwehr als Körperprozess. *Psychotherapie Forum, 9*(1), 4–19.

Geuter, U. & Schrauth, N. (2002). Wilhelm Reich, der Körper und die Psychotherapie. In K. Fallend & B. Nitzschke (Hrsg.), *Der »Fall« Wilhelm Reich. Beiträge zum Verhältnis von Psychoanalyse und Politik* (S. 197–227). Psychosozial-Verlag.

Greenberg, L. (2005). Emotionszentrierte Therapie. Ein Überblick. *Psychotherapeutenjournal, 4*(4), 324–337.

Grossmann, P. (2023). Fundamental challenges and likely refutations of the five basic premises of the polyvagal theory. *Biological Psychology, 180*(May), 108589. https://doi.org/10.1016/j.biopsycho.2023.108589

Hirsch, M. (2002). Der Körper im Werk Sándor Ferenczis. In ders. (Hrsg.), *Der eigene Körper als Symbol? Der Körper in der Psychoanalyse von heute* (S. 15–36). Psychosozial-Verlag.

Hüther, G. (2005). *Die Macht der inneren Bilder.* Vandenhoeck & Ruprecht.

Krause, R. (1996). Emotionen als Mittler zwischen Individuum und Umwelt. In T. von Uexküll (Hrsg.), *Psychosomatische Medizin* (5. Aufl., S. 252–261). Urban & Schwarzenberg.

Lahmann, C., Nickel, M., Schuster, T., Sauer, N., Ronel, J., Noll-Hussong, M., Tritt, K., Nowak, D., Röhricht, F. & Loew, T. (2009). Functional relaxation and guided imagery as complementary therapy in asthma: A randomized controlled clinical trial. *Psychotherapy and Psychosomatics, 78*(4), 233–239.

Lahmann, C., Röhricht, F., Sauer, N., Noll-Hussong, M., Ronel, J., Henrich, G., von Arnim, A. & Loew, T. (2010). Functional relaxation as complementary therapy in irritable bowel syndrome: A randomized, controlled clinical trial. *The Journal of Alternative and Complementary Medicine, 16*(1), 47–52.

Markowitsch, H. (1992). *Neuropsychologie des Gedächtnisses.* Hogrefe.

Monteiro, D.A., Taylor, E.W., Sartori, M.R., Cruz, A.L., Antin, F.T. & Leite, C.A.C. (2018). Cardiorespiratory interactions previously identified as mammalian are present in the primitive lungfish. *Science Advances, 4*(2). https://doi.org/10.1126/sciadv.aaq0800

Neuhuber, W.L. & Berthoud, H.-R. (2022). Functional anatomy of the vagus system: How does the polyvagal theory comply? *Biological Psychology, 174*(Oct), 108425. https://doi.org/10.1016/j.biopsycho.2022.108425

Niedenthal, P.M., Barsalou, L.W., Winkielman, P., Krauth-Gruber, S. & Ric, F. (2005). Embodiment in attitudes, social perception and emotion. *Personality and Social Psychology Review, 9*(3), 184–211.

Panksepp, J. (1998). *Affective neuroscience. The foundation of human and animal emotions*. Oxford University Press.

Panksepp, J. (2006). Examples of application of the affective neuroscience strategy to clinical issues. In J. Corrigall, H. Payne & H. Wilkinson (Hrsg.), *About a body. Working with the embodied mind in psychotherapy* (S. 33–49). Routledge.

Petzold, H. (2003a). Integrative Therapie in Kontext und Kontinuum. In ders., *Integrative Therapie. Band 1: Klinische Philosophie* (S. 25–85). Junfermann.

Petzold, H. (2003b). Der »Tree of Science« als metahermeneutische Folie für Theorie und Praxis der Integrativen Therapie. In ders., *Integrative Therapie. Band 2: Klinische Theorie* (S. 383–514). Junfermann.

Petzold, H. (2003c). Konzepte zu einer integrativen »sozialökologischen« Emotionstheorie und zur emotionalen Differenzierungsarbeit als Thymopraktik. In ders., *Integrative Therapie. Band 2: Klinische Theorie* (S. 607–661). Junfermann.

Petzold, H., Wolf, H. U., Landgrebe, B., Josić, Z. & Steffan, A. (2000). »Integrative Traumatherapie« – Modelle und Konzepte für die Behandlung von Patienten mit »posttraumatischer Belastungsstörung«. In B. A. van der Kolk, A. C. McFarlane & L. Weisaeth (Hrsg.), *Traumatic Stress. Grundlagen und Behandlungsansätze* (S. 445–579). Junfermann.

Porges, S. (2001). The polyvagal theory: Phylogenetic substrates of a social nervous system. *International Journal of Psychophysiology, 42*(2), 123–146.

Porges, S. (2003). Social engagement and attachment. A phylogenetic perspective. *Annals of the New York Academy of Science, 1008*(Dec), 31–47. https://doi.org/10.1196/annals.1301.004

Porges, S. (2025). Polyvagal theory: A journey from physiological observation to neural innervation and clinical insight. *Frontiers in Behavioral Neuroscience, 19*(Sept. 16), 1659083. https://doi.org/10.3389/fnbeh.2025.1659083

Reich, W. (1989 [1933]). *Charakteranalyse*. Kiepenheuer & Witsch.

Richter, M. (2019). *Psychotherapie zwischen Neurowissenschaften und Kunst der Begegnung. Eine Standortbestimmung in Zeiten der Technisierung*. Psychosozial-Verlag.

Roth, G. (2007). *Persönlichkeit, Entscheidung und Verhalten*. Klett-Cotta.

Rothbart, M. K. & Hwang, J. (2005). Temperament. In A. J. Elliot & C. S. Dweck (Hrsg.), *Handbook of competence and motivation* (S. 167–184). Guilford Press.

Sander, D., Grandjean, D. & Scherer, K. J. (2005). A systems approach to appraisal mechanisms in emotion. *Neural Networks, 18*(4), 317–352. https://doi.org/10.1016/j.neunet.2005.03.001

Schore, A. (2007). *Affektregulation und die Reorganisation des Selbst*. Klett-Cotta.

Schrauth, N. (2006). Körperpsychotherapie und das vegetative Nervensystem. In G. Marlock & H. Weiss (Hrsg.), *Handbuch der Körperpsychotherapie* (S. 658–666). Schattauer.

Shaw, R. (2003). *The embodied psychotherapist. The therapist's body story*. Brunner-Routledge.

Siegel, D. (2006). *Wie wir werden, die wir sind. Neurobiologische Grundlagen subjektiven Erlebens und die Entwicklung des Menschen in Beziehungen*. Junfermann.

Spangler, G., Grossmann, K. E. & Schieche, M. (2002). Psychobiologische Grundlagen der Organisation des Bindungsverhaltenssystems im Kleinkindalter. *Psychologie in Erziehung und Unterricht, 49*(2), 102–120.

Stark, R. (2004). *Psychophysiologie der Emotion – Untersuchungen an peripher-physiologischen und zentralnervösen Reaktionssystemen*. Begleitschrift zur kumulativen Habilitation, Gießen.

Velden, M. (2007). *Psychosomatik*. Vandenhoeck & Ruprecht.

Wehowsky, A. (2006). Der Energiebegriff in der Körperpsychotherapie. In G. Marlock & H. Weiss (Hrsg.), *Handbuch der Körperpsychotherapie* (S. 152–166). Schattauer.

Zinck, A. & Newen, A. (2008). Classifying emotions: A developmental account. *Synthese, 161*(1), 1–25.

12 Aufmerksam für die Gegenwart – Achtsamkeit in der Psychotherapie

Diesem Beitrag liegt ein Vortrag zugrunde, den ich am 15. Mai 2016 im Südwestrundfunk gehalten habe. Er wurde erstmals in der Zeitschrift *Blickpunkt EFL-Beratung* 2016 veröffentlicht. Für die Drucklegung hier wurde er leicht verändert.

Glück, sagt der ungarische Psychologe Mihály Csikszentmihályi (2006), ist ein Zustand, in dem man in einer Situation oder einer Aktivität aufgeht. Er nennt diesen Zustand »Flow«. Denn wir fühlen uns dabei im Fluss, wir sind absorbiert, engagiert, konzentriert. In einem solchen Zustand navigieren wir nicht wie gesteuert von einem Autopiloten durch die Anforderungen des Alltags. Vielmehr sind wir ganz und gar und gern bei der Sache.

Glück bedarf keiner Gipfelerfahrungen, keiner großen, ekstatischen oder »ozeanischen« Gefühle, die der französische Schriftsteller Romain Rolland in einem Briefwechsel mit Freud als ein Gefühl unendlicher Verbindung mit der Welt beschrieb und für die »eigentliche Quelle der Religiosität« hielt (Freud, 1930a [1929], S. 421). Das Glück der Flow-Erfahrung stellt sich ein, wenn wir aufmerksam sind und verbunden mit dem, was wir tun.

»Er isst, wenn er isst, er geht, wenn er geht, und er schläft, wenn er schläft« soll ein Zen-Meister einmal einem Schüler auf die Frage geantwortet haben, woran man einen Erleuchteten erkenne. Diesem Aphorismus zufolge, der die Weisheit des chinesischen *Tao Te King* wiedergibt, ohne sich dort wörtlich wiederzufinden, ist der Erleuchtete jemand, der sich aufmerksam der Gegenwart zuwendet.

In der buddhistischen Philosophie ist wache Aufmerksamkeit ein hohes Gut. Die ältesten Lehrreden des Buddha, verfasst in Pali, einer dem Sanskrit verwandten mittelindischen Sprache, kennen dafür das Wort *sati* (Germer,

2005). Dieses Wort kommt auch im Sanskrit vor und steht im Hinduismus für eine Gottheit des Eheglücks und für die Selbstverbrennung einer Witwe, deren Mann gestorben ist. Im Buddhismus bedeutet *sati* dagegen so viel wie »Aufmerksamkeit«, »Bewusstheit« oder »Achtsamkeit«. In dem in Pali verfassten Satipaṭṭhāna-Sutta, der Lehrrede über die Achtsamkeit, steht es für ein bewusstes, urteilsfreies Beobachten von Körper, Gefühlen und Geist.

Große Beachtung erhält der alte Begriff heute unter dem Markenzeichen Mindfulness in der Psychotherapie. In der Verhaltenstherapie spült eine Welle achtsamkeitsorientierter Konzepte wie Mindfulness-Based Cognitive Therapy (MBCT), Akzeptanz- und Commitment-Therapie (ACT) oder Achtsamkeitsbasierte Rückfallprävention (MBRP) die alten behavioralen Methoden geradezu hinweg und verdrängt auch kognitive Ansätze (Heidenreich & Michalak, 2013). Statt Verhalten und Denkmuster zu ändern, heißt die neue Philosophie: sich selbst annehmen, akzeptieren, was ist, loslassen. *Wu-Wei*, wie es in der daoistischen Philosophie des im vierten Jahrhundert vor Christus entstandenen *Tao Te King* heißt: Veränderung entstehen lassen, indem man nichts verändert (Kubin, 2014), Tun durch bewusstes Nichts-Tun, sich nicht ablenken lassen von unnötigen Gedanken – wie in der Meditation (Kabat-Zinn, 2006, S. 77).

Die neue Achtsamkeitswelle reagiert auf die Krankheiten unserer Zeit. Sie entstand nämlich in einer Stressklinik, die der Molekularbiologe und Mediziner Jon Kabat-Zinn 1979 an der Medizinischen Hochschule der University of Massachusetts in Boston gründete. Kabat-Zinn (1999, 2006) ließ Patienten bei Herzerkrankungen, Schmerzen oder Ängsten meditieren und Achtsamkeit einüben, indem sie von der Sohle bis zum Scheitel aufmerksam ihren Körper abscannen, um alles wahrzunehmen, was sie spüren. Das nannte Kabat-Zinn (2006, S. 254f.) den »Body Scan«. Seine Methode des Mindfulness Based Stress Reduction ist heute unter dem Kürzel MBSR verbreitet.

Der Begriff des Body Scan passt gut zu dem Versuch, altes Wissen im neuzeitlichen Medizinbetrieb hoffähig zu machen. Ein Scan ist etwas Modernes, und beim Body Scan ist man sozusagen selbst der Tomograf, der Apparat, der sonst ein Bild vom Inneren des Körpers erzeugt, wenn man in eine Röhre geschoben wird. Weniger modern hieß dieselbe Methode früher in Deutschland einmal »Körperreise« und wurde schon in den 1920er Jahren von der Berliner Gymnastiklehrerin Elsa Gindler praktiziert, die von einem »Lauschen nach Innen« sprach, bei dem ihre

Schülerinnen ihren Körper erspüren und erfahren sollten. Gindler lehrte kein Turnen. Sie lehrte Körpergewahrsein, zum Beispiel Schmerzen oder Spannungen loszulassen, indem man sie aufmerksam innerlich beobachtet. Wer etwa durch bewusstes Spüren mitbekomme, wie er unbewusst seine Schulter ständig festhält, dessen Schulter könne von selbst die Spannung aufgeben. »Sieben Jahrzehnte, bevor der Zen-buddhistische Mönch Thich Nhat Hanh im Westen mit seiner langsamen Geh-Meditation berühmt wurde«, lehrte sie »das Gewahrwerden über bewusste und verlangsamte Bewegung« (Marlock, 2023, S. 172).

Mindfulness und Bodyfulness

Achtsamkeit ist auch in der buddhistischen Tradition gleichermaßen Mindfulness wie »Bodyfulness« (Sugamura, Haruki & Koshikawa, 2006; Caldwell, 2014). Der tibetische Mönch Chögyam Trungpa (2006, S. 57) bezeichnet die »Achtsamkeit auf den Körper« als die »erste Grundlage der Achtsamkeit«. Der buddhistische Mönch Nyānaponika aus Sri Lanka schreibt:

> »Was ist nun rechte Achtsamkeit? Da weilt der Mönch beim Körper in Betrachtung des Körpers, eifrig, wissensklar und achtsam, nach Verwindung von Begierde und Trübsal hinsichtlich der Welt. Er weilt bei den Gefühlen in Betrachtung der Gefühle ... beim Geist in Betrachtung des Geistes ... bei den Geistobjekten in Betrachtung der Geistobjekte« (Nyānaponika, 2007, S. 188).

Nguyen, Heidenreich und Michalak (2025) sprechen heute von »Body Mindfulness«, wenn es um die achtsame Beobachtung von Körpererfahrungen geht, Khoury und Kollegen (2023) von »Embodied Mindfulness«.

»Sie nimmt wahr, was ist, und nicht was sein soll«, schreibt die Psychotherapeutin Ulrike Anderssen-Reuster (2007, S. 1) über Achtsamkeit. Und Kabat-Zinn (2006, S. 91) definiert Achtsamkeit als »die wissende Qualität des Gewahrseins«, das sich einstellt, wenn wir unsere Aufmerksamkeit mit Absicht und ohne zu bewerten auf die Erfahrungen richten, die sich von Moment zu Moment entfalten. Wer etwas achtsam beobachtet, soll bemerken, was er denkt oder fühlt, ohne darauf zu reagieren und ohne es zu bewerten. In einer Zusammenschau der Achtsamkeitstherapie legen Harrer und Weiss (2016) dar, wie durch eine solche Einstellung therapeutische Prozesse angeregt werden, in denen Menschen von ihrem Leid innerlich zurücktreten und Akzeptanz und Mitgefühl für sich selbst entwickeln können.

> Lassen Sie mich dafür ein kleines Beispiel aus meiner Praxis geben. Ein Patient bemerkt ein Frösteln, das ihn packt, als er über eine bestimmte Sache in der Stunde zu sprechen beginnt. Ihm wird deutlich, dass dieses Frösteln mit einem tiefen inneren Sich-Zusammenziehen und einer alten Angst verbunden ist. Während er das bewusst wahrnimmt, lässt die innere Kälte nach. Damit einhergehend fühlt er sich weniger bedroht.

Die bewusste Aufmerksamkeit auf sein Frösteln zu richten, hat ihm geholfen, sich nicht mit der Angst und der Kälte zu identifizieren. Er erlebt zwar die Kälte, als würde sie ihn packen, ebenso wie auch das Gefühl der Bedrohung. Indem er aber beides anschaut, nimmt die Macht dieses Zugriffs der Gefühle auf ihn ab.

Buddhistische und westliche Philosophie

Die Achtsamkeitswelle in der Psychotherapie bezieht sich allenthalben auf die buddhistische Philosophie, als würde man von dort etwas ganz Neues importieren, das der Westen noch nicht gekannt habe. Dabei verhalten sich die entsprechenden Psychotherapeuten eigenartig blind gegenüber der europäischen philosophischen Tradition. Der römische Staatsmann und Philosoph Seneca (2011), der zur Schule der stoischen Philosophie gehörte, lehrte im ersten Jahrhundert nach Christus, dass das Glück nicht in äußeren Dingen, sondern nur in uns selbst zu finden sei. Der griechische Philosoph Epiktet (2020) vertrat später das Konzept der προσοχή *(prosoché)*, einer Haltung der geistigen Wachsamkeit, weil er meinte, dass uns nicht die Dinge, sondern unsere Gedanken zu den Dingen beunruhigen und Leid erzeugen würden. In seinen *Unterredungen* (Epiktet, 2024) lehrte er, die Aufmerksamkeit auf sich selbst zu richten, um nicht falschen Vorstellungen zu verfallen. Und der im zweiten Jahrhundert lebende römische Kaiser Marc Aurel (1967) empfahl in seinen *Selbstbetrachtungen*, unnötige

Handlungen und unnötige Gedanken zu vermeiden, um Seelenruhe zu finden. Ähnlich wie Buddha lehrten diese Stoiker, von der Macht des Begehrens und den Leidenschaften zurückzutreten, um so Gelassenheit zu erreichen.

Am Anfang des 20. Jahrhunderts vertrat der Philosoph Edmund Husserl (2009) die Ansicht, dass sich der Mensch als Subjekt nur in einer inneren Selbstwahrnehmung erkennen könne. Husserl benutzte dazu den Begriff des Spürens, der auch die achtsame Körperarbeit von Elsa Gindler kennzeichnet (siehe Kapitel 2).

Spüren und Beobachten

In der Psychotherapie rückte Ron Kurtz (1985) in den 1970er Jahren als Erster die Achtsamkeit ins Zentrum der therapeutischen Praxis. Innere Achtsamkeit ist für ihn »der klarste, ruhigste, fruchtbarste und einsichtsvollste Zustand, in dem wir uns selbst beobachten können« (Kurtz, 1985, S. 42), »eine sanfte, kontinuierlich bewahrte Konzentration darauf, die Aufmerksamkeit nach innen zu richten, eine erhöhte Sensibilität sowie die Fähigkeit, die Bewusstseinsinhalte zu beobachten und zu benennen« (Kurtz, 1994, S. 20). Kurtz wollte in der Therapie »Klienten helfen [...], die Art und Weise zu beobachten, zu verstehen und zu erlernen, wie sie ihre Gefühle, Gedanken und Impulse gestalten« (Kurtz, 1985, S. 22).

Kurtz war durch die Körperpsychotherapie und die humanistische Psychotherapie geprägt, die beide damals von Kalifornien aus die psychotherapeutische Landschaft umzukrempeln begannen (siehe Kapitel 3). Sich selbst und den eigenen Körper und auch die sinnlichen Bedürfnisse des Körpers zu spüren, stand in den damaligen Therapiebewegungen hoch im Kurs. Harrer und Weiss (2016) sprechen von einer »psychotherapeutischen Kulturrevolution«, die sich ihrer Zeit gemäß gegen die Vorherrschaft des Mentalen stellte: Man wollte fühlen und spüren und etwas erleben. Und manche suchten einen Weg zur Erweiterung ihres Bewusstseins, sei es mit Drogen oder mit Meditation.

Kurtz hatte selbst lange Zeit Yoga praktiziert und die Vipassana-Meditation kennengelernt. Diese Form der Meditation kommt aus dem südasiatischen Theravada-Buddhismus. Bei ihr versucht der Meditierende, alles zu beobachten und bewusst zu registrieren, was seinen Geist von Moment zu Moment beschäftigt, seien es Gedanken, die Objekte des Denkens, Erinnerungen, Sinneswahrnehmungen oder Körperempfindungen. Schweift der Geist ab, soll der Meditierende auch das registrieren, ohne es zu werten. Die entsprechende Technik hat Kabat-Zinn in sein Programm zur Stressreduktion übernommen.

Im tibetischen Mahayana-Buddhismus wird hingegen eher eine Form der Meditation praktiziert, bei der man seine Aufmerksamkeit konzentriert auf ein Objekt richtet, zum Beispiel ein *Thangka*, ein Bild, in das man sich beim Meditieren versenkt und auf dem Darstellungen oder Symbole wie Mandalas zu sehen sein können. Hier wird die Aufmerksamkeit nach einem Ausdruck von Germer (2005) wie ein Laserlicht gerichtet, während sie bei der Vipassana-Meditation eher wie ein Suchscheinwerfer über all das hinwegfährt, was im Geist geschieht.

Leuchtet jemand mit dem Suchscheinwerfer aus, was alles in ihm ist, kann er erfahren, wer er ist. Achtsame Wahrnehmung in der Psychotherapie heißt nämlich, nichts zu vermeiden und auch dort hinzuschauen, wo man noch nicht hingeschaut hat, und auch das zu registrieren, was man noch nicht von sich kennt. Das hilft, sich selbst kennenzulernen. Kurtz nannte seine Form der Therapie daher *Hakomi*, ein Wort der Hopi-Indianer, das sich sowohl als die Frage »Wer bist du?« als auch als die Feststellung »Der du bist« übersetzen lassen soll.

Kurtz verstand die Psychotherapie als eine »Meditation mit Beistand«. Der Therapeut soll dem Patienten beistehen, sein Innenleben achtsam und ohne zu werten zu erkunden. Er soll nicht versuchen, mit dem Patienten etwas aktiv zu verändern, sondern mit ihm gemeinsam entdecken, was ihn quält, was ihm gefehlt hat oder was er selbst für Möglichkeiten in sich trägt, an seinem Leid etwas zu ändern.

In einer solchen Therapie ist auch der Therapeut achtsam (Grepmaier & Nickel, 2007). Daher sollen Hakomi-Therapeuten selbst Achtsamkeit und Meditation praktizieren, weil sie nur dann diese Haltung zu sich selbst auch ihren Patienten vermitteln können. Und noch aus einem anderen Grund: damit sie wacher dafür sind, all das wahrzunehmen, was der Patient vielleicht zeigt, ohne dass er es selbst bemerkt.

Der Therapeut verfolgt nämlich in der Therapie von Moment zu Moment die feinen körperlichen Anzeichen innerer Erlebensprozesse des Patienten. Das wird als »Tracking« bezeichnet (Martin, 2015). Zuckt jemand mit dem Auge, stockt kurz sein Atem, kommt ein Blitzen in seine Augen, wird die Stimme belegt, spannt er den Körper an? Der Therapeut hört also nicht nur auf die Geschichte, die der Patient erzählt, sondern er richtet seine Aufmerksamkeit auch auf den Erzähler der Geschichte, um zu erfassen, wie dieser das erlebt, was er sagt. Dieses Tracking körperlicher Empfindungen und/oder sichtbarer Prozesse finden wir auch in der traumatherapeutischen Methode des Somatic Experiencing (siehe Kapitel 13).

> Harrer und Weiss (2016) schildern das Beispiel, dass ein Patient erzählt, wie seine Frau einfach ihren Mantel an die Garderobe hängt und sich dem Hund zuwendet. Der Therapeut bemerkt, dass der Patient dabei erschlafft und einen deprimierten Gesichtsausdruck bekommt. Daher fragt er nicht danach, wie die Geschichte weiterging, sondern in mehreren Schritten danach, ob der Patient sich jetzt verlassen, alleine und ungeliebt fühlt. So erkundet er mit ihm, wie er sich fühlt, wenn er von der Situation spricht.

Auf eine solche Weise verweilt man in der Therapie achtsam beim Augenblick. Aber nicht so, dass man wie Faust in seiner Wette mit Mephisto zum Augenblick sagen möchte: »Verweile doch! Du bist so schön.« Denn den Augenblick festhalten zu wollen, erlaubt ja Mephisto, Faust mit ins Verderben zu nehmen. In der Achtsamkeit wird nicht der Augenblick festgehalten, sondern die Erfahrung des Augenblicks, während man den Augenblick selbst loslässt. Nichts soll bleiben, außer der Geist, der das Kommen und Gehen der Geschehnisse beobachtet.

In der Psychotherapie sprechen wir davon, dass so ein innerer Beobachter etabliert wird. Ein solcher Beobachter kann sehr hilfreich sein. Man kann sich mitten in einer inneren Schlacht befinden und sie gleichzeitig wie ein Feldherr vom Feldherrnhügel aus betrachten. Wenn das gelingt, bleibt die Fähigkeit zur Reflexion erhalten. Der Psychoanalytiker Richard Sterba (1934) hat das schon früh erkannt, als er den Begriff der therapeutischen Ich-Spaltung einführte, einer Trennung zwischen einem erlebenden und einem beobachtenden Ich. Freud griff diesen Terminus auf und sprach davon, dass sich in einer Psychoanalyse ein Teil des Ichs einem anderen gegenüberstelle und diesen dann wie ein Objekt beobachte, verstand unter diesem Begriff aber auch eine Spaltung zwischen Triebwünschen und einer Anerkennung der Realität (Freud, 1940e [1938]; Körner, 1989). Bion (1992) sprach später von der Paradoxie, dass in einer Psychoanalyse der Beobachtete beobachtet. Wenn jemand die Position eines inneren Beobachters dessen, was in ihm vorgeht, einnehmen kann, kann er von dem zurücktreten, was ihn aufwühlt. Jon Kabat-Zinn (2009, S. 281) hat das in die Worte gefasst: »Das Gewahrsein der Furcht fürchtet sich nicht, wenn man sich fürchtet, das Gewahrsein der Depression ist nicht deprimiert.«

Anders gesagt: Es kommt zu einer Auftrennung des Ich in denjenigen Teil, der etwas denkt und fühlt, und denjenigen, der sich dessen gewahr ist, dass gerade Gedanken und Gefühle da sind. Das ist zum Beispiel hilfreich, wenn ein Mensch sehr depressive Gedanken hat. Identifiziert er sich mit diesen Gedanken, wird er beispielsweise sagen: »Alles ist wieder ganz grau.« Aus der Position des Beobachtens kann er sagen: »Ich bemerke, dass wieder ein grauer Gedanke gekommen ist.« Dann kann er ihn vielleicht wie einen ungebetenen Gast begrüßen, schauen, wie und wo sich dieser auf der Party der Gedanken herumtreibt, und darauf warten, dass er wieder geht.

Der Körperpsychotherapeut Martin Aalberse (2001, S. 121) gibt ein Beispiel. Ein Patient spricht über ein Gefühl, einsam und nicht liebenswert zu sein, und sagt: »Ich fühle mich leer und voll Spannung um mein Herz.« Der Therapeut sagt:

> »Sie spüren also eine Spannung und einen Ort der Leere in Ihrem Körper nahe an Ihrem Herzen, und der fühlt sich einsam und nicht liebenswert an. Sie könnten diesem Ort sagen: ›Ich weiß, dass es dich gibt‹, und dann beobachten, was passiert, wenn Sie dies anerkennen.«

Wenn der Patient seine Gefühle spüren, beobachten und anerkennen kann, erlebt er gleichzeitig, dass er selbst noch ein größeres Ganzes jenseits der Leere und der Spannung ist. Er identifiziert sich nicht mit seinen schlechten Gefühlen. Das bezeichnet man in der Psychotherapie als »Desidentifizierung«. Laut Duden bezeichnet im Deutschen die Vorsilbe »Des-« bei einem Substantiv »das Aufheben oder Rückgängigmachen eines Vorgangs oder dessen Ergebnisses«.[1] Desidentifizierung macht eine Identifizierung rückgängig, unter der gerade depressive Menschen oft leiden. Der gleiche Gedanke lässt sich auf die Beschäftigung mit Problemen eines Menschen in der Therapie anwenden. Weniger das Einsteigen in das Problem selbst als vielmehr das Beobachten, das Anschauen eines Problems, führt zu Lösungen.

Es gibt mittlerweile zahlreiche Richtungen in der Therapie, in denen

1 https://www.duden.de/rechtschreibung/des__Verneinung

eine entsprechende Einstellung regelrecht eingeübt wird. So benutzt man in der achtsamkeitsbasierten kognitiven Therapie der Depression die Desidentifizierung zur Rückfallprophylaxe (Williams et al., 2009). Weil Patienten dazu neigen, wieder in eine Depression zu fallen, wenn sie bestimmte Gedanken oder Gefühle wie automatisch als Warnsignale einer neuen Krise werten, werden sie geschult, diese Gedanken und Gefühle aus einer Zuschauerperspektive heraus zu beobachten. Oft machen wir uns nämlich Gedanken und halten sie für Tatsachen.

Meibert (2014, S. 132) schlägt das Experiment vor, einmal vier Sätze langsam nacheinander zu lesen und nach jedem Satz kurz aufzurufen, wie Sie dessen Bedeutung wahrnehmen:

> »Michael war auf dem Weg in die Schule.
> Er machte sich Sorgen wegen der Mathematikstunde.
> Er war sich nicht sicher, ob er die Klasse unter Kontrolle bekommen würde.
> Dies gehörte nicht zu den Aufgaben eines Hausmeisters.«

Wahrscheinlich haben Sie zunächst an einen Schüler gedacht und dann an einen Lehrer, der sich mit seinen Problemen herumschlägt. So ziehen wir ständig Schlussfolgerungen, aber man muss ihnen nicht glauben.

In der achtsamkeitsbasierten Therapie lernen die Patienten den Unterschied zwischen Haben und Sein: Ich *habe* Gedanken, Gefühle oder Empfindungen, und indem ich sie beobachte, *bin* ich auf eine andere Weise da. Als Beobachter wird mein Sein von ihnen nicht übernommen. Eine solche Einstellung mindert auch den Handlungsdruck, den Emotionen sonst erzeugen. Wer es schafft, Emotionen zu beobachten, ist weniger dem Druck ausgeliefert, ihnen in seinem Handeln zu folgen.

Frühe Ansätze zu einer Einführung der Achtsamkeit in die Psychotherapie kamen daher von Linehan (1996), einer Verhaltenstherapeutin und Zen-Schülerin, als sie sich mit Borderline-Patienten befasste, die nur schwer ihre Emotionen kontrollieren können. Sie werden von ihrer Wut überrollt, ihrer Angst zerrissen, ihrem Misstrauen getrieben. Weil ihre inneren Spannungen kaum auszuhalten sind, schädigen und verletzen sie sich oft selbst. Linehan machte die Erfahrung, dass eine reine Verhaltenstherapie bei ihnen kaum weiterführte. Denn Borderline-Patientinnen, die Mehrzahl sind Frauen, können schlecht sich selbst und ihre Gefühle annehmen. Viele sind trotz ihrer Impulsivität von Scham zerfressen. Linehan meinte, dass die Patientinnen sich verändern könnten, wenn sie aufhören, etwas verändern zu wollen – ein dialektisches Prinzip, demzufolge in jeder Verzerrung die in ihr enthaltene Wahrheit und in jeder Zerstörung der Aufbau gesehen wird. Das wesentliche Prinzip der von Linehan so genannten Dialektisch-Behavioralen Therapie ist daher die Veränderung im Rahmen der Akzeptanz des Bestehenden (siehe Kapitel 1).

Wie sich durch eine Haltung der Akzeptanz Gefühle beruhigen können, zeigt das Beispiel einer Patientin, die man bei der Geburt als zweiten Zwilling fast vergaß, unter Narkose mit der Saugglocke holte und die dann in den Brutkasten kam. Heute kann sie vier- oder fünfmal am Tag plötzlich wie ein Baby einschlafen. In unseren Stunden schaltet sie oft ab, sieht dann nur noch Nebel vor sich, und die Empfindungen schwinden aus ihrem Körper. Manchmal hat sie hämmernde Kopfschmerzen oder Schwindel. In einer Stunde, in der sie mit einem Gefühl des Selbstekels beschäftigt ist, fühlt sie sich wie ein lebloses kleines Kind.

»Als Technik der Desidentifizierung schlage ich ihr vor, sich beobachtend einmal innerlich außerhalb ihrer selbst zu stellen und auf dieses Kind hier am Boden zu schauen, das sie in dem Moment zugleich ist. Dieser Vorschlag legt implizit den Gedanken nahe, dass die körperlichen Zustände, die sie erlebt, alte, aktuell reaktivierte Zustände sind. Sie kann sich also in beiden Positionen erleben, aber aus der Position der außerhalb Stehenden die Situation betrachten. Diese Vorstellung empfindet sie sogleich als erleichternd. Wenn sie aus der Position außerhalb ihrer selbst schaut, sieht sie auf einen Fleischberg ohne Kopf und mit leblosen Gliedmaßen. Sie will sich abwenden. Ich schlage ihr mit ruhiger Stimme vor, einfach den Fleischberg zu betrachten, nicht zu werten und in der Position der außerhalb Stehenden zu verweilen. In dieser Position fühlt sie sich emotional neutral. Ich frage sie, ob es in dieser Position irgendeinen Impuls gibt, etwas für diesen Fleischberg zu tun. Sie möchte ihn hochheben und auf den Arm nehmen. Sie tut dies in ihrer Vorstellung und drückt ihn an sich. Das sei ein angenehmes und beruhigendes Bild« (Geuter, 2019, S. 124).

In dem Bild des Fleischbergs verdichtete sich womöglich die Erfahrung, dass sie aufgrund der Narkose wie betäubtes Fleisch auf die Welt kam. Während sie sich für ihre häufige Taubheit sonst verurteilt, kann sie nun sagen, dass sie im Alltag versuchen möchte.

> entsprechende Zustände zu registrieren, ohne sie zu bewerten, und freundlich zu sich selbst zu sein. Diese Lösung ergab sich für sie, ohne dass wir danach gesucht hatten. Sie ergab sich aus der Akzeptanz dessen, was sie erlebte.

Eine solche Arbeit mit der Achtsamkeit besteht nicht darin, dass man etwas übt. Sie besteht vielmehr darin, über das Erleben und das Betrachten des Erlebens in eine annehmende und verstehende Beziehung zu sich selbst zu kommen. Die Achtsamkeit holt die Patientin dabei in die Gegenwart, und in einer Psychotherapie kann immer nur das verändert werden, was in der Gegenwart erlebt wird. Wir können Gedanken und Gefühle in Bezug auf unsere Vergangenheit und Zukunft haben, aber wir können sie nur in der Gegenwart erleben.

Ein anderes Beispiel zeigt, dass achtsames Beobachten auch Lösungen von Problemen erzeugen kann, selbst ohne dass man darüber spricht, wie sie gelöst werden können.

> Ein Patient spricht über eine schwierige Entscheidung, die er fällen muss und über die er schon öfter nachgedacht habe, ohne eine Lösung zu finden. Während er das sagt, bewegt er seine beiden Hände rhythmisch und gegenläufig zum Körper hin und von ihm weg. Ich frage ihn daher, ob er jeweils eine Seite der beiden Alternativen seiner Entscheidung in einer der beiden Hände spüren könne. Er sagt sofort, welche Hand für welche Seite steht und hat dann eine deutliche Empfindung, die rechte Hand werde schwer und in der linken kribble es. Im selben Moment noch weiß er seine Entscheidung: Da, wo es kribbelig sei, da gehe seine Energie hin, das wolle er tun. Er fühlt sich damit klar.

Durch die Aufmerksamkeit für die Bewegung der Hände und für das Gefühl in den Händen hat ein *felt sense* ihm die Antwort gegeben, die sich beim kognitiven Abwägen der vielen Faktoren dieser Entscheidung nicht einstellen wollte.

Im Unterschied zu diesem Weg des Erlebens und achtsamen Erkundens geht die verhaltenstherapeutische Arbeit mit der Achtsamkeit den schon genannten Weg des Übens. Auch das kann wertvoll sein. Üben ist auch das Prinzip der Meditation, und daher nutzt man vielfach Meditationsübungen, um Patienten Achtsamkeit zu lehren. Stepien und Lerch (2006) meditieren zum Beispiel in einer Rehabilitationsklinik im bayerischen Scheidegg mit ihren Krebspatienten und lehren sie darüber die Philosophie des Buddha: das Leid zu akzeptieren.

Akzeptanz ist einer der Kernbegriffe der neuen psychotherapeutischen Bewegungen. Er gab der Akzeptanz- und Commitment-Therapie ihren Namen (Hayes & Lillis, 2013). In dieser Therapie werden psychische Störungen nicht zuletzt als Ausdruck einer psychologischen Inflexibilität angesehen, die Menschen ihre inneren Überzeugungen und Glaubenssysteme für Realität halten lässt. Ein Mensch, der in einer Depression das Gefühl, in einem düsteren Zustand zu sein, aus dem es keinen Ausweg gibt, nicht als ein Gefühl und die damit einhergehenden Gedanken nicht als Gedanken sehen kann, lässt von ihnen sein ganzes Handeln bestimmen. Sie steuern ihn wie ein Autopilot und er empfindet sich so, als könne er daran nichts ausrichten. Die Therapie verfolgt dann die Strategie, Gedanken zu beobachten, ohne sie wörtlich zu nehmen, Gefühle wahrzunehmen, ohne ihnen zu folgen, und negative Empfindungen und Gefühle als innere Anteile zu akzeptieren. So wird der Patient dazu angehalten, in der Gegenwart der Beobachtung zu bleiben.

Das ist natürlich ein hoher Anspruch, und nicht alle Patienten können ihm nachkommen, nicht für alle ist er geeignet und für manche kann er sogar schädlich sein. Kern (2014) weist darauf hin, dass psychisch instabile Patienten die Aufforderung, innerlich achtsam zu sein, als beängstigend erleben können, weil diese sie in Kontakt mit schmerzhaften Erlebnissen bringt. Rothschild (2002, S. 155) sieht sogar eine Kontraindikation für eine Arbeit mit dem Körpergewahrsein bei traumatisierten Patienten, wenn das Trauma ihre körperliche Integrität so sehr geschädigt hat, dass eine Aufmerksamkeit für die Körperempfindungen die Verbindung zum Trauma wachruft und dadurch die Gefahr wächst, von einem Wiedererleben des Traumas überwältigt zu werden. Bei solchen Patienten kann es von Vorteil sein, zunächst einmal mit der äußeren Achtsamkeit für die Wahrnehmung der Außenwelt zu arbeiten, zum Beispiel dass sie mit ihren Außensinnen spüren, auf welchem Boden sie gerade stehen oder in welchem Raum sie sich gerade befinden. Das kann in einem akuten traumatischen Schockerleben der traumabedingten Erregung entgegenwirken (siehe Kapitel 13). Aber es kann einem traumatisierten Patienten auch helfen, die Aufmerksamkeit auf eine Körperfunktion wie den Atem zu richten, wenn er in einem dissoziativen Zustand ist, abgetrennt von sich selbst. Und es kann ihm auch helfen, von einer flottierenden Angst zurückzutreten, wenn es ihm gelingt, aus der Position eines inneren Beobachters heraus zu registrieren, wie er gerade seine Angst erlebt.

Rothschild zufolge sollte man noch bei einem ganz anderen Typ von Patienten auf eine Arbeit mit der Achtsamkeit verzichten: bei solchen, die aus Leistungsdruck heraus ihren Körper immer »korrekt« empfinden wollen. Dann gibt es auch noch die, die versuchen, ihre Bedürfnisse und Gefühle unter einem Achtsamkeitsgetue zuzudecken und zu verleugnen. Der amerikanische Psychologe John Welwood (1984) nennt das: sich einen spirituellen Bypass legen.

Optimieren oder Verweilen

Eine Gefahr der Achtsamkeitswelle liegt auch darin, Grübeln als allein neurotisch zu entwerten und in ihm nicht die Kraft des intensiven Nachsinnens zu sehen, die das Leben bereichern kann. Der Zen-Lehrer und Professor für Management Ronald Purser (2015) benennt eine weitere Gefahr: dass Achtsamkeit im Sinne des neoliberalen Weltbildes eine autistische Selbstzufriedenheit in einer Welt anstrebe, mit der man unzufrieden sein müsse. Eine »Fetischisierung« des Gegenwartsmoments könne jede seelische Belastung der Unfähigkeit des Einzelnen zuschreiben, seine Emotionen und Gedanken zu regulieren. Achtsamkeit ist mittlerweile auch schon Teil einer Optimierungsstrategie, um in Firmen durch Achtsamkeitstrainings bessere Arbeitsleistungen und höhere Resilienz zu erzeugen (Chisholm, 2015). Eine achtsamkeitsbasierte Stressregulation ist eben nicht in sich schon emanzipatorisch, wird sie doch auch im Mind Fitness Training Institute in Washington in der Schulung von Agenten und Militärs verwendet, etwa im Comprehensive Soldier Fitness Program zur Erhöhung der Resilienz im Kampf, fern jeder Verknüpfung mit buddhistischer Weisheit oder Moral (Wang, 2014).

Es ist kein Zufall, dass der Protagonist der Achtsamkeitstherapie, Ron Kurtz, als Körperpsychotherapeut begann. Denn das Einüben von Achtsamkeit erfolgt oft über den Körper. Wie Michalak, Burg und Heidenreich (2012) schreiben, beruhen alle Achtsamkeitsübungen der kognitiven Therapie darauf, die Aufmerksamkeit für den eigenen Körper zu entwickeln und zu erweitern. In Achtsamkeitskursen zur Rückfallprophylaxe von Depressionen lernen Patienten zum Beispiel in einem achtwöchigen Kurs eine Atemmeditation und die aufmerksame Reise durch den Körper, den schon genannten Body Scan. Der Atem ist nämlich ein vortreffliches Mittel, um Achtsamkeit einzuüben. Man kann die Aufmerksamkeit immer auf den Atem richten, weil er in einem ständigen Wechsel von Ein- und Ausatmen ohnehin geschieht (Geuter, 2023, S. 121ff.). Aber sich auf ihn zu konzentrieren, ist gar nicht so einfach. Ein persönliches Beispiel: Einmal saß ich in Sri Lanka fünfmal täglich eine Stunde über eine Woche hinweg in einem Meditationszentrum zum Meditieren. Der Mönch hatte mir die Aufgabe gestellt, sich darauf zu konzentrieren, nur den Atem zu erfahren und die Atemzüge zu zählen. Nach dem zehnten solle man wieder bei eins beginnen, aber auch dann, wenn man an etwas anderes als an den Atem denke, wenn also der Geist abschweife. Ich kam nicht ehrlich bis zehn. Ein paar Mal zählte ich bis zehn, wobei ich wusste, dass ich mich betrog. Immer wieder machten sich meine Gedanken selbstständig. Es war mir unmöglich, die Aufmerksamkeit nur zehn Atemzüge lang bei meinem Atem zu halten. In der Meditation kann man so erleben, wie stark man in der Regel von der Erfahrung des gegenwärtigen Momentes getrennt ist. Der Mönch Nyānaponika, den ich kurz darauf besuchte, beruhigte mich, dass es vielen so gehe. Im Buddhismus gilt dieses Herumwandern des Geistes und dessen Trennung vom Körper als schlechte Gewohnheit, die man durch Übung einer Konzentration auf den Atem in achtsames Gewahrsein verwandeln kann.

Mittlerweile gibt es zahlreiche Studien, die den allgemeinen Wert von Achtsamkeit für die Psychotherapie nachweisen (Tran et al., 2022). Auch ließ sich zeigen, dass sich durch Meditation psychische Prozesse und Hirnprozesse verändern. Zeidler (2007) untersuchte Menschen mit und ohne Meditationserfahrungen. Er konnte feststellen, dass Achtsamkeitsgeschulte weniger schreckhaft auf emotionale Ereignisse reagieren, aber ihre Gefühle intensiver wahrnehmen. Mehrere Studien belegen auch, dass Schmerzpatienten meistens mehr von einer bewussten Wahrnehmung ihrer Schmerzen profitieren als von Ablenkungsstrategien (Mehling et al., 2009). Denn die bewusste Wahrnehmung fördert einen Gleichmut, in dem die Schmerzwahrnehmung abnehmen kann, und sie fördert auch eine Körperbewusstheit, in der Patienten Spannungen loslassen können, die Schmerzen erzeugen. Das ist vor allem bei Patienten hilfreich, deren Beschwerden sich keinen medizinisch definierbaren Gründen zuschreiben lassen. Auch bei Ängsten hilft es mehr, sich seinen panischen Gedanken oder seiner inneren Beunruhigung achtsam zuzuwenden, als sich abzulenken.

Legendär wurden die Untersuchungen von Davidson und Lutz (2008) an meditationserfahrenen tibetischen Mönchen. Bei ihnen konnte man eine erhöhte Aktivität von Gamma-Wellen im Gehirn messen, was für eine größere innere Ruhe spricht. Auch zeigte sich bei Langzeitmeditierenden eine erhöhte Aktivität in Bereichen des Gehirns, die mit dem Gewahrsein für den Körper zu tun haben. Eine Studie von Lazar, Hölzel und Vago (2015) zeigte, dass bei Meditierenden der alterstypische Abbau grauer Substanz im Gehirn ausbleibt.

Achtsamkeit mag daher wohl dem Glück ein wenig nachzuhelfen, von dem ich am Anfang gesprochen habe: dem Flow-Erleben, dem Aufgehen im Moment der Gegenwart. Achtsam die Gegenwart zu erfahren, kann wie das Glück eines Kindes sein, das gerade eine glitzernde Raupe auf einem nassen Grashalm entdeckt hat und dessen Leben in diesem Moment ganz im Beobachten der Raupe aufgeht. Folgen wir dem Glücksforscher Mihály Csikszentmihályi, dann stellt sich ein solches ekstatisches Spiel mit der Wirklichkeit dann ein, wenn man sich im Alltag fokussieren und ganz in eine Tätigkeit versenken kann. Die Voraussetzung dafür ist Aufmerksamkeit in der Gegenwart.

Literatur

Aalberse, M. (2001). Graceful means: Felt gestures and choreographic therapy. In M. Heller (Hrsg.), *The flesh of the soul: The body we work with* (S. 101–132). Peter Lang.

Anderssen-Reuster, U. (2007). Einleitung: Was ist Achtsamkeit? In dies. (Hrsg.), *Achtsamkeit in Psychotherapie und Psychosomatik* (S. 1–4). Schattauer.

Aurel, M. (1967). *Selbstbetrachtungen* (11. Aufl.). Kröner.

Bion, W. (1992). *Lernen durch Erfahrung*. Suhrkamp.

Caldwell, C. (2014). Mindfulness & Bodyfulness: A new paradigm. *Journal of Contemplative Inquiry, 1*(1), Art. 9. https://digscholarship.unco.edu/joci/vol1/iss1/9

Chisholm, R.J. (2015). Mindfulness now. *Self & Society, 43*(1), 30–34.

Csikszentmihályi, M. (2006). *Flow – der Weg zum Glück. Der Entdecker des Flow-Prinzips erklärt seine Lebensphilosophie*. Herder.

Csikszentmihályi, M. (2010). *Das* flow-*Erlebnis. Jenseits von Angst und Langeweile: im Tun aufgehen* (11. Aufl.). Klett-Cotta.

Davidson, R.J. & Lutz, A. (2008). Buddha's brain: Neuroplasticity and meditation. *IEEE Signal Process Magazine, 25*(1), 176–174. https://doi.org/10.1109/msp.2008.4431873

Epiktet (2020). *Handbüchlein der Lebenskunst*. Nicolai.

Epiktet (2024). *Unterredungen. Aufgezeichnet von Arrian*. Boer.

Freud, S. (1930a [1929]). *Das Unbehagen in der Kultur. GW XIV*, S. 419–506.

Freud, S. (1940e [1938]). Die Ichspaltung im Abwehrvorgang. *GW XVII*, S. 57, 59–62.

Germer, C.K. (2005). Mindfulness. What is it? What does it matter? In ders., R.D. Siegel & P.R. Fulton (Hrsg.), *Mindfulness and psychotherapy* (S. 3–27). The Guildford Press.

Geuter, U. (2019). *Praxis Körperpsychotherapie. 10 Prinzipien der Arbeit im therapeutischen Prozess*. Springer.

Geuter, U. (2023). *Körperpsychotherapie. Grundriss einer Theorie für die klinische Praxis* (2. Aufl.). Springer.

Grepmaier, L.J. & Nickel, M.K. (2007). *Achtsamkeit des Psychotherapeuten*. Springer.

Harrer, M.E. & Weiss, H. (2016). *Wirkfaktoren der Achtsamkeit – wie sie die Psychotherapie verändern und bereichern*. Schattauer.

Hayes, S.C. & Lillis, J. (2013). *Akzeptanz- und Commitment-Therapie*. Ernst Reinhardt.

Heidenreich, T. & Michalak, J. (2013). *Die »dritte Welle« der Verhaltenstherapie. Grundlagen und Praxis*. Beltz.

Husserl, E. (2009). *Ideen zu einer reinen Phänomenologie und phänomenologischen Philosophie*. Felix Meiner.

Kabat-Zinn, J. (1999). *Stressbewältigung durch die Praxis der Achtsamkeit*. Arbor.

Kabat-Zinn, J. (2006). *Zur Besinnung kommen. Die Weisheit der Sinne und der Sinn der Achtsamkeit in einer aus den Fugen geratenen Welt*. Arbor.

Kabat-Zinn, J. (2009). *Gesund durch Meditation: Achtsamkeit und Stressbewältigung*. S. Fischer.

Kern, E. (2014). *Personzentrierte Körperpsychotherapie*. Ernst Reinhardt.

Khoury, B., Vergara, R.C., Sadowski, I. & Spinelli, C. (2023). Embodied mindfulness questionnaire: Scale development and validation. *Assessment, 30*(2), 458–483. https://doi.org/10.1177/10731911211059856

Körner, J. (1989). Kritik der »therapeutischen Ich-Spaltung«. *Psyche – Zeitschrift für Psychoanalyse und ihre Anwendungen, 43*(5), 385–396.

Kubin, W. (Hrsg.). (2014). *Lao Zi (Laotse). Der Urtext* (2. Aufl.). Herder.

Kurtz, R. (1985). *Körperzentrierte Psychotherapie. Die Hakomi Methode*. Synthesis.

Kurtz, R. (1994). *Hakomi. Eine körperorientierte Psychotherapie*. Kösel.

Lazar, S.W., Hölzel, B.K. & Vago, D.R. (2015). Meditation experience is associated with increased cortical thickness. *Psychiatry Research: Neuroimaging, 232*(1), 27–33. https://doi.org/10.1016/j.pscychresns.2015.02.004

Linehan, M. (1996). *Dialektisch-Behaviorale Therapie der Borderline-Persönlichkeitsstörung*. CIP-Medien.

Marlock, G. (2023). Körperpsychotherapie als Wiederbelebung des Selbst. In ders., H. Weiss, D. Rellensmann & L. Grell-Kamutzki (Hrsg.), *Handbuch Körperpsychotherapie* (S. 166–178). Schattauer.

Martin, D. (2015). The skills of tracking and contact. In H. Weiss, G. Johanson & L. Monda (Hrsg.), *Hakomi mindfulness-centered psychotherapy. A comprehensive guide to theory and practice* (S. 151–160). W.W. Norton & Company.

Mehling, W.-E., Gopisetty, V., Daubenmeier, J., Price, C., Hecht, F.M. & Stewart, A. (2009). Body awareness: Construct and self-report measures. *Plos ONE, 4*(5), e5614,1–18. https://doi.org/10.1371/journal.pone.0005614

Meibert, P. (2014). *Der Weg aus dem Grübelkarussell: Achtsamkeitstraining bei Depressionen, Ängsten und negativen Selbstgesprächen. Das MBCT-Buch*. Kösel.

Michalak, J., Burg, J. & Heidenreich, T. (2012). Don't forget your body: Mindfulness, embodiment and the treatment of depression. *Mindfulness, 3*(3), 109–199. https://doi.org/10.1007/s12671-012-0107-4

Nguyen, M.H., Heidenreich, T. & Michalak, J. (2025). Body Mindfulness Questionnaire (BMQ). In O.N. Medvedev, C.U. Krägeloh, R.J. Siegert & N.N. Singh (Hrsg.), *Handbook of assessment in mindfulness research* (S. 771–777). Springer. https://doi.org/10.1007/978-3-031-47219-0_133

Nyānaponika (2007). *Geistestraining durch Achtsamkeit. Die buddhistische Satpatthāna-Methode* (9. Aufl.). Beyerlein & Steinschulte.

Purser, R.E. (2015). Confessions of a mind-wandering MBSR student: Remembering social amnesia. *Self & Society, 43*(1), 6–14.

Rothschild, B. (2002). *Der Körper erinnert sich. Die Psychophysiologie des Traumas und der Traumabehandlung*. Synthesis.

Seneca (2011). *Vom glücklichen Leben. Philosophische Schriften*. Insel.

Stepien, J. & Lerch, J. (2006). Achtsamkeit in der Onkologie. *Psychotherapie im Dialog, 7*, 286–291.

Sterba, R. (1934). Das Schicksal des Ichs im therapeutischen Verfahren. *Internationale Zeitschrift für Psychoanalyse, 20*(1), 66–73.

Sugamura, G., Haruki, Y. & Koshikawa, F. (2006). Mindfulness and bodyfulness in the practices of meditation: A comparison of Western and Eastern theories of mind-body. Posterpräsentation. *1st Convention of the Asian Psychological Association*, Bali, Indonesien.

Tran, U.S., Birnbaum, L., Burzler, M.A., Hegewisch, U.J.C., Ramazanova, D. & Voracek, M. (2022). Self-reported mindfulness accounts for the effects of mindfulness interventions and nonmindfulness controls on self-reported mental health: A preregistered systematic review and three-level meta-analysis of 146 randomized controlled trials. *Psychological Bulletin, 148*(1–2), 86–106. https://doi.org/10.1037/bul0000359

Trungpa, C. (2006). *Achtsamkeit, Meditation & Psychotherapie. Einführung in die buddhistische Psychologie*. Arbor.

Wang, R.A. (2014). *The benefit of positive visualization on the U. S. Army*. Thesis, Master of Military Art and Science. Fort Leavenworth, Kansas.

Weiss, H. (2009). The use of mindfulness in psychodynamic and body oriented psychotherapy. *Body, Movement and Dance in Psychotherapy, 4*(1), 5–16.

Welwood, J. (1984). Principles of inner work: Psychological and spiritual. *The Journal of Transpersonal Psychology, 16*(1), 63–73.

Williams, M., Teasdale, J., Segal, Z. & Kabat-Zinn, J. (2009). *Der achtsame Weg durch die Depression*. Arbor.

Zeidler, W. (2007). *Achtsamkeit und ihr Einfluss auf die Emotionsverarbeitung. Eine experimentelle Untersuchung der Wirkmechanismen*. Dr. Müller.

13 Leben nach dem Trauma

> Der Beitrag geht auf einen Vortrag zurück, den ich 2014 im Südwestrundfunk in der Reihe »Aula« gehalten habe. Er ist dementsprechend allgemeinverständlich für ein breiteres Publikum und teilweise persönlich verfasst. Für die Veröffentlichung hier habe ich den Text überarbeitet und um die Darstellung therapeutischer Vorgehensweisen erweitert, nicht zuletzt um Beispiele aus der jüngeren Zeit.

Ein leuchtendes, klares Grün. Ich treibe auf dem Rücken liegend im Wasser. Friedlich. Schaue nach oben. Das Licht fällt durch die Wasseroberfläche und erzeugt diesen grünen Schimmer. Da werde ich herausgezogen.

Meine früheste Kindheitserinnerung. Ich war vielleicht zwei Jahre alt, vielleicht auch drei. Reinhard, mein sechs Jahre älterer Cousin, zog mich aus dem Teich, in den ich rückwärts laufend gefallen war.

Ich kannte das Symptom: Unter großer innerer Anspannung hatte ich manchmal eine Art reflexartiges Aufstoßen. Aber ich kannte den Grund nicht. In meiner körperpsychotherapeutischen Ausbildungsgruppe wurde es als *gagging reflex* bezeichnet, als Zeichen einer oralen Charakterstruktur gewertet, und ein psychoanalytisch geschulter Dozent führte es auf Ekel vor Muttermilch zurück. Einmal trat es bei meiner Krankengymnastin auf. Sie sagte: »Das klingt, als ringen Sie nach Luft, aber Sie bekommen Wasser. Sind Sie als Kind einmal fast ertrunken?« Ich rief meine Mutter an, machte ihr am Telefon das Geräusch vor und fragte sie, ob sie das kenne. Sie hatte es nicht vergessen. So hätte ich den ganzen Tag und die ganze Nacht gewürgt, nachdem ich als Kind in den Teich gefallen wäre, und immer wieder hätte ich irgendwelche Algen herausgewürgt.

Traumatische Erfahrungen können in körperlichen Reaktionen wie dem Aufstoßen unter Stress zutage treten, ohne dem Gedächtnis bewusst zur Verfügung zu stehen. Das gilt nicht nur für Erfahrungen aus der frühen

Kindheit wie in meinem Fall, die oft nicht erinnert werden können, weil die für eine Langzeitspeicherung notwendige Verbindung zwischen dem Hippocampus und der Großhirnrinde noch nicht ausgebildet ist. Auch andere Erfahrungen können in einem Körpergedächtnis gespeichert werden und als Schreckreaktionen, Schweißausbrüche, Beschleunigung des Herzschlags oder Zittern in Erscheinung treten. Bekannt wurde das nach dem Zweiten Weltkrieg von Menschen, die beim Zünden eines Feuerwerkskörpers in Panik gerieten, weil dies alte Panik von Bombennächten auslöste, ohne dass sie das Erleben des gegenwärtigen Ereignisses von dem der alten Situation entkoppeln konnten.

»Der Körper vergisst nicht«, schreibt der Traumaforscher Bessel van der Kolk (2014). Ich hatte keine Erinnerung an das drohende Ertrinken. Wenn ich an die Situation dachte, bedrohte mich nichts. Ich hatte sogar ein Gefühl von Frieden. Dennoch saß das Trauma in meinem Körper. Wie ich heute weiß, muss ich hinter einem Punkt gewesen sein, an dem der Organismus abschaltet.

Reaktionen auf Bedrohung

Der menschliche Organismus kennt nämlich eine gestufte Reaktion auf Bedrohung. Im Rahmen einer grundsätzlich sicheren Situation reagieren Menschen auf Bedrohung, indem sie sich anderen zuwenden. Sie aktivieren ihr Bindungssystem. Kinder flüchten zu ihren Eltern, wenn sie Angst haben. Porges (2023) nennt dies das »System des sozialen Engagements«. Fühlen wir uns aber so bedroht, dass wir handeln müssen, ergreifen wir die Flucht oder kämpfen. Wir versuchen, von dem wegzukommen, was uns bedroht, oder das Bedrohende von uns fernzuhalten. Wenn beides nicht mehr geht, reagiert der Organismus mit einer dritten Reaktion: der Immobilisierung. Er schaltet ab.

Diese drei unterscheidbaren Reaktionen auf Bedrohung bringt Porges in seiner Polyvagaltheorie mit unterschiedlichen Aktivitäten des Nervensystems in Verbindung. Anbindung an andere Menschen gehe mit Aktivitäten eines Teils des Vagusnervs einher. Dieser Nerv, der weit in den Körper reichende, bedeutsamste Nerv des Parasympathikus, der auch »zehnter Hirnnerv« genannt wird, vermittelt Ruhe und Entspannung, seine Impulse beruhigen das Herz und lassen den Darm arbeiten. Zusammen mit anderen Gehirnnerven, vor allem dem Gesichtsnerv, aktiviert er Gesichtsmimik und

Stimme, über die wir anderen unseren Zustand mitteilen. Nur Säugetiere, bei denen durch das Stillen und durch den damit verbundenen Körperkontakt Bindungsverhalten gefördert wird, haben Mimik. Besonders ausgeprägt ist sie bei Primaten, die ihre Mimik nutzen, um Freude oder Angst, Spiellust, Überlegenheit oder Unterwerfung zu kommunizieren. Kühe reißen die Augen auf und richten die Ohren nach vorne, wenn sie gestresst sind, Rehe blähen bei Angst die Nüstern auf. Bei Reptilien findet sich so etwas nicht.

Wie die Suche nach Bindung mit dem ventralen Vagus, bringt Porges das Kampf- und Fluchtverhalten mit der Aktivität des Sympathikus und die Erstarrung mit einer Aktivität des dorsalen Vagus in Verbindung. Therapeutisch erweist sich diese unter Psychotherapeuten breit rezipierte Theorie, auf die auch ich mich bezogen habe (Geuter, 2023, S. 161ff.), als hilfreich, da sie ein Verständnis der abgestuften Reaktionen auf Traumata vermittelt. Aber dass diese Theorie die Vereinbarkeit traumatherapeutischen Arbeitens mit »neurowissenschaftlichen [...] Hintergründen« erweise (Ackermann, 2024, S. 103), ist fraglich. Denn ihre neuroanatomischen und physiologischen Annahmen, wie die eindeutige Zuordnung psychischer Zustände zu bestimmten Nervenaktivitäten oder die klare Unterscheidung zwischen einem ventralen und einem dorsalen Vagus, scheinen nicht haltbar zu sein (Giroux, Ahlers & Miawotoe, 2023; Grossmann, 2023; Walz & Grossmann, 2024).

Wohl ist es richtig, dass der Sympathikus, der Gegenspieler des Parasympathikus im autonomen Nervensystem (siehe Kapitel 11), aktiv wird, wenn wir kämpfen oder fliehen. Jetzt geht der Atem stärker, das Herz pumpt mehr, die Muskeln werden mit Blut versorgt, aber der Darm erlahmt, damit Energie für das Handeln zur Verfügung steht.

Sind wir in einer lebensbedrohlichen Situation, erlahmt oder erstarrt der Körper, eine Entspannung wenn nötig bis zum Nullpunkt, die als *freeze* bezeichnet wird. Das tritt zum Beispiel ein, wenn man auf eine Lebensbedrohung nicht mehr reagieren kann und es aufgibt zu handeln. Das muss mein psychophysiologischer Zustand im Teich gewesen sein. Porges führt diese Reaktion auf die Aktivität eines im Körper hinten gelegenen, dorsalen Teil des Vagusnervs zurück, der eine massive Bradykardie auslösen könne. Auch für diese Annahme scheint es aber keine empirische Evidenz zu geben (Grossmann, 2023; Neuhuber & Berthoud, 2022).

Ein Kojote will ein Opossum fressen. Das Opossum stellt sich tot. Der Kojote stupst es an, lässt von ihm ab. Denn er mag kein totes Tier fressen. Ist der Kojote weg, steht das Opossum auf, zittert und schüttelt sich, dann rennt es davon. Bei dem Opossum waren der Parasympathikus und der Sympathikus gleichzeitig aktiv. Diesen Erstarrungs- oder Totstellreflex finden wir auch beim Menschen: Man ist erstarrt und gleichzeitig innerlich panisch aufgeregt. Das passiert in einer traumatischen Situation, wenn man glaubt handeln zu können und es doch nicht kann. Zum Beispiel wenn sich eine Frau bei einer Vergewaltigung wehren möchte und der Körper in Bereitschaft geht, die Bedrohung aber so groß ist, dass sie stillhält. Dann bleiben die Spannung und die Erstarrung gleichermaßen im Körper stecken. Hält eine solche Schutzreaktion längere Zeit an und verbleibt eine Person in einem Zustand, in dem sie sich innerlich abkoppelt und zugleich dauerhaft angespannt ist, sprechen wir von »Totstellen«.

Traumafolgen

Mit dem Begriff des Traumas bezeichnen wir im Grunde zweierlei: das Ereignis, das einen Menschen traumatisiert, die *traumatische Situation*, und das, was in einem Menschen als Folge dieses Ereignisses fortlebt, sein *traumatisches Erleben*. Das Leid besteht nämlich nicht in dem, was wir erlebt haben, sondern in dem, was davon in uns fortlebt. Was uns heute das Leben schwer macht. In den Gefühlen aus der traumatischen Situation, mit denen wir heute auf Alltagssituationen reagieren.

Das sind bei einem Trauma zum Beispiel Flashbacks. Ein Mann erstarrte beim Geruch von Asche, weil er beim Zusammenbruch des World Trade Centers um sein Leben rannte. Nach der Katastrophe von Ramstein 1988, bei der drei Maschinen bei einer militärischen Flugschau vor über 300.000 Zuschauern zusammengestoßen waren und eine brennend ins Publikum gerutscht war, wurde in Kaiserslautern ein Mann ins Krankenhaus eingeliefert, der auf der Straße bei einem Flugzeuggeräusch zusammengebrochen war. Für einen solchen Flashback reicht eine sinnliche Erinnerung an die traumatische Situation, ein Geräusch, ein Bild, ein Geruch oder ein Erleben von Enge in einer U-Bahn, um das Erleben aus einer traumatisierenden Situation wachzurufen. Beim Flashback erlebt ein Mensch die Gegenwart, als wäre er in der Vergangenheit.

Wir sprechen von »Triggern«, wenn Reize eine Traumareaktion hervorrufen, ohne dass die betroffenen Menschen dies kontrollieren können. So kann jemand einen Schweißausbruch bekommen, weil er hinter sich dasselbe Kreischen hört wie einmal bei einem Unfall. Diese Schreckhaftigkeit ist typisch für Traumafolgen. Andere Symptome sind Alpträume, Depressionen, hohe Anspannung, Selbstverletzungen, uneindeutige chronische Schmerzen, Schlaflosigkeit, Substanzmissbrauch, mangelhafte Affekt- und Impulskontrolle, Ängste, Misstrauen, Hoffnungslosigkeit, Scham- und Schuldgefühle, sozialer Rückzug oder ein Verhalten, bei dem vermieden wird, was an das Trauma erinnert. Eine Frau, die Auschwitz überlebt hatte, stieg niemals mehr in Züge. KZ-Opfer lebten vielfach in dem Gefühl, dass immer ein Verhängnis naht (Niederland, 1980).

Häufig fühlen sich Menschen infolge einer Traumatisierung auch gefühlstaub, stumpf, teilnahmslos und leer, andere dagegen sind übererregt, reizbar und voller Unruhe. Je nachdem, wie ein Mensch reagiert und in welcher der genannten Reaktionen auf Bedrohung er steckenbleibt, kommt es nach einem Trauma zu unterschiedlichen Reaktionen. Ist bei einem traumatisierten Patienten das Kampf-Flucht-System weiterhin aktiv, neigt er eher zu Flashbacks oder Herzrasen. Sein Zustand ist der einer anhaltenden Übererregung des Sympathikus. Das wird in der Regel als Panik erlebt. Ist ein Patient hingegen als Kind chronisch vernachlässigt oder missbraucht worden, dominiert in der Regel ein Zustand der Immobilisierung. Er steckt dann, nach einem Ausdruck des Traumatherapeuten Peter Levine, »im grauen Niemandsland der Nichtexistenz« (Levine, 2011, S. 141). Bei solchen Menschen ist die Reaktion auf das traumatisierende Ereignis chronisch. Ihr Zustand ist der einer Übererregung des Parasympathikus, der als Implosion, als Einbruch nach innen erlebt wird. Sie sind weniger erregt als vielmehr emotional betäubt und gelähmt und vielfach in einem Zustand resignativer Kraftlosigkeit. Beide Arten von Zuständen können auch im Wechsel auftreten und sich mischen. Und sie können nur gelegentlich auftreten. Manche traumatisierte Patienten klagen über unklare Schmerzen und können vor Erschöpfung nicht mehr arbeiten, während sie von ihrem Alltag so sprechen, als sei alles in Ordnung. Wenn ein traumatisierter Mensch sowohl solche starken traumaassoziierten Zustände erlebt als auch im Alltag nüchtern und sachlich funktionieren kann, spricht Nijenhuis (2016) von einer »strukturellen Dissoziation« zwischen einem emotional unterregulierten und einem »anscheinend normalen« Persönlichkeitsanteil.

Traumaursachen

Welche Folgen eine traumatisierende Situation hinterlässt, liegt wesentlich an der Art und den Umständen dieser Situation und daran, ob sie allein oder mithilfe anderer verarbeitet werden kann. Grundsätzlich unterscheidet die Traumaforschung zwei Gruppen von Situationen. Zum einen sind es einzelne, schreckliche Ereignisse wie ein Unfall, ein Erdbeben, der Einsturz eines Hauses, der Selbstmord eines Angehörigen oder das Miterleben eines Banküberfalls. Zum anderen Schreckliches, das meist andere Menschen zum Teil über lange Zeit hinweg einem Menschen antun: Lagerhaft, Folter, anhaltender Missbrauch, jahrelange Misshandlung oder Vernachlässigung wie bei den Kindern, die man in den rumänischen Waisenhäusern fand. Auch nach schweren Organerkrankungen wie einem Herzinfarkt können Menschen Anzeichen einer posttraumatischen Belastungsstörung zeigen (Jacquet-Smailovic et al., 2021).

Vernachlässigung ist heute die häufigste Form der Gewalt gegen Kinder: wenn sie nur unzureichend ernährt, gesundheitlich schlecht versorgt, emotional vollkommen allein gelassen oder nicht ausreichend vor Gefahren geschützt werden. In einem von der Bundesärztekammer zur Verfügung gestellten Leitfaden für Ärztinnen und Ärzte wird dies als »das zentrale Risiko für Kinder in der frühen Kindheit« bezeichnet (Bayerisches Staatsministerium für Arbeit und Sozialordnung, Familie und Frauen, o.J., S. 18), gefolgt von Misshandlungen und Missbrauch. Der größte Risikofaktor für Alkoholmissbrauch in der Jugend ist eine Misshandlung als Kind (Rakovski et al., 2024).

1945 veröffentlichte der Psychoanalytiker René Spitz erstmals Forschungen zum sogenannten »Hospitalismus-Phänomen«. Kinder, die in Heimen nur geringen Kontakt mit Pflegepersonen hatten, litten unter heftigen Störungen ihrer Entwicklung. Traumatische Erfahrungen können also auch in einem Mangel an Reizen und Zuwendung bestehen. Der lange Aufenthalt in einer kahlen Betonzelle ohne Gegenstände ist eine bekannte Form der Folter. Vor allem aber litten diese Kinder am Ausbleiben einer verlässlichen und sichernden Bindung. Ihr Trauma war ein Bindungstrauma.

25 Prozent der Frauen und acht Prozent der Männer schildern sexuelle Übergriffe in ihrer Kindheit. Die Zahlen variieren, abhängig davon, was als Übergriff verstanden wird (UNICEF, o.J.). Nicht alle erkranken. Ob Betroffene seelische Schäden davontragen und wie sehr jemand später leidet, scheint Forschungen zufolge wesentlich an den Besonderheiten der »traumatischen Situation« zu liegen (Fischer & Riedesser, 1998, S. 64ff.): wie demütigend oder erschütternd die Umstände des Übergriffs sind, wie die Verbindung zum Täter ist und wie die Umwelt auf die Traumatisierung re-

agiert, zum Beispiel ob einem Kind geglaubt wird und ob es unterstützt wird, wenn es etwas sagt, oder ob das Geschehen verleugnet oder ihm gar eine Mitschuld gegeben wird. Die Reaktion der Umwelt kann die Folgen eines Traumas beruhigen oder deren Chronifizierung fördern.

Besonders gravierend ist es, wenn geschlechtliche Handlungen mit Gewalt erzwungen werden, wenn sich ein Missbrauch über längere Zeit erstreckt, wenn mehrere Personen beteiligt sind oder wenn die eigenen Eltern die Täter sind. Nicht nur die einzelne Handlung zerstört dabei die Seele des Kindes, vielmehr auch die Tatsache, dass das Kind in seinen Gefühlen und in seinem Urteil über die Realität völlig verwirrt wird. Wenn diejenigen, auf deren Liebe, Fürsorge und Schutz es vertraut hat, zu Tätern werden, erlebt es einen tiefen Verrat, der seine Welt aus den Fugen geraten lässt, schreibt Levine (2024, S. 91), der selbst als Kind von einer Jugendgang schwer missbraucht wurde, in seiner Autobiografie. Wenn es niemanden hat, der ihm hilft, seine Erfahrung zu verstehen, muss es sie an einem Ort in seiner Seele deponieren, von dem es glaubt, dass von dort nichts mehr an die Oberfläche kommt. Die Erfahrung wird eingekapselt in der Hoffnung, dass sie einen nicht mehr bedrängt. Ein missbrauchtes Kind kann nicht kämpfen oder fliehen. Daher stellt es sich tot, wie ein gejagtes Tier, das sich ergibt. Die unterdrückten Gefühle melden sich dann meist über andere Kanäle: Bauchschmerzen, Kopfschmerzen, Einnässen, Konzentrationsprobleme, Rückzug.

Oft ist daher später nicht greifbar, was jemand erlebt hat. Vor allem, wenn es aus einer Zeit stammt, bevor die bewusste, sprachlich fassbare Erinnerung einsetzt. Vielfach wird auch in der traumatisierenden Situation das Bewusstsein ausgeschaltet. Das ist wie bei einem Schock, bei dem es einem die Sprache verschlägt. Man kann nicht reden und auch nicht denken. Wenn aber ein Trauma in Form von Bildern, quälenden Empfindungen oder Gefühlen gespeichert ist, ist es später schwer, zwischen Bildern, Fantasien und Erinnerungen an Ereignisse zu unterscheiden. Auch ist die Erinnerung immer eine Mischung aus dem, was war, dem, was wir fühlten und heute fühlen, und dem, was wir uns später gedacht haben. Man kann sich in einer Therapie daher der Realität des Vorgefallenen immer nur nähern.

In der Psychotherapie sprechen wir von »Dissoziation«, wenn eine Erfahrung abgespalten und irgendwohin verpackt wird. Dissoziation ist in der traumatischen Situation ein Schutzmechanismus. Zum Beispiel steigt eine Frau bei einer Vergewaltigung mit ihrem Erleben aus dem Körper aus.

Dann ist es, als würde auf der einen Seite ihrem Körper etwas widerfahren, und auf der anderen Seite schaut sie dem wie unbeteiligt zu. Das hilft, in der Situation zu überleben und einen Rest Kontrolle über sich selbst zu wahren. Wird ein solcher Schutzmechanismus beibehalten, kann er zum Symptom einer Störung werden. Zum Beispiel, wenn diese Frau später in intimen Beziehungen zu Männern innerlich aussteigt, sobald sie erregt ist, und dann nichts mehr spürt, sich starr macht oder unbeteiligt fühlt. Das Symptom ist dann nicht nur ein Ergebnis dessen, was der Frau widerfuhr, sondern auch ein Ergebnis davon, wie sie die traumatische Situation zu bewältigen versuchte. Etwa 30 Prozent aller vergewaltigten Frauen leiden noch nach Jahren an den Folgen der Tat.

> Eine Patientin von mir hatte bei einer Vergewaltigung einen Orgasmus erlebt. Dafür schämte sie sich so sehr, dass sie seitdem in liebevollen sexuellen Begegnungen unwillkürlich ihre Erregung unterbrach, wenn sie sich einem Orgasmus näherte, als wollte sie so ungeschehen machen, was damals geschah.

Folter ist eine der schlimmsten Formen der Traumatisierung, eine Gewalt, die bewusst darauf zielt, einen anderen in seinem Inneren zu zerstören. Der Folterer fügt nicht nur Schmerzen zu, er demütigt sein Opfer auch, er zeigt ihm seine absolute Ohnmacht im Angesicht der eigenen Macht. Das führt dazu, dass der Gefolterte nachher oft beide Seiten in sich trägt, die des Opfers und die des Täters. Viele Folteropfer fühlen sich, als wäre ihre Seele in Teile zerrissen. Sie leben mit vollkommen entgegengesetzten Gefühlen oder Gedanken: überaus reizbar und völlig erstarrt, von Erinnerungen überflutet und ohne Erinnerungen, voller Wut und voller Scham. Sie können sich fast nie von selbst davon erholen.

Das Trauma in der Psychotherapie

Erst 1980 wurden die Folgen von Traumata in der Psychotherapie offiziell als Krankheitskategorie anerkannt. Damals führte die US-amerikanische Psychiatervereinigung den Begriff der posttraumatischen Belastungsstörung in das *Diagnostische und Statistische Manual Psychischer Störungen* (DSM-III) ein. 1990 übernahm ihn die Weltgesundheitsorganisation für die *Internationale Klassifikation psychischer Störungen* (ICD-10). Vorher hatte das Trauma jahrzehntelang eine schlechte Lobby in der Psychotherapie.

In deren Anfängen war das noch anders gewesen. Ende des 19. Jahrhunderts waren die Begriffe »Schreckneurose« oder »traumatische Neurose« aufgekommen, als die aufblühende Technik zu neuen schockartigen Erfahrungen führte: eine Eisenbahn, die den Kopfbahnhof in Paris durchstieß, explodierende Gasbehälter und später die Explosionen von Handgranaten in den Schützengräben des Ersten Weltkriegs (Fischer-Homberger, 1970). Die Versicherungen der Eisenbahngesellschaften wollten wissen, ob ein Unfallschock zu einem krankheitswertigen Trauma führen könnte, dessen Folgen man körperlich nicht sah (Schivelbusch, 2023). Auch Freud benutzte anfangs den Traumabegriff und sah sexuelle Traumatisierungen in der Kindheit als wesentlichen Grund für die Entstehung von Neurosen an. Später aber rückte er davon ab und meinte, dass die Fantasien von Kindern Neurosen erzeugen würden, zum Beispiel wenn ein Junge davon träumt, mit seiner Mutter zu schlafen oder sie zu heiraten, was er den »Ödipus-Komplex« nannte.

Zwar war es eine revolutionäre Erkenntnis, dass Vorstellungen krank machen können, und diese Erkenntnis gilt auch noch heute. Aber Freuds Schwenk hatte verheerende Auswirkungen auf die Anerkennung wirklicher Traumata in der Psychotherapie. So erschienen zwischen 1920 und 1986 nur 19 Veröffentlichungen zur sexuellen Ausnutzung von Kindern in der internationalen wissenschaftlichen Literatur (Bozett, 1992; Finkelhor, 1988).

Es wäre sicher anders gekommen, wenn man in der Psychoanalyse mehr auf Freuds Schüler Sándor Ferenczi gehört hätte. Er beharrte nämlich darauf, dass viele seelische Störungen auf reale sexuelle Traumatisierungen in der Kindheit zurückgingen und nicht allein auf ödipale Fantasien. Dafür wurde er von den Freudianern nach seinem Tod 1933 totgeschwiegen und sogar für verrückt erklärt (siehe Kapitel 2).

Auch ein anderer Dogmatismus der Psychoanalyse begrenzte den Blick für die Entstehung seelischen Leids durch reale traumatische Erfahrungen. So legte der international bekannte Psychoanalytiker Otto Kernberg 1975 seine erste Theorie der Borderline-Störung vor, einer seelischen Erkrankung, bei der Menschen von heftigen und teilweise gegensätzlichen Gefühlen beherrscht werden, zwischen Liebe und Hass schwanken oder die Welt schwarz und weiß sehen, zum Beispiel wahllos selbstzerstörerischen Sex haben oder auf alle Welt wütend sind. Kernberg sah die Gründe für diese Störung anfangs ausschließlich in unbewussten infantilen Fantasien. Bald zeigte sich durch empirische Forschungen, dass bis zu 90 Prozent der betroffenen Patienten traumatisiert sind, viele schon in ihrer Kindheit (Bozett, 1992; Zanarini, 2000).

Noch schlimmer war der Dogmatismus der Psychiatrie, die bis weit ins 20. Jahrhundert hinein davon ausging, dass seelische Krankheiten auf einer erbbedingten, schwachen Konstitution beruhen. Dramatische Folgen dieser Blindheit zeigten sich im Umgang der deutschen Psychiatrie mit KZ-Opfern. Deutsche Psychiater verwarfen fast alle Anträge auf Wiedergutmachung. Wenn KZ-Opfer unter Ängsten, Alpträumen, Grübelzwängen oder Depressionen litten, sahen sie die Ursachen ausschließlich in deren Konstitution – was den Psychoanalytiker Kurt Eissler 1963 dazu veranlasste, einen Aufsatz mit dem Titel zu veröffentlichen: »Die Ermordung von wie vielen seiner Kinder muß ein Mensch symptomfrei ertragen können, um eine normale Konstitution zu haben«.

Selbst kritisch denkende Psychotherapeuten schafften es nicht, sich nach dem Zweiten Weltkrieg mit den Nachwirkungen von Nationalsozialismus und Krieg in den Seelen zu befassen. Als der Psychoanalytiker Horst-Eberhard Richter, später ein bekannter Vertreter der Friedensbewegung, 1963 ein wegweisendes Buch über die Entstehung von seelischen Störungen in Familien veröffentlichte, beschrieb er darin depressive oder paranoide Familien in Deutschland, die als ganze in ihrer Festung Familie wie hinter Schießscharten säßen. Er kam nicht auf die Idee, zu fragen, ob diese Familien auf unausgesprochenen Geheimnissen der Vergangenheit saßen. Seelische Störungen auf kindliche Fantasien, die Konstitution oder die familiäre Sozialisation zurückzuführen, entlastete die Gesellschaft davon, über die Narben ihrer Geschichte und die offenen Wunden der Gewalt nachzudenken.

Seit den 1980er Jahren aber ist das Bewusstsein für die Folgen traumatischer Erfahrungen gewachsen. In den USA trug dazu bei, dass viele Soldaten schwer traumatisiert aus dem grausam geführten Vietnamkrieg zurückkehrten. Die Frauenbewegung klagte zudem die Gewalt gegen Frauen an, mehr Frauen kamen in die akademische Welt, und damit wurde auch der sexuelle Missbrauch aus den Kellern des Schweigens hervorgeholt. Nun schlug das Pendel zur anderen Seite aus. Die Psychoanalytikerin Alice Miller (1980, 1981) propagierte in den 1980er Jahren in damals vielbeachteten Büchern die Vorstellung, die ganze Kindheit sei eine einzige Kette traumatischer Erfahrungen. Zum Alltag eines jeden Kindes sollten die »Zerstörung der Kinder«, »alltägliche Folter« und »schreckliche Schäden« gehören. Was weitere Differenzierungen erübrigte. Einige Psychotherapeuten suchten nun bei jeder Verhaltensstörung eines Kindes wie Detektive nach den Spuren von Missbrauch.

Auch hat sich seitdem die Bedeutung des Traumabegriffs durch einen Gebrauch im Alltag verflacht, bei dem schwierige Erfahrungen leichthin als »Trauma« bezeichnet werden. Der Begriff des Traumas aber sollte Erfahrungen vorbehalten werden, bei denen eine Person durch bedrohliche, belastende oder schädigende Geschehnisse überfordert und überwältigt wurde, mit denen sie nicht in der Lage war, hilfreich umzugehen, und nach denen sie ihre Überforderung und Überwältigung nicht verarbeiten konnte. Zur gleichen Zeit aber wurde die Öffentlichkeit sensibler für die realen Folgen von Gewalt, und Psychotherapeuten begannen damit, spezielle traumatherapeutische Methoden zu entwickeln.

Traumatherapie

Die Traumatherapie richtet sich zunächst einmal nach der Art des Traumas. Ist eine traumatische Störung die Folge eines einmaligen, plötzlichen, unkontrollierbaren Ereignisses, liegt der Fokus der Therapie darauf, die traumatische Situation selbst so in den Blick zu nehmen, dass man ähnliche Situationen nicht mehr vermeiden muss. Kann jemand zum Beispiel nach einem Verkehrsunfall nicht mehr Auto fahren, besteht die verhaltenstherapeutische Standardbehandlung darin zu versuchen, den Unfall in der Vorstellung oder an Ort und Stelle noch einmal durchzugehen, wodurch das Erlebte allmählich weniger belastend wird. Aus der Hypnotherapie stammt die Technik, dass der Patient sich das traumatische Ereignis so vorstellt, als würde er es auf einem Bildschirm vor sich als Film ablaufen sehen, »Screen-Technik« genannt. Er schaltet den Film ein, beschreibt, was er beim Sehen spürt, und schaltet ihn aus, wenn es ihm zu viel wird, und dies mehrfach hin und her. Das An- und Abschalten des Films hilft, die traumatisierende Situation anschauen zu können, ohne heute von der Erinnerung so überwältigt zu werden wie von dem Geschehen damals. Er kann auch versuchen, in die Angst oder die Spannung hinein zu atmen, die er beim Zuschauen spürt, damit sich die Erstarrung aus der alten Situation löst. Denn in der traumatischen Situation bleibt ein Mensch ja sozusagen mitten in einer Bewegung oder Handlung stecken, wenn er von dem Ereignis überwältigt wird. Traumatherapie versucht die daraus verbliebene und damit verbundene Erstarrung zu lösen.

Traumatische Erfahrungen können nämlich nur verarbeitet werden, wenn die Erregung nicht zu stark ist. In jüngerer Zeit wird daher in der Traumatherapie auch mit Psychedelika experimentiert, die einen Zustand erhöhter Entspannung und größerer emotionaler Zugänglichkeit bei gleichzeitig größerer innerer Distanz und verminderter Angst unterstützen. In einem solchen Zustand schaut der Patient förmlich durch die Erinnerung hindurch. Hasler (2025) benutzt dafür die Metapher eines Helioskops, dessen Polarisationsfilter es erlauben, direkt in die Sonne zu schauen, was sonst aufgrund der enormen Licht- und Wärmestrahlung selbstverletzend wäre.

Körperpsychotherapeutische Methoden gehen von dem körperlichen Spannungs- und Erregungszustand aus und versuchen diesen nicht nur mithilfe von Vorstellungen zu ändern, sondern auch mit körperlichen Mitteln der Atmung, Erdung, Bewegung oder Berührung. Diese ermöglichen es, die Erregung zu regulieren und autonomen körperlichen Prozessen zu folgen. So zielt die Methode des Somatic Experiencing von Peter Levine (2011) darauf, das Eingefrorensein des Körpers aufzutauen, damit bislang festgehaltene Bewegungen, mit denen man sich in der traumatisierenden Situation hätte schützen können, frei werden und neues Handeln wieder möglich wird (Payne, Levine & Crane-Godreau, 2015). Somatic Experiencing geht dabei nicht von der unmittelbaren Konfrontation mit der traumatisierenden Situation aus, sondern verankert zunächst eine Ressource, zum Beispiel das Gefühl zu einer guten Situation vor einem Unfall. Ist dieses Gefühl verankert, kann der Therapeut von dort aus zur dosierten Konfrontation mit der traumatischen Erfahrung pendeln, um die aus ihr resultierende Spannung zu lösen.

Levines Technik ist dem Opossum abgeschaut, das sich totstellt, wenn der Kojote es fressen will, und sich schüttelt, wenn er von ihm abgelassen hat. Indem der Therapeut mit den körperlichen Empfindungen und den spontanen Selbstbewegungen des Körpers arbeitet, die mit den Spannungen und Schmerzen aus der traumatisierenden Situation verbunden sind, kann der Patient körperlich die Residuen der Traumaerfahrung verarbeiten (Kuhfuß et al., 2021).

Wie das akut geschehen kann, erlebte ich einmal selbst auf einer Autobahn in Schottland. Im Bruchteil einer Sekunde hatte ich den

> Wagen Richtung Leitplanke und wieder zurückgerissen, als ein Holz von der Größe einer Eisenbahnschwelle plötzlich von der Ladefläche eines Lastwagens auf mich zuflog. Meine Freundin neben mir sagte mir nachher, dass sie in dem Moment mit dem Leben abgeschlossen hatte und im Zeitraffer einen Lebensfilm sah. Ich konnte der Gefahr ausweichen. Aber kurze Zeit später musste ich anhalten. Minutenlang zitterte ich am ganzen Körper und mir liefen die Tränen. Die Spannung fiel von mir ab.

Wenn das nicht gelingt und es zu einer Traumatisierung kommt, bleibt die Spannung im Körper. Levine (2011) beschreibt einen eigenen Unfall, bei dem ihn ein Auto erfasste und er in die Windschutzscheibe und von dort zurück auf die Straße flog. Ein Passant, der sich als Sanitäter vorstellte, herrschte ihn an, sich nicht zu bewegen. So erstarrte er noch mehr. Als sich später eine freundliche Ärztin neben ihn kniete und ihm die Hand hielt, fing er an zu zittern. Sein erstarrtes Entsetzen löste sich. Wer keine solche freundliche Ärztin hat, dem können Übererregung und Erstarrung im Körper stecken bleiben. Wenn sie chronisch werden und sich mit negativen Gefühlen wie Angst, Hilflosigkeit, tiefer Scham oder großer Wut dauerhaft verknüpfen, kann es zu einer posttraumatischen Belastungsstörung kommen.

Levine will den Menschen helfen, sich langsam dem Geschehen wieder zu nähern: einer Starre in dem Arm, den jemand bei seinem Unfall schützend vor den Kopf hielt, dann der Todesangst oder der Wut auf einen Täter. Wer die damit verbundenen körperlichen Empfindungen spüren kann, ohne seinen emotionalen Impulsen nachgeben zu müssen, kommt aus der Erstarrung des Abschaltens heraus. Der Schlüssel für die Transformation des Traumas, meint Levine, liegt darin, dass es möglich wird, mit der todesähnlichen inneren Leere wie kurz auch immer in Berührung zu kommen und nicht mehr davor zurückzuschrecken. Dann beginne sich die Erstarrung zu lösen.

Autonome Körperprozesse – der Körper erzählt die Geschichte

In der Körperpsychotherapie können wir dazu einladen, dass sich Patienten autonomen Körperprozessen überlassen, in denen manchmal der Körper eine Geschichte erzählt.

So zeigte eine Patientin von mir eine Reihe von Symptomen, die auf eine frühe Missbrauchserfahrung verwiesen. Sie litt unter Schmerzen, starken Körperspannungen, chronischer Erschöpfung, dysphorischer Stimmung, Schlaf- und Konzentrationsstörungen und Ängsten. Manchmal verfiel ihr Körper in ein unwillkürliches Zittern, manchmal musste sie spontan weinen. Schon in unseren ersten Stunden traten spontane Zuckungen und ein Gefühl des Aufbäumens und Krampfens im Rumpf auf, zu dem sie keine Assoziationen oder Bilder hatte. Als ersten Traum berichtete sie, sie sei mit dem Vater unterwegs gewesen, habe auf einem Sofa übernachtet, da sei er gekommen und sie habe das schön gefunden und zugleich Angst gehabt. Als sie klein war, lebten die Eltern getrennt, und sie war öfter bei dem psychisch kranken, alkoholsüchtigen Vater gewesen. Wenn sie heute an ihn denkt, überkommt sie ein Ekel.

In einer unserer Stunden hat sie ein Gefühl von Enge zwischen Brustbein und Schultern. Es fühlt sich für sie an, als sei da etwas verhakt. Ich bitte sie, ihre Aufmerksamkeit dorthin zu lenken. Wenn sie das tue, sagt sie, werde es noch enger, es sei schwerer zu atmen. Dazu kommt ihr ein Bild, sie werde von hinten nach unten gedrückt, als habe sie ein Knie im Rücken. Ich bitte sie, einfach weiter zu schauen, was passiert. In ihrem Körper entstehen Drehbewegungen und ein Schütteln. Sie bewege sich aus der Enge heraus, sagt sie dazu. Die Spannung wandert nun von den Schulterblättern den Rücken herunter zum unteren Rippenbogen. Sie hat ein Bild, die Spannung könne wie durch einen Trichter in den Boden fließen. Aber dann meldet sie sich auf der vorderen Körperseite am Solarplexus, wie als sei diese Spannung von außen um sie herumgelegt. Nun kommen Tränen und dazu ein Gefühl, ihr Kopf werde nach unten gedrückt. Sie weint und schüttelt sich, dreht ihren Oberkörper in kleinen schnellen Bewegungen, der linke Arm geht nach außen und bewegt sich, als würde er etwas abschütteln oder wegwischen. Auf eine Frage von mir verneint sie einen Impuls, sich zu wehren. Von selbst kommt sie allmählich zur Ruhe und kann über die Erfahrung sprechen.

Das Gefühl der Enge und das Gefühl im Rücken kannte sie, nicht aber das Gefühl, der Kopf werde heruntergedrückt. Es war, als würden bruchstückhafte Körpererinnerungen auftauchen, in denen sich allmählich gegen eigene Zweifel die Vermutung festigte, dass ihre Symptome etwas mit einem frühen Missbrauch zu tun haben.

In der Stunde habe ich nicht »interveniert«, in dem Sinne, dass ich etwas gedeutet oder konfrontiert hätte, auch nicht in dem Sinne, dass ich etwas vorgeschlagen hätte. Ich folgte mit ihr einem autonomen Prozess, der sich aus dem Körpererleben heraus entfaltete und von selbst zu einer Veränderung führte und dem die Patientin einen Sinn geben konnte.

Um dysregulierte Affekte zu beruhigen und körperliche Spannungen zu lösen, hilft vielfach eine Arbeit mit Atmung, Bewegung und Berührung (van der Kolk, 2014). Daher empfiehlt van der Kolk (ebd., S. 270) traumasensitives Yoga zur Regulation traumatisch bedingter innerer Erregungszustände. Tritt in einer Therapiestunde ein traumaassoziierter Zustand auf, ist es hilfreich, eine Konfrontation damit zu dosieren, etwa wenn eine starke Angst vor Vernichtung auftaucht wie in folgendem Therapiebeispiel eines Patienten, dessen traumatische Kindheitserfahrungen im Alltag wie auch in der Therapiestunde immer wieder in Form von Zuständen des Schreckens, Katastrophenstimmungen und Gefühlen der Verzweiflung an die Oberfläche kommen.

> In einer Stunde klagt er über einen nicht greifbaren, dumpfen Druck in der Brust. Die Brust würde sich wie zementiert anfühlen. Als ich ihm nach einer von Selvam (2023) empfohlenen Technik vorschlage, diesem Druck mehr Raum zu geben und ihn im Körper zu verteilen, sagt er, er sei vom Kopf bis zum Becken angespannt. Plötzlich kommen Zuckungen im Rumpf, wie er sie aus der Arbeit mit seinem traumatischen Erleben von Todesangst und Bedrohung aus der Kindheit kennt. Die Intensität von Spannungen und Zuckungen überrollen ihn und werden ihm zu viel. In einem solchen Fall kann es helfen, mittels Bewegung »übermäßige Emotionen zu dämpfen« (ebd., S. 395). Ich bitte ihn daher, im Stehen die Spannung aus seinen Armen und Beinen herauszuschütteln. Er greift den Vorschlag auf und sagt dann, sein Atem werde freier, aber der Schmerz bleibe. Dabei führt er unwillkürlich eine Hand an seine Kehle. Ich frage ihn, ob sich die Spannung über einen Ton entäußern könnte. Er sagt sofort: »Ich sage keinen Mucks.« Damit habe er sich als Kind geschützt, er habe sich in sich zurückgezogen. Ich weiß von der Arbeit mit ihm, dass ihm als Kind wohl ein Kissen auf den Mund gedrückt wurde. Er denke manchmal an einen Schrei, aber das wäre zu viel. Um die Spannung ohne Schrei zu regulieren, schlage ich ihm einen sanften

Weg vor: mit dem Ausatmen leicht zu brummen. Er tut dies und wird in einem Prozess ruhiger, in dem sich in Wellen gleichzeitig immer wieder das Bedrohliche meldet. Schließlich muss er gähnen. Dabei gehen seine Hände leicht nach außen. Ich sage, wie es wäre, diese Handbewegung etwas zu erweitern, zugleich als eine Bewegung, mit der er das Bedrohliche von sich fernhalte. Er greift das auf und tut es. »Das ist gut«, sagt er und kommt zur Ruhe. Er hat großen Durst und trinkt einen Schluck Wasser. Es habe sich etwas gelöst. Nun könne er aufrecht sitzen und sich anlehnen. Die Lunge fühle sich jetzt offen an, als sei etwas nach außen geschleudert worden, in einen Bereich außerhalb seines Körpers.

Das Beispiel zeigt, dass emotionale Spannungen sich lösen können, wenn man einem autonomen körperlichen Prozess folgt, in dem zugleich die Sinnhaftigkeit dieses Prozesses aufscheinen kann, aber nicht muss. Und es zeigt, wie sehr dabei Bewegung helfen kann.

In einer anderen Stunde hat er das Bild, er bekomme Schläge mit einem Klöppel auf den Kopf, möglicherweise ein Erlebnisabdruck realer traumatischer Erfahrung. Er denkt an die Klöppel eines kleinen Xylofons aus seiner Kindheit, er sieht sich nicht selbst dabei, auch nicht seinen Kopf, und die Schläge hören nicht auf. Unwillkürlich hält er sich wieder mit der Hand den Mund zu, zieht seine Knie Richtung Gesicht und hält dann die Arme über den Kopf. Er kommt körperlich in ein Muster, sich im Schreckreflex zusammenzuziehen und gegen eine Bedrohung zu schützen.

Wir haben schon oft über diesen Schreck und die möglichen biografischen Hintergründe gesprochen und wir haben ihn schon öfter prozessiert. Heute ermutige ich ihn zu probieren, die Beine zu strecken, die Arme freizugeben und den Mund freizulassen, damit er hier und jetzt aus der Schreckspannung herauskommt. Denn die Bedrohung existiert heute nicht mehr. Er probiert es und fühlt sich zu seiner Überraschung auf der Stelle entspannt und »erlöst«. Um die Erfahrung in einem Realitätscheck zu festigen, bitte ich ihn, sich jetzt im Raum umzuschauen: »Da ist keine Bedrohung.« Er sehe einen schönen Praxisraum und den Baum draußen, er richtet sich auf. In der anschließenden Reflexion meint er, es sei als sinnliche Erfahrung angekommen, dass es vorbei ist.

Das ist es, worum es bei einer Traumatherapie geht: dass das Geschehen Vergangenheit werden kann, dass jemand es hinter sich lassen kann und es nicht mehr in sein gegenwärtiges Erleben mit Wucht eindringt.

Die Kombination von Methoden und das bipolare Prinzip

Die wahrscheinlich am weitesten verbreitete Methode der Traumatherapie ist das EMDR. Bei der klassischen Technik ruft sich der Patient zunächst die traumatisierende Situation vor Augen und schaut dann auf zwei sich schnell abwechselnd nach rechts und links bewegende Finger des Therapeuten. Diese Augenbewegung führt eine unwillkürliche Entspannung herbei. Genauso gut funktioniert EMDR, wenn man ähnlich wie bei einer Hypnose die nicht-bewegte Hand des Therapeuten fixiert oder die Augen von oben nach unten bewegt (Sack et al., 2016; van den Hout & Engelhard, 2012), möglicherweise, weil jeweils die Aufmerksamkeit während eines intensiven inneren auf ein äußeres Geschehen gerichtet ist. Dadurch kann auch bei emotional heftig erlebtem psychischen Material ein autonomer Prozess der Selbstregulation angestoßen werden, ohne dass der Patient von den zugehörigen Gefühlen überflutet wird. Bei einer ähnlichen Technik, dem Tapping, klopft man sich wechselseitig auf die Knie oder im sogenannten *butterfly hug* mit überkreuzten Armen die Schultern, während man spricht. Auch können alternierende Impulse oder Geräusche genutzt werden, um in der Konfrontation mit dem traumatisierenden Ereignis oder Geschehen die in der Gegenwart damit verbundenen körperlichen Empfindungen, Gefühle, Bilder und Gedanken zu prozessieren. Indem diese dosiert in der Gegenwart durchlebt werden, können belastende Gefühle und negative Gedanken abnehmen und sich im besten Fall auflösen. Einer Technik aus der kognitiven Verhaltenstherapie folgend, werden dabei mit dem Trauma verbundene negative Glaubenssätze, wie zum Beispiel »Ich bin hilflos und ausgeliefert«, verändert und durch positive Sätze, wie etwa »Ich kann handeln und für mich sorgen«, überschrieben.

Einen ähnlichen Weg verfolgt die Imagery Rescripting and Reprocessing Therapy (IRRT), die versucht, die traumabezogenen Erinnerungen und die mit ihnen verbundenen Glaubenssätze zu erkennen und durch neue Geschichten und Überzeugungen zu überschreiben (Schmucker & Köster, 2025). Dazu werden in der Vorstellung innere und äußere Ressourcen aktiviert, wie frühere positive Erfahrungen, eigene Stärken, gesunde, zur Hilfe fähige innere Anteile oder unterstützende andere. Bei einer Konfrontation mit einem Täter wird das heutige Ich in die Visualisierung der belastenden Situation eingeführt, um den Täter zu entmachten und das damalige Ich zu trösten und zu beruhigen (R. Köster, S. Köster & Schmucker, 2024). Wenn bei der Anwendung der Techniken eine zu starke Erregungsspannung auftritt, kann diese über eine Veränderung des Atmens oder über Bewegungen beruhigt werden.

EMDR und andere Vorgehensweisen lassen sich mit einer körperpsychotherapeutischen Arbeit verbinden, wie in folgendem Beispiel, in dem ich das Vorgehen nach dem EMDR-Protokoll verließ, um dem körperlichen Impuls einer Patientin zu folgen.

> Sie hatte mir berichtet, dass sie bis heute trotz einiger Vortherapien immer wieder von den Erinnerungen an eine Vergewaltigung überrollt werde, die ihr mit 16 Jahren widerfuhr. In einer Stunde gehen wir diese Situation im Sinne des EMDR-Protokolls an. Sie hat einen schlimmen Gedanken über sich selbst zu der Situation der Vergewaltigung, der ihr zu persönlich ist, um hier genannt zu werden. Ihr positiver Satz lautet: »Ich erkenne und schütze meine Grenzen.« Sie hat sich einen sicheren Ort in der Fantasie gewählt und setzt sich zur Traumakonfrontation an die Tür des Zimmers, weil sie dort den meisten Platz vor sich habe. In der Erinnerung an die Situation entsteht im Hier und Jetzt ein starker Ekel mit dem Bedürfnis, etwas ausspucken zu wollen, und ein Krampf im Kiefer. Sie beißt die Zähne aufeinander, damit kein Penis in den Mund komme. Den SUD-Wert auf der von null bis zehn reichenden *Subjective Units of Disturbance Scale* beziffert sie auf sieben.
>
> Die klassische EMDR-Technik möchte sie nicht und auch ein Tapping während der Konfrontation liegt ihr nicht; es könnte sein, dass sie es auffasst, als müsse sie für einen anderen sichtbar etwas tun, als ich diese beiden Möglichkeiten einbringe. Ich schlage ihr daher vor, nur im rhythmischen Wechsel die rechte und die linke Faust zu drücken.
>
> In der zweiten Runde der Konfrontation spürt sie plötzlich in ihrer Hand einen Impuls zu schlagen. Ich greife diesen Impuls auf und verlasse damit das Vorgehen gemäß Protokoll. Sie würde diesem Mann gerne vor den Solarplexus hauen. Ihr positiver Satz wäre dann »Hau ab, du Arsch«. An dieser Stelle beziffert sie das SUD-Level

auf vier bis fünf. Ich frage sie, was passieren müsse, damit es weiter heruntergeht. Zunächst möchte sie »kotzen«, aber dann erinnert sie den Moment, in dem der Mann in ihre Vagina eindringen wollte, und hat ein Bild, wie wild zu strampeln und ihm ins Gesicht zu treten. Auf die Idee wäre sie damals nicht gekommen. Dieses Bild in ihr körperlich lebendig werden zu lassen und sich die zugehörigen Bewegungen zu erlauben, nimmt ihr die Ohnmacht. Nun sei sie bei Level Null. Die Übelkeit ist weg und sie entspannt. Zu ihrem jetzigen Empfinden passe der ursprünglich gewählte Satz »Ich erkenne und schütze meine Grenzen«. Nun kann sie diesen Satz über die Erinnerung legen.

In der nächsten Stunde sagt sie, das Erinnerungsbild der Vergewaltigung sei jetzt mit dem Treten verknüpft und löse keinen Ekel mehr aus. Erfreulicherweise hielt das an.

Während der Stunde fand ein selbstregulativer Prozess statt, in dem die belastende traumatische Erfahrung durch eine neue Erfahrung ausgeglichen wurde, zu der positive Emotionen und Verhaltensweisen gehören. Es gelang, »jene Kraftquellen aufzugreifen und zu unterstützen, die spontan im Transformationsprozess entstehen« (Plassmann, 2015, S. 55). In körperlichen Impulsen wurde ein »Heilungsschema« aktiviert (ebd., S. 59), das dem Traumaschema gegenübersteht. Plassmann (2011) spricht vom »bipolaren Prinzip« in der Traumatherapie, zwischen dem negativen Pol des belastenden Materials und dem positiven Pol von Ressourcen, inneren Helfern, Erfahrungen sicherer Bindung, positiven Vorstellungen oder neuen Handlungsmöglichkeiten zu pendeln.

Schwieriger ist der Weg der Behandlung bei langwierigen Beziehungstraumata, wie zum Beispiel bei anhaltendem Missbrauch oder Misshandlung. Als Standard für einen allgemeinen Rahmen der Therapie gilt seit Ende des 19. Jahrhunderts ein auf Pierre Janet zurückgehendes Drei-Phasen-Konzept (Wolfradt, 2006). Eine erste Phase dient der Stabilisierung. In dieser Phase soll der Patient erst einmal die Fähigkeit erwerben, sich selbst zu beruhigen und Trost zu finden, ohne sich mit dem Trauma auseinanderzusetzen. Früher zum Beispiel war es eine Zeitlang üblich, bei Katastrophen psychologische Teams zu den Menschen zu schicken und mit ihnen sofort darüber zu sprechen. Aus den Erfahrungen mit dem Zugunglück von Eschede 1998 und aus einigen Studien lernte man aber, dass dies sogar die Entwicklung einer posttraumatischen Störung befördern kann. Menschen brauchen erst einmal Ruhe und keine Auseinandersetzung. In einer Therapie sieht das oft so aus, dass sich ein Patient in seiner Vorstellung oder im Therapiezimmer zunächst einen sicheren Ort schafft, an dem er sich geschützt fühlt und an den er sich sofort zurückziehen kann, wenn die Erinnerung an das Trauma zu stark wird. Für eine Patientin war dies eine Wolke, auf der sie schweben konnte, wenn in ihr wach wurde, was ihr Vater ihr angetan hatte. Für sie war es hilfreich, es sich auf dieser Wolke richtig schön zu machen, das Gefühl des Getragenseins sinnlich in ihrem Körper zu spüren und zu wissen: Da oben kann ihr niemand etwas antun. Für eine andere war es ein mit Kissen geschützter Platz auf einer Liege im Therapiezimmer, von dem aus sie nach draußen in die Bäume schauen kann. »Der beste sichere Ort für traumatisierte Personen« allerdings ist das »Erleben von Halt und Sicherheit in der therapeutischen Beziehung« (Kern, 2018, S. 102; siehe dazu auch Stupiggia, 2019).

Stabilisierend ist auch, wenn Patienten es schaffen, wieder wohltuende Erfahrungen machen zu können und innere Stärken aufzurufen. Eine Technik dazu ist das Screening positiver innerer Erlebnisse (Korittko, 2014). Dabei ruft der Patient einen inneren Film einer Situation oder eines Ereignisses auf, das mit positiven Gefühlen oder einem positiven Stimmungszustand wie Zufriedenheit, Vitalität, Freude oder Stolz verbunden ist, imaginiert ein Standbild und versucht, mit allen Sinnen wahrzunehmen, was er im Jetzt der Therapiestunde dazu in sich mitbekommt. Das wäre eine Aktivierung des positiven Pols im Sinne des genannten Pendelns. Eine wohltuend wirkende Körpertechnik ist auch das Abklopfen des Körpers mit flachen Händen. Es kann sowohl beruhigend als auch belebend wirken und fördert die Erfahrung der Meinigkeit und der Körpergrenzen. Gindler sah Klopfen als eine Möglichkeit an, wieder wacher und reagierbereiter zu werden (Arps-Aubert, 2012, S. 160). Wohltuend kann auch sein, sich mit der eigenen Innenwahrnehmung wieder so verbinden zu können, dass man sich selbst den eigenen Bedürfnissen entsprechend wieder besser regulieren kann (Nicholson et al., 2025). Techniken des Grounding, der Verbindung des Körpers mit dem tragenden Grund, können ebenfalls Beruhigung fördern.

Wenn die Fähigkeit zur Selbstberuhigung, die man vor dem Trauma hatte, wieder hergestellt ist oder wenn bei früher Traumatisierung diese Fähigkeit trotz des Traumas aufgerufen werden kann und wenn sie durch die therapeutische Situation ausreichend gewährleistet ist, dann kann man sich in einer zweiten Phase kontrolliert und begrenzt mit der traumatisierenden Situation befassen, etwa mithilfe von Techniken wie der geschilderten Bildschirmtechnik. Das Ziel ist dabei, dass aus der unkontrollierbaren Belastung eine kontrollierbare wird, dass ein Patient über seine Erfahrungen sprechen kann, ohne von irgendwelchen nicht zu steuernden körperlichen Reaktionen oder Gefühlen ergriffen zu werden.

Dabei ist es oft hilfreich, wie im EMDR das Geschehene dosiert zu durchleben: etwas erzählen, dann wieder zu spüren, dass man mit den Füßen auf dem Boden steht und hier im Therapiezimmer in Sicherheit ist, und dann wieder etwas mehr zu erzählen, sodass die innere Auseinandersetzung mit dem, was geschah, beherrschbar bleibt. Traumaopfern hilft es, ihren Körper dabei achtsam und bewusst wahrzunehmen, damit sie die Empfindungen in der Gegenwart von den Empfindungen, die aus der Vergangenheit resultieren, zu unterscheiden lernen. Denn oft stellen sich Traumaopfer taub, weil sie fürchten, von den Empfindungen der Vergangenheit eingeholt zu werden. In einer dritten Phase geht es dann darum, das, was man erlebt hat, einzuordnen, zu verstehen und sich neu zu orientieren. Was in der Traumatherapie ursprünglich als Phasen benannt wurde, sollte aber nicht als schematischer Ablauf verstanden werden, vielmehr als Aspekte, die in der Therapie zu beachten sind und ständig ineinander übergehen und sich »immer wieder abwechseln« können (Reddemann, 2024, S. 70).

Identifikation mit dem Täter – Grenzen der Verarbeitung traumatischer Erfahrungen

Einmal erzählte mir eine Patientin von ihrer Familie. Die Großeltern waren stramme Nazis gewesen, der Großvater hatte als Mitglied der SS in Polen an Erschießungen teilgenommen. Der Vater hatte am Ende des Krieges mit ansehen müssen, wie die eigene Mutter von sowjetischen Soldaten vergewaltigt wurde. Darüber redete der Vater nie, Familienfotos blieben unkommentiert, und sein Stil der Kommunikation war ein Stil von Befehlen und Gehorchen. Wird nämlich ein Grauen nicht verarbeitet, lebt es in der Seele weiter. In den Seelen der Opfer können sich die Unnachgiebigkeit, die Härte und die emotionale Kälte der Täter breitmachen. Sie schützen sich damit vor der eigenen Verletzung, Ohnmacht, Lähmung oder Scham (Dorahy, 2014). Die israelische Schriftstellerin Batya Gur (2001) hat das in einem ihrer Kriminalromane beschrieben, in dem eine alte aus Deutschland geflohene Jüdin bereit ist, die neue Ordnung ihres Kibbuz mit dem Mittel des Mordens zu verteidigen.

Schon in den 1930er Jahren hatte Sándor Ferenczi (1982) geschrieben, dass sich das Opfer manchmal mit dem Aggressor identifiziert, um so die erfahrene Ohnmacht abzuwehren oder mit einem Konflikt zwischen Liebe und Hass umzugehen, wenn der Täter gut und brutal zu einem war. Das gilt häufig für Kinder in Familien. Wenn der eigene Vater sexuelle Dienste von seiner Tochter verlangt, wie Klaus Kinski es bei seiner Tochter Pola tat (Kinski, 2013), dann kann sich die Tochter kaum vorstellen, dass er es tut. Sie liebt ihren Vater und sie muss ihn für seine Taten eigentlich hassen. Manchmal schreibt sich das Opfer dann das Böse des Täters selbst zu. Das Kind denkt: Ich bin die Böse, Unzureichende, Schuldige, es übernimmt das Schuldgefühl des Täters, das dieser selbst meist nicht empfindet, sodass die Schuld wie ein Fremdkörper in seiner Seele weiterlebt, und fühlt die Scham, die der Täter nicht hat. Auch das ist, wie die Dissoziation, ein Schutzmechanismus im Angesicht des Traumas.

Wir kennen ihn seit der Geiselnahme der RAF in der deutschen Botschaft 1975 in Stockholm unter dem Namen »Stockholm-Syndrom«: wenn sich die Geisel in ihren Geiselnehmer verliebt, der ihr Leben bedroht und sie gleichzeitig am Leben hält. Auch aus Kolumbien sind solche Geschichten bekannt. Der Begriff wurde allerdings erstmals 1973 nach einem Bankraub in Stockholm geprägt, bei dem die Räuber vier junge Geiseln mehrere Tage gefangen hielten. Die Geiseln begannen positive Gefühle zu den Tätern zu entwickeln, glaubten später, diese hätten ihnen ihr Leben zurückgegeben, und nahmen sie sogar in Schutz. Es kam zu einer Selbstaufgabe zugunsten der Täter, um das eigene Überleben zu schützen (Lüdke & Clemens, 2001).

Ein tragisches Beispiel ist die schon erwähnte Psychoanalytikerin Alice Miller. Sie machte sich zum Anwalt der traumatisierten Kinder, aber ihre Bücher durchzogen eine Unnachgiebigkeit und Härte, die befremdlich wirken. Seit ihr Sohn Martin (M. Miller, 2013) über seine Mutter und die Beziehung zu ihr ein Buch schrieb, wissen wir warum. Alice Miller war selbst ein schwer traumatisiertes Kind. Ein jüdisches Mädchen aus Polen, das unter falschem Namen den Krieg in Warschau überlebte, deren Vater im Getto starb und deren Großeltern vergast wurden. Als Erwachsene sprach sie nie über diese Geschichte, in ihrer eigenen Familie verleugnete sie ihre jüdische Herkunft und zu ihrem eigenen Sohn war sie kalt und hart. Gleich nach der Geburt gab sie ihn weg und holte ihn erst nach einem halben Jahr zu sich. Als er sechs Jahre alt war und eine Schwester mit Down-Syndrom geboren wurde, gab sie ihn für zwei Jahre in ein nahegelegenes Heim, ohne ihn in dieser Zeit auch nur einmal zu besuchen. Als Martin Miller mit acht Jahren zurückkehrt, kommt er in ein Haus voll unerträglicher Spannung und ewiger lauter Streitereien zwischen seinen Eltern. Später verfolgt ihn seine Mutter mit unnachgiebiger Aufmerksamkeit und informiert sich mittels illegaler Tonaufnahmen über seine Therapie. Vielleicht war ihr Hass, ein Opfer zu sein, die Quelle ihrer aufrüttelnden Bücher. Oder ihre Sehnsucht nach einem selbstbestimmten, behüteten Leben als Kind, das ihr brutal genommen wurde. Aber sie selbst lebte als Erwachsene etwas aus, was sie in ihren Büchern angriff.

Alice Miller hat nicht geschafft, was das Ziel einer jeden Traumatherapie ist: im Inneren wiederherzustellen, was einmal zerbrach. Wer für sich selbst wieder zu sorgen und seine eigenen Erfahrungen anzuschauen lernt, kann zu dem zurückfinden, was er vor dem Trauma besaß: zu alter Freude, alter Tatkraft, alter Lebendigkeit. Und wer nicht an ein Davor anknüpfen kann wie vielfach bei frühen komplexen Traumatisierungen, mag ein Mehr an innerer Sicherheit und Kohärenz, Zugang zu sich selbst und Wohlwollen sich selbst gegenüber, Vertrauen und Handlungsfähigkeit gewinnen. Wem dies gelingt, dessen Wunden können vernarben. Er gewinnt eine Lebensgeschichte zurück, in der das Trauma eine Erinnerung aus der Vergangenheit werden kann. Darin liegt letztlich die Hoffnung einer jeden Traumatherapie.

Literatur

Ackermann, M. (2024). Zwischen Kopf und Körper. Wie wir uns durch die Perspektiven der Polyvagal-Theorie selbst erzählen können und warum das der Psychotherapie helfen kann. *Psychotherapie, 29*(1), 95–105. https://doi.org/10.30820/2364-1517-2024-1-95

Arps-Aubert, E. von (2012). *Das Arbeitskonzept von Elsa Gindler (1885–1961) dargestellt im Rahmen der Gymnastik der Reformpädagogik*. Dr. Kovač.

Bayerisches Staatsministerium für Arbeit und Sozialordnung, Familie und Frauen (o.J.). Gewalt gegen Kinder und Jugendliche. Erkennen und Handeln. Leitfaden für Ärztinnen und Ärzte. *Bundesärztekammer*. https://www.bundesaerztekammer.de/fileadmin/user_upload/_old-files/downloads/LeitfadenKinderschutzBay201203.pdf

Bozett, F.W. (1992). Sexual abuse of children: The effects of research and legal action. *Journal of Child Sexual Abuse, 1*(1), 79–92.

Dorahy, M.J. (2014). Scham und Täterintrojekte. *Trauma. Zeitschrift für Psychotraumatologie und ihre Anwendungen, 12*(4), 16–25.

Eissler, K. R. (1963). Die Ermordung von wie vielen seiner Kinder muß ein Mensch symptomfrei ertragen können, um eine normale Konstitution zu haben. *Psyche – Zeitschrift für Psychoanalyse und ihre Anwendungen, 17*(5), 241–291.

Ferenczi, S. (1982 [1933]). Sprachverwirrung zwischen den Erwachsenen und dem Kind. In ders., *Schriften zur Psychoanalyse. Band 2* (S. 303–313). S. Fischer.

Finkelhor, D. (1988). The trauma of child sexual abuse: A review of the literature. *Psychiatric Clinics of North America, 11*(4), 671–682.

Fischer, G. & Riedesser, P. (1998). *Lehrbuch der Psychotraumatologie*. Ernst Reinhardt.

Fischer-Homberger, E. (1970). Der Begriff »Krankheit« als Funktion außermedizinischer Gegebenheiten. Zur Geschichte der traumatischen Neurose. *Sudhoffs Archiv, 54*(3), 225–241.

Giroux, C., Ahlers, D. & Miawotoe, A. (2023). Polyvagal approaches: Scientifically questionable but useful in practice. *Journal of Psychiatry Reform, 10*(11). https://journalofpsychiatryreform.com/2023/10/17/polyvagal-approaches-scientifically-questionable-but-useful-in-practice/

Grossmann, P. (2023). Fundamental challenges and likely refutations of the five basic premises of the polyvagal theory. *Biological Psychology, 180*(May), 108589. https://doi.org/10.1016/j.biopsycho.2023.108589

Gur, B. (2001). *Du sollst nicht begehren*. Goldmann.

Hasler, G. (2025). Der Helioskop-Effekt. Ein neues Konzept der Traumaverarbeitung in der Psychotherapie mit Psychedelika. *Psychotherapiewissenschaft, 15*(2), 15–22. https://doi.org/10.30820/1664-9583-2025-2-15

Jacquet-Smailovic, M., Tarquinio, C., Alla, F., Denis, I., Kirche, A., Tarquinio, C. & Brennstuhl, M.-J. (2021). Posttraumatic stress disorder following myocardial infarction: A systematic review. *Journal of Traumatic Stress, 34*(1), 190–199. https://doi.org/10.1002/jts.22591

Kern, E. (2018). Entwicklungspsychologische Perspektiven in der körperorientierten Traumatherapie. *körper – tanz – bewegung, 6*(3), 99–108.

Kernberg, O. (1975). *Borderline conditions and pathological narcissism*. Jason Aronson Publishers.

Kinski, P. (2013). *Kindermund*. Insel.

Köster, R., Köster, S. & Schmucker, M. (2024). Imagery Rescripting & Reprocessing Therapy (IRTT) in der Behandlung posttraumatischer Störungen. *Psychotherapie, 29*(1), 79–94.

Korittko, A. (2014). Trauma und Körper: Der Körper merkt sich alles. In A. Wienands (Hrsg.), *System und Körper. Der Körper als Ressource in der systemischen Praxis* (S. 122–145). Vandenhoeck & Ruprecht.

Kuhfuß, M., Maldei, T., Hetmanek, A. & Baumann, N. (2021). Somatic experiencing – effectiveness and key factors of a body-oriented trauma therapy: A scoping literature review. *European Journal of Psychotraumatology, 12*(1), 1929023. https://doi.org/10.1080/20008198.2021.1929023

Levine, P. (2011). *Sprache ohne Worte. Wie unser Körper Trauma verarbeitet und uns in die innere Balance zurückführt*. Kösel.

Levine, P. (2024). *Lernen, den Tiger zu reiten. Die Autobiographie des wegweisenden Trauma-Experten*. Kösel.

Lüdke, C. & Clemens, K. (2001). Abschied vom Stockholm-Syndrom. *Psychotraumatologie, 2*(2), 12. https://doi.org/10.1055/s-2001-15743

Miller, A. (1980). *Am Anfang war Erziehung.* Suhrkamp.

Miller, A. (1981). *Du sollst nicht merken. Variationen über das Paradies-Thema.* Suhrkamp.

Miller, M. (2013). *Das wahre »Drama des begabten Kindes«. Die Tragödie Alice Millers.* Kreuz.

Neuhuber, W.L. & Berthoud, H.-R. (2022). Functional anatomy of the vagus system: How does the polyvagal theory comply? *Biological Psychology, 174*(Oct), 108425. https://doi.org/10.1016/j.biopsycho.2022.108425

Nicholson, W.C., Sapp, M., Karas, E.M., Duva, I.M. & Grabbe, L. (2025). The body can balance the score: Using a somatic self-care intervention to support well-being and promote healing. *Healthcare, 13*(11), 1258. https://doi.org/10.3390/healthcare13111258

Niederland, W.G. (1980). *Folgen der Verfolgung: Das Überlebenden-Syndrom. Seelenmord.* Suhrkamp.

Nijenhuis, E. (2016). *Die Trauma-Trinität: Ignoranz – Fragilität – Kontrolle. Die Entwicklung des Traumabegriffs/Traumabedingte Dissoziation: Konzept und Fakten.* Vandenhoeck & Ruprecht.

Payne, P., Levine, P.A. & Crane-Godreau, M.A. (2015). Somatic experiencing: Using interoception and proprioception as core elements of trauma therapy. *Frontiers in Psychology, 6,* Art. 93. https://doi.org/10.3389/fpsyg.2015.00093

Plassmann, R. (2011). *Selbstorganisation. Über Heilungsprozesse in der Psychotherapie.* Psychosozial-Verlag.

Plassmann, R. (2015). *Prozessorientierte stationäre Psychotherapie. Ein Leitfaden für die Praxis.* Psychosozial-Verlag.

Porges, S. (2023). *Die Polyvagal-Theorie und die Suche nach Sicherheit: Traumabehandlung, soziales Engagement und Bindung* (5. Aufl.). G.P. Probst.

Rakovski, C., Lalli, M., Gu, J., Hobson, M., Wollenhaupt-Aguiar, B., Minuzzi, L., Kapczinski, F., de Azevedo Cardoso, T. & Frey, B.N. (2024). Childhood maltreatment as a predictor of substance use/misuse among youth: A systematic review and meta-analysis. *Neuroscience & Biobehavioral Reviews, 166,* 105873. https://doi.org/10.1016/j.neubiorev.2024.105873

Reddemann, L. (2024). Psychodynamisch Imaginative Traumatherapie. *Psychotherapie, 29*(1), 63–78.

Richter, H.-E. (1963). *Eltern, Kind und Neurose.* Ernst Klett.

Sack, M., Zehl, S., Otti, A., Lahmann, C., Henningsen. P., Kruse, J. & Stingl, M. (2016). A comparison of dual attention, eye movements and exposure only during eye movement desensitization and reprocessing for posttraumatic stress disorder: Results from a randomized clinical trial. *Psychotherapy and Psychosomatics, 85*(6), 357–365. https://doi.org/10.1159/000447671

Schivelbusch, W. (2023). *Geschichte der Eisenbahnreise. Zur Industrialisierung von Raum und Zeit im 19. Jahrhundert.* Wagenbach.

Schmucker, M. & Köster, R. (2025). *Praxishandbuch IRRT. Imagery Rescripting & Reprocessing Therapy bei Traumafolgestörungen, Angst, Depression und Trauer* (7. Aufl.). Klett-Cotta.

Selvam, R. (2023). *Verkörperte Gefühle: Guten Zugang zu seinen Gedanken, Emotionen und Verhaltensweisen finden – Ein Praxisbuch für Therapie und Alltag.* Kösel.

Spitz, R.A. (1945). Hospitalism – an inquiry into the genesis of psychiatric conditions in early childhood. *The Psychoanalytic Study of the Child, 1*(1), 53–74.

Stupiggia, M. (2019). Traumatic dis-embodiment. Effects of trauma on body perception and body image. In H. Payne, S. Koch, J. Tantia & T. Fuchs (Hrsg.), *The Routledge International Handbook of embodied perspectives in psychotherapy. Approaches from dance movement and body psychotherapies* (S. 389–396). Routledge.

UNICEF (o. J.). Über 370 Millionen Mädchen und Frauen weltweit waren als Kinder Vergewaltigungen oder sexuellen Übergriffen ausgesetzt. https://unicef.at/news/sexuelle-uebergriffe-frauen

van den Hout, M. A. & Engelhard, I. M. (2012). How does EMDR work? *Journal of Experimental Psychopathology, 3*(5), 724–738. https://doi.org/10.5127/jep.028212

van der Kolk, B. (2014). *The body keeps the score: Brain, mind and body in the healing of trauma.* Penguin Books.

Walz, D. & Grossmann, P. (2024). Die schöne Theorie und die hässlichen Fakten. Warum die Erzählung der Polyvagal-Theorie zwar verlockend aber wahrscheinlich falsch ist. *Psychotherapie, 29*(2), 163–174. https://doi.org/10.30820/2364-1517-2024-2-163

Wolfradt, U. (2006). Pierre Janet und die Depersonalisation. In P. Fiedler (Hrsg.), *Trauma, Dissoziation und Persönlichkeit. Pierre Janets Beiträge zur modernen Psychiatrie, Psychologie und Psychotherapie* (S. 180–193). Pabst Science Publishers.

Zanarini, M. C. (2000). Childhood experiences associated with the development of borderline personality disorder. *Psychiatric Clinics of North America, 23*(1), 89–101. https://doi.org/10.1016/s0193-953x(05)70145-3

14 Mehr als Worte – Körperkommunikation in der Psychotherapie

Diesem Beitrag liegt ein Vortrag zugrunde, den ich am 22. November 2015 in der Reihe »Aula« des Südwestrundfunks gehalten habe. Einzelne Beispiele, die ich seinerzeit in dem Vortrag geschildert habe, sind in Kapitel 14 meines *Grundrisses zur Körperpsychotherapie* enthalten. Ich habe sie hier gestrichen, um Dopplungen zu vermeiden, und neue Beispiele eingefügt. Am Ende habe ich einen kurzen Abschnitt über Kommunikation in der Berührung ergänzt. Für die Veröffentlichung wurde der Vortragstext leicht erweitert und überarbeitet, ohne die Diktion eines gesprochenen Textes aufzugeben.

»It takes two to tango« lautet ein englisches Sprichwort. Tango-Tanzen kann man nur zu zweit. Und was dabei passiert, bestimmt nicht nur der, der den Tanz führt, in unserer Gesellschaft und bei unserer Art zu tanzen der Mann. Um gut führen zu können, muss sich der Mann auf die Frau einschwingen, ihre feinen körperlichen Signale aufnehmen und auf diese reagieren können. Und für einen guten gemeinsamen Tanz muss die Frau in der Lage sein, seine Impulse aufzugreifen und ihnen zu folgen. Damit beide das können, bedarf es eines fließenden emotionalen Kontakts zwischen ihnen.

Auch in einer Psychotherapie bedarf es eines fließenden Kontaktes, damit die gemeinsame Arbeit gelingt. Bei der Einzeltherapie sind zwei Menschen im Raum, die sich aufeinander beziehen, aber nicht nur, indem sie miteinander reden. Schon Ende der 1990er Jahre schätzten Psychoanalytiker einer Studiengruppe in Boston, dass rund 90 Prozent der Informationen in Beziehungen implizit ausgetauscht werden, das heißt jenseits der expliziten Sprache, und das auch in einer psychotherapeutischen Beziehung (Bruschweiler-Stern et al., 2010).

Bleiben wir noch einen Moment bei den zwei, die Tango tanzen. Vielleicht sind sie ineinander verliebt. Dann schwingt in ihren Bewegungen all das mit, was sie körperlich miteinander erlebt haben. Und das geht implizit in ihre tänzerische Kommunikation ein.

Vielleicht gehört dazu auch ihr erster Kuss. Küsse sind ein gutes Beispiel für implizites körperliches Wissen. Fast alle Menschen probieren irgendwann aus, wie es ist zu küssen, und dann wissen sie, wie man küsst. Aber niemand hat es ihnen explizit beigebracht. Ihr Wissen begleitet sie ihr ganzes Leben. Beim Kuss mit einem neuen Menschen wissen sie einfach, ob dies ein echter Kuss war, einer, der Verbindung ausdrückt, oder einer, der nur so dahingegeben war und sich daher kühl anfühlte. Wissenschaftlich kann dies niemand objektivierend beschreiben. Dennoch wissen wir, ob es so ist. Die Bedeutung wird in der körperlichen Interaktion selbst kommuniziert und stellt sich nur im Miteinander her. Wenn Menschen es nicht wissen, fehlt ihnen in der Regel eine genaue Wahrnehmung ihrer selbst, der anderen und des interaktionellen Geschehens. Dann landen sie vielleicht bei einem Psychotherapeuten, weil sie dieses Nicht-Wissen unglücklich macht.

Ein Beispiel für einen impliziten körperlichen Austausch, der in einer Psychotherapie in unserem Kulturbereich zumindest bis zur Corona-Pandemie üblich war, ist das Händeschütteln zu Beginn oder zum Ende einer Therapiestunde. Therapie und Diagnostik beginnen vielfach da, wo mir jemand an der Haustür die Hand gibt – in meiner Praxis gehe ich vor jeder Stunde zur Haustür, um die Patienten hereinzulassen. Da weicht eine Frau dem Handschlag aus, weil sie ins Haus kommen möchte, als hätte sie einen von den wundersamen Umhängen aus Harry Potter an, unter denen man unsichtbar ist. Eine andere Patientin steht verdruckst an der Tür und schleicht sich an mir vorbei, sodass ich ihr gar nicht die Hand geben kann. Wieder eine andere schiebt ihren Arm im 90-Grad-Winkel kantig nach vorne und drückt gegen meine Hand, als wolle sie einen Schild vor sich halten und mich hinter diesen Schild verbannen. Ein vierter packt meine Hand mit einer Wucht, als wolle er sie zusammendrücken, und klagt im Therapiezimmer über seine Ohnmacht und Bedrückung. Kleine Enactments, die wir beobachten und mit denen wir aktiv arbeiten können, wenn wir sie szenisch einmal langsam und bewusst im Therapiezimmer durchspielen.

Mit dem Körper können Menschen ihre Gefühle zeigen, zum Beispiel eine unterdrückte Wut. Sie können ihr momentanes Befinden zeigen wie eine wohlige Zufriedenheit oder eine lähmende Leere. Und sie können zeigen, was sie als Menschen ausmacht, zum Beispiel mit einer anhaltenden Angst zu leben, abgelehnt zu werden.

Wenn wir uns als Psychotherapeuten die körperliche Kommunikation bewusst machen, können wir daher einiges über die Patienten erfahren. Ein Beispiel: Eine Patientin gibt mir so die Hand, dass sie Zeige- und Mittelfinger kurz in meine Hand hineinschiebt und gleich wieder herauszieht (Geuter, 2016). Mir fällt dazu Hänsel ein, der für die schlecht sehende Hexe ein Stöckchen aus dem Käfig schiebt, wenn sie an seinem Finger prüfen will, ob er genug gemästet ist. Als Psychotherapeut kann ich dieser Fantasie nachgehen und mich nach ihrer Bedeutung fragen. Und ich kann die Patientin auf ihre Art, mir die Hand zu geben, ansprechen und mit ihr gemeinsam deren Bedeutung erkunden. Denn meine Fantasie beruht auf einem Eindruck von dem, was ich sehe. Aber ich kann niemals wissen, ob mein Eindruck auch stimmt.

> Ich sprach die Patientin am Anfang einer Stunde auf ihre Art des Handgebens an. Sie offenbarte zunächst, wie viel Angst sie habe, bei anderen nicht anzukommen. Daher sei sie verspannt und misstrauisch. Ich hatte nicht das Gefühl, dass dies ihre Geste, ihre Art, die Hand zu geben, erklärte. Daher schlage ich ihr vor, das einmal experimentell zu sondieren, das heißt, die Szene der Begrüßung an der Tür in einem körperlichen Dialog aktiv auf ihre Bedeutung hin zu erkunden. Ich lade sie ein, im Therapiezimmer die Begrüßung nachzustellen und mir langsam und bewusst so die Hand zu geben, wie sie es an der Haustüre tut, und dabei zu beobachten, was in ihr vorgeht. Sie bemerkt eine Angst, »ich könnte sexuell über sie verfügen wollen: sie umarmen wollen und dann nicht loslassen. Vielleicht wäre ich so charmant, dass sie sich dem nicht entziehen könne, auch wenn sie es nicht wolle« (ebd., S. 24). Sie spürt ihre Angst im Bauch und eine Spannung im Rücken. Als ich sie bitte, einen Satz für diese Angst zu finden, sagt sie: »Ich habe Angst, ich könnte von Ihnen abhängig sein.« Das zu sagen, entspannt sie. Jetzt fühle sie sich sicherer. In der folgenden Stunde erzählt sie erstmals von einem sexuellen Missbrauchserlebnis als Kind. In der Art, mir die Hand zu geben, hatte sie sich davor geschützt, dass ein anderer ganz auf sie zugreift.

Jetzt konnte ich auch meine Fantasie verstehen. Wenn Hänsel der Hexe ein dürres Stöckchen statt seines Fingers hinschiebt, signalisiert er nämlich: Ich bin noch zu klein und du sollst daher nicht über mich verfügen.

Denken Sie noch einmal an das, was ich zum Tango-Tanzen gesagt habe: »It takes two to tango.« Die Patientin hatte nicht etwas im luftleeren Raum mit ihrem Körper kommuniziert, sondern in der Beziehung zu mir. Und vielleicht hatte meine Art, ihr die Hand zu geben, sogar bei ihr das Gefühl, gegriffen zu werden, aktiviert. Denn Körperkommunikation ist keine Einbahnstraße, sondern ein wechselseitiges Geschehen.

Sigmund Freud hatte es noch nicht so gesehen, dass der Therapeut zu dem beiträgt, was von Körper zu Körper in einer Psychotherapie kommuniziert wird. Aber er stellte schon 1890 fest, dass sich »fast alle seelischen Zustände eines Menschen […] in den Spannungen und Erschlaffungen seiner Gesichtsmuskeln [äußern], in der Einstellung seiner Augen, der Blutfüllung seiner Haut, der Inanspruchnahme seines Stimmapparates und in den Haltungen seiner Glieder, vor allem der Hände« (Freud, 1890a, S. 20). Leider nutzte Freud diese Signale nicht, und leider entwickelte er auch keine Theorie dazu, wie man sie in der therapeutischen Arbeit nutzen könnte. Dabei teilen Patienten manchmal das Entscheidende nicht mit ihren Worten, sondern in ihrer Haltung oder ihrer Bewegung mit.

Lassen Sie mich das an einem weiteren Beispiel zeigen.

> Ein Patient spricht über Probleme auf seiner Arbeit. Er schaut mich dabei nicht an, neigt seinen Kopf schräg nach oben und sein Blick wandert zu den Büchern in dem Regal hinter seinem Sessel. An der linken, mir zugewandten Seite rötet sich sein Hals. Seine Haltung und seine Haut drücken eine tiefe Scham aus, wie er nach einiger Zeit sagt, aber auch eine Angst, von mir verachtet zu werden. Nachdem wir darüber ins Gespräch gekommen sind, schlage ich ihm, vor, mir in meine Augen zu schauen, um zu prüfen, ob ich verachtend schaue. Er wagt diesen Blick, wenn auch nur kurz, und meint dann, eigentlich würde ich wohlwollend schauen.

Der Patient hat also nicht nur körperlich etwas ausgedrückt, ihm konnte auch durch das Schauen ein Übertragungsgefühl unmittelbar bewusst werden, das im Sprechen nicht leicht hätte entkräftet werden können.

Der Londoner Psychotherapeut Jan Wiener (1994) spricht von einem *body talk*, wenn Patienten auf körperliche Weise etwas mitteilen, das sie selbst nicht in Worte fassen können: oft eine innere Not, die früh im Leben in den Körper ausgelagert wurde und die dem Bewusstsein nur noch in Form der Wahrnehmung körperlicher Beschwerden, Spannungen, Druckgefühle oder Leere zugänglich ist, ohne dass sie sich mit Erinnerungen verknüpft und ohne dass das, was körperlich erlebt wird, für den Menschen einen Sinn ergibt. Dann ist den Patienten in der Stunde schlecht, ihr Atem geht nur noch flach, ihnen tut der Bauch weh oder sie müssen auf die Toilette. Der Patient, von dem ich hier erzähle, saß manchmal starr da, dann wieder rutschte er unruhig im Sessel hin und her, weil er seine inneren Spannungen kaum aushielt. In der Stunde, von der ich berichtet habe, teilte mir sein Körper eine tiefe Scham und eine geradezu existenzielle Not mit, den Aufgaben des Lebens nicht gewachsen zu sein, während er über Probleme redete, die im Vergleich zu dieser tieferen Not relativ harmlos wirkten. Was der Ausdruck seines Körpers in dieser Stunde bedeutete, erschloss sich erst in einem längeren Prozess der therapeutischen Arbeit.

Körperliche Äußerungen sind nämlich mannigfaltig determiniert, und wir können sie immer nur vor dem Hintergrund der Kenntnis eines Menschen und aus der Situation heraus verstehen. Spielt man Versuchspersonen Filme ohne Ton und ohne Kenntnis des Zusammenhangs vor, verstehen sie die Gesten der Schauspieler vollkommen unterschiedlich; nur ein Prozent aller Gesten wird eindeutig verstanden (Heller, 2012, S. 598f.). Und das sind oft konventionalisierte Zeichen wie das Tippen an die Stirn oder der Stinkefinger.

Daher ist vor dem populärpsychologischen Körperlesen zu warnen, das nach einfachen Analogien verfährt: Steif ist steif, beweglich ist beweglich, gebeugt ist gebeugt und aufrecht ist aufrecht. Zwar trifft so etwas oft zu. Aber wir können aus dem, was wir in einer bestimmten Situation wahrnehmen, nicht auf den Charakter eines Menschen schließen. Denn was immer ein Mensch zeigt, hat nicht nur mit dem zu tun, wie er von seinem Wesen her ist, seinem Charakter, seiner inneren Haltung, sondern immer auch mit der jeweiligen Situation. Und mit der Interaktion, das heißt mit seinem Gegenüber. Beim Körperlesen tut der Beobachtende hingegen so, als könne er aufgrund seines Expertenwissens wirklich wissen, was ein körperliches Zeichen bedeutet. Körper sind aber keine Lexika, in denen man Bedeutungen nachschlagen kann. Sie gehören lebendigen, interagierenden Wesen. Wir können daher nicht, wie auch Psychotherapeuten manchmal denken, am Körper eine »Wahrheit« entziffern, die der Patient selbst noch nicht kennt (Geuter, 2023, S. 324). Wir können etwas beobachten, aufgreifen, darüber nachdenken und es mit dem Patienten gemeinsam erkunden.

Außerdem hat das körperliche Verhalten ganz unterschiedliche Funktionen. Wir teilen über den Körper nicht nur anderen unsere Emotionen mit, wie der Fußballspieler, der nach dem Tor die Arme hochreißt, sich in der Fankurve das Trikot vom Leib reißt und stolz seine Brust präsentiert. Wir regeln mit dem Körper auch während des Sprechens unsere Spannungen, zum Beispiel, wenn wir uns ans Kinn fassen, die Kiefermuskeln reiben oder die Finger in den Oberschenkel graben; wir versuchen psychische Prozesse anzustoßen, wenn wir uns am Kopf kratzen, damit uns etwas einfällt; wir öffnen in einem Gespräch die Lippen und holen Luft, um dem anderen zu signalisieren, dass wir jetzt etwas sagen möchten; oder wir schlagen beim Reden mit der Hand auf das Rednerpult, um auch dem letzten Zuhörer klarzumachen, dass er sich das merken soll, was wir gerade sagen.

Zwischenleiblichkeit

Auf all das reagiert das Gegenüber. Der französische Philosoph Maurice Merleau-Ponty (1966) spricht daher von einer »Zwischenleiblichkeit«. Es sei, so schrieb er einmal, als wohnten die Intentionen des einen Menschen im Leibe des anderen und umgekehrt. Das heißt: Wir kommunizieren nicht nur mit dem Körper, wir bekommen einander auch wechselseitig über den Körper mit.

Das ist gerade in einer Psychotherapie von großer Bedeutung. Mehr als über die Worte, die gesagt werden, wird die therapeutische Beziehung dadurch gefestigt, dass Therapeuten körperkommunikativ eine emotionale Stabilität vermitteln (Tal et al., 2024). Das geschieht weitgehend unbewusst. Je mehr Psychotherapeuten von ihren eigenen körperlichen Reaktionen mitbekommen, desto mehr können sie ihren Körper als Resonanzkörper nutzen, der mitschwingt, wenn der Patient etwas sagt oder tut. Und je mehr sie es schaffen, dabei die körperlich erlebten Reaktionen selbst zu regulieren, desto besser können sie sich auf ihre Patienten einschwingen (Fraade, 2025).

Austauschprozesse zwischen Patient und Therapeut erfolgen über verschiedene Kanäle der körperlichen Kommunikation. Einer davon ist die Atmung. Wir reagieren mit unserer Atmung auf die der Patienten, und wir können mit ihr etwas zurückgeben. Als einer Patientin von mir zum wiederholten Mal der Atem stockte und ich mit einem betont tiefen langen Ausatmen reagierte, sagte sie: »Jetzt atmen Sie wieder für mich.« Aber das war nicht das, was ich wollte. Vielmehr wollte ich sie mit meiner Art zu atmen anregen, selbst tiefer und freier zu atmen.

In einer anderen Situation könnte vielleicht ein Atemdialog entstehen, das heißt eine wechselseitige Veränderung des Atmens in Reaktion auf den anderen, dessen Bedeutung sein könnte: Ich spüre deine Beklemmung so sehr, dass sie auch mir die Brust einschnürt. Ich bin auf diese Weise mit meiner Aufmerksamkeit bei dir. Und ich helfe dir durchzuatmen, weil du es kaum kannst.

Andere Kanäle der Körper-zu-Körper-Kommunikation sind der Geruch eines Menschen, der Klang der Stimme, der Tonus der Haut oder die Reaktion auf Berührung. Vor Jahren kam einmal ein Patient von mir ins Zimmer, öffnete das Fenster und sagte: »Hier riecht es nach Angst.« Er nahm mit seiner Nase wahr, dass in der Stunde davor eine Patientin voller Angst gewesen war (Geuter, 2023, S. 321). Untersuchungen im MRT zeigen, dass der Geruch von Angstschweiß Hirnareale aktiviert, die mit der Verarbeitung sozialer und emotionaler Reize zu tun haben (Prehn-Kristensen et al., 2009). Therapeuten können daher auf den Angstgeruch von Patienten reagieren, ohne dass sie es bemerken. Untersuchungen zeigen nämlich, dass Angstgeruch schwer bewusst zu erkennen ist. Mein Patient war offensichtlich gut darin.

Geruch kann auch eine Kommunikation erschweren, wenn jemand empfindlich darauf reagiert, wie ein anderer riecht. Das ist ein besonders schwieriges Thema, wenn es einem als Therapeut mit einem Patienten so geht.

Mimische Kommunikation

Deutlich sichtbar ist die Kommunikation über Mimik, Gestik und Bewegung. In ihrer Mimik zeigen Menschen Gefühle, in ihrem Gesicht versuchen sie diese zu verbergen. Auch taub und blind geborene Kinder lassen im Gesicht Lachen, Weinen, Ärger und Zeichen von Verlegenheit erkennen. Bei Menschen, die das Pokerface beherrschen, sieht man zwar nicht, was sie empfinden, aber wenn man die elektrischen Impulse in ihrer mimischen Muskulatur aufzeichnet, stellt man fest, dass die entsprechenden Muskeln Signale erhalten. Wer sich nicht zeigen will, muss daher Regungen in den Muskeln unterdrücken.

Auch wer den Ausdruck von Gefühlen im Gesicht eines anderen sieht, reagiert im Experiment mit messbaren Veränderungen der elektrischen Muskelpotenziale im eigenen Gesicht (Dimberg, Thunberg & Elmehed,

2000). Mimische Regungen stecken an. Denn sie drücken nicht nur etwas aus, was man empfindet, sondern sie wollen auch beim Gegenüber etwas erreichen. Und der Sehende versteht umso besser, was der Zeigende mitteilen will, je mehr er dessen Ausdruck bei sich selbst nachempfinden kann. Therapeutische Empathie ist daher nicht nur eine Frage der Einstellung. Sie hängt auch davon ab, wie weit jemand körperlich in der Lage ist mitzuempfinden. In Untersuchungen reagieren empathische Menschen auf den Ausdruck ärgerlicher oder freudiger Gesichter mit ihrer mimischen Muskulatur stärker als nicht-empathische Menschen. Wer Botox in die Stirn gespritzt bekommt, kann auf Bildern von anderen deren Gefühl von Ärger schlechter nachvollziehen, weil die Stirnrunzler, die wir bei Ärger zusammenkneifen, lahmgelegt sind (Hennenlotter et al., 2009).

Wie ein Therapeut mimisch auf den Patienten reagiert, scheint anzuzeigen, ob die Therapie gut läuft oder nicht. In einer Untersuchung ließ sich gut ein Drittel des späteren Therapieerfolgs anhand der mimisch-emotionalen Interaktion zwischen Therapeuten und Patienten in der ersten Stunde vorhersagen. Zeigt der Therapeut eher eine andere mimische Reaktion als der Patient, zum Beispiel, indem er auf dessen freudiges Gesicht mit Skepsis oder auf dessen ärgerlichen Ausdruck mit einem Ausdruck von Trauer reagiert, wird die Therapie eher erfolgreich verlaufen. Bei später ungünstigen Verläufen zeigt der Therapeut eher denselben Emotionsausdruck im Gesicht wie der Patient (Rasting & Beutel, 2005; siehe dazu auch Geuter, 2023, S. 341). Es kommt also offensichtlich nicht nur darauf an, was der Therapeut in der mimischen Kommunikation erfasst, sondern auch darauf, was er daraus macht. Vermutlich lassen sich Therapeuten bei später schlechteren Verläufen zu sehr in die Muster des Patienten einwickeln.

Bei einer Videoanalyse von psychotherapeutischen Gesprächen zeigte sich, dass bei konfrontativen psychodynamischen Deutungen vor allem die Therapeuten, aber auch die Patienten, die überwiegend an Depressionen, einer bipolaren oder einer Borderline-Störung litten, einen Ausdruck der Verachtung im Gesicht zeigten. Interessanterweise ging dieses Ergebnis mit einem hohen positiven Wert in einem Fragebogen zur therapeutischen Arbeitsbeziehung einher. Bei supportiven Interventionen waren in den Mikroexpressionen der Patienten dagegen häufig Zeichen von Freude und Ekel erkennbar. Diese Interventionen gingen mit einem niedrigeren Score im Working Alliance Inventory einher (Datz, Wong & Löffler-Stastka, 2019). Die Autoren werten dieses verwirrende Ergebnis als Ausdruck der Komplexität des Zusammenspiels der Affekte in der Interaktion, deren Durcharbeiten die therapeutische Beziehung festige. Denn Patienten können unbewusst versuchen, schwer zu verarbeitende Affekte in den Therapeuten auszulagern (Wachter & Löffler-Stastka, 2025). Das Ergebnis mahnt uns zumindest, nicht vorschnell von der Mimik, die sich anhand des Facial Action Coding Systems im Gesicht ablesen lässt, auf die Qualität der therapeutischen Beziehung zu schließen.

Therapeuten versuchen anscheinend auch, auf mimischem Weg emotionale Spannungen ihrer Patienten zu regulieren. Bei schizophrenen Patienten, deren Affektäußerungen schwach sind, zeigen die Therapeuten weit mehr emotionale Mimik als die Patienten. Bei Patienten mit einer Panikstörung ist es umgekehrt, möglicherweise, weil die Therapeuten beruhigend auf die Zeichen der Panik einzuwirken versuchen (Benecke & Krause, 2004). Therapeuten, »die nonverbale Kommunikation gekonnt einsetzen«, können »die wahrgenommene Qualität der therapeutischen Beziehung verbessern« (Richter, 2025, S. 20).

Patienten wiederum versuchen über mimisch-gestische Äußerungen etwas in ihren Therapeuten zu bewirken. Zum Beispiel spricht eine Patientin von ihren Schuldgefühlen im Angesicht der Vorwürfe ihres Ehemannes. Sie presst dabei die Lippen aufeinander und wendet Kopf und Blick ab, als könne sie ihre Gefühle nicht in den Griff bekommen. Dann schaut sie erwartungsvoll zur Therapeutin und räuspert sich. Sie scheint eine Erwartung auszudrücken, diese möge in ihre Empörung einstimmen, dass der Mann sie so nicht behandeln könne (Bänninger-Huber & Widmer, 1997). Würde die Therapeutin das nun tun, würde das der Patientin helfen, ihrem Schmerz auszuweichen. Die Therapeutin muss dies bemerken, um mit der Patientin eine neue Form der Bewältigung ihrer Probleme erarbeiten zu können.

Je bewusster ein Therapeut den anderen und sich selbst wahrnimmt, umso besser. Studien konnten zum Beispiel zeigen, dass sich ein späterer Selbstmordversuch suizidaler Patienten mit einer Wahrscheinlichkeit von 80 Prozent aus einem Ausdruck der Besorgnis im Gesicht der Psychiaterin vorhersagen ließ, die mit ihnen sprach (Schwartz & Wiggins, 1987; Heller & Haynal, 1997; Heller et al., 2001). Aber die Psychiaterin konnte ihn selbst nicht vorhersagen. Das heißt: In der körperlichen Kommunikation hatte sie das Risiko erfasst. Aber es war ihr nicht bewusst geworden. Das zeigt, wie wichtig es ist, dass Therapeuten sich selbst auch körperlich mitbekommen können. Das bedarf intensiver Selbsterfahrung und Schulung.

Bewegung, Haltung, Stimme

Etwas Ähnliches gilt für Gesten, Bewegungen und die Körperhaltung. Davis und Hadiks (1990) untersuchten anhand von Videoaufnahmen die Körpersprache einer Patientin und einer Therapeutin. Wenn sich die Patientin beim Sprechen ihrem inneren Erleben zuwandte, wurde ihre Körperhaltung offener. Sprach die Therapeutin distanziert, bewegte sie sich wenig. War sie aber emotional beteiligt oder gab sie komplexe Erläuterungen, nahm auch die Intensität und Komplexität ihrer Gesten zu.

Bewegungsinformationen kommen beim Gegenüber an, auch wenn dieser sie nicht bewusst registriert. Die Berner Psychologen Fabian Ramseyer und Wolfgang Tschacher untersuchten die Bewegungen von Patienten und Therapeuten in einem längeren Therapieprozess (Ramseyer & Tschacher, 2008, 2011). Dabei zeigte sich: Synchrone Bewegungen steigern im Schnitt die Zufriedenheit mit der therapeutischen Beziehung und fördern das Sympathieurteil der Beteiligten übereinander. Tschacher und Meier (2023) gehen daher davon aus, dass körperkommunikative Synchronie die therapeutische Allianz stärke, deren Qualität der zentrale unspezifische Wirkfaktor der Psychotherapie sei. In mehreren neueren Studien zeigte sich allerdings, dass der genannte Zusammenhang nicht eindeutig ist, sondern davon abhängt, welche Arten von Bewegungen man zur Analyse heranzieht und ob man den zeitlichen Verlauf der Therapie oder das Störungsbild berücksichtigt (Geuter, 2023, S. 334).

Reinecke, Neumann und Lausberg (2019) analysierten anhand von 42 Videoaufnahmen die Handbewegungen von Patienten und Therapeuten in der ersten und vorletzten Sitzung einer Psychotherapie. Dabei stellten sie fest, dass zwischen Patienten, deren Behandlungen stagnieren, und ihren Therapeuten gegen Ende der Therapie eine häufigere und länger anhaltende Synchronisation der Handbewegungen stattfindet. Beider Hände verweilten eher kurzzeitig in Ruhe. Bei Patienten mit gebesserter Symptomatik hielten dagegen Therapeuten und Patienten beide ihre Hände länger in einer geschlossenen Ruheposition. In einer anderen Studie zeigten Reinecke, Joraschky und Lausberg (2022), dass die Zunahme von Bewegungen der rechten Hand bei Patienten am Beginn einer Stunde mit größerer Zufriedenheit mit der therapeutischen Beziehung korreliert, nicht aber mit einer Besserung von Symptomen der Angst und Depression. Synchronisation mag also die Zufriedenheit in einer Therapie fördern, geht aber nicht per se mit einem positiven Therapieergebnis einher. Denn viele synchrone

Bewegungen, so die Interpretation, könnten ein Zeichen für eine stagnierende Autonomieentwicklung der Patienten sein.

Bewegung ist nicht nur eine Sprache des Moments, sondern auch eine Sprache dessen, was einen Menschen ausmacht. So lässt sich empirischen Untersuchungen zufolge am Bewegungsverhalten die Schwere einer psychischen Störung erkennen. Schwer kranke Menschen zeichnen sich oft durch körperliche Immobilität aus. Sie bewegen sich nur wenig. Magersüchtige zeigen einen eher gebundenen Bewegungsfluss, eine Regungslosigkeit des Unterkörpers, isolierte Bewegungen von Körperteilen und wenig ganzkörperliche Bewegungen (Lausberg, 2008).

Mehr als bestimmte Störungen aber zeigen sich in der Bewegung die Emotionen, das Befinden oder die Eigenheiten eines Menschen. Jeder weiß, dass man vertraute Menschen schon am Gang erkennt. Fußballspieler, die man öfter gesehen hat, identifiziert man schon von weitem an ihrer Art, sich zu bewegen. Bis in Mikrobewegungen hinein gibt es einen persönlichen Stil des körperlichen Verhaltens, der sich zum Beispiel in der Art und Weise zeigt, wie ein Mensch friert oder schwitzt.

Bewegungen zeigen oft auch etwas, das kulturell gefordert wird, wie die eher zurückhaltenden Bewegungen des Fernen Ostens gegenüber den eher expressiven Bewegungen des Westens, und häufig etwas, das einen Menschen individuell ausmacht und sein Befinden in der Situation zeigt.

Ein weiterer, entscheidender Kanal der emotionalen körperlichen Kommunikation ist die Stimme. Wenn wir etwas sagen, transportieren wir nicht nur mit unseren Worten einen Inhalt, sondern mit der Prosodie, das heißt mit der Art und dem Ausdruck unseres Sprechens, mit unserer Stimme Bedeutungen. Wir können einen ironisierenden, verächtlichen, gelangweilten oder ärgerlichen Ton in die Stimme legen, und zuweilen liegt darin die eigentliche Bedeutung. Man kennt das aus der Erziehung. Es macht einen großen Unterschied, ob ich die Frage »Hast du dein Zimmer aufgeräumt?« in einem sachlichen Ton stelle, mit dem Ton der ärgerlichen Annahme, dass der Sohn es ohnehin nicht gemacht hat, oder mit einer resignativen Stimme, die kaum eine positive Antwort erwarten lässt. In der Stimme drücken wir genauso wie mit unserer Haltung oder in unserer Mimik aus, was ein Inhalt, über den wir sprechen, bedeutet. Ob wir dabei neugierig, ärgerlich, resigniert oder auch traurig, angewidert oder überrascht sind. Der Körper ist in der Stimme auf vielfältige Weise mit dem psychischen Zustand verknüpft (siehe Kapitel 7).

In der Therapie bedeutet das: Wir können an der Stimme die aktuelle

Stimmung, aber auch einen charakterlich erworbenen Klang feststellen. Ein Patient kann zum Beispiel aktuell genervt oder habituell aggressiv klingen. Bei offenem Ärger hat die Stimme eine Qualität von Schreien, bei Trauer ist sie eher atmend, bei Glück voller schneller Wechsel.

Die Qualität der Stimme anzusprechen, kann in einer Therapie manchmal Aspekte des Erlebens erschließen, die aus dem gesprochenen Wort nicht ohne Weiteres zu erkennen sind. Manchmal transportiert die Stimme Nebenbedeutungen zu dem Inhalt, über den jemand spricht, wie in dem Eingangsbeispiel von Kapitel 15. Nehmen wir folgendes Beispiel: Eine Patientin spricht mit einer beklommenen Stimme über vermeintlich schöne Dinge, die sie am Wochenende erlebt hat. Nun kann ich als Therapeut dem Inhalt ihrer Mitteilung folgen. Aber ich kann auch Folgendes sagen: »Sie erzählen das mit einer Stimme, als drücke etwas auf Ihre Brust.« Damit verlagere ich ihre Aufmerksamkeit auf die emotionale Qualität ihrer Mitteilung. Ich könnte auch noch allgemeiner fragen, ohne eine Deutung zu geben: »Bekommen Sie mit, wie Ihre Stimme klingt, wenn Sie das sagen?«

Was die Stimme signalisiert, überträgt sich auf den Hörenden. Die Stimme des einen erzeugt Stimmungen beim anderen, selbst ohne dass diesem das bewusst wird. In einem Experiment, in dem es angeblich um Textverständnis ging, ließen Psychologen Versuchspersonen Texte hören, die jeweils mit einer leicht traurigen oder leicht glücklichen Stimme gesprochen waren. Die Versuchspersonen wurden davon angesteckt. Wenn sie die Texte wiedergaben, imitierten sie spontan den emotionalen Ausdruck (Regenbogen et al., 2012). Die Stimme ist ein mächtiges Werkzeug der emotionalen Ansteckung. Das gilt auch für die Stimme des Psychotherapeuten: Sie kann den Patienten anstecken oder auch nicht. So wie die Atmung, eine Bewegung, eine Geste oder ein Blick.

Berührung

Bisher habe ich über Formen der Körperkommunikation gesprochen, die sich in jeder Form der Psychotherapie ereignen, meist implizit, und die wir therapeutisch nutzen können, wenn wir aufmerksam für sie werden. In der Körperpsychotherapie kommt eine besondere Form hinzu: die der unmittelbaren Kommunikation am und mit dem berührten Körper.

Das kann zum Beispiel dann geschehen, wenn wir uns als Therapeuten in einer szenischen Arbeit als Interaktionspartner auch körperlich zur Verfügung stellen (Geuter, 2019, S. 304ff.).

> Ein Patient spricht von einem unklaren, dennoch deutlich heftigen Gefühl, sich von einem Kollegen auf der Arbeit bedroht zu fühlen. Im Gespräch kommt ihm dazu ein Bild, der Kollege greife mit Krakenarmen nach ihm. Dieses Bild setzen wir szenisch um, indem ich die Krake als Gegenüber darstelle und er mir zeigt, wie diese Arme von wo auf ihn zugreifen. Er hat eine genaue Vorstellung von Höhe und Abstand der Krakenarme, die sich in der Inszenierung zu den kurzen Vorderbeinen eines Drachen mit Tatzen wandeln. Diese Arme sich gegenüber sehend und spürend realisiert er nicht nur, wie er die Bedrohung erlebt, sondern auch in welcher Weise er sich ihrer erwehren will. Er drückt entschlossen gegen meine Hände. Dabei entsteht aber kein Kämpfen, sondern in dem entschlossenen Gegenhalten das Bild von einer festen transparenten Glocke um ihn herum, die er als seinen Raum verteidigen will. Dieses Bedürfnis hatte er in dem anfänglichen Gefühl nicht wahrnehmen können. Erst dadurch, dass ich in dieser Inszenierung seines Bildes ihm körperlich als die Krake gegenübertrete, die er innerlich vor sich sieht, erschließt sich ihm das zu kurz gekommene Bedürfnis, auf das seine Angst verweist.

In einer körperlichen Interaktion können wir auf Zeichen antworten, die uns erreichen, auch wenn sie nicht gesagt werden können, wie in dem folgenden Beispiel.

> Eine Patientin empfindet in unserer Stunde eine umfassende Leere, spürt nichts außer Angst und hat keinen Bezug mehr zu sich selbst. Zunächst versuche ich mit ihr daran zu arbeiten, was sie im Moment hier und jetzt von sich selbst in der Beziehung zum Raum mitbekommt, um ein Gefühl des Angebundenseins an die Realität zu fördern. Nach einiger Zeit bemerkt sie, es ziehe in ihrem Rücken, denn es sei unkomfortabel, so zu sitzen, wie sie sitzt – sie hatte sich in ihrer verzweifelten Schwäche neben den Sessel auf den Boden gehockt, die Arme über den Kopf verschränkt. Komfortabler wäre, sich anzulehnen. Ich frage sie, wo und wie sich der Rücken gerne anlehnen möchte. Statt zu antworten, steht sie nach wiederum einiger Zeit auf, geht zur Liege, setzt sich darauf und lehnt sich mit dem Rücken an die Wand

an. Erneut verstreicht Zeit, bis sie zugeben kann, das sei nicht die erste Wahl gewesen. Ich frage sie, ob die erste Wahl gewesen wäre, sich an meinen Rücken anzulehnen. Wieder dauert es, bis sie sagen kann, sie wisse nicht, wozu sie das annehmen solle, weil die Stunde in 15 Minuten doch wieder vorbei wäre. Außerdem könne sie es mir nicht zumuten – sie weiß, dass ich mir zweieinhalb Wochen zuvor zwei Rippen brach. Ich sage ihr, ich wisse, was ich mir zumuten könne, und sie könne sagen, ob und wie und wo sie sich an meinen Rücken anlehnen möchte. Sie antwortet nicht, aber plötzlich richtet sie sich auf, dreht sich und setzt sich in einer Weise hin, dass ein größerer offener Raum hinter ihrem Rücken entsteht. Ich sehe das als eine körperkommunikative Einladung, dass mein Rücken hinter ihren Rücken kommen möge. Daher stehe ich auf und setze mich Rücken an Rücken hinter sie. Nun sagt sie, darauf habe sie gehofft und gewartet, aber das habe sie nicht sagen können. In der folgenden Stunde meint sie, das habe sie beruhigt und ihr das Gefühl gegeben, sich auf mich verlassen zu können.

Ihr Körper hatte ihre Anfrage an mich gezeigt und ich hatte ihr Bedürfnis in meiner inneren körperlichen Reaktion gespürt. So konnte ich auf den unausgesprochenen Wunsch antworten und ihr den Rück-Halt geben, den sie ersehnte. Sie musste nicht mehr selbst halten, was sie in sich festhielt. Systemisch gesprochen, geschah ein Ordnungs-Ordnungs-Übergang: Ein Muster beginnt sich aufzulösen und damit öffnet sich ein Raum, in dem eine neue innere Organisation der Erfahrung entstehen kann.

Es sind also nicht allein die Worte, die darüber entscheiden, ob eine Psychotherapie für einen Patienten heilsam verläuft. Atem, Mimik, Gestik, Körperhaltung, Stimme oder auch körperliche Berührung wirken entscheidend mit an dem, was zwischen einem Patienten und einem Therapeuten geschieht. Die Kommunikation von Körper zu Körper kann sogar wichtiger sein als die der Worte.

Literatur

Bänninger-Huber, E. & Widmer, C. (1997). Affektive Beziehungsmuster. *Psychotherapeut, 42*(6), 356–361.

Benecke, C. & Krause, R. (2004). Nonverbale Kommunikation in der Psychotherapie von Angststörungen. In M. Hermer & H.G. Klinzing (Hrsg.), *Nonverbale Prozesse in der Psychotherapie* (S. 249–260). dgvt-Verlag.

Bruschweiler-Stern, N., Lyons-Ruth, K., Morgan, A.C., Nahum, J.P., Sander, L.W., Stern, D.N.S., Harrison, A.M., Tronick, E.Z. & The Boston Change Process Study Group. (2010). *Change in psychotherapy: A unifying paradigm*. W.W. Norton & Company.

Datz, F., Wong, G. & Löffler-Stastka, H. (2019). Interpretation and working through contemtuous facial micro-expressions benefits the patient-therapist relationship. *International Journal of Environmental Research and Public Health, 16*(24), 4901. https://doi.org/10.3390/ijerph16244901

Davis, M. & Hadiks, D. (1990). Nonverbal behavior and client state changes during psychotherapy. *Journal of Clinical Psychology, 46*(3), 340–351.

Dimberg, U., Thunberg, M. & Elmehed, K. (2000). Unconscious facial reactions to emotional facial expressions. *Psychological Science, 11*(1), 86–89.

Fraade, A. (2025). *The roles of regulated body awareness and empathy in psychotherapist empathic attunement. Digital Commons @ LIU (Long Island University)*. https://digitalcommons.liu.edu/brooklyn_fulltext_dis/61

Freud, S. (1890a). Psychische Behandlung (Seelenbehandlung). *SA Ergänzungsband*, S. 13–35.

Geuter, U. (2016). Wie ein Händedruck auf die Spur eines sexuellen Missbrauchs führen kann. *Projekt Psychotherapie*, (2), 23–25.

Geuter, U. (2019). *Praxis Körperpsychotherapie. 10 Prinzipien der Arbeit im therapeutischen Prozess*. Springer.

Geuter, U. (2023). *Körperpsychotherapie. Grundriss einer Theorie für die klinische Praxis* (2. Aufl.). Springer.

Heller, M. (2012). *Body psychotherapy. History, concepts, methods*. W.W. Norton & Company [dt. 2017, *Körperpsychotherapie. Geschichte – Konzepte – Methoden*. Psychosozial-Verlag].

Heller, M. & Haynal, V. (1997). Depression and suicide face. In P. Ekman & E.L. Rosenberg (Hrsg.), *What the face reveals* (S. 339–407). Oxford University Press.

Heller, M., Haynal-Reymon, V., Haynal, A. & Archinard, M. (2001). Can faces reveal suicide attempt risks? In M. Heller (Hrsg.), *The flesh of the soul: The body we work with* (S. 231–256). Peter Lang.

Hennenlotter, A., Dresel, C., Castrop, F., Ceballos Baumann, A.O., Wohlschläger, A.M. & Haslinger, B. (2009). The link between facial feedback and neural activity within central circuitries of emotion – new insights from botulinum toxin-induced denervation of frown muscles. *Cerebral Cortex, 19*(3), 537–542. https://doi.org/10.1093/cercor/bhn104

Lausberg, H. (2008). Bewegungsdiagnostik und -therapie in der Behandlung von Körperbildstörungen bei Patienten/innen mit Essstörungen. In P. Joraschky, H. Lausberg & K. Pöhlmann (Hrsg.), *Körperorientierte Diagnostik und Psychotherapie bei Essstörungen* (S. 125–133). Psychosozial-Verlag.

Merleau-Ponty, M. (1966). *Phänomenologie der Wahrnehmung*. De Gruyter.

Prehn-Kristensen, A., Wiesner, C., Bergmann, T.O., Wolff, S., Jansen, O., Mehdorn, H.M., Ferstl, R. & Pause, B.M. (2009). Induction of empathy by the smell of anxiety, *PLoS One, 4*(6), e5987.

Ramseyer, F. & Tschacher, W. (2008). Synchrony in dyadic psychotherapy sessions. In S. Vrobel, O.E. Rössler & T. Marks-Tarlow (Hrsg.), *Simultaneity: Temporal structures and observer perspectives* (S. 329–347). World Scientific.

Ramseyer, F. & Tschacher, W. (2011). Nonverbal synchrony in psychotherapy: Coordinated body movement reflects relationship quality and outcome. *Journal of Consulting and Clinical Psychology, 79*(3), 284–295.

Rasting, M. & Beutel, M.E. (2005). Dyadic affective interaction patterns in the intake interview as a predictor of outcome. *Psychotherapy Research, 15*(3), 188–189.

Regenbogen, C., Schneider, D.A., Finkelmeyer, A., Kohn, N., Derntl, B., Kellermann, T., Gur, R.E., Schneider, F. & Habel, U. (2012). The differential contribution of facial expressions, prosody and speech content to empathy. *Cognition and Emotion, 26*(6), 995–1014.

Reinecke, K.C.H., Joraschky, P. & Lausberg, H. (2022). Hand movements that change during psychotherapy and their relation to therapeutic outcome: An analysis of individual and simultaneous movements. *Psychotherapy Research. Journal of the Society for Psychotherapy Research, 32*(1), 117–127. https://doi.org/10.1080/10503307.2021.1925989

Reinecke, K.C.H., Neumann, N.D. & Lausberg, H. (2019). Synchrones Bewegungsverhalten zwischen Patienten und Therapeuten in der Psychotherapie und der Zusammenhang mit dem Symptomverlauf. Konferenzpaper beim Deutschen Kongress für Psychosomatische Medizin und Psychotherapie, Berlin.

Richter, L.-S. (2025). Nonverbale Kommunikation und der Therapeutenfaktor in der Psychotherapie. *Psychotherapie-Wissenschaft, 15*(1), 19–25. https://doi.org/10.30820/1664-9583-2025-1-19

Schwartz, M.A. & Wiggins, O.P. (1987). Typifications: The first step for clinical diagnosis in psychiatry. *Journal of Nervous and Mental Disease, 175*(2), 65–77.

Tal, S., Ben-David Sela, T., Dolev-Amit, T., Hel-Or, H. & Zilcha-Mano, S. (2024). Reactivity and stability in facial expressions as an indicator of therapeutic alliance strength. *Journal of Psychotherapy Research, 35*(3), 454–468. https://doi.org/10.1080/10503307.2024.2311777

Tschacher, W. & Meier, D. (2023). Embodiment in der therapeutischen Kommunikation. *Die Psychotherapie, 68*(1), 5–12. https://doi.org/10.1007/s00278-022-00616-8

Wachter, C. & Löffler-Stastka, H. (2025). Nonverbale, unbewusste Kommunikation und Affekt in der psychotherapeutischen Krankenbehandlung. *Psychotherapie-Wissenschaft, 15*(1), 9–15.

Wiener, J. (1994). Looking out and looking in: Some reflections on »body talk« in the consulting room. *Journal of Analytical Psychology, 39*(3), 331–350.

15 Prinzipien einer erlebenszentrierten Körperpsychotherapie

Dieses Kapitel beruht auf einem Vortrag, den ich im Januar 2023 am Jenaer Institut für Psychotherapie und Psychoanalyse gehalten habe. Der Text fasst auf kurze Weise die zehn Prinzipien aus meinem Buch *Praxis Körperpsychotherapie* zusammen. Ich habe den Vortragsstil des Textes beibehalten und einige Beispiele durch aktuellere ersetzt.

Eine Patientin spricht von verstörenden Fantasien gegenüber ihrem Mann. Sie traut sich, diese auszubreiten, aber der verstörende Inhalt erreicht mich emotional nicht, da sie mit einer Stakkato-Stimme spricht, die vom Mitfühlen abhält. Ich teile ihr das mit. Sie sagt, in der Stakkato-Stimme kenne sie sich. Mit ihr begegne sie dem Druck, den ihr Mann ausübe, und ihrem Gefühl der Belastung. Sie müsse doch kontrolliert sein, weil es ihr nicht zustehe, so zu sein, wie sie ist. Dieses Gefühl kenne sie seit ihrer Kindheit. Als sie das sagt, kommt sie aus dem Stakkato heraus und ich fühle mich sogleich mit ihr verbunden. Über den Klang ihrer Stimme hat sie in der Beziehung zu mir gezeigt, wie sie auf kontrollierende Art ihre Emotionen reguliert, mit der Auswirkung, dass zwischen uns der Kontakt ähnlich unterbrochen war, wie sie das gegenüber ihrem Mann kennt. Über die Aufmerksamkeit dafür, *wie* sie spricht, wie ihre Stimme klingt, stellt sich der Kontakt zu ihr selbst und der Kontakt zu mir wieder her.

Ich glaube, dass viele Therapeuten solche Resonanzgefühle, wie ich eines in der Stunde hatte, kennen, sie aber nicht unbedingt als mögliche Resonanzgefühle registrieren oder verstehen und daher die Arbeit mit ihnen verloren geht. Ich möchte dazu ermutigen, mehr solchen Gefühlen zu trauen und sie als wichtig für die Arbeit zu erkennen. Mit unserer Resonanz können wir auf die Inhalte reagieren, mit denen Patienten beschäftigt sind, zum

Beispiel auf eine zwischenmenschliche Spannung, eine verzweifelte Ohnmacht oder eine nagende Scham, über die jemand spricht, oder wie in dem Beispiel auf den Prozess, das heißt darauf, wie jemand einen Inhalt präsentiert und was dabei gerade geschieht. Über Resonanzgefühle finden wir häufig einen Einstieg in eine Arbeit mit den emotionalen Qualitäten des therapeutischen Prozesses (siehe dazu auch Horn & Rosa, 2024).

Um auf das prozessuale Geschehen aufmerksam zu machen und mit diesem Geschehen zu arbeiten, eignen sich vielfach körperpsychotherapeutische Arbeitsweisen. Körperpsychotherapie beginnt, wie Kern (2014, S. 175) schreibt, mit geduldigem Fragen nach dem körperlichen Erleben und mit dem Erforschen affektiver und körpernaher Regungen. Das schließt zweierlei ein: in erster Linie das, was sich bei den Patienten regt, was körperlich in ihnen vorgeht und wir teilweise von außen wahrnehmen können, und in zweiter Linie das, was in uns Therapeuten vorgeht und wir von innen wahrnehmen können. Körperpsychotherapie kann damit weitergehen, mit diesem Erleben und diesen Regungen auch körperlich zu arbeiten.

Hinzu kommt ein Drittes: das, was in der Beziehung geschieht, in dem gemeinsamen Raum des Zwischen, der in der Psychoanalyse oft betont, aber wenig körperlich betrachtet wird (siehe Kapitel 14). Auch Körperpsychotherapie ist nach meinem Verständnis eine Arbeit in der Beziehung und mit der Beziehung und darin dem psychodynamischen Arbeiten verwandt. Sie trägt aber viel von der Behandlungsphilosophie der humanistischen Psychotherapie in sich, die sich wesentlich darauf konzentrierte, das Erleben der Patienten zu erforschen. Fritz Perls (1976, S. 27) sprach von *discover* im Unterschied zum *uncover* der Psychoanalyse.

Körperpsychotherapie ist in gleicher Weise ein Oberbegriff, wie »*die* Psychoanalyse«, zu der Freudianer, Selbstpsychologen, Objektbeziehungstheoretiker, Adlerianer oder Jungianer gehören, oder »*die* Verhaltenstherapie«, die klassisch lerntheoretisch, kognitiv, achtsamkeitsbasiert und in der Akzeptanz- und Commitment-Therapie mittlerweile sogar erlebenszentriert sein kann. Zu ihr gehören traditionell viele verschiedene Schulen wie Konzentrative Bewegungstherapie, Bioenergetik, Hakomi oder Pesso-Therapie (siehe Kapitel 1).

Ich habe selbst unterschiedliche Erfahrungen mit verschiedenen Strömungen und Schulen gemacht. Vielleicht hat das dazu geführt, dass mich immer das Anliegen umtrieb, eine übergreifende Konzeption der Theorie und der Praxis zu finden, die das Erbe der heterogenen Schulen in sich aufnimmt und überschreitet.

Ich verstehe die Körperpsychotherapie als ein erlebenszentriertes und relationales Psychotherapieverfahren. Daher stelle ich den Begriff des erlebenden Subjekts in den Mittelpunkt (Geuter, 2023; siehe Kapitel 8). Im Erleben lassen sich Psychisches und Körperliches nicht voneinander trennen. Ich kann nicht sagen: Weil ich mich freue, reiße ich die Arme hoch. Oder: Weil ich die Arme hochreiße, empfinde ich Freude. Haltung, Ausdruck und seelisches Empfinden sind im Erleben eins. In einer Depression bin ich nicht bedrückt, weil ich den Kopf hängen lasse, und ich lasse nicht den Kopf hängen, weil ich bedrückt bin. Der hängende Kopf und das Gefühl der Bedrückung sind vielmehr beide Aspekte der Depression, die wir zwar voneinander unterscheiden können, aber nur indem wir jeweils aus einer Perspektive ein ganzheitliches Geschehen betrachten.

Wenn wir in der psychotherapeutischen Arbeit auf das Erleben zentrieren, richten wir wie in dem Eingangsbeispiel unser Augenmerk auf das, was im Prozess geschieht. Wir vertiefen einen psychischen Inhalt oder eine Erfahrung, über die jemand spricht, wenn wir nach dem Körpererleben fragen. Dann kann Neues aufscheinen, Verdrängtes, Noch-nicht-Gewusstes, oder auch Gewusstes und vor Scham oder Angst Nicht-Gesagtes. Über das Erleben erschließen wir, was etwas für einen Menschen bedeutet, denn Bedeutung kann man nur fühlen. Wenn Sie mir jetzt zuhören, könnten Sie intellektuell sagen, inwieweit Sie mit dem übereinstimmen, was ich sage, oder nicht, aber ihr Behagen oder Unbehagen gegenüber dem, was ich sage, werden Sie auf irgendeine Weise körperlich spüren, und wenn Sie es spüren, wird das ihr Denken in Gang bringen und Sie werden sich fragen, was Ihnen warum zusagt oder nicht zusagt. Erleben generiert Bedeutung, und Bedeutung ist immer subjektiv. In einer Psychotherapie aber haben wir es immer mit der Subjektivität eines Menschen zu tun, seinem, ihrem konkreten Leid, seiner, ihrer Art die Welt, die anderen und sich selbst zu sehen.

Daher fragen wir, wenn wir den Körper in die Therapie einbeziehen: Wie ist das? Was spüren Sie dabei? Ist das ein Drücken oder ein Ziehen? Aha, ein Ziehen, zieht es *von* innen oder von außen, oder *nach* innen oder nach außen? Und wofür könnte dieses Ziehen stehen? Wenn wir so fragen, nutzen wir das Körpererleben, um Bedeutung zu erschließen. Mit einem Begriff von Rogers (1981) können wir sagen: Im Erleben werden wir uns der Inkongruenzen zwischen dem, was wir denken, und dem, was wir spüren, gewahr – und das treibt den Prozess der Selbstexploration voran. In der Körperpsychotherapie erkunden wir das Erleben immer auch anhand der körperlichen Empfindungen, der inneren Impulse oder auch der sichtbaren Bewegungen.

Oft ist das, was im Prozess geschieht, auch körperlich, dasjenige, das uns in Bezug auf einen psychischen Inhalt, mit dem jemand beschäftigt ist, weiterbringt.

> Ein Patient spricht beispielsweise über seine Unfähigkeit, sich im Hinblick auf zwei Frauen entscheiden zu können. Er beschreibt, wie es ihm mit beiden gehe, wie unsicher er sich fühle, wie schwer es ihm falle, verantwortlich zu handeln. Das alles sagt er mit einer monotonen Stimme, ein Zeichen dafür, dass er von seinem Erleben abgeschnitten ist, wenn er von diesem für ihn doch sehr bedeutsamen Konflikt spricht. In einem solchen Fall führt nicht die Beschäftigung mit dem Inhalt zur Vertiefung, sondern die mit dem prozessualen Geschehen. In seiner Stimme zeigt sich, wie er gerade zu dem Inhalt fühlt, wie er mit ihm ist. Angesprochen auf die Stimme, wird er traurig, wenn er an die eine Frau denkt.

> In einer anderen Stunde mit demselben Patienten bemerke ich, dass meine linke Hand zu meinem Herzen und die Finger auf mein Brustbein gegangen sind, ohne dass ich das bewusst beabsichtigt hätte. Es geschieht in einer Situation, in der er assoziativ über Dinge redet und ich mich frage, was von all dem bedeutungsvoll für ihn ist. Meine zunächst unbewusste Geste drückt sozusagen die Frage aus, was ihm davon ans Herz geht. Als sie mir bewusst wird, ich das anspreche und auf die Bewegung meiner Hand verweise, spürt er sogleich ein Gefühl der Einsamkeit, das er überdeckt, und es kommt ein Bild von sich als Kind, wie er in dem zu großen und emotional kühlen Haus seiner Kindheit mit seiner Angst alleine ist. Auf dieses Bild wiederum resoniere ich mit dem inneren Impuls, ihn wie ein Vater an mich drücken und ihm Halt und Trost geben zu wollen. Ein Impuls, der nicht dazu führen muss, dass ich das tue, und auch nicht dazu führte, dass ich es tat. Er ließ mich aber mehr verstehen, was dem Patienten als Kind gefehlt hat.

Anzusprechen, was im Prozess geschieht, nennt Grawe (2000) »prozessuale Aktivierung«. Grawe meint, der Therapeut solle

> »nie seine ganze Aufmerksamkeit von den behandelten Inhalten absorbieren lassen, sondern […] ein Augenmerk darauf haben, was beim Pa-

> tienten prozessual aktiviert ist, während die jeweiligen Inhalte behandelt werden, und insbesondere, was sich gerade prozessual zwischen ihm und dem Patienten abspielt« (ebd., S. 129f.).

Körperpsychotherapie kennt eine Vielzahl von Mitteln der prozessualen Aktivierung und der Steuerung therapeutischer Prozesse.

Körperpsychotherapeutische Schulen haben traditionell die Techniken in den Vordergrund gestellt, die sie entwickelt haben, und vielfach Körperpsychotherapie so vermittelt, als wäre sie eine Anwendung bestimmter Körpertechniken. Ich schlage dagegen ein Modell sogenannter Prinzipien der klinischen Praxis vor. Darunter verstehe ich Klassen möglicher Vorgehensweisen, die sich aus *Prozesszielen* ergeben (Geuter, 2019, S. 37f.). Prinzipien stecken leitende Gesichtspunkte ab, an denen wir unser therapeutisches Handeln ausrichten können. Sie geben ein Verständnis dafür, was man wann wie warum tun kann. Methoden und Techniken alleine bieten dieses Verständnis nicht. Sie sind aber mögliche Mittel, um Prinzipien umzusetzen. In einer Psychotherapie sind Techniken nur insoweit sinnvoll, dass wir sie mit einer bestimmten Intention und in einer bestimmten Funktion einsetzen. Diese Funktionalität darf allerdings nicht »zur wesentlichen Dimension« der Arbeit werden (Staemmler, 1995, S. 21).

In der Psychotherapie wenden wir eine Vielzahl von Prinzipien an, Prinzipien der Gestaltung der Beziehung, der Gesprächsführung oder der Klärung. Mit meinen Prinzipien möchte ich das systematisieren, was wir mithilfe körperorientierter Mittel bewirken können. Diese bilden nicht das ganze Spektrum psychotherapeutischen Handelns ab, aber sie fügen ihm eine Fülle von Möglichkeiten hinzu, die wir anwenden können, um den therapeutischen Prozess zu fördern.

Das von mir vorgeschlagene System umfasst zehn Prinzipien (siehe Abbildung 15). Die ersten beiden nenne ich *Wahrnehmen und Spüren* und *Gewahrsein und Gegenwart*. Sie sind die Grundlage der Arbeit. Daher habe ich sie in der Abbildung unten platziert. Nur wer sich selbst, die Umwelt und die anderen wahrnimmt und spürt und sich dessen im gegenwärtigen Moment gewahr ist, ist fähig, zu erleben und etwas zu erfahren. Indem wir diesen beiden Prinzipien folgen, legen wir die Basis für die Integration des Körpers in die Psychotherapie. Wenn wir in einem therapeutischen Prozess nicht mehr wissen, wo wir gerade stehen, können wir immer wieder auf diese beiden Prinzipien zurückkommen.

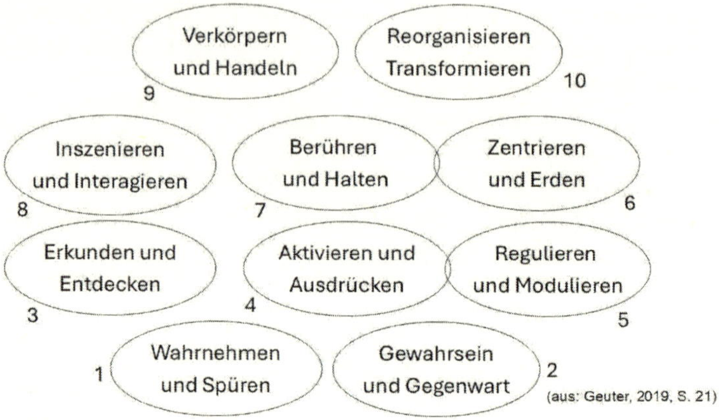
Verkörpern
und Handeln
9
Reorganisieren
Transformieren
10
Inszenieren
und Interagieren
8
Berühren
und Halten
7
Zentrieren
und Erden
6
Erkunden und
Entdecken
3
Aktivieren und
Ausdrücken
4
Regulieren
und Modulieren
5
Wahrnehmen
und Spüren
1
Gewahrsein
und Gegenwart
2
(aus: Geuter, 2019, S. 21)

Abbildung 15: Die zehn Prinzipien der körperpsychotherapeutischen Praxis

In der Arbeit mit diesen beiden Prinzipien verfolgen wir das Prozessziel, sich spüren und körperlich wahrnehmen zu können, was geschieht: ob etwas drückt, sticht, klemmt; ob es sich weitend und angenehm oder engend und unangenehm anfühlt; wie sich der Atem anfühlt; wie man die eigene Stimme wahrnimmt, während man spricht. Indem wir die Aufmerksamkeit darauf richten, helfen wir Patienten, sich wahrzunehmen und zu spüren. Das können wir mit unterschiedlichen Methoden angehen: zum Beispiel dass wir einladen, den Atem zu beobachten oder die Aufmerksamkeit auf ein Körperteil zu richten, in dem gerade eine Veränderung geschieht, oder dass wir einfach danach fragen, was jemand körperlich wahrnimmt, während er mit etwas Bestimmtem beschäftigt ist. Eine Technik wäre, die Atembeobachtung dadurch zu unterstützen, dass man bewusst tiefer ein- oder ausatmet, die Arme bewegt oder die Hand auf den Brustkorb legt und den Atem über die Hand wahrzunehmen versucht.

Achtsamkeitszentrierte Therapieansätze weisen auf die geistige Seite des Wahrnehmens und Spürens hin: die innere Achtsamkeit. Die Aufmerksamkeit wird dabei vor allem auf körperliche Empfindungen gerichtet. Daher kann man genauso gut von *bodyfulness* wie von *mindfulness* sprechen (siehe Kapitel 12).

Wir können etwas wahrnehmen und spüren, wenn wir mit der Aufmerksamkeit in der Gegenwart sind. Mit den beiden genannten Prinzipien gehen wir daher dem nach, was *jetzt* geschieht, was jemand im gegenwärtigen Moment der therapeutischen Situation wahrnimmt. Sich dessen gewahr zu sein, hilft auch, sich nicht mit dem zu identifizieren, was ist, sondern in die Position eines inneren Beobachters zu kommen, eine wichtige Fähigkeit, die nicht zuletzt bei einer Traumakonfrontation von Bedeutung ist.

Viele Patienten haben den wahrnehmenden Bezug zu sich selbst verloren. Sie spüren sich kaum. Sie können einen Schmerz benennen, aber kaum ihre Empfindungen oder Gefühle. Patienten mit somatoformen Störungen, die vielfach eine Folge traumatisierender Erfahrungen sind, bemerken vielleicht eine Taubheit und eine Entfremdung von sich selbst. Aber oft ist ihnen der Bezug zwischen ihrem körperlichen Befinden und einer damit verbundenen emotionalen Bedeutung verloren gegangen. Diesen Bezug können wir noch mehr erschließen, wenn wir weitere Prinzipien hinzunehmen.

Das dritte Prinzip nenne ich *Erkunden und Entdecken*. Wie schon gesagt, hat Fritz Perls in der Gestalttherapie dem Aufdecken der Psychoanalyse das Entdecken gegenübergestellt. Beim Erkunden und Entdecken deuten wir nicht ein Geschehen von außen, zum Beispiel, dass jemand während des Sprechens mit geballten Fäusten dasitzt, dass die Hand zum Herzen geht, der Hals sich rötet oder die Augen glasig werden. Wir richten vielmehr die Aufmerksamkeit der Patienten darauf und laden sie ein, selbst zu entdecken, was sich darin äußert. So können wir sie bitten, einer Bewegung der Hände einmal nachzugehen, zu beobachten, was die Hände tun möchten, ihre Bewegung vielleicht ein wenig zu verstärken oder abzuschwächen und dabei dem nachzuspüren, was sie dabei erleben.

Wenn wir etwas erkunden wollen, können wir mit der Haltung, der Stimme, den Gesten oder der Mimik eines Patienten arbeiten, zum Beispiel indem wir als Therapeuten rückmelden, welche gestischen oder mimischen Reaktionen uns begleitend zum Gespräch auffallen. Pesso (2006) nennt das »Microtracking«. Sehe ich beispielsweise, wie die Augenlider eines Patienten flackern, während er von etwas spricht, kann ich ihn fragen, ob er das bemerkt, ihn bitten, zu dieser körperlichen Regung hinzuspüren und zu schauen, was sie bedeutet. Ich kann ihn auch bitten, dieses Flackern weiter entstehen zu lassen, und ihn einladen, all das geschehen zu lassen, was von selbst körperlich weiterhin in ihm geschieht, wenn er das tut.

> Ein Patient, der sich vom Leben geplagt fühlt, erzählt, wie er nachts in Düsternis falle, an die Zerbrechlichkeit des Lebens denke und Ödnis

und Kraftlosigkeit erfahre. Dabei verschränkt er die Arme hinter dem Kopf. Ich mache ihn darauf aufmerksam. So bekomme er mehr Luft. Es sei ein Impuls, sich aus der inneren Klemme zu befreien. Bei dieser Aussage wird seine Stimme etwas kräftiger. Ich mache ihn auch darauf aufmerksam. Ja, er werde wacher. Aber es fehle ihm eine Richtung, im Leben und auch jetzt. Ich frage ihn, ob es ein körperliches Empfinden dafür gebe, wohin es gehen könne. Er bemerke einen Druck, mehr Kraft im Schulterbereich, in der Brust wolle sich etwas weiten. Der Kopf aber sage: »eng«. Seine Beine werden sichtbar unruhig. Auf die Frage, was der Brust helfen könne, sich zu weiten, sagt er: Atmen, aber das dürfe nicht sein.

Ich bekomme das Bild von einem befreienden Schrei und äußere das. Er antwortet, er möge den Schreisound bei Metal-Musik. Aber er sei auch zerbrechlich, als wäre er nie genügend kräftig. Ein Teil von ihm wolle ringen und schlagen. Er denkt an einen bestimmten Musiker, der Schmerz und Wut herausschreie. Ich frage ihn, ob auch er das einmal ausprobieren möchte. Zögerlich bejaht er es. Wir stehen auf. Im Stehen werden seine Impulse unmittelbar dynamisch, er wird laut, brüllt, klopft wie ein Gorilla seine Brust, und seine Stimme bekommt einen kräftigeren, tiefen Ton. Er habe auch Lust zu schlagen, probiert zwei Schläge gegen ein von mir vorgehaltenes Kissen. Es wolle etwas aus ihm heraus. Neben der Trauer sei jetzt auch seine Kraft da. Danach sprechen wir über einige mit diesem Erleben verknüpfte Besonderheiten seiner Geschichte, die hier nicht genannt werden sollen.

In diesem Beispiel geht die erkundende Arbeit über in eine Arbeit mit dem Ausdruck von Gefühlen und Impulsen. Das leitet über zu den folgenden Prinzipien vier und fünf, die sich auf die Emotionsregulation beziehen. In der Arbeit mit Emotionen helfen wir Patienten einerseits, emotionales Erleben zu aktivieren und Emotionen auszudrücken, das vierte Prinzip, andererseits dysfunktionale und dysregulierte Emotionen zu modulieren und zu regulieren, das fünfte Prinzip. Das vierte Prinzip *Aktivieren und Ausdrücken* ist dann hilfreich, wenn Patienten emotional gehemmt sind, wenn sie etwas nicht spüren oder wenn sie das, was sie spüren, nicht ausdrücken können. Über Atmung und Bewegung können wir die emotionale Aktivierung steigern und das emotionale Erleben fördern, zum Beispiel wenn wir depressive Patienten versuchen in Bewegung zu bringen oder wenn wir in der Therapiestunde an einer Ausdehnung des Atems arbeiten, und zwar genügend, aber nicht zu viel, wie es leicht der Fehler von Methoden des forcierten Atmens ist. Emotionale Erregung zu steigern, kann auch Erinnerungen aktivieren und die aufgerufenen Erinnerungen zugleich destabilisieren, was kognitive Prozesse in Gang bringt (Solms, 2023, S. 207).

Um eine Emotion vertieft zu erleben, kann es helfen, sie in den Ausdruck zu bringen, etwa indem ein Patient wie in dem Beispiel gegen ein Kissen oder auf einen Block schlägt. Bei einer solchen Technik geht es aus Sicht einer erlebenszentrierten Körperpsychotherapie nicht darum, emotionale Erregung zu entladen, vielmehr darum, dass jemand durch den Ausdruck der Wut diese mehr spürt und dass im Kontakt mit dieser Wut deutlicher wird, worauf sie verweist. Den Bezug zu ihrem intentionalen Objekt und ihre Bedeutung für die eigenen Bedürfnisse zu erschließen, ist der eigentliche Sinn einer solchen Arbeit. Abreaktion kann nur kurzfristig entlasten und ist nicht langfristig transformativ. Oft geschieht eine emotionale Transformation dadurch, dass eine Kraft in der Wut oder eine Trauer hinter der Wut entdeckt wird. Greenberg (2010) spricht von *emotion transformation*, wenn eine Emotion durch eine andere verändert wird.

Erlebens*zentrierung* heißt aber nicht, immer Erleben zu aktiveren, vielmehr auf das Erleben zu achten. Manchmal kann das heißen, emotionale Erregung zu deaktivieren. Aktivierende Methoden sind nämlich kontraindiziert, wenn Emotionen überschießen, wenn Patienten aktuell oder chronisch in einem Zustand emotionaler Übererregung sind, unabhängig von der konkreten Emotion, die sie haben. In einem solchen Zustand schaltet die Fähigkeit zur psychischen Verarbeitung von Geschehnissen ab. Psychische Verarbeitung findet auch nicht statt, wenn die emotionale Erregung im Dauertief ist, das heißt, wenn ein Mensch emotional nicht gehemmt, sondern gelähmt ist, wie bei anhaltender Dissoziation. Etwas verarbeiten und in seiner Bedeutung für uns reflektierend erfahren können wir nur im Toleranzfenster mittlerer Erregung. Bei vielen Patienten mit strukturellen Störungen oder Traumafolgen müssen wir hektische Unruhe begrenzen oder Lähmung aufheben.

> Ein Patient wartet ein paar Minuten auf mich im Therapiezimmer. Als ich hineinkomme, ist er erstarrt. Allein hier im Raum zu sein, habe die Gedanken an den Missbrauch durch seine Mutter lebendig werden lassen. Sein Blick sei auf einen Buchrücken im Regal hinter meinem Sessel gefallen: *Sprache ohne Worte*, ein Buch von Peter Levine. Sein Nacken sei starr geworden, Angst aufgestiegen, als er ihn

sah. Es taucht das Bild auf, dass die Mutter sein Glied in den Mund nimmt. Er komme körperlich in eine Reaktion des Entsetzens und der Lähmung. Ihm werde schlecht.

Um eine mögliche Ressource zu etablieren, frage ich ihn, ob er auch angenehme Situationen mit der Mutter erinnern kann. Ihm fällt nichts ein. Aber er denkt daran, dass die Mutter, die an wiederkehrenden psychotischen Episoden litt, ihr Erleben immer für richtig hielt. Sie habe ihm ein Erleben unterstellt, und wenn es ihm anders ging, habe sie gesagt, er irre. Nun spürt er auch Ärger, der sich mit dem Entsetzen abwechsle. Ich gehe zu einem Tracking über (siehe Kapitel 12, Abschnitt »Spüren und Beobachten«), das ich hier nur gerafft darstellen kann, und frage ihn, wo und wie er das körperlich spüre. Der Ärger mindere die Lähmung. In die Schultern komme mehr Energie. Während er das sagt, setzt er sich aufrechter hin. Ich spreche das an und bitte ihn wahrzunehmen, wie er am Gesäß von der Sitzfläche und an den Füßen vom Boden getragen werde. Das löse etwas die Nackenstarre. Er muss gähnen, versteckt das erst hinter einer Hand. Ich lade ihn ein, sich sein Gähnen zu erlauben, das etwas löse. Ein nächstes Gähnen endet in einem leichten Seufzen. Ich frage ihn, wie es sei, aus seinem jetzigen Zustand darauf zu schauen, dass die Mutter sein Glied in den Mund nahm. Er sagt: »Dann ist das Vergangenheit.« Das Entsetzen fülle ihn nicht so. An die Stelle des Entsetzens trete eine Wertung: »Das ist entsetzlich.«

Er kommt durch das Tracking der körperlichen Empfindungen im Jetzt aus dem Entsetzen und dem Zustand der Lähmung heraus und erfährt für den Moment etwas, worin das Ziel des Lösens traumaassoziierter Erstarrung besteht: dass ein Geschehen erzählbare Vergangenheit wird (siehe Kapitel 13). Mit seiner Aussage, dass an die Stelle des jetzt erlebten Entsetzens der Satz »Das ist entsetzlich« tritt, beschreibt er diesen Übergang in der Gegenwart.

Das ist eine Arbeit mit dem Prinzip *Modulieren und Regulieren*. Dieses Prinzip wenden wir an, wenn es zum Beispiel darum geht, dass Patienten von einem übererregten unangenehmen Zustand in einen milder erregten angenehmen Zustand kommen oder aus einer quälenden Lähmung in eine angenehme Aktivierung, wie bei Patienten mit einer Traumafolgestörung. Modulierend können wir auch auf die Verlaufsformen von Affekten einwirken: dass Schnelles langsamer, Heftiges milder und das, was zu viel ist, weniger und begrenzt erlebbar wird. Oder auf ihre Intensität, indem wir emotionale Erregung begrenzen oder mit den Patienten daran arbeiten, sie aushalten und steuern zu lernen.

All das können wir mit körperlichen Methoden erwirken: über Atmung und Bewegung oder über ein dosiertes Abzittern von Spannungen, wie in der Methode des Somatic Experiencing, oder bei einer Konfrontation mit traumatischen Erfahrungen über das bilaterale körperliche Stimulieren, das sogenannte Tapping, ein abwechselndes Klopfen auf die Oberschenkel oder auf die Schlüsselbeine (siehe Kapitel 13, Abschnitt »Die Kombination von Methoden und das bipolare Prinzip«). Wir können für dieses Prozessziel auch andere Prinzipien einsetzen wie die Arbeit mit der Aufmerksamkeit für die Gegenwart oder mit Methoden des Zentrierens und Erdens.

Das führt mich zu den beiden folgenden Prinzipien. Das sechste nenne ich *Zentrieren und Erden*. Wir helfen Patienten, sich selbst zu regulieren und zu sich selbst und in die Welt zu finden, indem sie sich körperlich mit der inneren Mitte und mit dem tragenden Grund, dem Boden verbinden. Letzteres wurde von Lowen als »Grounding« bezeichnet (Clauer, 2009). Hier kommen Methoden zum Tragen wie im Gehen, Stehen, Sitzen oder Liegen den Kontakt zum Boden oder zu einem Stuhl wahrzunehmen, oder die innere Mitte zwischen oben und unten, vorne und hinten, rechts und links zu spüren und seinen Schwerpunkt dort wahrzunehmen, wo man nach der Lehre des Qi Gong das untere Dantian spürt, im Unterbauch zwischen Bauchnabel und Schambein. Ich habe das nicht nur in der Körperpsychotherapie und im Qi Gong gelernt, sondern auch im Ballett und beim Kampfsport: Nur wenn man körperlich in der Mitte ist, kann man sich in der Peripherie frei und leicht bewegen und kann man nicht so leicht umgestoßen werden.

Wer körperlich in der Mitte ist, kommt auch in einem übertragenen Sinne mehr in seine Mitte. Das heißt, sich zu zentrieren. In der Meditation versucht man dies zum Beispiel dadurch zu erreichen, dass man die Aufmerksamkeit auf die Selbstbewegung des Atems richtet. Wer in allen drei körperlich-räumlichen Ebenen, horizontal in der Transversalebene, vertikal zwischen hinten und vorne in der Frontalebene und zwischen links und rechts in der Sagittalebene ausgerichtet ist und sich so in einer lotrechten Achse aufzurichten versteht, kann den Dingen mehr ins Auge sehen. Wer so durch die Welt zu gehen vermag, vermag ihr besser zu begegnen. Diese Erfahrung können wir über Körpererfahrungen ansteuern.

Während in der Arbeit mit diesem Prinzip ein Mensch sich selbst reguliert, helfen wir ihm mit dem siebten Prinzip *Berühren und Halten*, sich in der Beziehung mit sich selbst und mit einem anderen zu regulieren. Berühren ist für mich eine Form des Dialogs im körperlichen Kontakt und nicht eine Technik. Der erste Kontakt, um den es dabei gehen kann, ist der Kontakt mit sich selbst. Wenn ein Patient sich selbst berührt, kann das helfen, dass er sich mehr spürt und innere Regungen besser wahrnimmt. Es kann helfen, emotionale Erregung zu wecken oder zu beruhigen (Grunwald, 2016, S. 50) und sich zu zentrieren, zum Beispiel, indem man einen Finger auf das Dritte Auge legt (Hofer-Moser, 2018, S. 157f.). Eine Selbstmassage der Verspannungen im Schulter-Nacken-Bereich scheint depressiven Menschen zu helfen, ihre Stimmung zu verbessern (Michalak et al., 2022). Sich auf die eigene Brust zu trommeln, womit Gorillas Weibchen und rivalisierenden Männchen Informationen über ihre Körpergröße mitteilen (Wright al., 2021), kann das Gefühl eigener Stärke und Größe nähren und so Ressourcen mobilisieren.

Auch die Berührung eines anderen kann Empfindungen und Gefühle wecken, zum Beispiel wenn ein Therapeut mit einer Hand den sich beklemmt anfühlenden Brustkorb des Patienten berührt und dabei eine zurückgehaltene Trauer einlädt. Eine Hand im Rücken oder auf dem Handrücken kann beruhigen, wenn eine innere Unruhe zu stark ist. Sie kann das Gefühl von Halt spenden, wenn der Patient selbst seine inneren Zustände kaum halten kann, und das Gefühl eines stützenden Kontakts vermitteln, wenn der Kontakt zu sich selbst schwierig ist. Berührung ist auch ein Weg, einen Widerstand anzubieten, um die Kraft der Abgrenzung zu aktivieren (Langlotz-Weis, 2019, S. 50). Schließlich kann Berührung eine neue Erfahrung in einer Interaktion vermitteln, die man bei seinen Eltern vermisst hat.

Young (2009) versteht in der Schematherapie körperliche Berührung als eine optionale »Technik«, um schwer kranken Patienten im Zustand des »verletzlichen Kindes« die Erfahrung einer begrenzten Nachbeelterung zu bieten. Er möchte dies allerdings auf ein kurzes Sich-drücken oder eine tröstende Berührung mit dem Arm um die Schulter begrenzen, bei der man sich nicht sieht. Berührung kann aber mehr umfassen. Sie ist vor allem dann hilfreich, wenn sie nicht technisch erfolgt, sondern mit eigener innerer Beteiligung in einer helfenden Beziehung. Technische Berührung kann Muskelspannungen erkennen und lockern, personale Berührung erreicht eine Person. Sie ist wie das gesprochene Wort eine Möglichkeit des therapeutischen Dialogs.

Ich möchte hierzu ein Beispiel geben.

> Ein Patient hat steinharte Bauchmuskeln und eine hochgradige Schreckempfindlichkeit. Wenn ihn jemand am Bauch nur antippe, so sagt er, zucke er in heftigem Schreck zusammen und mache sich steinhart. Biografische Hintergründe dieser Reaktion haben wir besprochen. Aber er findet keinen Weg, diese Spannung zu lösen. In einer Stunde arbeiten wir gezielt daran, seinen Atemraum zu weiten und die Spannung in kleinen Schritten zu lösen. Als ich während dieser Arbeit äußerst vorsichtig meine Hand auf seinen Bauch lege, ist er sehr berührt. Denn noch nie habe jemand fühlend mitbekommen, wie hart und wie schreckhaft er an seinem Bauch eigentlich sei. In der nächsten Stunde sagt er, durch die Berührung habe er sich verstanden gefühlt. Endlich habe sich jemand seiner Spannung angenommen und diese wahrgenommen. Vorher habe ihn nie jemand in seiner Spannung verstanden. Andere Menschen, auch seine Frau, würden vielmehr gerne seine Schreckhaftigkeit nutzen, um ihn zu necken und zu ärgern, aber nicht – ihn in seiner Schreckhaftigkeit berührend – bei ihm zu sein.

An anderer Stelle habe ich eine Therapiestunde mit einer schwer traumatisierten Patientin berichtet, in der Berührung das Gefühl in der Übertragung veränderte und zu einer neuen zwischenmenschlichen Erfahrung von Vertrauen führte (Geuter, 2019, S. 266). Weitere Beispiele zur Arbeit mit Berührung in der körperlichen Interaktion finden sich am Ende von Kapitel 14 zur Körperkommunikation.

Die von mir vorgeschlagenen Prinzipien hängen paarweise zusammen, die ersten beiden ebenso wie das vierte und fünfte Prinzip als Prinzipien der Emotionsregulation und das sechste und siebte als Prinzipien der Auto- und Koregulation. Das achte Prinzip, *Inszenieren und Interagieren*, hängt mit dem dritten zusammen. Es ist ein Erkunden und Entdecken mit einer vorgestellten Person oder dem Therapeuten, bei dem wir etwas aktiv szenisch oder auch in einer Interaktion bearbeiten, zum Beispiel in einem Rollenspiel, in dem der Patient alleine die Rollen übernimmt oder an dem wir uns beteiligen. Das dritte und das achte Prinzip könnten daher auch nacheinander dargestellt werden. Aber die therapeutische Arbeit mit Inszenieren und Interagieren ist sehr komplex und schließt oft die mit den anderen Prinzipien ein. Daher habe ich dieses Prinzip an das Ende des mittleren Blocks hinter die Prinzipien vier bis sieben gestellt.

Szenisches Handeln in der Psychotherapie kann viele und sehr kreative Formen annehmen. Zu diesen Formen gehören die aus der Gestalttherapie stammende Arbeit mit dem leeren Stuhl oder eine mit Stühlen oder Orten wie in der Ego-State-Therapie, auf die wir in der Vorstellung Selbstanteile oder eine imaginierte andere Person setzen können, mit der jemand dann in einen bewegten Dialog tritt: Wie nahe möchte ich dieser Person sein, wie weit von ihr entfernt? Möchte ich sie zu mir holen oder sie von mir oder ich mich von ihr entfernen, und was fühle ich in der Begegnung mit ihr? Diese Fragen können wir szenisch im Raum in körperlich bewegten Dialogen sondieren. Szenisch lassen sich auch Träume bearbeiten, indem wir sie spielen. Über Spiegeln, symbolisches Rollenspiel und eine Bearbeitung von Beziehungserfahrungen im Übertragungsdialog kann schließlich der Therapeut selbst als Partner in die Interaktion eintreten. Entsprechende interaktive szenische Techniken finden wir auch im Psychodrama.

Die körperpsychotherapeutische Herangehensweise unterscheidet sich dabei von möglichen anderen. In der Schematherapie werden beispielsweise Stuhldialoge für das vorgegebene Ziel eingesetzt, den gesunden Erwachsenen gegenüber anderen »Schemamodi« zu stärken (Jacob & Arntz, 2014, S. 66). Der »dysfunktionale« Elternmodus wird »bekämpft«, und der Therapeut sagt oft »Super« oder »Prima«, wenn der Patient etwas in der von ihm als sinnvoll angesehenen Richtung äußert oder einem Vorschlag folgt. Bei einer solchen Zielvorgabe wird der Dialog nicht in Form eines offenen Erkundens geführt. Offenes Erkunden heißt, zu fragen, was geschieht, wenn jemand einer elterlichen Botschaft begegnet, oder erst einmal zu fragen, von wem eine Botschaft kommt.

> Zum Beispiel spricht eine Patientin in einer Stunde darüber, dass sie oft eine innere tadelnde Stimme höre. Ich frage sie, von wo räumlich gesehen diese tadelnde Stimme komme. Sie nennt einen Raum links von ihrem Kopf. Auf meine Frage, welches Symbol für die Stimme dort links von ihrem Kopf passe, zeigt sie auf einen großen Sitzball im Therapiezimmer. Ich schlage ihr vor, dass ich diesen Ball in den Raum der Stimme halte. Sie möchte das ausprobieren. Dabei bemerkt sie, dass hier mit Macht die Stimme ihrer Mutter auf sie zukomme, die ihr von dieser Seite aus oft zugleich eine Ohrfeige verpasst habe. Nun können wir uns weiter damit auseinandersetzen, wie sie die Interaktion mit ihrer Mutter als Kind erinnert und was davon heute in inneren Botschaften an sie selbst nachlebt.

Es muss in der szenischen Arbeit nicht um einen Dialog mit realen Personen aus der Gegenwart oder Vergangenheit gehen. Wir können auch einen szenischen Dialog mit einem liebenden Wesen wie Gott führen (Zanotta, 2018, S. 195), mit einem strafenden Teufel, einem rettenden Engel oder einer lebenspendenden Mutter Erde.

So wie die ersten beiden Prinzipien die Basis der körperpsychotherapeutischen Arbeit bilden, so bilden die letzten beiden eine übergreifende Klammer. Daher stehen sie in Abbildung 15 oben. Das neunte Prinzip nenne ich *Verkörpern und Handeln*. Sich zu verkörpern, ist ein grundlegender Weg, um zu lebendiger Erfahrung zu kommen; zu handeln führt zu neuen Erfahrungen. In der Körperpsychotherapie arbeiten wir nicht nur damit, dass wir das Körpererleben erschließen, mit einer Mentalisierung, sondern auch damit, dass wir versuchen, mentale Vorstellungen in körperliches Erleben einzubringen, das heißt mit der Verkörperung. Das kann grundlegend damit beginnen, schizophrenen Patienten zu helfen, die Meinigkeit des Körpers und die Urheberschaft über ihre Bewegungen wahrzunehmen: Ich bin mein Körper, der sich bewegt. Oder Magersüchtigen, die kein Gefühl mehr für die Bedürfnisse ihres Körpers haben, die von ihrem Körper entfremdet sind (Fuchs, 2022), zu helfen einen elementaren verkörperten Bezug zu sich selbst und einen taktilen Bezug zur Umwelt zu empfinden (Rossi et al., 2021). Es kann aber auch heißen, einen Patienten zu fragen, wie sich etwas, über das er spricht, im körperlichen Erleben schon darstellt oder darstellen könnte und es dann einmal verkörpert auszuprobieren, zum Beispiel indem man eine metaphorische Aussage in Szene setzt. In der Verkörperung werden Vorstellungen oder Selbstanteile leichter erfahrbar. Stellt man beispielsweise eine leidende Seite des Selbst dar, womöglich sogar leicht übertrieben, entsteht eher Empathie für diese Seite (Schmidt, 2016, S. 196). Eine Patientin von mir fühlte sich »wie eingemauert«, und um dies darzustellen und zu fühlen, baute sie im Therapiezimmer eine Mauer aus Kissen und einen Turm mit Schießscharten, durch die sie nach draußen schaute und Pfeile abschoss. Dabei erfuhr sie viel darüber, wie sie sich gegenüber anderen in der Welt fühlt.

Backmann (2021, S. 70ff.) schildert ein eindrückliches Beispiel eines jungen intersexuellen Menschen, dessen Sexualorgane uneindeutig ausgebildet waren und der durch zahlreiche ärztliche Untersuchungen als Kind und junger Mensch so tief beschämt worden war, dass er seinen Körper gar nicht mehr wahrnahm. Damit schützte er sich vor dem traumatisierenden Blick der anderen. »Er erlebte seinen Körper als falsch, als Objekt medizinischer Untersuchungen. Subjektives Selbsterleben war nicht spürbar« (ebd., S. 71). Die Therapeutin arbeitete daher mit ihm daran, auf basalem Weg über taktile Erfahrungen ein Gefühl dafür zu entwickeln, was er selbst spürt, um so ein Zutrauen in die eigene Körperwahrnehmung der medizinischen Außenwahrnehmung entgegenzusetzen. Darüber kam er körperlich mehr bei sich selbst an.

Eine Frage im verkörperten Handeln zu bewegen, kann ihre Bedeutung klarer vor Augen treten lassen. Erfahrungen in Handeln umzusetzen, hilft auch, sie für den Transfer in den Alltag zu festigen. Auch dazu möchte ich ein Beispiel geben.

Eine depressive Patientin klagt in einer Stunde, sie sei an einem tiefen Punkt, könne nicht schlafen und im Kopf sei ein Dauerrauschen an Gedanken, die sie nicht stoppen könne. Auch rausche es in den Ohren und sie habe Wut auf sich selbst, weil sie denke, sie müsse doch wissen, was zu tun sei, und tue es nicht. Eigentlich müsse sie zu Hause viele Dinge sortieren, doch wenn sie es versuche, dann kämen die Sätze in ihren Kopf »Das schaffst du eh nicht«, »Du blöde Kuh« und »Alles deine Schuld«. Und diese Sätze wolle sie betäuben. Wenn sie das versuche, schalte sie nur noch ab.

Ich schlage ihr zunächst vor, erst einmal denjenigen Teil von sich, aus dem die Sätze kommen, anzunehmen, damit sie mit ihm und den Sätzen ins Gespräch kommen kann. Denn diese geben ja nicht dadurch Ruhe, dass sie sie zu betäuben versucht. Sie meint, sie könne diese Sätze nicht als »Ich« anschauen. Denn sie kämen wie Elektroschocks in sie rein.

Damit sie als Ich in ein Verhältnis zu diesen Gedanken kommen kann, schlage ich ihr als nächstes vor, als die Stunde schon dem Ende zugeht, dass ich ihr mit kleinen Bällen die Gedanken zuwerfe und sie schaut, wie sie darauf reagiert. Wir setzen also das innere Bild, wie die Sätze in sie eindringen, in eine körperliche Aktion um. Sie möchte es probieren. Ich nehme mir drei kleine Bälle und werfe ihr »Das schaffst du eh nicht«, »Du blöde Kuh« und »Alles deine Schuld« zu. Erst behält sie die Bälle bei sich, einen wirft sie zur Probe zurück, dann beginnt sie mit ihnen zu spielen. Das sei eine schöne Variante, mit ihren Gedanken spielen zu können.

In der nächsten Stunde kommt sie wie verwandelt. Sie sei durch dieses Werfen in einen anderen Zustand gekommen, ohne zu wissen warum. Die Gedanken als etwas anzusehen, das von außen kommt, auch wenn sie von innen kommen, und das durch das Zuwerfen in dieser Weise zu erfahren, habe sie erleichtert. Nun habe sie mit ihnen spielen können, sie vor sich hingelegt, sie »umgebaut« und verändert. Sie habe schon öfter darüber nachgedacht, wie sie mit den Gedanken anders umgehen könne – und wir zusammen auch. Aber dass die Gedanken als Bälle auf sie zuflogen, sei »extrem eindrücklich« gewesen und habe sie geradezu beschwingt.

Man kann in einer kognitiven Therapie darüber sprechen, Gedanken wie ungebetene Gäste anzusehen, die das Bewusstsein besuchen und in es eintreten. Das in einer handelnden Interaktion mit den Gedanken körperlich zu erleben, besitzt allerdings eine viel größere Überzeugungskraft. Mit Schmidt kann man sagen: Die Verkörperung wirkt im Sinne der Synergetik als ein Attraktor, das heißt, dass die körperlichen Elemente »alle anderen Musterelemente eines Erlebnisnetzwerks, die mit der jeweiligen Körperkoordination vernetzt sind, wirksam nach sich« ziehen (Schmidt, 2016, S. 192).

Das letzte Prinzip nenne ich *Reorganisieren und Transformieren*. Mit diesem Prinzip meine ich nicht eine bestimmte methodische Vorgehensweise, sondern eher eine weitere Perspektive, aus der wir das körperpsychotherapeutische Geschehen betrachten können. Die hier genannten Prinzipien sind ohnehin gedankliche Schneisen, die wir schlagen, um mit Patienten in ihrem Prozess einen Weg zu finden und diesen mit ihnen zu gehen. Reorganisieren bedeutet, Muster so zu unterbrechen, dass ein Mensch seine Erfahrungen neu organisiert. Transformieren meint darüber hinausgehend, die affektmotorischen Schemata des Erlebens und Verhaltens in einer Weise zu verändern, dass ein Mensch seine Möglichkeiten, seine Potenziale und nicht nur seine Ressourcen finden und sein Leben mit mehr Zufriedenheit und Freude leben kann. Beides hängt mit dem zusammen, was in der Psychotherapie »Integration« genannt wird. Und beides beschreibt einen Prozess der Veränderung, in welchem wir Veränderung entstehen lassen, indem wir das zu Verändernde bewahren. Bewusst in meinen Bewegungen in der Interaktion wahrnehmen, wie ich Nähe verhindere und andere ins Leere laufen lasse, hilft, eine Veränderung entstehen zu lassen, ohne auf den bisherigen Schutz zu verzichten. In kleinen Erfahrungen organisieren wir in der Körperpsychotherapie transformative Sequenzen, die zu einem neuen Erleben und Verhalten öffnen. Solche Erfahrungen werden zu Attraktoren der Veränderung und können zum Wachstum der Patienten beitragen.

Die Körperpsychotherapie kennt unterschiedliche Wege, das Körpererleben in der Gestaltung des therapeutischen Prozesses zu nutzen. Die zehn Prinzipien zeigen diese Wege auf, die wir je nach unseren Intentionen in der Praxis beschreiten können. Sie verbinden sich miteinander, gehen ineinander über, und je nachdem, wie ein Prozess verläuft, wechseln wir vom einen zum anderen und stellen das eine oder andere in den Vordergrund. Das hilft, therapeutische Prozesse lebendig zu gestalten.

Psychische Störungen sind immer emotionale Störungen des Selbst- und Welterlebens. In der Körperpsychotherapie versuchen wir das Selbst im Angesicht unterdrückter, abgespaltener oder als nicht zu sich selbst gehörig erlebter Erfahrungen wiederzubeleben, sodass ein Mensch fähig wird, sich und seine Beziehungen zur Welt und den anderen wieder selbst zu regulieren. Wir wollen kein optimiertes Ich, aber einen lebendigen Menschen. Nur als lebendiges Subjekt in einem erlebten und erlebenden Körper kann ein Mensch in Einklang mit sich selbst kommen.

Literatur

Backmann, U. (2021). *Sexualität in der Konzentrativen Bewegungstherapie.* Ernst Reinhardt.

Clauer, J. (2009). Zum Grounding-Konzept der Bioenergetischen Analyse. *Psychoanalyse & Körper, 15*(2), 79–102.

Fuchs, T. (2022). The disappearing body. Anorexia as a conflict of embodiment. *Eating and Weight Disorders – Studies in Anorexia, Bulimia and Obesity, 27*(1), 109–117. https://doi.org/10.1007/s40519-021-01122-7

Geuter, U. (2019). *Praxis Körperpsychotherapie. 10 Prinzipien der Arbeit im therapeutischen Prozess.* Springer.

Geuter, U. (2023). *Körperpsychotherapie. Grundriss einer Theorie für die klinische Praxis* (2. Aufl.). Springer.

Grawe, K. (2000). *Psychologische Therapie.* Hogrefe.

Greenberg, L. (2010). *Emotion-focused therapy.* American Psychological Association.

Grunwald, M. (2016). Neurobiologie der spontanen Selbstberührung. In M. Bohne, M. Ohler, G. Schmidt & B. Trenkle (Hrsg.), *Reden reicht nicht!? Bifokal-multisensorische Interventionsstrategien für Therapie und Beratung* (S. 48–60). Carl Auer.

Hofer-Moser, O. (2018). *Leibtherapie. Eine neue Perspektive auf Körper und Seele.* Psychosozial-Verlag.

Horn, A. & Rosa, H. (2024). Resonanz als Beziehungsmodus in der Psychotherapie. *Psy-*

chotherapie-Wissenschaft, 14(1), 37–41. https://doi.org/10.30820/1664-9583-2024-1-37

Jacob, G. & Arntz, A. (2014). *Schematherapie.* Hogrefe.

Kern, E. (2014). *Personzentrierte Körperpsychotherapie.* Ernst Reinhardt.

Langlotz-Weis, M. (2019). *Körperorientierte Verhaltenstherapie.* Ernst Reinhardt.

Michalak, J., Aranmolate, L., Bonn, A., Grandin, K., Schleip, R., Schmiedtke, J., Quassowsky, S. & Teismann, T. (2022). Myofascial tissue and depression. *Cognitive Therapy and Research, 46*(3), 560–572.

Perls, F. (1976). *Gestalt Therapy Verbatim.* Bantam.

Pesso, A. (2006). Dramaturgie des Unbewussten und korrigierende Erfahrungen: Wann ereignen sie sich? Bei wem? Und wo? In G. Marlock & H. Weiss (Hrsg.), *Handbuch der Körperpsychotherapie* (S. 455–468). Schattauer.

Rogers, C. (1981). *Die klientenzentrierte Gesprächspsychotherapie. Client-Centered Therapy* (3. Aufl.). Kindler.

Rossi, E., Castellini, G., Cassioli, E., Sensi, C., Mancini, M., Stanghellini, G. & Ricca, V. (2021). The role of embodiment in the treatment of patients with anorexia and bulimia nervosa: a 2-year-follow-up study proposing an integration between enhanced cognitive behavioural therapy and a phenomenological model of eating disorders. *Eating and Weight Disorders – Studies in Anorexia, Bulimia and Obesity, 26*(8), 2513–2522. https://doi.org/10.1007/s40519-021-01118-4

Schmidt, G. (2016). Das Orchester der Sinne nutzen für erfolgreiche »Lösungssinfonien« – Hypnosystemische multisensorische Strategien für kraftvolle ganzheitliche Lösungen. In M. Bohne, M. Ohler, G. Schmidt & B. Trenkle (Hrsg.), *Reden reicht nicht!? Bifokal-multisensorische Interventionsstrategien für Therapie und Beratung* (S. 171–216). Carl Auer.

Solms, M. (2023). *The Hidden Spring. Warum wir fühlen, was wir sind.* Klett-Cotta.

Staemmler, F.-M. (1995). Der »leere Stuhl«. *Ein Beitrag zur Technik der Gestalttherapie.* Pfeiffer.

Wright, E., Grawunder, S., Ndayishimiye, E., Galbany, J., McFarlin, S. C., Stoinski, T. S. & Robbins, M. M. (2021). Chest beats as an honest signal of body size in male mountain gorillas *(Gorilla beringei beringei). Scientific Reports, 11*(1)*:* 6879. https://doi.org/10.1038/s41598-021-86261-8

Young, J. (2009). Körperkontakt zwischen Therapeut(in) und Patient(in) ist erlaubt [Interview mit Michael Linden]. *Verhaltenstherapie, 19,* 185–186.

Zanotta, S. (2018). *Wieder ganz werden. Traumaheilung mit Ego-State-Therapie und Körperwissen.* Carl Auer.

Danksagung

Wo erforderlich, habe ich von denjenigen Zeitschriften und Verlagen, in denen die Texte und manche Abbildungen erstmals erschienen sind, die Abdruckrechte für diesen Sammelband erhalten. Dafür danke ich sehr. Für alle Therapiebeispiele in diesem Buch haben mir die entsprechenden Patientinnen und Patienten erlaubt, diese zu benutzen. Auch dafür bin ich sehr dankbar.

Joschua Geuter, Margit Koemeda-Lutz, Norbert Schrauth und Ulrich Sollmann danke ich für ihre kritischen Anmerkungen zu einer früheren Version des neunten Kapitels über das Energiekonzept, Joschua Geuter ferner für einen Hinweis zu Forschungen über neuronale Muster in Kapitel 6, Norbert Schrauth für seine Anmerkungen zu einer früheren Version des 11. Kapitels über Emotionsregulation, ihm und Lydia Olbrich-Geuter für ihre Anmerkungen zum Manuskript des 13. Kapitels über Trauma und Jonathan Geuter für einen hilfreichen Hinweis zur Robotik in Kapitel 7.

Als ich mit meiner Frau im Sommer 2024 in der Ausstellung »Kunst in Caputh« war, sprach uns ein Bild von Mary Schlegel-Werner besonders an. Verkaufen wollte sie es uns nicht. Aber sie hat ein Foto des Bildes für das Cover dieses Buches zur Verfügung gestellt. Vielen Dank, Mary.

Simon Scharf und Christian Flierl vom Psychosozial-Verlag haben das Buch in seiner Entstehung begleitet, sich um alles gekümmert, was seitens des Verlags getan werden musste, und standen immer für meine Fragen zur Verfügung. Auch dafür vielen Dank.

Textnachweise

Kapitel 1: Wege zum Körper. Zur Geschichte und Theorie des körperbezogenen Ansatzes in der Psychotherapie [2000]. *Krankengymnastik. Zeitschrift für Physiotherapeuten, 52,* 1175–1183(7), 1346–1351(8). Leicht erweiterter Nachdruck [2000] in: *Energie & Charakter, 31*(22), 103–126.

Kapitel 2: Körperbilder und Körpertechniken in der Psychotherapie [1996]. *Psychotherapeut, 41*(2), 99–106.

Kapitel 3: Gemeinsame Wurzeln, getrennte Jugend, versöhnte Reife? Die Beziehungen der Schulen und die Entwicklung der Körperpsychotherapie [2019]. *Zeitschrift Konzentrative Bewegungstherapie, 49,* 17–26.

Kapitel 4: Heroisches Leibsein. Graf Dürckheim, die Initiatische Therapie und der Nationalsozialismus. Ein Essay [2024]. *körper – tanz – bewegung, 12*(3), 104–112.

Kapitel 5: Körperpsychotherapie und Erfahrung. Zur Geschichte, wissenschaftlichen Fundierung und Anerkennung einer psychotherapeutischen Methode [2004]. *Report Psychologie, 29*(2), 98–111.

Kapitel 6: Körperpsychotherapie – Der körperbezogene Ansatz im neueren wissenschaftlichen Diskurs der Psychotherapie [2006]. *Psychotherapeutenjournal, 5*(2), 116–122, (3), 258–264.

Kapitel 7: Fühlen mit dem Körper – Was ist Embodiment? [2012, 26. Februar] *Südwestrundfunk, SWR 2, Aula.*

Kapitel 8: Körpererleben und Selbsterleben. Grundlagen der Körperpsychotherapie [2015]. *Familiendynamik, 40*(2), 94–105.

Kapitel 9: Erstveröffentlichung.

Kapitel 10: Selbst und Struktur. Zum klinischen Verständnis kindlicher Entwicklung in der Körperpsychotherapie [2018]. In M. Thielen, A. von Arnim & A. Willach-Holzapfel (Hrsg.), *Lebenszyklen – Körperrhythmen. Körperpsychotherapie über die Lebensspanne* (S. 47–66). Psychosozial-Verlag.

Kapitel 11: Emotionsregulation und Emotionserkundung in der Körperpsychotherapie [2009]. In M. Thielen (Hrsg.), *Körper – Gefühl – Denken. Körperpsychotherapie und Selbstregulation* (S. 69–94). Psychosozial-Verlag.

Kapitel 12: Aufmerksam für die Gegenwart. Die neue Achtsamkeitswelle in der Psychotherapie [2016]. *Blickpunkt EFL-Beratung, 37,* 70–78.

Kapitel 13: Katastrophe für die Seele – Was bewirken Traumata und was kann man dagegen tun? [2014, 20. Juli]. *Südwestrundfunk, SWR 2, Aula.*

Kapitel 14: Mehr als Worte – Körperkommunikation in der Psychotherapie [2015, 22. November]. *Südwestrundfunk, SWR 2, Aula.*
Kapitel 15: Erstveröffentlichung.

Psychosozial-Verlag

Manfred Thielen (Hg.)

Körper – Gefühl – Denken

Körperpsychotherapie und Selbstregulation

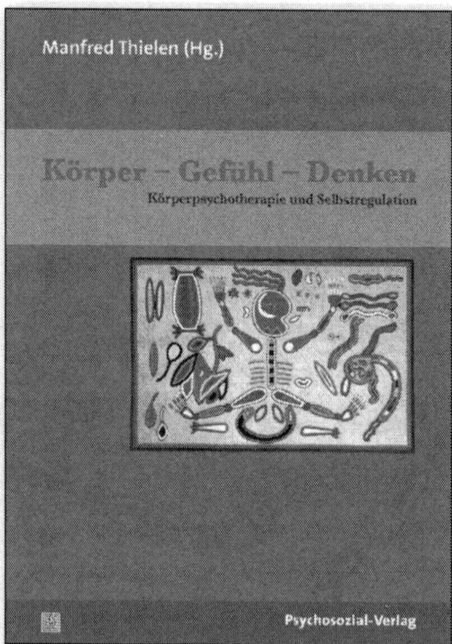

2010 · 414 Seiten · Broschur
ISBN 978-3-8379-2089-5

Der Säugling erwirbt in einem zwischenmenschlichen, ko-regulativen Prozess im Austausch mit den Eltern die Fähigkeit, seine Gefühle auszudrücken, zu steigern oder zu beruhigen, das heißt seine Affekte zu regulieren. Ähnliches geschieht in der Therapie mit Erwachsenen. Dort ist es ein zentrales Ziel, eine gestörte oder eingeschränkte Fähigkeit zur affektiven, körperlichen und kognitiven Selbstregulation wieder zu entwickeln. Die AutorInnen des Buches beantworten aus unterschiedlichen Blickwinkeln die Frage, wie dies mit körperpsychotherapeutischen Mitteln gefördert und unterstützt werden kann. In ihren Beiträgen bringen sie die Ergebnisse der Forschung mit den Erfahrungen der therapeutischen Praxis zusammen und veranschaulichen anhand von Fallbeispielen die Rolle der Selbstregulation in der praktischen körperpsychotherapeutischen Arbeit.

Mit Beiträgen von Angela von Arnim, Manfred Best, Heike Buhl, Mona-Lisa Boyesen, Paula Diederichs, Monika Dressler-Bellmund, Marianne Eberhard-Kaechele, Karl Fallend, Gabriele M. Franzen, Peter Geißler, Ulfried Geuter, Christian Gottwald, Margit Grossmann, Peter Heinl, Ingo Jungclaussen, Stanley Keleman, Margit Koemeda-Lutz, Hans-Joachim Maaz, Gustl Marlock, Bettina Schroeter, Ulrich Sollmann, Manfred Thielen, Ralf Vogt, Andreas Wehowsky und Anna Willach-Holzapfel

Walltorstr. 10 · 35390 Gießen · Tel. 0641-969978-18 · Fax 0641-969978-19
bestellung@psychosozial-verlag.de · www.psychosozial-verlag.de